Pocket Medicine

麻省总医院内科手册

The Massachusetts General Hospital Handbook of Internal Medicine

原著第 4 版

原　著　[美] Marc S. Sabatine

主　译　张抒扬

副主译　翟光耀　田　然

译　者　(按姓氏笔画排序)

叶益聪　张晟瑜

张磊楠　黎静怡

中国出版集团

世界图书出版公司

西安　北京　广州　上海

图书在版编目(CIP)数据

麻省总医院内科手册/(美)萨巴亭(Sabatine, M. S.)主编;张抒扬主译. —西安:世界图书出版西安有限公司,2015.8(2017.4 重印)

书名原文:The Massachusetts General Hospital Handbook of Interna Medicine

ISBN 978 -7 -5100 -6931 -4

Ⅰ. ①麻… Ⅱ. ①萨… ②张… Ⅲ. ①内科学—手册 Ⅳ. ①R5 -62

中国版本图书馆 CIP 数据核字(2015)第 198769 号

Mashengzongyiyuan Neike Shouce

麻省总医院内科手册

原　　著　[美] Marc S. Sabatine

主　　译　张抒扬

副 主 译　翟光耀　田　然

责任编辑　王梦华　刘小兰

出版发行　世界图书出版西安有限公司

地　　址　西安市北大街 85 号

邮　　编　710003

电　　话　029 -87233647(市场营销部)

　　　　　029 -87234767(总编室)

传　　真　029 -87279675

经　　销　全国各地新华书店

印　　刷　陕西奇彩印务有限公司

成品尺寸　787mm ×1092mm　1/32

印　　张　12.75　插页:8

字　　数　400 千字

版　　次　2015 年 9 月第 1 版

印　　次　2017 年 4 月第 2 次印刷

书　　号　ISBN 978 -7 -5100 -6931 -4

定　　价　78.00 元

☆如有印装错误,请寄回本公司更换☆

序

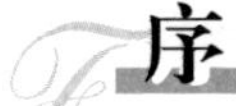

致第1版

我怀着极大的热情向大家介绍这本手册。在一个信息供过于求的时代，人们很自然地会问："医院的实习医生为什么还需要另一本手册?"的确，他们可以通过教科书及电脑获取大量的信息，但医生们往往还是会在进行鉴别诊断及治疗时感到无助且备受折磨。

本手册是从住院医师到教师专家在内的各方面人员合作完成的，涉及医学各个专业。这种合作是为了给解决医学问题提供一种快速并且有想法的最初途径，而这些问题恰恰是实习医生经常碰到的。问题经常来自于上级医师在查房时对实习医生的提问，在医患最初接触的几小时后期待做出诊断以及开始初步治疗。这种方法可以使基于患者病情检查而产生的、根据循证医学为基础的讨论更加容易。这本严谨的手册将会帮助所有的实习医生更加及时、恰当地评价患者病情，促进他们寻找支持诊断的临床线索以及治疗的预后。本手册将会被证明是医学教育的有益补充，以及对临床处理患者提供帮助。

DENNIS A. AUSIELLO, MD

Physician-in-Chief, Massachusetts General Hospital

Jackson Professor of Clinical Medicine, Harvard Medical School

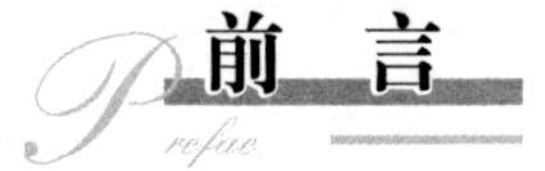

前言

致 Jenny, Matteo, Natalie

本手册是由住院医师、专科住院医师及主治医师撰写完成的,旨在通过一种简明的形式,在临床医生最初处理住院患者并遇到常见医学问题时,提供重要信息和帮助。

本书的前几版出版后反响强烈,说明本书可为临床医生这方面的需求提供帮助。第 4 版手册在以下方面进行了改进:每个主题的全面更新;增加了几个新主题(急性主动脉综合征、败血症、阻塞性睡眠呼吸暂停、肝血管疾病、利尿剂的优化使用、病毒性呼吸道感染、易感宿主的感染、强化血糖控制、关节痛患者的处理和戒酒);加入了 2010 年下半年以后发表的重要研究以及最近的综述作为参考;增加了高分辨的胸片、胸腹部 CT、超声心动和外周血涂片以及尿液分析的显微图片。我们欢迎任何对于后续版本的改进建议。

当然,医学的广博是永远无法将所有内容总结概括在任何一本教科书中的,很多的长篇专著致力于谈论各种这类的话题都不能一一尽释。本手册只是给医生在最初的诊断和处理时提供快捷帮助,直到有时间可以咨询或查找更具决定性的资源。尽管这方面的推荐是尽可能以循证医学为证据的,但是医学是科学和艺术的结合体,合理的临床判断必须结合每一个具体患者或病情。

我由衷地感激来自于麻省总医院的住院医师、专科住院医师以及主治医师的支持。和这样一群知识渊博、有奉献精神和富有同情心的内科医师团队一起工作是非常荣幸的。我经常回忆我作为总值班的那段时光，那是我曾经拥有的最棒的一段经历。我非常感谢那些杰出的导师，他们是：Hasan Bazari, Denny Ausiello, Larry Friedman, Nesli Basgoz, Mort Swartz, Eric Isselbacher, Bill Dec, Mike Fifer 和 Roman DeSanctis，还有已故的 Charlie McCabe 和 Peter Yurchak。特别感谢我的父母给予我的长久鼓励和爱，感谢我的妻子 Jennifer Tseng，尽管她是一名外科医生，但同时也是我最亲密的建议者和好伙伴，也是我一生挚爱的人。我希望你们能够发现，医学实践道路上荆棘密布但值得探索，而本手册对你会有所帮助。

MARC S. SABATINE, MD, MPH

原著作者名单

Andrew J. Aguirre, MD, PhD
Internal Medicine Resident, Massachusetts General Hospital
Nesli Basgoz, MD
Associate Chief and Clinical Director, Infectious Disease Division, Massachusetts General Hospital
Associate Professor of Medicine, Harvard Medical School
Hasan Bazari, MD
Attending Physician, Nephrology Unit, Massachusetts General Hospital
Program Director, Internal Medical Residency, Massachusetts General Hospital
Associate Professor of Medicine, Harvard Medical School
Roby P. Bhattacharyya, MD, PhD
Internal Medical Residency, Massachusetts General Hospital
Louis J. Cohen, MD
Internal Medical Residency, Massachusetts General Hospital
Gwen C. Crevensten, MD
Internal Medical Residency, Massachusetts General Hospital
Andrew S. de Lemos, MD
Gastroenterology Fellow, Massachusetts General Hospital
Daniel J. DeAngelo, MD, PhD
Clinical Director, Adult Leukemia Program, Dana-Farber Cancer Institute&Brigham and Women's Hospital
Associate Professor of Medicine, Harvard Medical School
David M. Dudzinski, MD, JD
Cardiology Fellow, Massachusetts General Hospital
Robert P. Friday, MD, PhD
Attending Physician, Rheumatology Unit, Massachusetts General Hospital
Associate Director, Rheumatology Fellowship Program, Massachusetts General Hospital
Instructor in Medicine, Harvard Medical School
Lawrence S. Friedman, MD
Chair, Department of Medicine, Newton-Wellesley Hospital
Assistant Chief of Medicine, Massachusetts General Hospital
Professor of Medicine, Harvard Medical School

Professor of Medicine, Tufts University School of Medicine

David M. Greer, MD, MA

Director, Neurological Consultation Service, Massachusetts General Hospital

Program Director, Partners Neurology Residency Program

Associate Professor of Neurology, Harvard Medical School

Rajat Gupta, MD

Internal Medical Residency, Massachusetts General Hospital

Kathryn A. Hibbert, MD

Pulmonary and Critical Care Fellow, Harvard Medical School

Franklin W. Huang, MD, PhD

Internal Medical Resident, Massachusetts General Hospital

David Y. Hwang, MD, PhD

Neurology Resident, Partners Neurology Residency

Katherine P. Liao, MD, MPH

Rheumatology Fellow, Brigham and Women's Hospital

Andrew L. Lundquist, MD

Internal Medical Resident, Massachusetts General Hospital

Atul Maheshwari, MD

Neurology Resident, Partners Neurology Residency

Atul Malhotra, MD

Associate Physician, Divisions of Pulmonary&Critical Care and Sleep Medical, Brigham and Women's Hospital

Medical Director of the Brigham Sleep Disorders Program

Associate Professor of Medical, Harvard Medical School

Michael Mannstadt, MD

Assistant Physician, Endocrine Unit, Massachusetts General Hospital

Instructor in Medicine, Harvard Medical School

Michelle O'Donoghue, MD, MPH

Investigator, TIMI Study Group and Associate Physician, Cardiovascular Division, Brigham and Women'Hospital

Affiliate Physician, Cardiology Division, Massachusetts General Hospital

Instructor in Medicine, Harvard Medical School

Alasa Ray, MD

Internal Medical Residency, Massachusetts General Hospital

Eugene P. Rhee, MD

Nephrology Fellow, BWH/MGH Joint Nephrology Fellowship Program

Mary Berlik Rice, MD

Internal Medical Resident, Massachusetts General Hospital

Mikael L. Rinne, MD, PhD

Neurology Resident ,Partners Neurology Residency

David P. Ryan, MD

Clinic Director, Massachusetts General Hospital Cancer Center

Associate Chief of Hematology/Oncology, Massachusetts General Hospital

Associate Professor of Medicine , Harvard Medical School

Marc S. Sabatine ,MD, MPH

Vice Chair, TIMI Study Group and Associate Physician, Cardiovascular Division, Brigham and Women's Hospital

Affiliate Physician, Cardiology Division, Massachusetts General Hospital

Associate Professor of Medicine , Harvard Medical School

Rachel P. Simmons, MD

Infection Disease Fellow, Massachusetts General Hospital and Brigham and Women's Hospital

David B. Sykes, MD, PhD

Hematology-Oncology Fellow, Dana-Farber/Partners CancerCare Hematology/Oncology Program

Viviany R. Taqueti, MD

Internal Medical Resident, Massachusetts General Hospital

David T. Ting, MD

Hematology-Oncology Fellow, Dana-Farber/Partners CancerCare Hematology/Oncology Program

Geoffrey A. Walford, MD

Endocrinology Fellow, Massachusetts General Hospital

Rory B. Weiner, MD

Cardiology Fellow, Massachusetts General Hospital

郑重声明

本书提供了药物的准确适应证、副作用和疗程剂量,但有可能发生改变。读者须阅读药商提供的外包装上的用药信息。作者、编辑、出版者或发行者对因使用本书信息所造成的错误、疏忽或任何后果不承担责任,对出版物的内容不做明示的或隐含的保证。作者、编辑、出版者或发行者对由本书引起的作何人身伤害或财产损害不承担任何责任。

为了方便临床医生在临床上的应用,本书保留了原版书的 mEq、mEq/L 等单位以及书中的符号,如"↑""↓""?"等表示"增加""减少""有疑问",并且保留了文中参考文献。此外,书中涉及的部分人名、疾病名和器械厂商名称等,因目前尚无统一译文,故未翻译。

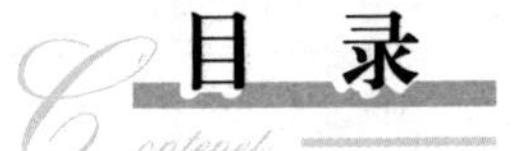
目 录
ontenet

消化内科

Louis J. Cohen, Andrew S. de Lemos, Lawrence S. Friedman

肾内科

Andrew L. Lundquist, Eugene P. Rhee, Hasan Bazari

血液内科与肿瘤内科

Andrew. J. Aguirre, Franklin W. Huang, David B. Sykes, David T. Ting, Daniel J. DeAngelo, David P. Ryan

感染内科

Roby P. Bhattacharyya, Rachel P. Simmons, Nesli Basgoz

内分泌科

Alaka Ray, Geoffrey A. Walford , Michael Mannstadt

风湿免疫科

Gwen C. Crevensten, Katherine P. Liao, Robert P. Friday

神经内科

David Y. Hwang, Atul Maheshwari, Mikael L Rinne, David M. Greer

附　录

心电图

读图方法

- 心率(是否心动过速、过缓),节律(P 波与 QRS 波群是何关系)
- 间期(PR 间期、QRS 时程与 QT 间期),心电轴(是否有 LAD 或 RAD)
- 心腔异常[左房和(或)右房异常,左室和(或)右室肥大]
- QRST 改变(是否存在病理性 Q 波、V_1 ~ V_6 导联 R 波递增不良、ST 段抬高或压低或 T 波异常)

心电轴左偏(LAD)

- 定义:心电轴左偏超过 -30°(即在Ⅱ导联 S > R)
- 病因:如 LVH、LBBB、下壁 MI、WPW 综合征
- LAFB:心电轴左偏(-45° ~ -90°)、aVL 导联呈 qR 型、QRS 波群时限 <120ms 且无其他致 LAD 原因存在

心电轴右偏(RAD)

- 定义:心电轴右偏超过 +90°(即在Ⅰ导联中 S > R)
- 病因:如 RVH、PE、COPD(通常不超过 +110°)、房(室)间隔缺损、侧壁 MI、WPW 综合征
- LPFB:心电轴右偏(+90° ~ +180°),aVL 与Ⅰ导联呈 rS 型,aVF 与Ⅲ导联呈 qR 型,QRS 波群时限 <120ms 且无其他致 RAD 原因存在

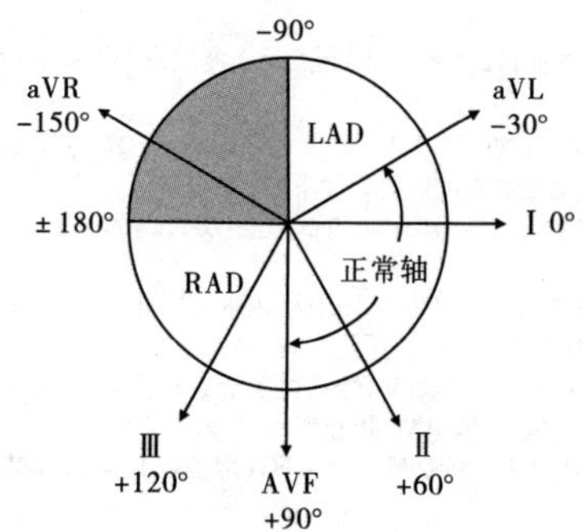

图 1-1 QRS 轴

束支传导阻滞(Circ,2009,119:e235)

束支传导阻滞		
正常	V_1 V_6	去极化自左至右起始于室间隔(V_1导联中 r 波,V_6导联中 q 波;注意:LBBB 中不出现),然后到达左、右室游离壁,其中左室游离壁占主导(注意:RBBB 中右室去极化延迟而可见)

续表

RBBB	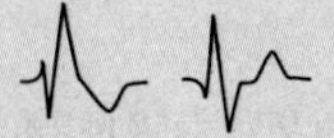	1. QRS 波群时限 ≥ 120ms（110 ~ 119ms 为不完全性） 2. 右胸导联（V_1、V_2）呈 rsR' 型 3. Ⅰ与 V_6 导联中存在宽大 S 波 4. 在右胸导联（V_1、V_2）中可能出现 ST 段压低或 T 波倒置
LBBB		1. QRS 波群时限 ≥ 120ms（110 ~ 119ms 为不完全性） 2. Ⅰ、aVL 与 V_5 ~ V_6 导联中存在宽大、粗钝、单相 R 波（心脏增大时 V_5 ~ V_6 可能出现 RS 波） 3. Ⅰ与 V_5 ~ V_6 导联中无 Q 波（aVL 导联中可能出现窄小 q 波） 4. 出现与 QRS 主波方向相反的继发性 ST-T 改变 5. 可出现 R 波递增不良、心电轴左偏，下壁导联可能出现 Q 波

QT 间期延长（JAMA，2003，289：2120；NEJM，2004，350：1013；www.torsades.org）

- QT 间期的测量起自 QRS 波群起点至 T 波结束（取所有导联中最长 QT 间期）
- QT 间期随心率改变，故以 Bazett 公式校正：$QTc = QT/\sqrt{RR}$（以 s 为单位）
  公式在心率很快或很慢的条件下不适用
  （正常情况下，男性 QTc <450ms，女性 QTc <460ms）
- 病因：
  抗心律失常药物： Ia 类（普鲁卡因胺、丙吡胺）、Ⅲ类（胺碘酮、索他洛尔）
  精神类药物： 抗精神病药物（吩噻嗪、氟哌啶醇）、锂制剂、SSRI，TCA
  抗微生物药物： 大环内酯类、喹诺酮类、伏立康唑、喷他脒、阿托伐醌、氯喹、金刚烷胺、膦甲酸、阿扎那韦、复方新诺明
  其他药物： 止吐药（氟哌利多、5 - HT_3 拮抗剂）、阿夫唑嗪、美沙酮、雷诺嗪
  电解质紊乱： 低血钙、低血钾、低血镁
  自主神经紊乱： 颅内出血（T 波深倒）、卒中、颈动脉内膜剥脱术、颈淋巴结清扫术
  先天性因素（长 QT 综合征）： K、Na、Ca 离子通道病（Lancet，2008，372：750）
  其他： CAD、CMP、心动过缓、高度房室传导阻滞、甲减、低体温

	LAA	RAA
ECG P 波诊断标准	Ⅱ >120ms 或 V_1 >40ms >1mm	Ⅱ >2.5mm 或 V_1 >1.5mm

左室肥大(LVH)(Circ,2009,119:e251)

- 病因:HTN,AS/AI,HCMP、主动脉缩窄
- 诊断标准(所有心电图 LVH 诊断标准均:敏感性 <50%、特异性 >85%)

  Romhilt-Estes 计分系统:4 分为可能,5 分为明确

  波幅增大(下列任一):肢导波幅最大 R 或 S 波≥20mm;V_1 或 V_2 导联 S 波≥30mm;V_5 或 V_6 导联 R 波≥30mm(3 分)

  与QRS 主波方向相反的 ST 段改变:未服用洋地黄类药物(3 分);服用洋地黄类药物(1 分)

  左房异常(3 分)

  心电轴左偏(2 分)

  QRS 波群时限≥90ms(1 分)

  V_5 或 V_6 导联类本位曲折(R 峰时间)≥50ms(1 分)

  Sokolow-Lyon 标准:V_1 导联 S 波波幅 + V_5/V_6 导联 R 波波幅≥35mm

  Cornell 标准:aVL 导联 R 波波幅 + V_3 导联 S 波波幅 >28mm(男)/20mm(女)

  其他标准:aVL 导联 R 波波幅≥11mm(若心电轴左偏/左前束支阻滞,≥13mm 且Ⅲ导联 S 波波幅≥15mm)

右室肥大(RVH)(Circ,2009,119:e251)

- 病因:肺心病、先天性心脏病(法洛四联症、TGA,PS,ASD,VSD)、MS,TR
- 诊断标准(均不敏感,但高度特异;在 COPD 中除外)

  V_1 导联 R >S 或 R≥7mm,V_5/V_6 导联 S≥7mm,心前区导联从右到左 R/S 比值下降

  RAD≥ +110°(LVH + 心电轴右偏或 V_5/V_6 导联深大 S 波→双心室肥大)

V_1 或 V_2 导联高大 R 波的鉴别诊断

- 心室增大:RVH(RAD、RAA、Ⅰ与 V_5/V_6 导联深 S 波)、HCMP
- 心肌损伤:后壁心梗(通常伴下壁心梗)、Duchenne 肌营养不良
- 去极化异常:RBBB(QRS 时程 >120ms,rSR')、WPW 综合征(PR 间期缩短、δ 波、QRS 时程增长)
- 其他:右位心、导联错置、正常变异

R 波递增不良(PRWP)(Archives,1982,142:1145)

- 定义:V_1 ~ V_3 导联无明显 Q 波且 R 波波幅失去递增特点;V_3 导联 R 波波幅≤3mm
- 病因:陈旧前间壁 MI(通常 V_3 导联 R 波≤1.5mm,V_2 ~ V_3 导联可伴随持续性 ST 段抬高或 T 波倒置)
- 心肌病
- LVH(R 波递增延迟,左胸导联高电压)
- RVH/COPD(Ⅰ导联 R 波矮小且 S 波深大)
- LBBB、WPW 综合征、顺时针向转位、导联错置

病理性 Q 波

- 定义:Q 波深度≥30ms 或 >同 QRS 波群 R 波波幅的 25%
- Ⅰ、aVL、V5、V6 导联出现小 q 波(室间隔除极),以及 aVR、Ⅲ、V1 导联

单独的 Q 波均为正常

- “假梗死灶”可见于 LBBB、浸润性疾病、HCMP、COPD、PTX、WPW

ST 段抬高(STE)(NEJM,2003,349:2128; Circ,2009,119:e241,e262)

- 急性 MI(ST 段弓背向上,伴或不伴 TWI)或陈旧性 MI 均可出现持续性 STE
- 冠脉痉挛(Prinzmetal 心绞痛),冠脉某一分支对应供血区域出现一过性 STE
- 心肌心包炎(弥漫性 ST 段弓背向下抬高、PR 段压低、T 波通常直立)
- HCMP、Takotsubo CMP、室壁瘤、心肌顿挫伤
- 肺栓塞(偶见 STE $V_1 \sim V_3$;典型表现为:TWI $V_1 \sim V_4$、RAD、RBBB)
- 复极异常:

  LBBB(QRS 波群时限延长、与 QRS 主波反向的 STE)

  LBBB 时 STEMI 的诊断:与 QRS 主波方向一致的 STE≥1mm(敏感性 73%、特异性 92%)或与 QRS 主波反向的 STE≥5mm(敏感性 31%,特异性 92%)(“Sgarbossa 标准”,NEJM,1996,334:481)

  LVH(QRS 波幅增大)

  Brugada 综合征($V_1 \sim V_2$ 导联呈 rSR'伴下斜型 STE)

  高钾血症(QRS 时程延长、T 波高尖,P 波消失)
- 早复极:最常见于青年人 $V_2 \sim V_5$ 导联,J 点抬高 1~4mm,R 波降支切迹,ST 段弓背向下,高大 T 波,STE 与 T 波波幅比例<25%,心电图表现可随运动消失

  下壁导联早复极现象可能与室颤风险增高相关,但其绝对风险低(NEJM,2009,361:2529)

ST 段压低(STD)

- 心肌缺血(伴或不伴 T 波异常)或急性后壁 MI($V_1 \sim V_3$)
- 洋地黄效应(下斜型 STE 伴或不伴 T 波异常,与洋地黄剂量无关)
- 低钾血症(伴或不伴 U 波)
- 与 LBBB 或 LVH 相关的复极异常(通常出现于 $V_5 \sim V_6$、Ⅰ、aVL 导联)

T 波倒置(TWI,常≥1mm,若≥5mm 为深倒置 T 波)(Circ,2009,119:e241)

- 缺血或梗死;Wellens 征(胸导联深 T 波倒置),提示 LCA 近端病变
- 心肌心包炎、CMP(包括 Takotsubo 心肌病与 ARVD)、MVP、PE(尤其当 $V_1 \sim V_4$ 导联 T 波倒置时)
- LVH/RVH(劳损改变)或 BBB 相关的复极异常
- 心动过速后或者起搏后发生的 T 波倒置
- 电解质、地高辛、PaO_2、$PaCO_2$、pH 或中心温度紊乱
- 颅内出血(脑型 T 波,通常伴 QT 间期延长)
- 儿童中正常变异($V_1 \sim V_4$),或出现于 QRS 主波为负向的导联中的正常变异
- 年轻运动员出现深 T 波倒置可能预测未来心肌病的风险(NEJM,2008,358:152)

低电压

- 在全部肢导中 QRS 波群波幅(R+S)<5mm 且在全部胸导联中<10mm
- 病因:COPD(仅胸导联)、心包积液、黏液水肿、肥胖、胸腔积液、限制性

或浸润性心肌病、弥漫性 CAD

胸 痛

心源性胸痛

疾病	典型表现与诊断方法
不稳定心绞痛	胸骨后压迫感，可放射至颈部、下颌、左臂，通常持续 30s 以下，可伴呼吸困难、大汗、恶心呕吐；劳力后加重，服用硝酸甘油或休息后可缓解；但在急诊中硝酸甘油使胸痛缓解非可靠的提示心绞痛的指标（Annals EM，2005，45：581）；伴或不伴 ECG 改变（ST 段抬高或压低，TWI）
MI	同心绞痛相似，但严重程度增强，持续时间更长；血清心肌标记物（肌钙蛋白或 CK-MB）水平增高
心包炎与心肌心包炎	锐痛放射至斜方肌，呼吸时加重，坐位前倾时减轻；伴或不伴心包摩擦音（感）；ECG 变化（弥漫性 STE 与 PR 段压低）；伴或不伴心包积液。如伴心肌炎，则除上述外，肌钙蛋白水平升高，伴或不伴充血性心衰症状体征与左心室射血分数下降
主动脉夹层	前胸或背部肩胛中部突发严重撕裂样、刀割样疼痛（该症状不出现的阴性似然比为 0.3）；高血压或低血压；伴或不伴双上肢血压不对称（相差大于 20mmHg）或无脉（阳性似然比 5.7）、局灶性神经功能障碍（阳性似然比 >6）、AI、胸片可见纵隔增宽（不出现的阴性似然比为 0.3）；影像学可见假腔形成（JAMA，2002，287：2262）

肺、胸膜源性胸痛

疾病	典型表现与诊断方法
肺炎	胸膜炎样疼痛；呼吸困难、发热、咳嗽、咳痰；RR 升高，听诊可闻及湿啰音；CXR 可见肺部浸润
胸膜炎	尖锐、胸膜炎样疼痛，伴或不伴胸膜摩擦音
PTX	突发性胸膜炎样锐痛；叩诊过清音、BS 减弱；CXR 可见 PTX
PE	突发胸膜炎样疼痛；RR 与 HR 增快、血氧饱和度下降、ECG 改变（RAD、RBBB、$V_1 \sim V_4$ 导联 TWI、偶见 $V_1 \sim V_3$ 导联 STE）；CTA 可有阳性发现
PHT	活动后压迫感、呼吸困难；血氧饱和度下降、P_2增强、右侧可闻及 S_3和（或）S_4

消化系统病因的胸痛

疾病	典型表现与诊断方法
食管反流病	胸骨后烧灼感,口中有酸味、反酸感;进食、卧位加重,抑酸药治疗减轻;可行胃镜、食管测压、食管 pH 监测证实
食管痉挛	强烈胸骨后疼痛;吞咽时加重,硝酸酯或钙拮抗剂治疗可减轻;可行食管测压证实
Mallory-Weiss 综合征	剧烈呕吐所致;可行胃镜证实
Boerhaave 综合征	剧烈呕吐所致;疼痛剧烈、吞咽时加重;可扪及皮下气肿;胸 CT 可见纵隔积气
PUD	上腹痛,抑酸药可缓解;伴或不伴 GIB;可行胃镜、幽门螺旋杆菌感染相关检查
胆系疾病	右上腹疼痛,伴恶心、呕吐;进食油腻可加重;可进行右上腹超声、肝功能检查明确
胰腺炎	上腹部、背部不适;血清淀粉酶及脂肪酶水平升高;可行腹部 CT 明确

肌肉骨骼源性与其他原因胸痛

疾病	典型表现与诊断方法
肋软骨炎	局限性锐痛;随运动加重;有压痛
带状疱疹	剧烈单侧疼痛;按皮节分布的皮疹与感觉异常
焦虑症	“胸部紧缩感”

胸痛的初步处理方法

- 重点病史问诊:疼痛的性质与严重程度、位置与放射、加重与缓解因素、持续时间、频率与发作方式、诱因、伴随症状
- 重点查体:生命体征(包括双侧上肢 BP 测量),奔马律、心脏杂音、摩擦音,血管疾病体征(颈动脉或股动脉血管杂音、搏动减弱)、心衰体征;肺部及腹部查体;胸壁是否有压痛
- 12 导联 ECG:10min 内完成 ECG,与之前 ECG 对比,并重复 ECG 以做动态比较;若病史提示 ACS 但 ECG 无相应表现时考虑加做后壁导联(V_7 ~ V_9)除外单纯后壁 MI
- 心脏标记物(肌钙蛋白、CK-MB):需多次检测,从就诊时开始直至症状发作后 6 ~ 12h
  - 肌钙蛋白(I/T):最灵敏与特异的标记物;在合理临床情况下其水平大于第 99 百分位数即可诊断 MI。心肌损伤后 3 ~ 6h 即可检测出升高,24h 达峰,其水平升高在 STEMI 可维持 7 ~ 10d
  - 高敏测定方法使敏感性与特异性可达 90% ~ 95%,在症状发作 3h 内敏感性可达 85%(NEJM,2009,361:858,868)
  - “假阳性”(非 ACS 所致的心肌坏死)见于:心肌炎、中毒型 CMP、严重 CHF、HTN 危象、PE 或严重呼吸窘迫、心脏外伤/心电转复、败血症、SAH、心肌耗氧量增加所致的心肌缺血,肾衰竭时可能出现

（肌酐清除率下降，骨骼肌肌病与心肌微小梗死灶）

CK-MB：敏感性与特异性低于肌钙蛋白（存在其他来源：骨骼肌、舌、膈、肠、子宫、前列腺）

- CXR 或其他影像方法（echo、PE，CTA 等），根据病史、查体以及初步检查结果选择
- 冠状动脉 CTA：约 1/2CTA 无冠脉病变，最终均诊断为非 ACS；1/3 存在斑块，仅有 17% 最终诊断为 ACS；即使存在冠脉明显狭窄，仅有 35% 最终诊断为 ACS（JAMA，2009，53：1642）。故 CTA 有利于排除 ACS 诊断而非明确 ACS 诊断

冠心病的无创评估

检查方法	敏感性	特异性	优势	劣势
ETT（w/ECG）	约 60%	约 75%	评价运动能力，无辐射，费用低	敏感性低（单支病变 < 50%，三支病变/左主干病变约 85%）
SPECT/PET	约 85%	约 90%	定位缺血灶，可评估左室功能	辐射，费用高
心脏彩超	约 85%	约 95%	定位缺血灶，可评估左室功能与瓣膜功能，无辐射	可靠性取决于操作者，费用较高
CTA	约 90%	约 88%	高阴性预测值以除外冠心病	辐射，对比剂，费用高

运动耐量试验（负荷试验）（NEJM，2001，344：1840）

- 指征：用于冠心病的诊断，冠心病患者出现病情变化时评估 ACS 的危险分层，运动耐量的评价，缺血灶的定位（需结合影像学）
- 禁忌证

  绝对：AMI 48h 内，高危 UA，急性 PE，重度 AS，未控制的 CHF，未控制的心律失常，心肌心包炎，急性主动脉夹层

  相对：左主干病变，中度瓣膜狭窄，严重高血压，肥厚性心肌病，高度房室传导阻滞，严重电解质紊乱，无法运动者
- 运动：标准 Bruce 方案（每 3min 增加速度/倾斜度），改良的 Bruce 方案（开始时平板无倾斜），次极量运动方案（心梗后 3 周内），症状限制性运动方案；如为诊断冠心病可考虑停用抗心绞痛药物，如为评价用药后是否仍存在缺血可保留抗心绞痛药物
- 药物负荷试验：若适用于无法运动、运动耐量低或近期 MI，其敏感性和特异性与运动负荷试验相近；若存在 LBBB 则首选药物负荷试验。药物负荷试验时 ECG 不特异，故需配合影像学。冠脉扩张药物（可用于诊断冠心病，但无法判断是否存在心肌缺血）：Regadenoson、双嘧达莫或腺苷（可致心动过缓与支气管痉挛）；正性变时/力作用药物：多巴酚丁胺（可致快速性心律失常）
- 影像学：在 ECG 无法评估（起搏心律、LBBB、静息 ST 段压低 >1mm、服

地高辛、LVH、WPW)、心电图负荷试验结论不确定、药物负荷试验或定位缺血灶时,应采用影像学方法评估,包括 SPECT(例如,$^{99m}T_c$-sestamibi),PET(rubidium-82,通常药物负荷试验时应用),心脏彩超,MRI

检查结果

- HR[诊断时 HR 需≥最大预测心率(220 - 年龄)的 85%],BP 变化,HR 与 BP 乘积最大值,HR 恢复(最快 HR - 1min 后 HR,正常情况下 >12)
- 达到最大运动量(以 METS 或 min 衡量)
- 出现症状(记录症状出现时的运动强度及与平时症状相似性)
- ECG 改变:下斜型或水平型 ST 段压低(≥1mm)可预测冠心病(但 ST 段压低的分布与缺血区域无关);ST 段抬高高度提示冠心病
- Duke 平板试验评分 = 运动时间 - (5 × 最大 ST 段偏离) - (4 × 心绞痛指数)(无心绞痛:0 分,不限制运动:1 分,限制运动:2 分);Duke 评分≥5 则 1 年死亡率 <1%,-10 到 4 则 1 年死亡率 2% ~3%,≤ -11 则 1 年死亡率≥5%
- 影像学:SPECT/PET 中放射性缺损或心脏彩超中节段性室壁运动障碍
  可逆性缺损 = 缺血,不可逆性缺损 = 梗死灶
  假阳性:乳腺导致前壁"缺损",膈肌导致下壁"缺损"
  假阴性:可见于弥漫性缺血(如三支病变,整体灌注均匀下降而局部改变不明显)
  结合 ECG 门控技术可评估左室收缩功能

高危检查结果(对于 LM 或 3VD 阳性预测值约 50%,考虑冠状动脉造影)

- ECG:ST 段压低≥2mm 或在第一阶段压低≥1mm 或出现在≥5 个导联 ST 段压低或恢复≥5min 后仍有压低;ST 段抬高;室速
- 生理指标:BP 下降,运动耐量 <4METs,运动中出现心绞痛,Duke 评分≤ -11;射血分数 <35%
- 放射性核素:≥1 个大面积或≥2 个中等面积可逆缺损,一过性左室心腔扩大,肺摄取增高

心肌存活

- 目的:识别可通过血运重建来恢复功能的冬眠心肌
- 选择手段:MRI(敏感性 >95%,特异性约 70%),PET(敏感性约 90%,特异性约 75%),多巴酚丁胺负荷超声(敏感性约 70%,特异性约 85%),静息再分布心肌灌注显像(敏感性约 90%,特异性约 55%)

冠状动脉 CT 与 MR(NEJM,2008,369:2324; Circ,2010,121:2509)

- 在心律较慢且规律时成像质量最高(可予 β 受体拮抗剂,目标心率 55 ~60/min)
- 钙化病变在 CT 产生伪影
- MRI 正处于研究阶段:冠脉成像,心肌灌注,左室功能,增强 MRI(Circ,2009,119:1671)

冠状动脉钙化积分(CACS, NEJM,2008,358:1336; JAMA,2010,303:1610)

- 对钙化程度的定量评估,从而评估了斑块负荷
- 无法评估冠脉狭窄程度(在未注射对比剂时)
- Framingham 评分中危(10 年心血管事件发生率为 10% ~20%)的无症

状患者,其 CACS 为 0、1 ~ 100、101 ~ 300、>300 分别对应低危、平均危险、中危、高危组

- 对于有症状患者在除外冠心病中可能存在价值(CACS < 100 者,仅 3% 的可能性存在冠心病;但高 CACS 缺乏特异性)

冠状动脉造影与血运重建

稳定性 CAD 或无症状患者行冠状动脉造影指征

- 心绞痛治疗后 CCS 分级仍为Ⅲ或Ⅳ级,或心绞痛伴左室收缩功能障碍
- 高危负荷试验结果(见前文)
- 无创检查后诊断仍不明确(且需尽快明确诊断),职业需要明确诊断(如,飞行员),或无法行无创检查
- 无法解释的收缩功能障碍
- 心源性猝死的幸存者,多形性室速,持续性单形性室速
- 可疑冠脉痉挛或非粥样硬化所致的心肌缺血(如,异常冠脉)

造影前注意事项

- 记录周围动脉检查结果(股动脉、足背动脉与胫后动脉搏动,股动脉杂音);禁食 >6h
- 检查血常规、PT、Cr,静脉补液(可考虑碳酸氢钠与乙酰半胱氨酸,具体见"对比剂诱导急性肾损伤"),配血
- 阿司匹林 325mg;考虑术前≥2 ~ 6h 予氯吡格雷 300 ~ 600mg 或行 PCI 时予普拉格雷(若 ACS)

稳定性 CAD 中的冠脉血运重建(JACC,2004,44:e213&2006,47:e1)

- CABG:在三支病变、左主干病变或包括 LAD 近段重度狭窄的双支病变(尤其 EF 值下降但心肌仍存活时)的患者中,CABG 与药物治疗相比可降低死亡率(但术前开始仍需予他汀类及 ACEI/ARB);在左主干病变与三支病变中,与 PCI 相比,CABG 降低再次血运重建发生率,具有降低死亡/非致死性 MI 的趋势,但增加了卒中风险(NEJM,2009,360:961)。正在进行的 FREEDOM 研究针对糖尿病患者中 CABG 与 PCI 相比较
- PCI:与药物治疗相比减少心绞痛,不减少死亡/非致死性 MI(COURAGE 研究,NEJM,2007,356:1503);糖尿病患者中血运重建(PCI 或 CABG)与药物治疗相比不降低死亡率(NEJM,2009,360:2503)
- 在非三支病变、非糖尿病且 EF 值正常患者中 PCI 与 CABG 相当(Lancet,2009,373:1190)
- 对于无严重血管病变且 EF 值正常的稳定性冠心病,首选药物治疗
- 若有必要血运重建,如病变局限且不连续、EF 值正常、无糖尿病且外科手术风险较高时宜采取 PCI,当病变广泛或弥漫、EF 值降低、合并糖尿病或瓣膜病时宜采取 CABG
- 冠状动脉血流储备分数(FFR,静脉内或冠脉内予腺苷后狭窄处远端与近端最大血流比):仅 FFR <0.8 时行 PCI,减少支架植入数量且降低死亡/非致死 MI 梗/再次血运重建率(NEJM,2009,360:213)

PCI

- POBA:有效,但可并发夹层、弹性回缩与内膜增生导致再狭窄。现主要用于小血管病变,可以用于一些大隐静脉桥血管病变

- BMS:与 POBA 相比减少弹性回缩从而降低 33% ~50% 的再狭窄与再次血运重建率(12 个月内降至约 10%);需终身服用 ASA,氯吡格雷≥4 周
- DES:与 BMS 相比,减少内膜增生从而降低约 75% 的再狭窄、约 50% 的再次血运重建率(1 年内降至 <5%),不增加 D/MI(NEJM,2008,359:1330);第二代依维莫司 DES 前景良好(NEJM,2010,362:1728);需终身服用 ASA,氯吡格雷≥1 年(Circ,2007,115:813)
- 抗凝:普通肝素(UFH,短效、快速可逆,但需监测 APTT/ACT),低分子肝素(LMWH,不需监测,但半衰期 8 ~12h),比伐卢定(减少出血,但可能增加 MI 发生率;NEJM,2009,359:688)

PCI 术后并发症

- 术后监测血管穿刺点、远端血管搏动、ECG、CBC、Cr、CK-MB
- 出血
  - 血肿/显性出血:局部加压,拮抗/停止抗凝
  - 腹膜后出血:可能表现为 HCT 降低,伴或不伴腰背痛,HR 增快及晚期出现 BP 下降
  - 诊断:腹盆 CT 平扫;处理:拮抗/停止抗凝,根据需要静脉补液/输 PRBC
  - 若出血无法控制,与 PCI 术者商议或外科手术
- 血管损伤
  - 假性动脉瘤:疼痛、波动性包块、收缩期杂音三联征;诊断:U/S;处理:徒手加压,超声引导下加压或凝血酶注射,外科手术修复
  - 动静脉瘘:持续性杂音;诊断:U/S;处理:外科手术修复
  - 下肢灌注下降(因栓塞、夹层、血栓形成):远端动脉搏动消失;诊断:动脉造影;处理:经皮介入或外科手术修复
- 围术期 MI:CK-MB 升高超过 3 倍正常值上限,发生率 3% ~5%。Q 波型 MI 发生 <1%
- 肾衰竭:对比剂诱导的肾衰竭通常在 24h 内出现,在 3 ~5d 达峰(见"CIAKI"部分)
- 胆固醇栓塞综合征(通常发生于存在主动脉粥样斑块的中老年人):肾衰竭(晚期表现,且呈进行性,尿中可见嗜酸性粒细胞),肠系膜缺血(腹痛、下消化道出血、胰腺炎),远端动脉搏动良好但出现青斑及脚趾坏死
- 支架内血栓:可发生于 PCI 术后数分钟至数年,常表现为急性心梗,通常由于机械性因素(支架未充分释放或未发现的夹层,这种通常表现为早期血栓)或停用抗血小板药物(尤其同时停用 ASA 与 ADP 拮抗剂;JAMA,2005,293:2126)。DES 晚期支架内血栓形成风险高于 BMS(JACC,2006,48:2584)
- 支架内再狭窄:发生于 PCI 术后数个月,通常表现为进行性加重的心绞痛(10% 表现为 ACS),由于弹性回缩与内膜增生,DES 发生率低于 BMS

急性冠脉综合征

通常是由于动脉粥样硬化斑块的破裂、冠状动脉血栓形成所致心肌缺血

急性冠脉综合征的疾病谱

诊断	UA	NSTEMI	STEMI
冠脉血栓	次全闭塞		完全闭塞
病史	新发心绞痛、恶化型心绞痛或静息心绞痛，通常 <30min		静息心绞痛，通常 ≥30min
ECG	伴或不伴 ST 段压低，和（或）T 波倒置		ST 段抬高
肌钙蛋白/CK-MB	-	+	++

鉴别诊断（除粥样斑块破裂外心肌缺血/梗死的病因）

- 非动脉粥样硬化性冠状动脉疾病
  - 冠脉痉挛：Prinzmetal 变异性心绞痛；可卡因诱导（6% 出现胸痛 + 可卡因摄入史最终诊断 MI）
  - 夹层：自发性（血管炎、结缔组织病、妊娠）、主动脉夹层反向延伸（通常累及 RCA 导致下壁心梗）或机械因素（导管、手术、外伤）
  - 栓塞：心内膜炎、人工瓣膜、附壁血栓、黏液瘤；血栓栓塞
  - 血管炎：川崎病、大动脉炎、PAN、Churg-Strauss 综合征、SLE、RA
  - 先天性：冠脉异常起源自主动脉或肺动脉，心肌桥（壁内段）
- 存在固定狭窄的 CAD 但心肌耗氧量增加（如，心率增快、贫血、主动脉瓣狭窄），出现心肌氧耗增加所致的心肌缺血
- 心肌炎（心肌坏死，但并非冠心病导致）；中毒性心肌病；心肌挫伤

临床表现（JAMA，2005，294：2623）

- 典型心绞痛：胸骨后压榨感/疼痛/紧缩感，可放射至颈部、下颌、上肢；劳力可加剧，休息或硝酸甘油可缓解；ACS 通常表现为新发心绞痛、恶化型心绞痛或静息心绞痛
- 伴随症状：呼吸困难、大汗、恶心呕吐、心悸、头晕
- 很多 MI 患者（在老年人中约 20%）因起初无症状或症状不典型而未被识别

体格检查

- 心肌缺血体征：S_4，新发二尖瓣反流杂音（继发于乳头肌功能不全），S_2 反常性分裂
- 心衰体征：JVP 升高，肺野出现湿啰音，S_3，低血压，肢端厥冷
- 其他部位粥样硬化体征：颈动脉或股动脉杂音，远端动脉搏动减弱

诊断性检验与检查

- ECG：ST 段偏移（压低或抬高），T 波倒置，新发的 LBBB
  病理性 Q 波与 R 波递增不良均提示陈旧性 MI

就诊 10min 内完成 ECG，任何症状改变时重复 ECG，在发病 6 ~ 12h 再次重复 ECG，均与基线 ECG 进行比较

合并 LBBB 时诊断 STEMI：与 QRS 主波方向一致的 ST 段抬高≥1mm（敏感性 73%、特异性 92%）或与 QRS 主波反向的 ST 段抬高≥5mm（敏感性 31%、特异性 92%）（NEJM，1996，334：481）

心梗灶定位

解剖学部位	ECG ST 段抬高导联	受累冠状动脉
室间隔	$V_1 \sim V_2$	LAD 近端
前壁	$V_3 \sim V_4$	LAD
心尖	$V_5 \sim V_6$	LAD 远端、LC_X、RCA
侧壁	Ⅰ、aVL	LC_X
下壁	Ⅱ、Ⅲ、aVF	RCA（约 85%）或 LC_X（约 15%）
右室	$V_1 \sim V_2$ 与 V_4R（敏感性最佳）	RCA 近端
后壁	$V_1 \sim V_3$ ST 段压低	RCA 或 LC_X

若 ECG 无法确诊但高度怀疑 MI，可考虑加做后壁导联 $V_7 \sim V_9$ 以进一步评价 LCX 供血区域。在下壁 MI 患者中应加做右侧胸导联以明确右室是否受累（V_4R 中 ST 段抬高敏感性最佳）。下壁 MI 时如Ⅲ导联 ST 段抬高 > Ⅱ导联且Ⅰ与 aVL 导联无 ST 段抬高提示罪犯血管为 RCA 而非 LCX

- 心肌标志物（Tn 或 CK-MB）：起病后应多次检测直到起病后 6 ~ 12h；结合临床情况当其大于参考范围的第 99 百分位数时可考虑诊断为 MI（见"胸痛"部分）；注意，肌酐清除率下降的 ACS 患者如 Tn 升高，提示其预后不良（NEJM，2002，346：2047）
- CTA：无明显狭窄者具有 98% 的阴性预测值，对于存在明显狭窄仅有 35% 的阳性预测值（JACC，2009，53：1642）
- 超声心动：新发室壁运动异常（取决于操作者与读图者技术）

Prinzmetal（变异性）心绞痛

- 冠脉痉挛引起一过性 ST 段抬高，通常不会导致 MI（但 MI、房室传导阻滞、室速可以发生）
- 患者通常较年轻，吸烟者多见，伴或不伴有其他血管痉挛疾病（如，偏头痛、雷诺病）
- 冠脉造影：无阻塞性冠脉病变，过度通气、乙酰胆碱可诱发局部冠脉痉挛
- 治疗：大剂量 CCB、硝酸酯（发作时硝酸甘油舌下含服）、α 受体阻滞剂可能有效，戒烟
- 可卡因诱导血管痉挛：避免 β 受体拮抗剂以防止 α 受体因 β 受体拮抗而导致其缩血管作用增强，加重冠脉痉挛

ACS 可能性

特征	高(满足任意下列一条)	中(无高可能性特征,满足任意下列一条)	低危(无高/中可能性特征,可能满足下列)
病史	胸部或左臂如既往心绞痛般疼痛,CAD(包括 MI)病史	胸痛或左臂痛,年龄 >70 岁,男性,糖尿病	不典型症状(如,胸膜炎样、尖锐或与体位相关的疼痛)
检查	低血压、大汗、CHF、一过性 MR	PAD 或 CVD	压痛
ECG	新发 ST 段压低(≥1mm),多导联出现 T 波倒置	陈旧性病理性 Q 波,ST 段压低(0.5~0.9mm),T 波倒置(>1mm)	主波向上的导联中出现 T 波平坦或倒置(<1mm)
血清标记物	cTn 或 CK-MB 阳性	正常	正常

引自 ACC/AHA 2007 年 UA/NSTEMI 指南更新,Circ,2007,116:e148

筛选策略

- 若病史与最初 ECG 及血清标志物不具有诊断意义,则 12h 后重复 ECG 及血清标志物检查
- 若结果仍正常且临床上 ACS 可能性很低,则应寻找其他胸痛的原因
- 若结果仍正常、患者胸痛已缓解,可除外 MI。但若根据病史仍怀疑 ACS,则需行负荷试验评价是否存在可诱导的心肌缺血(或冠脉 CTA 以除外冠心病)以除外 UA

  若低危(年龄≤70 岁,无既往冠心病、脑血管疾病、周围动脉疾病病史,无静息心绞痛),则患者可于 72h 内出院并随诊(0% 死亡率,<0.5% MI 发生率,Ann Med,2006,47:427)

  若非低危则应收入院以评价心肌缺血(负荷试验或造影)
- 若 ECG 或血清标志物异常,或 ACS 可能性高,则收入院并按照下文处理

UA/NSTEMI(NSTE ACS)

抗缺血及其他治疗

硝酸酯(SL、PO、外贴、IV)	减轻心绞痛,不降低死亡率
β 受体拮抗剂:PO;若疼痛持续、高血压或心率增快(不伴心衰表现)可用 IV。如,美托洛尔 5mg IV q5min×3 后改口服 25~50mg q6h 将 HR 控制在 50~60	发展至 MI 风险降低 13%(JAMA,1988,260:2259) 禁忌:HR<50、SBP<90、中重度心衰、2°/3° AVB、严重支气管痉挛

续表

CCB(非二氢吡啶类)	若因支气管痉挛而无法耐受β受体拮抗剂可选用
ACEI/ARB	尤其在 CHF 或 EF <0.4 且 SBP >100 时
吗啡	持续症状或肺水肿时可考虑;不应用于掩盖持续胸痛的症状
吸氧	以保持 S_aO_2 >90%

引自 ACC/AHA 2007 年 UA/NSTEMI 指南更新,Circ,2007,116:e148

抗血小板治疗

ASA:162 ~325mg ×1(首剂压碎或嚼服)后 75 ~325mg qd	D/MI 风险降低 50% ~70%(NEJM,1988,319:1105);若 ASA 过敏,则改服氯吡格雷(并对 ASA 脱敏治疗)
氯吡格雷(ADP 受体拮抗剂): 300mg ×1 后 75mg qd(需 6h 达稳态浓度) 600mg ×1 后 150mg/d ×7d,可能使 PCI 患者 D/MI/非致死性卒中率下降 15%(CURRENT/OASIS-7,ESC2009)	在ASA 的基础上使用,进一步使 CVD/MI/非致死性卒中风险降低 20%;PCI 术前上游给药获益更明显;行 CABG 前需停氯吡格雷 >5d(NEJM,2001,345:494; Lancet,2001,358:257);约 30% 人群 CYP2C10 等位基因功能下降,是其对血小板功能的抑制减弱而增加缺血事件的发生(NEJM,2009,360:354)
普拉格雷(ADP 受体拮抗剂) 60mg ×1 后 10mg qd (若体重 <60kg 可考虑 5mg qd)	与氯吡格雷相比,起效更快(30min)、抗血小板作用更强;与氯吡格雷相比,在计划行 PCI 的 ACS 患者可使 CVD/MI/非致死性卒中风险进一步降低 19%,但增加了出血风险(NEJM,2007,359:2001);尤其在 DM 患者中效果明显(Circ,2008,118:1626);若年龄 >75 岁应避免使用;禁忌:TIA/CVA

续表

替格瑞洛(ADP受体拮抗剂) 180mg×1后90mg bid 可逆性抑制血小板聚集(停药72h后血小板正常恢复功能);正被FDA审核(编者注:已通过)	与氯吡格雷相比,起效更快(30min),抗血小板作用更强;与氯吡格雷相比,CVD/MI/非致死性卒中风险进一步降低16%,死亡率进一步降低22%,但增加了非CABG相关出血(NEJM,2009,361:1045); 不良反应:呼吸困难发生率增加
GP Ⅱb/Ⅲa受体拮抗剂(GPI) 阿昔单抗;依替巴肽;替罗非班 PCI术后2~24h输入	可在口服抗血小板药物的基础上应用;PCI术前予GPI无明确获益且增加出血风险(NEJM,2009,360:2176)

引自ACC/AHA 2007年UA/NSTEMI指南更新,Circ,2007,116:e148

抗凝治疗

UFH 60U/kg IVB(最大4000U) 12U/kg/h(最大1000U/h)	D/MI风险降低24%(JAMA,1996,276:811) 滴定aPTT至1.5~2倍参考值(50~70s)
依诺肝素(低分子肝素) 1mg/kg SC bid×(2~8)d(±30mg IVB)(若CrCl<30则qd)	考虑代替UFH;D/MI风险降低10%(JAMA,2004,292:89);保守策略可得最大获益;可在依诺肝素抗凝下行PCI
比伐卢定(直接凝血免疫制剂) PCI术中0.75mg/kg IVB,后改为1.75mg/kg·h	在肝素诱导的血小板减少症患者中替代肝素;有创治疗时,单用比伐卢定不差于肝素联合GPI(D/MI/UR增加8%,但差异未达统计学意义)出血风险降低47%(NEJM,2006,355:2203)
磺达肝癸钠(Xa因子抑制剂) 2.5mg SC qd	与依诺肝素相比,30d内死亡率降低17%且出血风险降低38%(NEJM,2006,354:1464);但增加鞘管内血栓风险,故行PCI时需加用UFH

冠状动脉造影(Circ,2007,116:e148 & 2009,120:2271)

- 保守治疗:择期冠状动脉造影

  药物治疗,出院前行运动负荷试验;仅对反复发生缺血或运动负荷试验强阳性患者行造影

- 早期有创治疗:24 ~48h 内常规行冠状动脉造影

  适用于高危患者:包括反复缺血、Tn 阳性、ST 段改变、TIMI 危险评分≥3、心衰、EF 下降、6 月内行 PCI、持续室速、CABG 史、血流动力学不稳定

  与保守治疗相比,可使 ACS 患者再入院率降低 32%,MI 降低 16%(差异未达统计学显著意义),但不降低死亡率(JAMA,2008,300:71)

  围 PCI 术 MI 风险增加,但自发性 MI 风险下降更明显

  在保守治疗组很少接受后续造影/PCI 的情况下,早期有创治疗可能改善长期死亡率

  与超过 36h 后造影相比,24h 内行造影可降低 D/MI/顽固性缺血风险(NEJM,2009,360:2165)

  因此,对于高危患者(GRACE 评分 >140)在入院后 12 ~24h 内行造影是合理的

对于 UA/NSTEMI 的 TIMI 危险评分(JAMA,2000,284:825)

计分		危险评分的意义	
特征	**分数**	**分数**	**14d 内 D/MI/UR 率**
病史		0 ~1	5%
年龄≥65 岁	1	2	8%
≥3 个 CAD 危险因素	1	3	13%
已知 CAD(狭窄≥50%)	1	4	20%
过去 7d 内服用 ASA	1	5	26%
临床表现		6 ~7	41%
严重心绞痛(24h 内发作≥2 次)	1	高危患者(分数≥3)使用低分子肝素、GP IIb/IIIa 受体拮抗剂及早期冠状动脉造影可获益(JACC,2003,41:89S)	
ST 段偏移≥0.5mm	1		
心肌标志物(cTn、CK-MB)⊕	1		
风险评分 = 总分数	(0 ~7)		

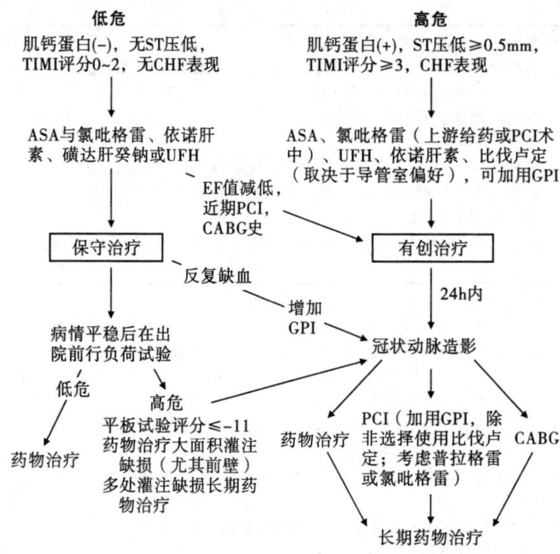

图 1-2　UA/NSTEMI 的处理方法

STEMI

再灌注治疗

- 立即行再灌注治疗(即,打开堵塞的罪犯冠脉)是最重要的
- 在可行 PCI 的医院,应在就诊 90min 内行直接 PCI
- 在无法行 PCI 的医院,考虑转移到可行 PCI 的医院(见下文),否则应在就诊 30min 内开始溶栓治疗
- 不要因为选择再灌注治疗方法而耽误再灌注时间

直接 PCI(NEJM,2007,356:47)

- 优于溶栓:死亡降低 27%,再梗降低 65%,卒中降低 54%,颅内出血 95%(Lancet,2003,361:13)
- 冠脉造影时,在支架植入前行血栓抽吸可降低死亡率(Lancet,2008,371:1915)
- 转移到其他医院而行直接 PCI 可能优于溶栓治疗(NEJM,2003,349:733),如下

溶栓治疗 vs. 转移到其他医院以行直接 PCI

评估时间与风险

1. 转移至有经验的 PCI 导管室所需时间：若从就诊至行球囊扩张(door to ballon)时间 <90min 且从就诊至行球囊扩张时间(door to ballon)减去从就诊至开始溶栓(door to needle)时间 <1h，则倾向于转院以行直接 PCI
2. STEMI 风险：高危患者(如，休克)行直接 PCI 再灌注预后较好
3. 从症状发作到就诊时间：溶栓治疗有效性随着起病时间的延长(尤其是大于 3h)而减低
4. 溶栓风险：若为颅内出血或其他部位出血的高危患者，选择直接 PCI 为更安全

引自 ACC/AHA 2004 年 STEMI 指南(Circ,2004,110:e82)

溶栓治疗

- 指征：起病 12h 内；ST 段在相邻≥2 个导联均抬高≥0.1mV(1mm)或新发 LBBB。起病 12h 以上溶栓治疗是否获益不明；但若症状持续且 ST 段抬高，溶栓治疗合理
- 与不进行再灌注治疗相比，溶栓治疗使前壁心梗或新发 LBBB 死亡率减少约 20%，下壁心梗死亡率减少约 10%
- 到达医院前溶栓(如，救护车中)：死亡率进一步降低 17%(JAMA,2000,283:2686)
- 约 1% 的颅内出血风险；高危人群包括高龄(>75 岁者发生率约 2%)、女性与低体重
- 尽管高龄非禁忌，但鉴于老年人(>75 岁)颅内出血风险增高，选择直接 PCI 更为合适

溶栓禁忌证

绝对禁忌证：	相对禁忌证：
1. 颅内出血病史	1. 严重 HTN 病史或接诊时 SBP >180/DBP >110(若为低危心梗者，可考虑作为绝对禁忌证)
2. 颅内肿瘤、动脉瘤、动静脉畸形	2. 3 个月以上缺血性卒中史
3. 3 个月内非出血性卒中或闭合性脑外伤	3. 长时间 CPR(>10min)
4. 活动性内脏出血或存在明确出血倾向	4. 3 周内外伤或大型手术
5. 怀疑主动脉夹层	5. 近期内脏出血(2~4 周)；活动性消化性溃疡
	6. 无法压迫的血管穿刺
	7. 链激酶接触史(若考虑链激酶)
	8. 妊娠
	9. 目前正使用抗凝药物

非直接 PCI

- 易化 PCI：PCI 术前常规应用溶栓治疗、GPI 或 GPI + 1/2 剂量溶栓药物，无获益
- 补救 PCI：适用于休克、不稳定、溶栓治疗失败或症状持续者(NEJM,2005,353:2758)

- 在成功溶栓治疗24h内常规冠脉造影±PCI：降低D/MI/血运重建率(Lancet,2004,364:1045)；与2周内相比，在6h内行造影±PCI可降低再次心梗、反复缺血与心衰的风险(NEJM,2009,360:2705)。因此，在无法行PCI医院行溶栓治疗后，应考虑尽快转移到可行PCI的医院，尤其是有高危表现(如，前壁心梗、低EF或合并右室心梗的下壁心梗、广泛ST段抬高或LBBB、心衰、BP降低或HR增快)
- 对阻塞的梗死相关血管进行延迟PCI(中位时间第8d)：无获益(NEJM,2006,355:2395)

抗血小板治疗

ASA:162~325mg(压碎或嚼服)	死亡率降低23%(Lancet,1988,ii:349)
ADP受体拮抗剂 氯吡格雷：PCI术前600mg，若溶栓则300mg(若>75岁不给负荷剂量)，后维持于75mg/d 普拉格雷与替格瑞洛同前	溶栓：氯吡格雷使血管再通率增加41%，死亡率降低7%，大出血或颅内出血风险无增加(NEJM,2005,352:1179；Lancet,2005,366:1607)；普拉格雷与替格瑞洛无数据 PCI：与氯吡格雷相比，普拉格雷与替格瑞洛进一步减少心血管事件
GP Ⅱb/Ⅲa受体拮抗剂 阿昔单抗、依替巴肽、替罗非班	溶栓者无使用指征(Lancet,2001;357:1905) PCI围术期：D/MI/未计划再次血运重建率降低60%(NEJM,2001,344:1895)

引自ACC/AHA 2009年STEMI指南集中更新(Circ,2009,120:2271)

抗凝治疗

UFH 60U/kg IVB(最大剂量4 000U) 12U/kg·h(最大剂量1 000U/h)	是否改善死亡率不明确；与纤维蛋白特异性溶栓药物联合应用可改善再通率；滴定使aPTT至1.5~2倍参考值(约50~70s)
依诺肝素 30mg×1 IVB，后改为1mg/kg皮下注射bid(>75岁：无团注，0.75mg/kg皮下注射bid)	溶栓：与UFH×2d相比，依诺肝素×7d降低17% D/MI发生率(NEJM,2006,354:1477) PCI：可替代UFH(但在直接PCI中，按年龄与肌酐清除率调整剂量的方法未经验证)
比伐卢定 0.75mg/kg IVB，后改为1.75mg/kg·h Ⅳ	PCI：与肝素+GPI组合相比，降低死亡率与出血风险，但增加急性支架内血栓风险(NEJM,2008,358:2218)

续表

磺达肝癸钠 2.5mgSCqd	溶栓:优于安慰剂与 UFH,出血风险较小(JAMA,2006,296:1519) PCI:存在鞘管内血栓风险,不应采用

即刻辅助治疗

β受体拮抗剂 如,美托洛尔 25mg q6h 口服调整至心率 55~60;仅 HTN 且无心衰表现时Ⅳ	心律失常性死亡或再梗风险降低 20%,心源性休克风险增加 30%;对于有中度心衰表现的患者,总体死亡率无改善(Lancet,2005,366:1622) 禁忌证:HR<60 或>110,SBP<120,中重度心衰,较晚就诊,2°/3°AVB,严重支气管痉挛
硝酸酯 SL 或Ⅳ	可能使死亡率降低 5%(Lancet,1994;343:1115,1995,345:669) 用于缓解症状、控制血压或治疗心衰 禁忌证:低血容量,症状性右室心梗,服用西地那非
吸氧	保持 $S_aO_2>90\%$
吗啡	镇痛、减轻焦虑、扩张静脉以降低前负荷
ACEI 如,卡托普利 6.25mg tid 在可耐受范围内逐渐增加剂量	死亡率降低约 10%(Lancet,1994,343:1115 & 1995,345:669);在前壁心梗、EF<40% 或有心梗病史患者中获益最大 禁忌证:严重低血压或肾衰竭
ARBs	似乎与 ACEI 等效(VALIANT,NEJM,2003,349:20)
胰岛素	控制高血糖(>180mg/dL),同时避免低血糖;严格控制血糖无明显获益

引自 ACC/AHA 2007 年 STEMI 指南集中更新(Circ,2009,117:296)

左心衰竭(约 25%)

- 通过利尿使得 PCWP 达到 15~20,从而减轻肺水肿,降低心肌氧耗
- 降低后负荷,以增加每搏输出量与心输出量,降低心肌氧耗
  可以Ⅳ硝酸甘油或硝普钠(存在冠状动脉窃血风险时)过渡至短效 ACEI

- 利尿与降低后负荷治疗后仍表现心衰患者可用正性肌力药物：多巴胺、多巴酚丁胺、米力农
- 心源性休克（发生率约7%）：即 MAP <60mmHg，CI <2L/min · m^2，PCWP >18mmHg。治疗：正性肌力药物，主动脉内球囊反搏（IABP），经皮植入心室辅助装置以维持 CI >2；血管加压药物（如，去甲肾上腺素）以维持 MAP >60；尽早血运重建（NEJM，1999，341：625）

下壁心梗并发症（Circ，1990，81：401；Annals，1995，123：509）

- 房室传导阻滞（约20%，因房室结血供通常来自 RCA）
  40 %在就诊时即出现，20%在24h内出现，其余在72h内出现；可突发高度 AVB
  治疗：阿托品、肾上腺素（译者注：常用异丙肾上腺素）、氨茶碱（100mg/min ×2.5min）、临时起搏器
- 前胸导联 ST 段压低（15% ~30%）：前壁缺血 vs. 后壁 STEMI vs. 镜像改变
- 右室心梗（30% ~50%，但仅1/2有明显的临床表现）：低血压；JVP 升高，Kussmaul 征阳性；V_4R 可见 ST 段抬高≥1mm；RA/PCWP≥0.8；近端 RCA 堵塞
  处理：优化前负荷（RA 压目标 10 ~14，BHJ，1990，63：98）；提高心肌收缩力（多巴酚丁胺）；维持房室同步性（必要时可起搏）；再灌注治疗（NEJM，1998，338：933）；机械支持（IABP 或 RVAD）；肺动脉扩张剂（如，吸入 NO）

机械并发症（每种发生率均<1%；通常发生于心梗后数日）

- 游离壁破裂：溶栓、大面积心梗、高龄均增高风险；表现为无脉性电活动（PEA）或低血压、心包炎症状、心包填塞。处理：液体复苏，正性肌力药物，手术，心包穿刺有争议
- VSD：常见于大面积 MI 的老年人；前壁心梗可导致心尖部 VSD，下壁心梗可导致基底部 VSD；90%伴有粗糙杂音，伴或不伴震颤（NEJM，2002，347：1426）。处理：利尿、血管扩张剂、正性肌力药物、IABP、外科手术、经皮介入封堵
- 乳头肌断裂：小面积 MI；下壁心梗致后内侧乳头肌（PDA 供血）断裂，前壁心梗致前外侧乳头肌（D 与 OM 供血）断裂，前者更常见；50%出现新发杂音，很少伴震颤，PCWP 波形中 v 波增大；非对称性肺水肿。处理：利尿剂、血管扩张剂、IABP、外科手术

心梗后心律失常

- 对于不稳定或症状性心动过缓或心动过速根据高级心脏生命支持（ACLS）治疗
- AF（发生率10% ~16%）：β受体拮抗剂、胺碘酮、地高辛（尤其合并心衰时）、肝素
- VT/VF：利多卡因或胺碘酮 ×6 ~24h，然后重新评估；在可耐受范围内逐渐增大β受体拮抗剂剂量；补 K、Mg；除外心肌缺血。早期出现的单形性室速（心梗后 <48h）与预后无关
- 加速性心室自主心律（AIVR）：慢室速（<100次/分），通常见于成功的再灌注治疗后，一般会自行消失，不需处理
- 2° Ⅰ型 AVB 或 BBB 可考虑经皮体外心脏起搏（TP）备用
- 2° Ⅱ型 AVB 或 BBB + AVB 时，TP 备用或开始经静脉起搏

- 3° AVB、新发 BBB + 2° Ⅱ型 AVB、交替出现 LBBB 与 RBBB 时，经静脉起搏(TV)
  (可在 TV 前先使用 TP 过渡，TV 最好在透视引导下植入)

其他心梗后并发症

并发症	临床特点	治疗
左室血栓	发生率约 30%（大面积前壁 - 心尖部 MI）	抗凝治疗 3 ~ 6 个月
室壁瘤	局部左室壁向外膨出，丧失收缩力；发生率 8% ~ 15%；持续 STE	若出现反复 CHF、血栓栓塞、心律失常时外科手术治疗
心室假瘤	由于室壁破裂后被血栓及心包包裹形成	外科手术
心包炎	发生率 10% ~ 20%；心梗后 1 ~ 4d 出现；心包摩擦音/感；ECG 改变少见	高剂量 ASA、NSAIDs 减少抗凝剂量
Dressler 综合征	发生率 < 4%；MI 后 2 ~ 10 周发生；发热、心包炎、胸膜炎	高剂量 ASA、NSAIDs

预　后

- 在注册研究中，医院内死亡率：再灌注治疗(溶栓或 PCI)者为 6%，未行再灌注治疗者 20%
- 死亡预测因素：年龄、发病到起始治疗时间、前壁心梗或 LBBB、心衰(Circ, 2000, 102: 2031)

Killip 分级

分级	定义	死亡率
Ⅰ	无 CHF	6%
Ⅱ	出现 S_3 和(或)双下肺湿啰音	17%
Ⅲ	肺水肿	30% ~ 40%
Ⅳ	心源性休克	60% ~ 80%

引自 Am J Cardiol, 1967, 20: 457

Forrester 分级

		PCWP(mmHg)	
		< 18	> 18
CI	> 2.2	3%	9%
	≤ 2.2	23%	51%

引自 NEJM, 1976, 295: 1356

出院前注意事项与 ACS 患者的长期管理

危险分层

- 若冠脉病变未明确或 PCI 术后仍有显著残余狭窄,可行负荷试验
- 超声心动图以评估 EF;STEMI 者 6 个月后 EF 平均增长约 6%(JACC,2007,50:149)

药物治疗(除禁忌证外)

- ASA:162 ~ 325mg/d × 1 个月(BMS)或 3 ~ 6 个月(DES);后改为 75 ~ 162mg/d
- ADP 受体拮抗剂(如氯吡格雷):≥12 个月(DES 是否需要更长时间仍有争议);有些 PPI 可能会干扰氯吡格雷体内生物转化而影响其对血小板抑制作用,但是否影响临床结局目前尚无明确证据(Lancet,2009,374:989; COGENT, TCT,2009)
- β 受体拮抗剂:急性 MI 后降低死亡率 23%
- 他汀:强化降脂治疗(如,阿托伐他汀 80mg,NEJM,2004,350:1495)
- ACEI:心衰、EF 值下降、HTN、DM 者应终身服用;所有 STEMI 患者应服 4 ~6 周或至少直到出院;不伴 CHF 的 CAD 患者长期服用 ACEI 获益不明确(NEJM,2000,342:145 & 2004,351:2058; Lancet,2003,362:782)
- 醛固酮拮抗剂:适用于 EF <40% 且出现心衰体征者(见"心衰"部分)
- 硝酸酯:有症状可持续服用;舌下硝酸甘油 prn
- 口服抗凝药物:对于非房颤与非左室血栓者,与单药 ASA 相比,ASA 与华法林(目标 INR2 ~2.5)联合可降低 D/MI/CVA 发生率,但增加出血风险(NEJM,2002,347:969);ACS 后口服 Xa 因子或 IIa 因子抑制剂的疗效正在研究中(编者注:部分口服抗凝药Ⅲ期临床结果已经公布)(Lancet,2009,374:29)

ICD(NEJM,2008,359:2245)

- 心梗 2d 后出现的持续室速或室颤,且除外可逆性心肌缺血所致心梗后≥40d,如 EF≤30% ~40%(NYHA Ⅱ ~ Ⅲ级)或≤30% ~35%(NYHA Ⅰ级),ICD 可作为心源性猝死一级预防(NEJM,2004,351:2481 & 2009,361:1427)

危险因素与生活方式改变

- 低胆固醇(<200/d)、低脂肪(<7% 饱和脂肪酸)饮食;LDL 目标值<70mg/dL;鱼油作用不明确(BMJ,2009,337:a2931)
- BP < 140/90mmHg,若 DM 应 < 130/80mmHg,CKD 者应考虑 < 120/80mmHg
- 戒烟
- 若有 DM,Hb_{A1c}应控制 <7%(心衰者应避免使用噻唑烷二酮类药物)
- 运动(≥30min 3 ~4 次/周);减肥,目标 BMI18.5 ~24.9kg/m^2
- 接种流感疫苗(Circ,2006,114:1549)

肺动脉导管和个体化治疗

基本原理

- 心输出量(CO) = SV × HR;SV 依赖左室舒张末容积(LVEDV)
  为了减少肺水肿,可以通过调节 LVEDV 来达到最佳 CO

- 导管尖端球囊膨胀→顺血流进入"楔入"血管位置,血流从导管尖端延伸,通过肺循环,到接近左心房的位置。在球囊不漂浮的情况下,PCWP≈左房压≈LVEDP,LVEDP 和 LVEDV 成正比
- 基本假设不成立的情况:
  1)导管尖端未进入 West 肺血管分区 3 区(PCWP = 肺泡内压≠左房压),缺乏 a&v 波或肺动脉舒张压 < PCWP 具有提示意义
  2)PCWP > 左房压(例如:纵隔纤维化,肺静脉闭塞性疾病,肺静脉梗阻)
  3)平均左房压 > LVEDP(例如:二尖瓣反流,二尖瓣狭窄)
  4)ΔLVEDV - LVEDP 关系(即,顺应性异常,"正常的"LVEDP 可能并不是最佳的)

适应证(JACC,1998,32:840 & Circ,2009,119:e391)

- 诊断和评估
  诊断休克(心源性 vs 分布性,特别是静脉补液失败或高危时)和肺水肿(心源性 vs 非心源性,特别是利尿剂失败或高危时)
  评估心输出量,心内分流,肺动脉高压,二尖瓣反流,心包填塞
- 治疗
  对心衰或心源性休克患者个体化治疗以优化 PCWP、SV、静脉血氧饱和度
  对肺动脉高压患者指导血管扩张治疗(如:吸入 NO、硝苯地平)
  对高危移植前患者指导围术期处理
- 禁忌证
  绝对禁忌证:右心心内膜炎,血栓,或右侧机械瓣
  相对禁忌证:凝血障碍(可逆性),近期永久性起搏器或 ICD(X 线透视下置入),左束支传导阻滞(约 5% 右束支传导阻滞→完全心脏传导阻滞,X 线透视下置入),右侧生物瓣膜

有效性的考虑

- 在高危手术或是 ARDS 患者中例行肺动脉插管没有益处(NEJM,2006,354:2213)
- 慢性失代偿期心衰患者没有益处(JAMA,2005,294:1625);心源性休克未经验证
- 但临床中约 1/2CO 和 PCWP 的估计不正确;CVP 和 PCWP 关联性不好;使用肺动脉导管来解答血流动力学问题,然后移除或处理心源性休克

放 置

- 插入位置:右侧颈内静脉或左侧锁骨下静脉,可以沿解剖位置进入肺动脉
- 前进过程中给球囊充气(最多 1.5mL)来测量 PCWP
- 使用充气的阻力并追踪压力避免过度充气
- 当后退和所有其他时候给球囊放气
- 置入后应拍床旁胸片评估导管位置和气胸
- 如果导管不能成功漂浮(常见于严重的三尖瓣反流或右室扩张时)或存在其他相对禁忌证时,考虑使用透视下引导

并发症

- 建立中心静脉通路：气胸/血胸(1% ~3%)，穿刺到动脉，空气栓塞
- 放置过程中：房性或室性心律不齐(3%室速)，RBBB(5%)，导管打结，心脏穿孔/心包填塞，肺动脉破裂
- 维持过程中：感染(特别是导管使用超过3d)，血栓，肺梗死(≤1%)，肺动脉破裂或假性动脉瘤(例如，合并肺动脉高压)，球囊破裂

心内压力

- 跨壁压(≈前负荷)=测定心内压-胸膜腔内压
- 胸膜腔内压(常为轻度负值)可以传递到血管和心脏
- 常在呼气末测量心内压，此时胸膜腔内压接近0；(自发呼吸患者的“高点”，压力通气患者的“低点”)
- 如果胸膜腔内压↑(如，呼气末正压通气PEEP)，测定的PCWP会高估真实跨壁压，可以通过减去约1/2PEEP进行近似
- PCWP：a波可以最好估计左室前负荷；平均PCWP评估肺水肿风险

心输出量

- 热稀释法：将冰盐水注入右心房，热敏电阻测出的肺动脉内温度变化与心输出量的倒数相关。如果心输出量↓，严重三尖瓣反流或分流时测定不准确
- Fick法：氧气消耗量(L/min)=CO(L/min)×动静脉含氧量差异
  - 心输出量可以通过用氧气消耗量除以观察到的动静脉含氧量差异得出[10×1.34 mL O_2/g Hb × Hb g/dL × (SaO_2-SvO_2)]
  - 氧气消耗可通过体重相关公式估算，但最好测量(特别是代谢↑，如败血症)
  - 如果静脉氧含量>80%，考虑楔入如肺静脉的饱和度，左向右分流，氧气利用受损(严重败血症，发绀，一氧化碳中毒)，氧气输送↑↑

肺动脉导管波形

部位	右心房	右心室	肺动脉	PCWP
距离	20cm	30cm	40cm	50cm
压力(mmHg)	平均压≤6	收缩压15~30 舒张压1~8	收缩压15~30 平均压9~18 舒张压6~12	平均压≤12
波形	同时测定心电图			

mm Hg 30 25 20 15 10 5 0
a c v x y
a v x y

续表

备注	a=心房收缩，在PR间期 c=收缩期三尖瓣突入右心房 x=心房舒张，心底部下降 v=血液进入右房，在T波中间 y=舒张期开始三尖瓣打开后血液进入右房	右室舒张末压力出现在曲线上升前，≥右房平均压，除非存在三尖瓣狭窄或反流	波形包含切迹(接近肺动脉瓣)。峰值出现在T波处。肺动脉收缩期=右室收缩期除非存在梯度(如，肺动脉瓣狭窄)	除了受抑制并延迟外，波形与右房相近。a波出现在QRS后，±明显c波，v波出现在T波后(帮助鉴别有大的v波的2度二尖瓣反流的PCWP和肺动脉压波形)

PCWP 波形异常：大a波→？二尖瓣狭窄；大v波→？二尖瓣反流；钝的y波下降→？心包填塞；陡峭的x、y波下降→？收缩

不同类型休克的血流动力学特点

休克类型	RA (JVP)	PCWP (CXR)	CO (UOP)	SVR (毛细血管再充盈时间)
低容量性	↓	↓	↓	↑
心源性	正常或↑	↑	↓	↑
分布性	多变	多变	经常↑(但败血症可以↓)	↓
RV 梗死/大面积肺 PE	↑	正常或↓	↓	↑
心包填塞	↑	↑	↓	↑

代替性血流动力学参数在括号中

心源性休克的个体化治疗(Circ,2009,119:e391)

- 目标：改善平均动脉压和心输出量的同时，降低肺水肿风险
  - 平均动脉压=心输出量×外周血管阻力；心输出量=心率×每搏输出量(依赖于前负荷、后负荷、心肌收缩力)
  - 当 PCWP>20~25 可出现肺水肿(在慢性心衰中高水平可能被耐受)
- 最适前负荷=LVEDV≈LVEDP≈左房压≈PCWP(NEJM,1973,289:1263)
  - 目标 PCWP：急性心梗时 14~18，慢性心衰时 10~14
  - 个体患者通过测定每搏输出量及不同 PCWP 以绘制 Starling 曲线进行优化
  - 给生理盐水提高前负荷(白蛋白在临床上比生理盐水没有优势；如果有显著贫血可用浓缩红细胞)

使用利尿剂降低前负荷，如果利尿剂抵抗使用超滤或透析

- 最适后负荷≈左室射血时的室壁压力 =［（收缩压×半径）/2×室壁厚度］$\propto$ MAP 和 $\propto$ SVR =（MAP − CVP / CO）；目标：MAP > 60，SVR 800～1200
  - MAP >60 & SVR↑：血管扩张剂（例如：硝普钠，硝酸甘油，ACEI，水合氯醛）或弃用增压剂
  - MAP <60 & SVR↑（&∴ CO↓）：使用升压药直到 CO↑（见下）
  - MAP <60 & SVR↓/正常（&∴ 不适当的血管麻痹）：血管加压药，［如，去甲肾上腺素（α，β），多巴胺（D，α，β），去氧肾上腺素（α），药物抵抗时可用血管加压素（V_1）］
- 最适心肌收缩力 $\propto$ 对给定的前后负荷的心输出量；目标心指数 =［CO/体表面积（BSA）］>2.2，如果在最适前负荷使用血管舒张剂（如果平均动脉压允许）时心指数仍太低：可以使用强心剂。如，多巴酚丁胺（中度强心剂 & 轻度血管扩张剂）、米力农（强力强心剂 & 血管扩张剂，同时扩张肺血管），这两者都会造成药物性心律失常，肾上腺素（强力强心剂 & 血管加压药）；也可考虑 IABP 或是经皮或手术左心室辅助装置 ± 右心室辅助装置等机械辅助

心 衰

定义（Braunwald's Heart Disease，8th ed，2008）

- 心脏不能泵出足够血液以维持周围组织的代谢功能，或是只有心脏充盈压异常高时才能泵出足够血液
- 低输出量型（心输出量↓）与高输出量型（每搏输出量↑，伴或不伴心输出量↑）
- 左心衰（肺水肿）与右心衰（颈静脉压↑，肝大，外周水肿）
- 后向心衰（充盈压升高，充血）与前向心衰（系统灌流受损）
- 收缩期心衰（不能排出足够血液）与舒张期心衰（不能正常舒张和充盈）

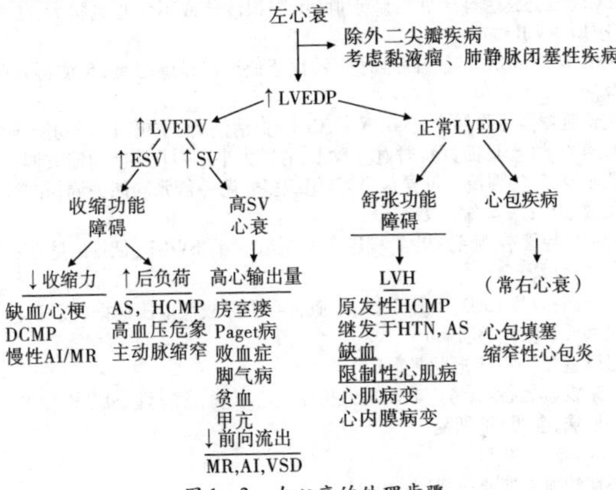

图 1-3 左心衰的处理步骤

病　史

- 低输出量：乏力，虚弱，运动不耐受，精神状态改变，厌食
- 充血：左侧→呼吸困难，端坐呼吸，阵发性夜间性呼吸困难
  右侧→外周水肿，右上腹不适，腹胀，饱胀感

依功能分类（纽约心脏病协会分级）

- 1 级：日常活动无心衰症状；2 级：日常活动出现心衰症状；
  3 级：低于日常活动出现心衰症状；4 级：休息时出现心衰症状

体格检查（“两分钟”血流动力学概述；JAMA，2002，287：628）

- 充血（“干性”与“湿性”）
  JVP↑（80% 时间 JVP > 10→PCWP > 22；J Heart Lung Trans，1999，18：1126）
  肝颈静脉回流征：在压腹 > 15s 时 JVP↑ > 1cm，对于 RA > 8，73% 敏感度 &87% 特异度，对于 PCWP > 15，55% 敏感度 &83% 特异度（AJC，1990，66：1002）
  Valsalva 方波（通过张力↑收缩压）（JAMA，1996，275：630）
  第三心音（心衰患者中 40%↑因心衰入院或心脏泵衰竭死亡风险；NEJM，2001，1345：574）
  在心底部 2 度胸腔积液，出现啰音、浊音（常因淋巴代偿而不出现）
  肝大，腹水和黄疸，外周水肿
- 灌注（“暖”与“冷”）
  脉压变窄（ < 25% 收缩压）→心指数 < 2.2（敏感度 91%，特异度 83%；JAMA，1989，261：884）
  交替脉，肢端发冷苍白，尿量↑，肌萎缩
- 其他：潮式呼吸，异常心尖搏动最强点（依引起心衰原因分为弥漫、持续或上升），第四心音（舒张期功能障碍），杂音（瓣膜病、二尖瓣瓣环扩大、乳头肌移位）

评估是否存在心衰

- CXR（参见放射科插页）：肺水肿，胸腔积液伴或不伴心脏扩大，头侧化，Kerley B 线
- BNP/NT-proBNP：呼吸困难时如果数值低可以排除心衰；预测再入院风险
- 关键脏器灌注降低证据：BUN↑，Cr↑，血清钠离子浓度↓，肝功能异常
- 超声心动（参见插页）：射血分数↓，心腔大小↑→收缩期功能失调；心肌肥厚，二尖瓣流入量异常，异常组织多普勒→舒张功能失调；异常瓣膜或心包；估算右室收缩压
- 肺动脉导管术：肺毛细血管楔压↑，心排出量↓，SVR↑（低排出量心衰）

评估心衰原因

- 心电图：寻找 CAD，LVH，LAE，心脏传导阻滞或低电压证据（浸润性心肌病或扩张性心肌病）
- 冠脉造影（或 CT 冠脉造影）
- 如果没有冠心病，考虑非缺血性扩张性心肌病、肥厚性心肌病、限制性心肌病（参见“心肌病”）

急性心衰的诱因

- 心肌缺血或梗死；心肌炎

- 肾衰竭(急性、慢性肾脏病进展,透析不足)→前负荷↑
- 高血压危象(包括来自肾动脉狭窄),恶性主动脉瓣狭窄→左侧后负荷↑
- 饮食不节或医嘱依从性差
- 药物(β受体拮抗剂,钙通道拮抗剂,非甾体抗炎药,TDZ)或毒物(酒精,蒽环类)
- 心律失常;急性瓣膜功能失调(如心内膜炎),特别是二尖瓣和主动脉瓣反流
- COPD 或 PE→右侧后负荷↑
- 贫血,全身性感染,甲状腺疾病

急性失代偿性心衰的治疗

- 评估充血程度和灌注是否充足
- 评估充血:"LMNOP"
  - L (Lasix)呋塞米,同时检测 UOP;剂量选择:高剂量(静脉 2.5 倍口服剂量)与低剂量(静脉 1 倍口服剂量)→尿量↑,但在肾衰竭时一过性↑;持续性和间歇性给药没有明确区别(DOSE,ACC 2010)
  - M(Morphine)吗啡(症状↓,静脉扩张,后负荷↓)
  - N(Nitrates)硝酸盐(静脉扩张)
  - O(Oxygen)氧气 ± 无创通气(参见"机械通气")
  - P(Position)体位(坐位 & 腿悬于床边→前负荷↓)
- 评估低灌注,见下

		充血	
		否	是
低灌注	否	**暖 & 干** 院外治疗	**暖 & 湿** 利尿剂 ± 血管扩张剂
	是	**冷 & 干** ±强心剂(CCU)	**冷 & 湿** 个体化治疗(CCU)

进展期心衰的治疗(Circ,2009,119:e391)

- 用肺动脉导管进行个体化治疗;治疗目标 MAP >60,CI >2.2(平均静脉氧浓度 >60%),SVR <800,PCWP <18
- IV 血管扩张剂:NTG,硝普钠(冠心病患者有冠脉窃血风险;长期使用→氰化物/硫氰化物毒性);奈西立肽(rBNP)PCWP 下降,症状减轻,但可能升高肌酐和死亡率(JAMA,2002,287:1531 & 2005,293:1900)
- 强心剂:(除增强心肌收缩力外,其他特性列于下面)
  - 多巴酚丁胺:剂量≤5μg/kg · min 舒张血管,轻度↓外周血管阻力,使用时间长敏感性降低
  - 多巴胺:内脏血管扩张→GFR& 尿钠排泄↑;剂量≥5μg/kg/min 时血管收缩
  - 米力农:显著的外周和肺血管扩张作用;肾衰竭时剂量↓50%
- 超滤:在 48h 内液体减少 >1L 可减少 50% 再住院(JACC,2007,49:675)
- 机械循环支持
  - IABP:舒张期充气 & 收缩期放气以↓左心室射血阻力 &↑冠脉灌流
  - 心室辅助装置(LVAD ± RVAD):作为康复桥梁(NEJM,2006,355:1873)、植入(一些暂时类型可以经皮植入:经皮心室辅助装置),

或作为替代疗法(与药物治疗相比死亡率↓45%~50%;NEJM,2001,345:1435 & 2009,361:2241)

- 心脏移植:1年生存率15%~20%,平均生存期10年

CHF阶段慢性治疗(Circ,2009,119:e391)

阶段(非NYHA分型)	患者特征	治疗
A 心衰高危 无结构性心脏病 无症状	HTN、DM、CAD 暴露于心脏毒素 心肌病家族史	治疗HTN,高血脂,DM,SVT 戒烟,戒酒,鼓励运动 HTN、DM、心脏病、外周血管病使用ACEI
B 有结构性心脏病 无症状	既往MI,EF↓,LVH,无症状瓣膜病	所有A阶段治疗 如果有心梗、冠心病或射血分数↓,使用ACEI&β受体拮抗剂
C 有结构性心脏病 有心衰症状(之前或现在)	明显心衰	所有A阶段治疗 ACEI,β受体拮抗剂,利尿剂,控制Na摄入 考虑螺内酯,ICD,CRT 考虑硝酸盐/水合氯醛,地高辛
D 难治性心衰 需要特殊干预	尽管最大剂量药物治疗仍有症状 4年死亡率>50%	所有A~C阶段治疗 静脉强心剂,心室辅助装置,移植,临终关怀

引自Circ,2009,119:e391

- 无明确证据说明BNP指导的强化治疗疗效更佳(JAMA,2009,301:383)
- 可植入性PA压力感受器可能降低住院风险(CHAMPION,HF Congress,2010)

射血分数降低的慢性心衰的治疗

饮食,运动	Na<2g/d,液体限制,非卧床患者运动训练
ACEI	死亡率↓:NYHA Ⅳ级40%,NYHA Ⅱ/Ⅲ级16%,无症状心梗后射血分数≤40%患者20%(NEJM,1987,316:1429&1991,325:293&1992,327:669) 再发心梗↓20%;心衰再入院↓20%~30%(射血分数↓患者益处↑) 无症状射血分数≤35%患者心衰发生↓30%(SOLVD-P,NEJM,1992,327:685) 大剂量ACEI比低剂量更有效 警惕氮质血症、高钾血症(可以通过低钾饮食、利尿剂、聚磺苯乙烯改善)、咳嗽、血管神经性水肿

续表

ATⅡ受体拮抗剂(ARB)	如果ACEI不耐受(如,出现咳嗽),可以作为替代 不劣于ACEI(VALIANT,NEJM,2003,349:1893) ACEI不耐受时好的替代治疗(CHARM-Alternative,Lancet,2003,362:772) 与ACEI一样,高剂量更有效(Lancet,2009,374:1840) 与ACEI共用,心衰风险↓?(Val-HEFT,NEJM,2001,345:1667)且死亡率↓(CHARM-Added,Lancet,2003,362:767),但增加高K血症和高Cr风险
肼屈嗪+硝酸酯类	不能耐受ACEI/ARB时或黑人Ⅲ/Ⅳ级心衰时使用 死亡率↓25%(NEJM,1986,314:1547);劣于ACEI(NEJM,1991,325:303) 标准治疗的黑人人群死亡率↓40%(A-HEFT,NEJM,2004,351:2049)
β受体拮抗剂(卡维地洛、美托洛尔、比索洛尔的数据)	射血分数一过性↓,然后↑;禁忌证为失代偿期心衰 NYHA Ⅱ~Ⅳ期患者死亡率↓35%,再入院↓40%(JAMA,2002,287:883) 卡维地洛优于低剂量美托洛尔(Lancet,2003,362:7)
醛固酮拮抗剂	当心衰严重或心梗后且肾功能尚可时考虑使用,警惕K↑ NYHA Ⅲ/Ⅳ级且EF≤35%患者死亡率↓30%(RALES,NEJM,1999,341:709) 在心梗后心衰,EF≤40%患者死亡率↓15%(EPHESUS,NEJM,2003,348:1309)
心脏再同步化治疗(CRT)	当EF≤35%,QRS≥0.12s且患者有症状时考虑使用 NYHA Ⅲ~Ⅳ级患者中,死亡率↓36%且EF↑(CARE-HF,NEJM,2005,352:1539) NYHA Ⅰ/Ⅱ级且EF<30%患者中,心衰发生率↓,特别当QRS≥0.15s,死亡率无改变(NEJM,2009,361:1329) 超声心动图单次测定非同步化不能促使患者选择CRT
ICD	当有症状且EF≤35%时用于一级预防或用于二级预防 既往心梗且EF≤30%患者中死亡率↓(NEJM,2002,346:877);早期心梗后无死亡率变化(NEJM,2004,351:2481&2009,361:1427),需要等40d后确定 在所有扩张性心肌病,EF≤35%患者中,死亡率↓23%(SCD-HeFT,NEJM,2005,352:225) 非缺血性扩张性心肌病患者中↓心律不齐死亡风险(DEFINITE,NEJM,2004,350:2151)
利尿剂	袢利尿剂±噻嗪类利尿剂(症状缓解,不降低死亡率)

续表

地高辛	23%↓心衰住院,不改善死亡率(NEJM,1997,336:525) 女性死亡率↑?,与水平↑相关?(NEJM,2002,347:1403) 最佳地高辛浓度0.5~0.8 ng/mL?(JAMA,2003,289:871)
Ω-3脂肪酸	死亡率↓9%(Lancet,2008,372:1223)
抗凝血药	存在房颤、左室血栓、左室大部分不运动、EF<30%时考虑使用
心脏节律	房颤导管消融→EF↑,症状减轻(NEJM,2004,351:2373) 维持房颤律和心率控制死亡率无差异(NEJM,2008,358:2667) 对于有症状房颤患者,与房室结消融及CRT相比,肺静脉隔离可以改善症状(NEJM,2008,359:1778)

引自Lancet,2009,373:941;Circ,2009,119:e391;NEJM,2010,362:228

正常的心衰("舒张期"心衰)(JACC,2009,53:905)

- 40%~60%HF患者心脏收缩功能正常或仅轻度受损(EF≥40%)(NEJM,2006,355:251,260),但死亡率与有心脏收缩功能障碍的患者相似
- 约30%年龄大于45岁人群在超声心动图可发现心脏收缩功能障碍,约20%为轻度,<10%中重度,但仅50%重度和5%中度病例会有症状(JAMA,2003,289:194)
- 病因(松弛受损/被动僵硬度↑):心肌缺血,既往心梗病史,左室肥厚,肥厚性心肌病,浸润性心肌病,限制性心肌病,年龄大,甲减
- 导致肺水肿原因:容量负荷过重(左室顺应性差→对于适度容量↑敏感);缺血(松弛↓);心动过速(舒张期充盈时间↓);房颤(心房对左室充盈缺乏推动作用);高血压(后负荷↓→每搏输出量↓)
- 诊断:有心衰临床症状,超声心动上显示收缩功能基本正常且舒张功能受损:

  异常二尖瓣内向血流:E/A反转且E波减速时间改变

  心肌舒张减弱:等体积舒张时间↑且舒张早期组织多普勒速度↓

  左室肥厚,左房扩大
- 治疗:容量负荷过重使用利尿剂,控制血压,预防心动过速和缺血。ACEI/ARB在治疗单纯舒张期心衰中尚未见明确益处(Lancet,2003,362:777;NEJM,2008,359:2456)。可能需强调根据患者人群的异质性进行治疗

心肌病

心肌机械和(或)电功能失调性疾病

扩张性心肌病(DCMP)

定义和流行病学(Circ,2006,113:1807)

- 心室扩张,同时心肌收缩力↓,±室壁厚度↓

- 发病率:每年 5 ~ 8/100 000,患病率:1/2 500

病因(NEJM,1994,331:1564 & 2000,342:1077)

- 缺血:收缩功能障碍且与 CAD 比例不相符的扩张(MI 后心室重构不良)
- 瓣膜病:在 MR 和 AI 患者中由于慢性容量负荷过重造成收缩功能障碍
- 家族性(约 25%):细胞骨架、细胞核和丝蛋白出现基因突变(NEJM,1992,362:77)
- 特发性(占扩张性心肌病 25%,? 未诊断的感染,酒精,或遗传引起)
- 感染性心肌病(10% ~ 15%,感染诱导自身免疫;NEJM,2009,360:1526)
  病毒(柯萨奇病毒,腺病毒,埃可病毒,CMV):从亚急性(LV 扩张伴有轻中度功能障碍)到爆发性(LV 水肿增厚未扩张,伴严重功能障碍)
  细菌,真菌,立克次体,结核杆菌,莱姆螺旋体(轻度心肌炎,常伴房室传导阻滞)
  HIV:约 8% 无症状 HIV 患者有心肌炎,病因为 HIV 感染、其他病毒感染或药物治疗(NEJM,1998,339:1093)
  锥虫病:顶端动脉瘤 ± 血栓,RV 传导阻滞,食管或结肠扩张(NEJM,1993,329:639)
- 中毒性:
  酒精(5%)典型每天饮酒 7 ~ 8 次,>5 年,但个体差异大
  蒽环类药物(>550mg/m^2 风险↑,可能表现较晚),环磷酰胺,曲妥珠单抗
  可卡因,抗反转录病毒药物,铅、CO 中毒,放射线
- 浸润性(5%):常是扩张性心肌病和限制性心肌病的混合且室壁增厚
  淀粉样变,结节病,血色病,肿瘤
- 自身免疫性:
  胶原血管病(3%):多发性肌炎,SLE,硬皮病,PAN,RA,韦格纳肉芽肿
  围产期(产前 1 个月→产后 5 个月):<0.1% 妊娠发生,经产妇或高龄产妇风险↑,约 50% 会改善,? 下次妊娠风险↑(JAMA,2000,283:1183)
  特发性巨细胞心肌炎(GCM):平均年龄 42 岁,爆发性,室速(NEJM,1997,336:1860)
  嗜酸细胞性(多变的外周嗜酸细胞增多症):超敏(轻度心衰)或急性坏死性(ANEM;ST 抬高,渗出性,严重慢性心衰)
- 压力诱导(Takotsubo 心尖球样变):类似心梗(具有胸痛,± ST 段抬高 &Tn↑)深 T 波倒置 &QT↑,中部或是尖部反向运动;? 用 ACEI 治疗;常在几周内改善(NEJM,2005,352:539)
- 心动过速诱导:很可能与心率、心动过速持续时间成正比
- ARVC:纤维脂肪代替右室→右室扩张(用 MRI 诊断);心电图:± RBBB,V_1 ~ V_3 导联 T 波倒置,ε 波;室速风险(Circ,2004,110:1879)
- 代谢性 & 其他:甲减,肢端肥大,嗜铬细胞瘤,维生素 B_1 缺乏,睡眠呼吸暂停

临床表现

- 心衰：同时出现充血和前向血流不足的症状；左右侧心衰的体征。心尖搏动最强点弥散且侧移，第三心音，二尖瓣反流或三尖瓣反流（环状扩张，代替乳头肌）
- 栓塞事件（约10%），心律失常 & 心悸
- 某些病因（如心肌炎）可见胸痛

诊断研究和病情检查

- CXR：中度到显著心脏扩大，肺水肿，胸腔积液
- 心电图：可见PRWP，Q波，或BBB；低电压；房颤（20%）
- 超声心动：左室扩张，EF↓，部分或全部左室运动减低，±右室运动减低，±附壁血栓
- 实验室评估：甲功检查，铁相关检查，HIV，血清蛋白电泳，ANA；有其他临床怀疑时可以检查
- 家族史（20%～35%有家族性疾病），遗传咨询，基因检测（JAMA，2009，302：2471）
- 负荷试验：完全阴性结果有助于除外缺血性病因（假阴性率低），但是阳性结果不能说明为缺血性病因（即使有影像资料，假阳性率高）
- 存在冠心病危险因素，心绞痛病史，心电图上Q波心梗，则冠脉造影以除外冠心病
- 心内膜心肌活检（JACC，2007，50：1914）：真阳性10%（75%心肌炎，25%系统性疾病）；40%假阴性率（斑块性疾病）或假阳性率（坏死→炎症）
  心肌炎没有证实有效的治疗，如果急性且血流动力学受损考虑活检
    （除外巨细胞心肌炎，急性坏死性心肌炎）；心律失常或是有限制性心肌病特征考虑活检（除外浸润性心肌病）；或考虑中毒、过敏、肿瘤时活检
- 心脏MRI：检测心肌炎或浸润性疾病，但不具有特异性（EHJ，2005，26：1461）

治疗（标准心衰治疗参见“心衰”部分）

- 由于心肌病具有可逆可能，植入装置可以暂缓
- 免疫抑制：巨细胞心肌炎（泼尼松+硫唑嘌呤），胶原血管病，围产期心肌炎（？IVIG）及嗜酸性心肌炎；没有证据说明免疫抑制对病毒性心肌炎有益处
- 预后不同与病因相关（NEJM，2000，342：1077）：围产期（预后最好），缺血性（预后最差）

肥厚性心肌病（HCMP）

定义和流行病学

- 与血流动力学负荷不成比例的左室（常≥15mm）和（或）右室肥厚
- 患病率：1/500；50%散发性，50%家族性
- 鉴别2度LVH：高血压（特别是老年女性；NEJM，1985，312：277），主动脉瓣狭窄，优秀运动员（室壁厚度常<13mm且对称，组织多普勒舒张期松弛比率正常或↑；NEJM，1991，324：295），Fabry病（Cr↑，有皮肤表现）

病理学

- 心肌小节基因的常染色体显性突变(例如,β 肌球蛋白重链)
- 心肌纤维杂乱肥大
- 形态学肥大的不同表现:室间隔不对称;向心性肥大;中部;尖端肥大

病理生理学

- 主动脉下流出道梗阻:狭窄流出道 2 度室间隔肥厚 + 二尖瓣的前瓣叶(可能为固定型、多变型或不存在)收缩期前向运动(SAM),同时乳头肌位移。当收缩力↑(地高辛、β 激动剂)、前负荷↓或后负荷↓时,梯度(▽)恶化
- 二尖瓣反流:由于收缩期前向运动(收缩期中后期,后向反流喷射)和二尖瓣瓣叶和乳头肌异常(全收缩期,前向反流喷射)
- 舒张功能失调:室壁僵硬度↑,松弛受损
- 缺血:小血管病变,穿动脉受压(桥),冠脉灌注↓
- 晕厥:取决于负荷的心输出量改变,心律失常

临床表现(诊断时 70% 无症状)

- 呼吸困难(90%):由于 LVEDP↑,二尖瓣反流,舒张期功能失调
- 心绞痛(25%)甚至没有心外膜冠心病;微血管功能失调(NEJM,2003,349:1027)
- 心律失常(20% ~25% 房颤,室速/室颤)→心悸,晕厥,心源性猝死

体格检查

- PMI 明显,当严重流出道梗阻时第二心音反常性分裂,第四心音(可明显触及)
- 在左侧胸骨旁线收缩期递增 - 递减型杂音:Valsalva 动作或站立时↑
- 心尖部收缩中晚期或全收缩期二尖瓣反流杂音
- 颈动脉双峰脉(迅速上升,下降,然后再次上升);JVP 出现明显 a 波
- 鉴别主动脉瓣狭窄杂音:Valsalva 动作可使杂音↓,颈动脉压↓

诊断性检查

- CXR:心脏扩大(左室和左房)
- ECG:LVH,前外壁和下壁假性 Q 波,尖端巨大 T 波倒置(尖端变异)
- 超声心动:测定左室肥大程度没有绝对的分界点,但是建议室间隔/后壁厚度≥1.3,室间隔 >15 mm;其他发现包括动态流出道梗阻,收缩期前向运动,二尖瓣反流
- MRI:肥大 + 斑片状延迟增强灶(用于诊断和预后)
- 心导管:主动脉下压力梯度;Brockenbrough 征:期外收缩后心搏脉压↓(与 AS 相鉴别,AS 的期外收缩后脉压↑)

治疗(NEJM,2004,350:1320)

- 心衰:
  - 不用变力作用/变时作用药物:β 受体拮抗剂,钙通道阻滞剂(维拉帕米),丙吡胺
  - 小心使用利尿剂。仅在收缩功能障碍患者使用血管舒张剂。避免使用地高辛
  - 如果对药物治疗抵抗且为梗阻性(梯度▽ >50 mmHg):
    1. 酒精室间隔消融(NEJM,2002,347:1326)
       三相的▽反应:急性↓→ ± 局部↑回到基线 50%→几个月↓

休息 1 年▽约 15 mmHg，压力诱导的▽约为 31 mmHg（J Interv Card，2006，19：319）

并发症：一过性（且延迟发生）3 度房室传导阻滞，10% ～20% 需要放置永久性心脏起搏器；室速

2. 手术肌切除术：长期症状可改善 90%（Circ，2005，112：482）
3. ？双心腔起搏，但有很大安慰剂效果（JACC，1997，29：435；Circ，1999，99：2927）

如果对药物治疗抵抗且为非梗阻性：移植

- 急性心衰：脱水或心动过速可能诱导；治疗使用液体、β 受体拮抗剂、去氧肾上腺素
- 房颤：β 受体拮抗剂控制心率，使用丙吡胺和胺碘酮维持窦性心律
- 心源性猝死：ICD（JACC，2003，42：1687）。主要危险因素包括室速、室颤病史，心源性猝死家族史，不能解释的晕厥，NSVT，平均动脉压↓或锻炼时相对低血压（平均动脉压↑ <20mmHg），左室壁≥30mm，高危患者年风险 4%（JAMA，2007，298：405）
- 建议避免脱水、极度劳累
- 不推荐心内膜炎预防（Circ，2007，16：1736）
- 一级亲属：定期进行超声心动筛查（因为肥厚性心肌病发病时间多变）

限制性心肌病（RCMP）

定　义

- 无心包疾病时，由于心室顺应性下降造成心室充盈功能受损

病因（NEJM，1997，336：267；JACC，2010，55：1769）

- 心肌病变

自身免疫性（硬皮病，多发性肌炎 - 皮肌炎）

浸润性疾病（参见主要心脏外表现、诊断、治疗）

淀粉样变（JACC，2007，50：2101）：发病年龄约 60 岁，男：女 =3：2。

轻链型 AL（多发性骨髓瘤，轻链型，MGUS，WM）；家族性（TTR）；淀粉样 A 蛋白/老年型（TTR，ANP）

心电图：QRS 波幅↓（50%），假性梗死表现（Q 波），AVB（10% ～20%），半支阻滞（20%），束支传导阻滞（5% ～20%）

超声心动：双心室壁增厚，颗粒状发亮部分（30%），双心房扩大（40%），房间隔增厚，瓣膜增厚（65%），舒张期功能障碍，少量积液

正常电压和正常室壁厚度的阴性预测值约 90%

MRI：明显的钆晚期增强模式（JACC，2008，51：1022）

结节病：发病年龄约 30 岁；黑人、北欧人、女性更常见，5% 有结节患者有明确心脏受累；仅有心脏表现无系统性表现占 10%

心电图：AVB（75%），RBBB（20% ～60%），室速

超声心动：局部室壁运动异常（特别是室间隔基部）伴变薄或轻度增生

核素检查：镓摄取在 sestaMIBI 灌注区域缺失

血色病：中年男性多见（特别是北欧人）

贮积病：Gaucher 综合征，Fabry，Hurler 综合征，糖原贮积症

糖尿病

- 心内膜心肌病变
  慢性嗜酸细胞增多症：Löffler 心内膜炎（温带气候；嗜酸细胞↑；附壁血栓造成栓塞）；心内膜心肌纤维化（热带气候；嗜酸细胞多变附壁血栓）
  毒物：放射线，蒽环类
  血清素：类癌，血清素激动剂，麦角碱
  转移性肿瘤

病理学和病理生理学

- 途径：正常或室壁厚度↑ ± 浸润或异常沉积物
- 心肌顺应性↓→舒张末体积正常但舒张末压力↑→全身及肺静脉血管压力↑
- 心室腔大小↓→每搏输出量↓且心输出量↓

临床表现（Circ，2000，101：2490）

- 右心衰表现 > 左心衰表现；同时外周水肿 > 肺水肿
- 利尿剂“抵抗”
- 血栓栓塞事件
- 难以耐受的快速心律失常；室速→晕厥/心源性猝死

体格检查

- 颈静脉压↑，± Kussmaul 征（缩窄性心包炎中表现比较典型）
- 心脏表现：± S_3 和 S_4，± 二尖瓣反流和三尖瓣反流
- 肝充血性增大，腹水、黄疸，外周水肿

诊断性检查

- CXR：心室腔大小正常，心房扩大，肺充血
- 心电图：低电压，假性梗死（Q 波），心律失常
- 超声心动：对称性室壁增厚，双心房扩大，附壁血栓，心腔闭塞
  伴舒张功能障碍：舒张早期（E）↑和心房充盈晚期（A）↓，E/A 比例↑，减速时间↓
- 心脏 MRI：可能显示炎症或是浸润证据（尽管无特异性）
- 心脏导管
  心房：M's 或 W's（明显的 x 和 y 下降）
  心室：倾斜下降和平台（在舒张早期压力快速↓，快速↑至平台早期）
  在呼吸循环中左室和右室压力峰值一致（缩窄性心包炎则不一致；Circ，1996，93：2007）
- 心内膜活检：如果怀疑浸润性过程
- 限制性心肌病与缩窄性心包炎：参见“心包疾病”

治疗（原发病治疗以外的治疗）

- 轻度利尿。可能不能耐受钙通道拮抗剂或其他血管扩张剂
- 控制心率，维持每搏输出量（对舒张期充盈很重要）。淀粉样变患者使用地高辛可致心律失常
- 抗凝（特别是房颤或心输出量低）
- 难治性病例心脏移植

心脏瓣膜病

主动脉瓣狭窄

病　因

- 钙化:70 岁以上患者主要原因,危险因素包括高血压、高脂血症、终末期肾病
- 先天性(即:二叶瓣主动脉瓣伴早发钙化):<70 岁患者 50% 的病因
- 风湿性心脏病(主动脉瓣狭窄常伴主动脉瓣关闭不全和二尖瓣疾病)
- 主动脉瓣狭窄类似疾病:瓣膜下的(肥厚性心肌病,主动脉下膜),瓣膜上的

临床表现[常常提示平均瓣膜面积(AVA)<1cm² 或伴有冠心病]

- 心绞痛:氧气需求↑(肥厚)+氧气供给↓(冠脉灌注压↓)±冠心病
- 晕厥(劳力性):外周血管扩张且心输出量固定→平均动脉压↓→脑灌注↓
- 心衰:流出道阻塞+舒张功能障碍→肺水肿;房颤可诱导心衰(左室充盈↓)
- 获得性血管性血友病(von Willebrand)(约 20% 严重 AS 患者):破坏 vWF 因子(NEJM,2003,349:343)
- 自然史:常缓慢进展(AVA↓每年约 0.1cm²,但多变;Circ,1997,95:2262),直到症状发展;平均生存期依赖症状:心绞痛 5 年,晕厥 3 年,慢性心衰 2 年

体格检查

- 在右侧胸骨上缘可及粗糙高调可放射到颈动脉、心尖部的收缩中期递增递减型杂音(全收缩期:Gallavardin 效应),被动抬腿杂音↑,站立或 Valsalva 动作杂音↓
- 相比之下,动态流出道梗阻(例如,肥厚性心肌病)被动抬腿杂音↓,站立或 Valsalva 动作杂音↑
- 在 S_1 后喷射性喀喇音有时在二叶瓣主动脉瓣可见
- 严重的体征:峰后杂音,S_2 反常分裂或 A_2 听不见,小且延迟的颈动脉波动("细迟脉"),左室膨隆,S_4 偶尔可及

诊断性检查

- 心电图:左室肥厚,左房扩大,LBBB,房颤(在疾病晚期)
- X 线胸片:心脏增大,主动脉瓣钙化,升主动脉梗阻后扩张,肺动脉充血
- 超声心动:瓣膜形态,估计压力梯度,计算平均瓣膜面积,射血分数
- 心导管:主动脉瓣压力梯度(▽),主动脉瓣面积,除外冠心病(在约 50% 钙化型主动脉瓣狭窄)
- 多巴酚丁胺负荷试验在超声心动或心导管过程中,如果射血分数低或主动脉瓣压力梯度<30 需要鉴别:
  - 后负荷错配:搏出量 & 主动脉瓣压力梯度↑20%,没有主动脉瓣面积改变(提示有收缩性储备且主动脉瓣置换术后 EF↑)
  - 假性梗阻:搏出量↑20%,主动脉瓣压力梯度无改变,主动脉瓣面积↑(提示左室功能失调的低主动脉瓣面积假象)
  - 有限收缩性储备:无搏出量、压力梯度、主动脉瓣面积改变(提示主

动脉瓣置换术后射血分数很可能不会改善)

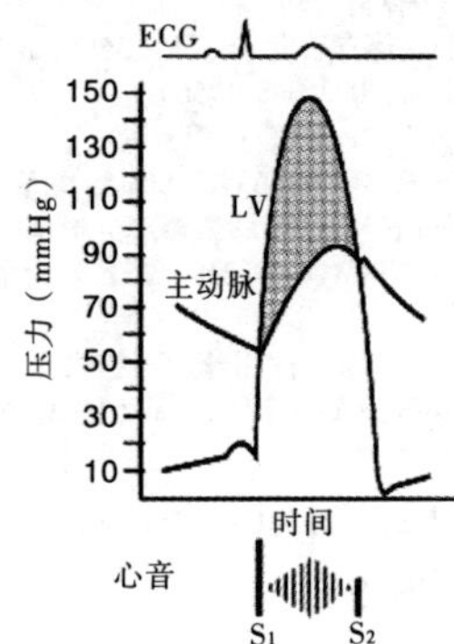

引自 Pathophysiology of heart disease, 4th ed, 2006
(本图和随后一些图的来源)

主动脉瓣狭窄分类

分期	平均梯度(mmHg)	喷射速率(m/s)	AVA(cm^2)	左室射血分数
正常	0	1	3-4	正常
轻度	<25	<3	>1.5	正常
中度	25~40	3~4	1.0~1.5	正常
重度,代偿	>40	>4	<1.0*	正常
重度,失代偿	多变	多变	<1.0*	↓

* AVA 指数(AVA 与 BSA 之比)<0.6 cm^2/m^2 也可称为重度主动脉瓣狭窄

治疗(Circ, 2008, 118: e523 & Lancet, 2009, 373: 956)

- 治疗决策取决于症状:一旦症状发展应该手术。如果无症状,高血压需要谨慎处理;尚未证明他汀类药物可阻止疾病进展
- 主动脉瓣置换:仅对重度 AS 有效。有症状 AS(常是重度,若不是,则寻找有症状的其他原因)或无症状重度 AS 且 EF <50% 为适应证。如果无症状重度 AS 且 AVA <0.6cm^2,平均 >60mmHg,主动脉射血速度 >5m/s,运动时血压↓(无症状 AS 可以小心运动遮盖症状,有症状 AS 不能运动)考虑主动脉瓣置换,快速进展可能性很大。无症状中重度 AS 且进行心血管手术可以考虑
- 药物治疗:有症状且无手术适应证患者使用

  谨慎利尿,控制高血压,维持搏出量;如果 EF 低或房颤使用地高辛

  避免静脉扩张剂(硝酸酯类),重度 AS 禁用正性肌力药物(β 受体拮

抗剂 & 钙通道阻滞剂）

中重度 AS 避免用力体力劳动

如果患者有慢性心衰伴有重度 AS，EF < 35%，CI < 2.2 且血压正常使用硝普钠（NEJM，2003，348：1756）

- IABP：稳定病情，作为手术的桥梁
- 球囊主动脉瓣膜切开术（BAV）：AVA ↑ 50% & 峰值▽↓，但 6～12 个月后再狭窄率 50% 同时经皮主动脉瓣瓣膜成形术围术期脑梗与主动脉瓣关闭不全风险↑（NEJM，1988，319：125），作为主动脉瓣置换的桥梁或减轻病情
- 经导管主动脉瓣移植（TAVI）；使用球囊可扩张支架安装生物合成瓣膜（JACC，2009，53：1829）；AVA ↑ 约 1 cm^2（JACC，2010，55：1080）；有正在进行的 RCT 实验

主动脉瓣关闭不全（AI）

病因学（Circ，2006，114：422）

- 瓣膜病（43%）

  风湿性心脏病（常与 AS/AI 混合同时伴有二尖瓣疾病）

  二瓣化主动脉瓣：自然史：1/3→正常，1/3→AS，1/6→AI，1/6→心内膜炎→AI

  感染性心内膜炎

  瓣膜炎：RA，SLE；抑制食欲药物（芬氟拉明/苯丁胺）& 类癌性疾病（NEJM，2007，356：29，39）

- 原发病（57%）

  HTN

  主动脉瘤或主动脉夹层，主动脉环状扩张，Marfan 综合征

  主动脉炎：巨细胞性动脉炎，Takayasu 大动脉炎，强直性脊柱炎，反应性关节炎，梅毒

临床表现

- 急性：突然前向搏出量↓且 LVEDP↑（非顺应性心室）→肺水肿 ± 低血压、心源性休克
- 慢性：左室扩张时比左室肥厚时临床症状不明显（为提高顺应性以保持低 LVEDP）→慢性容量负荷超载→左室失代偿→慢性心衰
- 自然史：进展多变（不像 AS，可快可慢），一旦开始失代偿，不进行主动脉瓣置换预后很差（死亡率约每年 10%）

体格检查

- 在左侧胸骨上缘舒张早期递增性杂音（如果主动脉根部扩张则是右侧胸骨上缘）；前倾坐位、呼气、握手杂音↑；AI 严重程度与杂音持续时间成正比（除了急性和重度晚期）；Austin Flint 杂音：心尖部舒张中晚期隆隆声（二尖瓣内流时 AI 的喷射干扰）
- 由于搏出量↑脉压增宽，高动力性脉搏→许多典型征象（参见表格）；在 AI 晚期左室功能↓时脉压变窄；双峰脉
- 心尖冲动最强点弥散且向侧面移动；S1 变轻（二尖瓣提早关闭）；± S3（≠EF↓，更确切是 AI 的容量过载）

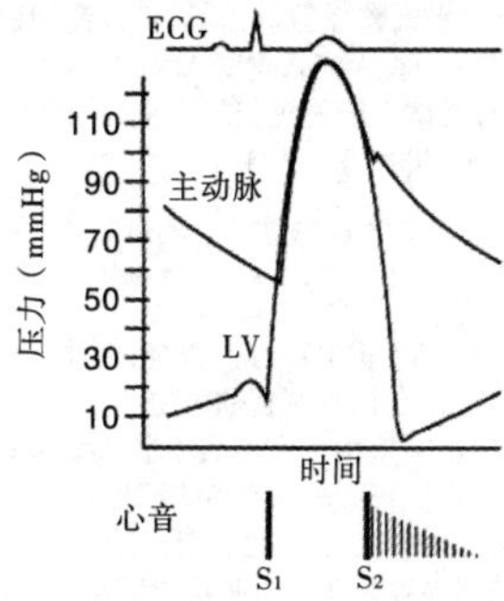

慢性主动脉瓣关闭不全的典型体征

体征	描述
Corrigan 脉	水冲脉（即快速上升/下降或是膨胀/萎缩）
Hill 征	腘动脉压 - 肱动脉压 >60mmHg
Duroziez 征	轻微压迫时股动脉闻及往复性杂音
枪击音	股动脉闻及枪击音
Traube 音	从股动脉远侧压迫闻及双重音
de Musset 征	每次心搏伴有点头（敏感度低）
Müller 征	收缩期悬雍垂搏动
Quincke 征	指甲下毛细血管搏动（特异度低）

诊断性检查

- ECG：LVH，LAD，异常复极化；CXR：心脏扩大 ± 升主动脉扩大
- 超声心动：AI 的严重程度（严重：反流射血宽度 >65% 左室流出道，缩脉 >0.6cm，反流分数≥50%，反流口≥0.3 cm^2，降主动脉反流）；左室大小和功能

治疗（Circ，2008，118：e523）

- 急性失代偿（有可能诱因时考虑缺血和心内膜炎）
  - 急性严重 AI 低血压难以耐受，常需要急诊手术
  - 静脉用药降低后负荷（硝普钠）和正性肌力药物支持（多巴酚丁胺）± 变时性支持（心率↑→舒张期↓→反流时间↓）
  - 纯血管收缩剂和 IABP 为禁忌
- 在慢性 AI，治疗选择依赖于左室大小和功能（症状发生之前）
- 手术（AVR，置换，可能的话修复）
  - 有症状（如果不明确，考虑负荷试验）重度 AI（如果非重度，一般不会有症状）
  - 无症状且 EF <50% 或是左室扩张（收缩末直径 >55mm 或舒张末直径 >75cm 或是进展期分别 >50 和 70）或进行心脏手术
- 药物治疗：如果重度 AI 有症状或左室功能障碍，且患者无手术指征，

或在主动脉瓣置换前改善血流动力学，可以使用血管扩张剂（硝苯地平，ACEI，肼屈嗪）；在无症状重度 AI 伴有轻度左室扩张且左室功能正常的患者中，尝试用药物延长代偿期，临床表现和左室功能没有明确改善（NEJM，2005，353：1342）

二尖瓣反流（MR）

病因学（Lancet，2009，373：1382）

- 瓣叶异常：黏液瘤样变性（MVP），心内膜炎，钙化风湿性心脏病，心瓣膜炎（胶原血管病），先天性，抑制食欲药物
- 功能性：由于缺血性左室重构导致心尖下乳头肌取代，或其他扩张性心肌病病因，由于左室扩张造成左室环状扩张
- 腱索破裂：黏液瘤，心内膜炎，自发性，创伤性
- 由于缺血或心梗破裂导致急性乳头肌功能障碍[常是后中乳头肌（仅后降支）供血及前侧乳头肌（对角支或锐缘支供血）]
- 肥厚性心肌病（参见“心肌病”）

临床表现

- 急性：肺水肿，低血压，心源性休克（NEJM，2004，351：1627）
- 慢性：典型者多年无症状，随着左室功能衰退→进展性劳力性呼吸困难，疲劳，房颤，肺动脉高压
- 预后：无症状患者药物治疗的 5 年生存期 80%，有症状仅为 45%

体格检查

- 心尖部高调吹风样全收缩期杂音；放射至腋部；± 震颤；握手时杂音↑（敏感度 68%，特异度 92%），Valsalva 动作杂音↓（敏感度 93%）（NEJM，1988，318：1572）
  前瓣叶异常→在脊柱闻及后部喷射音
  后瓣叶异常→胸骨闻及前部喷射音
- 心尖冲动最强点增强弥散，S_1 变模糊，S_2 广泛分裂（A_2 由于左室后负荷提早，P_2 由于肺动脉高压变迟）；$\pm S_3$
- 颈动脉向上搏动（与 AS 对比，AS 减弱并延迟）

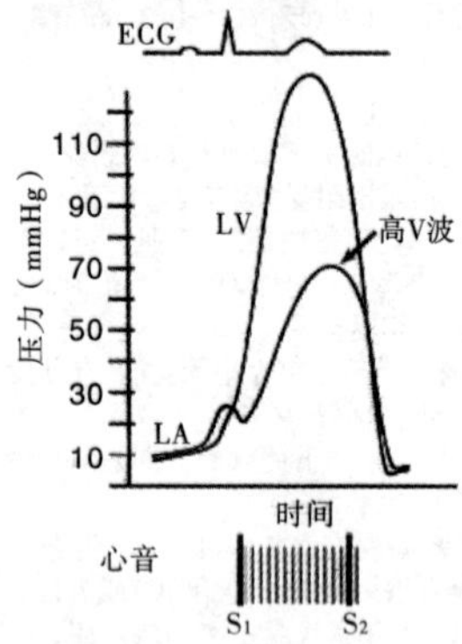

诊断性检查

- ECG:LAE,LVH,±房颤
- CXR:左房扩张,左室扩张,±肺充血
- 超声心动:二尖瓣解剖因素(即,二尖瓣关闭不全的原因);二尖瓣关闭不全的严重程度:射血区(低估偏心喷射),在源头处喷射增宽("缩脉"),或有效反流孔(ERO;预估生存,NEJM,2005,352:875);左室功能(如果代偿 EF 可以异常增大),EF<60% 伴重度 MR:左室功能失调;如果经胸壁超声心动不明确是指导修复和置换的术前术后监测可以使用经食道超声心动
- 心脏导管:突出的 PCWP cv 波(对 MR 不特异),左室图形来提示二尖瓣反流程度和射血分数

二尖瓣关闭不全的分类

严重性	反流分数	射血面积(占左房分数%)	射血宽度(cm)	有效反流口面积(cm^2)	血管造影
轻度	<30%	<20	<0.3	<0.2	1+
中度	30%~49%	20~40	0.3~0.67	0.2~0.39	2+
重度	≥50%	>40	≥0.7	≥0.4	3/4+

1+:每次心搏左房都很清楚;2+:左房不清楚,几次心搏之后模糊;3+:左房和左室同样模糊

治疗(Circ,2008,118:e523;NEJM,2009,361:2261)

- 急性代偿(诱因为缺血和心内膜炎)
  - 静脉后负荷降低(硝普钠),±强心药(多巴酚丁胺),IABP,避免血管收缩剂
  - 急性重度 MR 时常需要手术,由于此时不做二尖瓣置换术预后很差
- 手术[修复(如果可行的话更好)vs 二尖瓣结构保留采取置换]
  - 有症状重度 MR,无症状重度 MR 且 EF30%~60% 或左室收缩期直径>40 mm
  - 无症状重度 MR 且 EF 正常,特别是新发房颤或是肺动脉高压考虑二尖瓣修复
  - 房颤时,迷宫手术或肺静脉隔离→正常窦律,预防脑梗
- 经历冠状动脉旁路移植术的患者伴有中重度功能性缺血性 MR,考虑瓣环成形术
- 经皮二尖瓣修复术:边缘-边缘修剪可能不劣于手术(EVEREST Ⅱ,ACC,2010);冠状窦放置瓣环成形术带(Circ,2006,113:851)在研究中
- 药物治疗:无症状患者治疗无益处(包括 ACEI);如果有症状但没有手术指征可以考虑
  - 前负荷↓(二尖瓣口↓慢性心衰且 MR↓):利尿剂,硝酸酯类(特别是缺血性/功能性 MR)
  - 左室功能失调:ACEI,β 受体拮抗剂(卡维地洛),±双心室起搏;维持搏出量

二尖瓣狭窄(MS)

病　因

- 风湿性心脏病(RHD):裂缝处融合→链球菌感染的自身免疫反应导致“鱼嘴”样瓣膜;在当今的发展中国家很常见
- 二尖瓣环状钙化(MAC):瓣叶受累→功能性 MS
- 先天性,感染性心内膜炎伴有大缺损、黏液瘤、血栓
- 心脏瓣膜炎(如 SLE,类癌)或浸润(如黏多糖贮积症)

临床表现(Lancet,2009,374:1271)

- 呼吸困难和肺水肿(如果由于风湿性心脏病,症状常在 30s 内开始)
  诱因:锻炼,发热,贫血,容量负荷超载(包括妊娠),心动过速,房颤
- 房颤:MS 患者一旦发生房颤易促使心衰
- 栓塞事件:常见脑栓塞,特别是房颤或是心内膜炎患者
- 肺部表现:咯血,频繁发生支气管炎(由于充血),肺动脉高压,右室功能衰竭
- Ortner 综合征:由于左房压迫喉返神经导致声音嘶哑

体格检查

- 心尖部低调舒张中期隆隆样杂音伴有收缩期前衰减(如果不伴有房颤);左侧卧位呼气时最清楚,运动时↑,杂音严重程度与持续时间(并非强度)成正比
- 开瓣音(心尖部高调舒张早期声音)来自于融合的瓣叶尖端;二尖瓣面积与 S_2 - 开瓣音间期成正比(瓣膜紧张→左房压↑→间歇短)
- 响亮的 S_1(除非二尖瓣钙化)

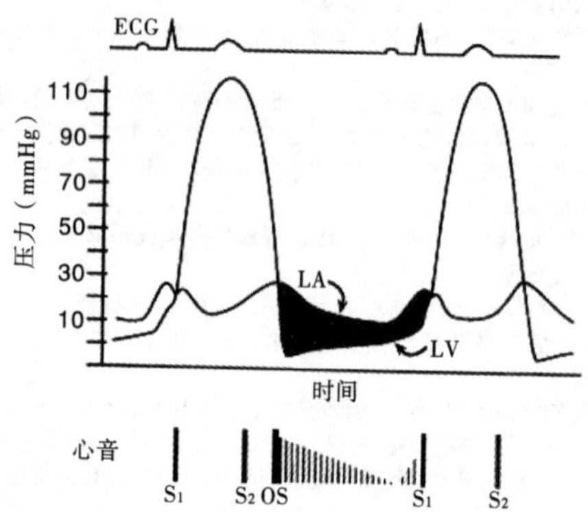

诊断性检查

- ECG:左房扩大(“二尖瓣型 P 波”)± 房颤,± 右室肥大
- CXR:左房扩张(左心缘双房影,右侧双倍密度,左主支气管抬高)
- 超声心动:估计压力梯度(▽),右室收缩压,瓣膜面积,瓣膜超声评分(0~16),根据瓣叶活动性及厚度,瓣膜下增厚,钙化;如果休息时 MS 症状和严重程度有矛盾采用运动负荷经胸壁超声心动;在经皮二尖瓣

瓣膜成形术前进行经食道超声心动评估左房血栓

- 心脏导管:同时的 PCWP 和左室压的压力梯度,计算二尖瓣面积;左房压力有高 a 波和钝 y 波下降;肺动脉压↑

二尖瓣狭窄的分类

阶段	平均梯度(mmHg)	二尖瓣面积(cm^2)	肺动脉收缩压(mmHg)
正常	0	4~6	<25
轻度	<5	1.5~2	<30
中度	5~10	1~1.5	30~50
重度	>10	<1	>50

治疗(Circ,2008,118:e523)

- 药物:限制钠摄入,谨慎利尿,β 受体拮抗剂,根据症状限制体力负担
- 如有房颤、既往栓塞时间、左房血栓或左房扩大需要抗凝治疗
- 机械干预适应证:二尖瓣面积≤1.5 且伴有心衰症状,或二尖瓣面积>1.5 且伴有心衰症状但肺动脉收缩压↑,PCWP↑,或运动时二尖瓣压力梯度↑,或无症状患者同时二尖瓣面积≤1.5 且肺动脉高压(肺动脉收缩压>50 或运动时>60mmHg)或新发房颤
- 经皮二尖瓣瓣膜切开术(PMV):风湿性心脏病的优先治疗方法;二尖瓣面积成倍,压力梯度↓50%;如果瓣膜评分<8,≤轻度 MR,无房颤或左房血栓时与二尖瓣置换术效果相似(NEJM,1994,331:961;Circ,2002,105:1465)
- 手术(首选二尖瓣修复,否则置换):有症状患者,二尖瓣面积≤1.5,若不能进行 PMV 或有禁忌(中度 MR,左房血栓),或瓣膜形态不适合时考虑手术
- 妊娠:如果 NYHA 分级Ⅲ/Ⅳ→PMV,否则使用低剂量利尿剂和 β 受体拮抗剂药物

二尖瓣脱垂(MVP)

定义和病因

- 在超声心动胸骨旁长轴窗二尖瓣瓣叶在二尖瓣半环以上≥2mm 波浪样运动
- 由于二尖瓣黏液瘤样松质增殖导致瓣叶冗余
- 特发性,家族性,与结缔组织病相关(如:Marfan 综合征,Ehlers-Danlos 综合征)
- 一般人群患病率 1%~2.5%,女>男(NEJM,1999,341:1),最常见病因为 MR

临床表现(常无症状)

- 二尖瓣反流(瓣叶脱垂或腱索破裂);感染性心内膜炎;栓塞事件
- 心律失常,罕见心源性猝死

体格检查

- 高调收缩中期喀喇音±收缩中晚期杂音
  左室容量↓(站立)→喀喇音变早;左室容量↑或后负荷↑→喀喇音变晚声音变轻

治　疗

- 不再推荐预防心内膜炎(Circ,2007,116:1736)
- 如果发生过神经事件或房颤,使用阿司匹林或抗凝药物

修复的心脏瓣膜

机械瓣膜(60%)

- 双叶瓣(例如,St. Jude Medical);斜盘瓣;球形人工瓣膜
- 特征:持久(20~30年),但是易形成血栓,需抗凝
  如果年龄<65岁或已经需要抗凝治疗时考虑使用(JACC,2010,55:2413)

生物瓣膜(40%)

- 牛心包或是猪的异种移植(如,Carpentier-Edwards),同种移植
- 特征:不持久,但是很少产生血栓
  如果年龄>65岁,生存期>20年,或有抗凝禁忌证时考虑使用

体格检查

- 正常:声音清脆,±前向运动时轻微杂音(正常或有小的梯度▽)
- 异常:反流杂音,无机械瓣关闭音

抗凝治疗(Circ,2008,118:e523)

- 华法林
  低危机械瓣主动脉瓣置换术 INR 2~3(前3个月考虑2.5~3.5)
  机械二尖瓣置换术或高危(定义如下)主动脉瓣置换:INR2.5~3.5
  高危生物合成瓣膜:INR 2~3(前3个月考虑低危)
  高危特征:既往血栓栓塞事件,房颤,EF↓,高凝状态
- 阿司匹林:所有使用假体瓣膜患者需要使用(75~100 mg),患者有消化道出血、未控制高血压、INR不稳定或超过80岁避免使用华法林

机械瓣患者围术期抗凝治疗

无危险因素的AVR瓣置换	术前48~72h停用华法林;术后24h重新使用
MVR或有危险因素的AVR	术前:当INR<2时,停用华法林换用低分子肝素;术前4~6h停用低分子肝素;术后:尽快重新使用低分子肝素和华法林

操作包括非心脏手术、侵入性操作和主要的牙科操作(Circ,2008,118:e523)

过度抗凝的修正(Circ,2008,118:e626)

- 大出血风险必须与瓣膜血栓的风险相权衡
- 未出血且INR<5:暂停华法林,不给维生素K,连续测定INR
- 未出血且INR5~10:暂停华法林,维生素K 1~2.5mg PO,连续测定INR
- 出血或INR>10:新鲜冷冻血浆±静脉低剂量(1mg)维生素K

心内膜炎预防(参见“心内膜炎”)

- 在一过性菌血症时所有假体瓣膜都需要避免感染性心内膜炎

并发症

- 结构衰退(除外心内膜炎);机械瓣:除了Bjork-Shiley罕见;生物瓣膜:

在 10 ~ 15 年间高达 30% 衰退比例，二尖瓣 > 主动脉瓣

- 瓣周渗漏(除外心内膜炎)；机械瓣小的中心喷射反流常见
- 血栓或血管翳梗阻：TTE、TEE 和(或)荧光透视查是否有血栓

  有明显症状的血管翳梗阻：手术去除

  血栓形成：如为左侧瓣膜且症状严重或血凝块较大(? >1cm)时手术

    左侧血栓形成纤溶治疗常无效且脑梗风险 12% ~15%

    如果症状轻微、血栓负荷低或不适合手术治疗，考虑低分子肝素 ± 溶栓治疗

    右侧血栓溶栓治疗是合理的

- 感染性心内膜炎 ± 瓣膜脓肿和传导系统破坏
- 栓塞(除外心内膜炎)：服用华法林年风险率 1% (vs 服用阿司匹林 2%，不服药 4%)

  与机械主动脉瓣置换相比，机械二尖瓣置换术栓塞事件风险高 2 倍 (Circ，1994，89：635)

- 出血(抗凝造成)，溶血(特别是球形瓣膜或是瓣周渗漏)

心脏瓣膜(上视图，JAMA，1976，235：1603)

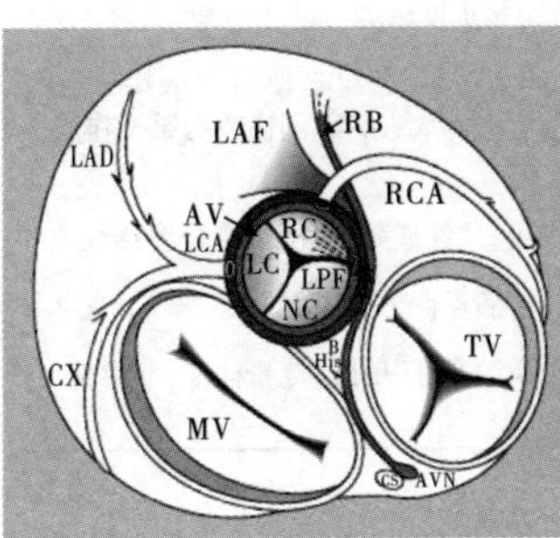

AV：主动脉瓣
AVN：房室结
B His：希氏束
CS：冠状窦
Cx：旋动脉
LAD：左前降支
LAF：左前分支
LCA：左冠状动
LPF：左后分支
MV：二尖瓣
RB：右分支
RC/LC/N：右侧/左侧/非冠脉尖端
RCA：右侧冠状动脉
TV：三尖瓣

心包疾病

一般原理

解　剖

- 双层(壁层和脏层)组织囊包围心脏和邻近的大血管

疾病状态

- 炎症(伴或不伴液体聚集)→心包炎
- 液体聚集(常由于炎症)→渗出 ± 心包填塞
- 顺应性改变(炎症后遗症)→缩窄
- 心包填塞和缩窄特征为增加心室相互依赖

心包炎和心包渗出

心包炎病因(Lancet,2004,363:717)

感染性(50%)	病毒:柯萨奇病毒,埃可病毒,腺病毒,EBV,带状疱疹水痘病毒,艾滋病毒,流感病毒 细菌(来自心内膜炎、肺炎或心脏手术病后状态):肺炎链球菌,脑膜炎双球菌,金黄色葡萄球菌,包柔螺旋体(莱姆病) 结核(从肺部或血液播散) 真菌:组织菌,球孢子菌病,假丝酵母菌;寄生虫:内阿米巴属,蜱属
肿瘤性(35%)	常见:转移(肺癌,乳腺癌,淋巴瘤,白血病,肾细胞癌) 罕见:原发心脏浆膜肿瘤(间皮瘤)
自身免疫性	结缔组织病:SLE,RA,硬皮病,干燥综合征 血管炎:PAN,Churg-Strauss 血管炎,Wegener 血管炎 药物引起的:普鲁卡因胺,苯肼哒嗪,异烟肼,环孢素 A
尿毒症性	约 20% 患者出现,特别是重度患者可能会渗漏
心血管	急性跨壁心梗(5% ~20%);晚期心梗后(Dressler 综合征);近端主动脉夹层(达 45%);胸部创伤或心脏操作或手术后状态
放射性	>4 000cGy 照射到纵隔;急性或延迟性;可能是渗透性
特发性	多数被假定为未诊断的病毒性
渗出性,无心包炎	慢性心衰,肝硬化,肾病综合征,甲减,淀粉样变;漏出性

临床表现(NEJM,2004,351:2195)

- 心包炎:引起肋膜炎位置性的胸痛(向前坐↓);放射至斜方肌;在结核、肿瘤、X 线放射后、尿毒症心包炎可能不出现;±发热;±系统性病因的症状体征
- 渗出:从无症状到心包填塞(见下)

体格检查

- 心包炎:听诊器膜件听诊可及多相心包摩擦音,左侧胸骨侧缘最清楚(皮革样声音,最多有三部分组成:心房收缩,心室收缩,心室舒张),多变且逐渐消失
- 渗出:心音遥远,由于心包渗出,压缩性肺不张,导致左后肺野浊音(Ewart 征)

诊断性检查(EHJ,2004,25:587;Circ,2006,113:1622)

- ECG:可能显示弥漫 ST 抬高(弓背向下)且 PR 缩短(除了 aVR 导联:ST↓&PR↑),T 波倒置;典型心包炎与 ST 段抬高心梗相比,直到 ST 段正常才出现 T 波倒置
  阶段:ST 抬高且 PR↓(Ⅰ);ST 段和 PR 间期正常(Ⅱ);弥漫性 T 波倒置(Ⅲ);T 波正常(Ⅳ)

可能显示大量渗出证据,如低电压和电交替[每次心搏之间 QRS 变化幅度和(或)电轴变化]

- CXR:如果大量渗出(>250mL 液体)→心影扩大伴有“水瓶”心和心外膜光晕
- 超声心动:渗出的存在、大小、位置;心包填塞的生理;无特殊异常的心包炎(超声心动可以正常),尽管可见心包壳(纤维素性或肿瘤性);也可以检出无症状心肌炎
- CT 会显示心包渗出,常常比在超声心动上显示的更大
- 检测 CK-MB 或肌钙蛋白,如果怀疑心肌心包炎(约 30% 阳性,JACC,2003,42:2144)

渗出的诊断检查

- 除外感染性:病史和 CXR 常常明显;? 检查急性期和康复期血清
- 除外非感染性病因:BUN,血肌酐,ANA,RF,筛查常见恶性肿瘤
- 如果怀疑感染或恶性或是渗出量大(>2cm)考虑心包穿刺

  查细胞计数,TP,LDH,糖,细菌染色和培养,AFB,细胞学

  ADA,PCR 监测结核分枝杆菌,通过临床怀疑检测特异性肿瘤标记物

  “渗出液”标准:TP>3 g/dL,渗出液 TP/血清 TP>0.5,渗出液 LDH/血清 LDH>0.6,或糖<60 mg/dL

  高敏感度(约 90%)但低特异度(约 20%);总效度低(Chest,1997,111:1213)
- 如果持续怀疑恶性或结核,考虑心包活检

心包炎治疗(EHJ,2004,25:587;Circ,2006,113:1622)

- NSAIDs(例如,布洛芬 600~800 mg tid)±秋水仙素 0.5 mg bid(Circ,2005,112:2012)

  症状常在 1~3d 内消退,持续治疗 7~14d(JAMA,2003,289:1150)
- 全身风湿或免疫疾病、尿毒症、妊娠、NSAIDs 禁忌证或难治性特发性疾病使用类固醇(常全身用药,偶尔心包内注射)

  使用类固醇风险:? 复发率↑,骨质疏松↑,Cushing 综合征(Circ,2008,118:667)
- 避免抗凝剂
- 感染性渗出→心包引流(最好通过手术)+全身抗生素
- 急性特发性渗出,70%~90% 病例自限性
- 复发性渗出→考虑心包开窗术(经皮 vs 手术)

心包填塞

病　因

- 任何心包炎病因,特别是恶性肿瘤,尿毒症,特发性,近端主动脉夹层破裂,心肌破裂
- 快速积聚的渗出最可能引起填塞,因为心包没有伸展时间(顺应性↑)并适应液体

病理生理学(NEJM,2003,349:684)

- 心包内压力↑,心腔压缩,静脉回心血量↓→心输出量↓
- 舒张压↑且各心腔相同→当三尖瓣打开时从右房到右室最小血流→y

波下降变钝

- 心室相互依赖↑→奇脉(正常生理的病理增大)
  吸气→心包内压和右房压↓→静脉回心血量↑→右室大小↑→室间隔左移。同时,肺血管顺应性↑→肺静脉回流↓。结果是左室充盈↓→左室搏出量和血压↓

临床表现

- 心源性休克(低血压,疲乏)不伴有肺水肿
- 呼吸困难(约 85% 可见)可能由于呼吸驱动的静脉回心血量增加

体格检查(JAMA,2007,297:1810)

- Beck 三联征(少数出现):心音遥远,颈静脉压力↑,低血压
- 颈静脉压力↑(76%)伴有 y 波下降变钝
- 反射性心动过速(77%),低血压(26%,偶尔高血压),肢端变冷
- 奇脉(敏感度 82%,特异度 70%)= 吸气时收缩压↓≥10 mmHg
  阳性似然比 3.3(如果脉搏 >12 则为 5.9),阴性似然比 0.03
  诊断:PE,血容量过低,严重阻塞性肺病,压缩(1/3),CHF
  如果预先存在 LVEDP↑,心律不齐,或区域性填塞可能无此表现
- 心音遥远(28%),±心包摩擦音(30%)
- 呼吸过快但肺部无阴影

诊断性检查

- ECG:电压↓(42% 可见),电交替,±心包炎体征
- CXR:心影扩大(89%)
- 超声心动:(+)渗出,下腔静脉血液过多,呼气时室间隔移动
  右心房舒张期萎陷(敏感度 85%,特异度 80%)和(或)右心室舒张期萎陷(敏感度 <80%,特异度 90%)
  不同呼吸相时跨瓣速度差(呼吸时跨三尖瓣↑,跨二尖瓣↓)
  术后心包填塞可能局限化且不易察觉
- 心脏导管(右心和心包):心包内压和舒张压(右心房,右心室,PCWP)升高(15 - 30 mmHg)并一致化,右房 y 波下降变钝
  心包穿刺后搏出量↑最终证明为心包填塞
  如果引流后右房压持续升高,可能存在渗出 - 缩窄性疾病(NEJM,2004,350:469)或心肌功能失调(例如,来自同时伴有的心肌炎)

治　疗

- 恢复容量(但是避免过度充盈可能加重心包填塞),可使用正性肌力药物(避免 β 受体拮抗剂)
- 心包穿刺(除了由于主动脉或心肌破裂,此时在等待手术时需考虑移除足够的液体以逆转无脉性电活动)

缩窄性心包炎

病　因

- 任何造成心包炎的病因,特别是病毒感染后,放射性,尿毒症,结核,心脏手术后,特发性

病理生理学

- 心包僵硬限制舒张期充盈→系统性静脉血压↑
- 在早期快速充盈相静脉回心血量受限;心房舒张时三尖瓣打开时右房

压快速↓,且 x,y 波明显下降

- Kussmaul 征:吸气时颈静脉压不下降(吸气时静脉回心血量↑,但是由于心包僵硬,负的胸膜腔内压不能传到心脏)

临床表现

- 右心衰 > 左心衰

体格检查

- 颈静脉压↑伴有 y 波下降明显,Kussmaul 征阳性(可能诊断还有:三尖瓣狭窄,急性肺心病,右室梗死,限制性心肌病)
- 肝大,腹水,外周性水肿
- 心脏搏动最强点常不可触及,心包叩击音,常常无奇脉

诊断性检查

- ECG:非特异性,在进展期病例常有房颤
- CXR:钙化(结核分枝杆菌是最常见原因),特别是侧位片(尽管钙化未必等于缩窄)
- 超声心动:±心脏增厚,"室间隔弹跳" = 在舒张早期的快速充盈室间隔突然后部取代
- 心脏导管

  心房:Ms 或 Ws(明显 x,y 下降)

  心室:下降和平台或平方根征(在舒张期开始压力快速↓,快速↑至早期平台)

  在呼吸周期中左室和右室压力峰值不一致(Circ,1996,93:2007)
- CT 或 MRI:心包增厚(CT 上 >4 mm)伴活动受限

治疗

- 血管容量负荷超载使用利尿剂,手术心包切除术

缩窄性心包炎 vs 限制性心肌病

评估	缩窄性心包炎	限制性心肌病
体格检查	Kussmaul 征阳性 PMI 消失 心包叩击音阳性	±Kussmaul 征 PMI 强度大, $\pm S_3, S_4$, ±MR 和 TR 反流杂音
心电图	±低电压	低电压 ±传导异常
超声心动	室壁厚度正常 舒张早期室间隔跳动 吸气→TV 流量↑且 MV 流量↓ E'(组织速度)正常或↑ 呼气时肝静脉逆流	±室壁厚度↑ 双心房增大 吸气→TV 和 MV 流量↓ 最大充盈速度减慢 最大充盈速度时间延长 E'↓ 吸气时肝静脉逆流
CT/MRI	心包增厚	心包正常

续表

心脏导管	明显 x,y 下降 倾斜-平台征	
	LVEDP = RVEDP RVSP < 55(敏感度 90%,特异度 29%) RVEDP > 1/3 RVSP(敏感度 93%,特异度 46%) 呼吸周期中左室和右室压力不协调 收缩面积指数(在呼气和吸气时右室和左室压力-时间曲线的比例) > 1.1(敏感度 97%,特异度 100%)	LVEDP > RVEDP(特别是补液时) RVSP > 55 mmHg RVEDP < 1/3 RVSP 呼吸周期中左室和右室压力协调 收缩面积指数≤1.1 (JACC,2008,51:315)
心内膜活检	常正常	±限制性心肌病的特异性病因

高血压

JNC Ⅶ分类

分类	收缩压(mmHg)	舒张压(mmHg)
正常	<120	<80
HTN 前期	120 ~ 139	80 ~ 89
1 期 HTN	140 ~ 159	90 ~ 99
2 期 HTN	≥160	≥100

血压应重复测量 2 次,间隔时间至少 2min。1 期 HTN 需要 2 个月确定,2 期高血压立即可以诊断(JAMA,2003,289:2560;JNC Ⅷ forthcoming)

流行病学(JAMA,2003,290:199)

- 美国成人患病率 30%,>6 500 万人受累(白人 29%,黑人 33.5%)
- 60% 高血压患者在治疗中,仅一半得到良好控制

病因学

- 原发性(95%):25 ~ 55 岁发病;家族史阳性。机制不明,但由于长时间交感神经过度兴奋? 过度微血管肾损伤(NEJM,2002,346:913)遗传位点正在研究中(Nat Genet,2009,41:666 & 677)
- 继发性:如果患者 >20 岁或 >50 岁起病或是突然起病、重度、难治性或血压逐渐升高考虑继发性

HTN 继发病因

疾病		提示性发现	初始诊断检查
肾脏病	肾实质(2% ~3%)	PM,多囊肾,肾小球性肾炎病史	肌酐清除率,蛋白尿,参见“肾衰竭”
	肾血管(1% ~2%) 动脉粥样硬化(90%) 纤维肌发育不良(10%) 结节性多动脉炎,硬皮病	ACEI/ARB 诱导的急性肾衰竭 复发性一过性肺水肿 肾脏杂音;低钾血症(NEJM,2009,361:1972)	MRA(敏感度和特异度均>90%) CTA,双重超声,血管造影,血浆肾素(特异度低)
内分泌疾病	醛固酮增多症或 Cushing 综合征(1% ~5%)	低钾血症 代谢性碱中毒	参见“肾上腺疾病”
	嗜铬细胞瘤(<1%)	阵发性 HTN,头痛,心悸	
	黏液水肿(<1%)	参见甲状腺疾病	甲状腺功能检测
	高钙血症(<1%)	多尿,脱水,精神状态改变	游离钙
其他	阻塞性呼吸睡眠暂停(qv)		
	药物治疗:口服避孕药,类固醇,甘草;NSAIDs(特别是环氧合酶-2);促红细胞生成素;环孢素		
	主动脉缩窄:下肢脉搏↓,收缩期杂音,桡股动脉搏动不一致;经胸壁超声心动和胸片异常		
	真性红细胞增多症:红细胞压积↑		

标准诊断试验

- 目标:(1)寻找心血管危险因素或其他可能影响预后和治疗的疾病;(2)寻找继发性高血压病因;(3)靶器官损伤的评估
- 病史:冠心病,慢性心衰,短暂性脑缺血发作/脑血管事件,外周动脉病变,糖尿病,肾功能不全,睡眠呼吸暂停,高血压家族史,饮食,钠的摄入,吸烟,饮酒,处方药和非处方药,口服避孕药
- 体格检查:查双臂血压,检眼镜,心脏(左室肥大,杂音),血管,腹部(肿物或杂音),神经系统
- 实验室检查:K,BUN,Cr,Ca,血糖,Hct,尿常规,脂常规,TSH,ECG(左室肥厚患者),CXR,尿蛋白肌酐比(如果需要)

高血压的并发症

- 收缩压每↑20 mmHg 或舒张压↑10 mmHg→心血管并发症风险增加 2 倍(Lancet,2002,360:1903)
- 神经系统:短暂性脑缺血/脑血管事件,动脉瘤破裂
- 视网膜病变:Ⅰ度 = 小动脉狭窄,Ⅱ度 = 铜线征,动静脉切迹,Ⅲ度 = 出血渗出,Ⅳ度 = 视盘水肿
- 心脏:冠心病,左室肥厚,慢性心衰

- 血管:主动脉夹层,主动脉瘤
- 肾脏:蛋白尿,肾衰竭

治疗(NEJM,2003,348:610)

- 目标:<140/90 mmHg;如果患有糖尿病或肾病目标是<130/80 mmHg
- 治疗可以减少 50% 慢性心衰,40% 脑梗,20% ~25% 心梗(Lancet,2000,356:1955);二期高血压的治疗作用可以延伸到患者 80 岁以后(NEJM,2008,358:1887)
- 生活方式改善(每项降低收缩压约 5 mmHg)
  - 降低体重:目标 BMI 18.5 ~24.9;有氧运动:每天锻炼≥30 min,每周≥5 d
  - 饮食:多吃蔬菜和水果,降低饱和脂肪和总脂肪摄入(DASH,NEJM,2001,344:3)
  - 限制钠摄入:≤2.4 g/d,理想情况可以≤1.5 g/d(NEJM,2010,362:2102)
  - 限制酒精消耗:男性每天饮酒≤2 份;女性或是体重轻患者每天≤1 份
- 药物选择(高血压或高血压前期患者伴有糖尿病或肾病)
  - 高血压前期:ARB 阻止高血压发病,不能↓临床事件(NEJM,2006,354:1685)
  - 高血压:治疗选择具有争议,伴随疾病可能有指导意义
  - 无并发症:? 在预防心血管疾病方面噻嗪类优于 ACEI 或 CCB(JAMA,2002,288:2981;NEJM,2009,361:2153);β 受体拮抗剂非一线治疗(Lancet,2005,366:1545)
  - +冠心病高危:ACEI(NEJM,2000,342:145)或 ARB(NEJM,2008,358:1547);ACEI+CCB 优于 ACEI+噻嗪类(NEJM,2008,359:2417)或β 受体拮抗剂+利尿剂(Lancet,2005,366:895)
  - +心绞痛:β 受体拮抗剂,CCB
  - +心梗后:β 受体拮抗剂(JAMA,1982,247:1707),ACEI(NEJM,1992,327:669)±醛固酮拮抗剂
  - +心衰:ACEI/ARB,β 受体拮抗剂,利尿剂,醛固酮受体拮抗剂(参见“心衰”)
  - +复发性脑梗预防:ACEI(Lancet,2001,358:1033);ARB 的益处不明确(Lancet,2002,359:995;NEJM,2008,359:1225)
  - +糖尿病:ACEI 或 ARB;也可以考虑利尿剂,β 受体拮抗剂,或 CCB
  - +慢性肾脏病:ACEI/ARB(NEJM,1993,329:1456 & 2001;345:851,861)
  - 多数需要多药联合;如果未达降压目标→优化剂量或加药
- 继发性病因
  - 肾血管性:利尿剂+ACEI/ARB 或 CCB 控制血压(双侧肾动脉狭窄警惕血肌酐↑)
  - 动脉粥样硬化危险因素改变:戒烟,减少饮酒
  - 如果难治性高血压,复发性心衰,不稳定心绞痛,或是恶化性慢性肾脏病,是再血管化的适应证(JACC,2006,47:1)
  - 对于动脉粥样硬化:与单纯经皮腔内血管造影相比,支架可以↓再狭窄,但是与单纯药物治疗相比,没有明确改善血压和肾功能(NEJM,2009,361:1953;Annals,2009,150:840)

对于肌纤维发育不全(常为肢体末端病变):经皮腔内血管造影 ± 紧急植入支架

对于复杂病变或是主动脉受累考虑手术治疗

肾脏实质病变:限制盐和液体 ± 利尿剂

内分泌病因:参见“肾上腺疾病”

- 妊娠:甲基多巴,拉贝洛尔;其他 β 受体拮抗剂和 CCB 可能安全

高血压危象

- 高血压急症:血压↑→急性靶器官缺血和损伤
  - 神经系统损伤:脑病,出血或缺血性脑梗,视盘水肿
  - 心脏损伤:急性冠脉综合征,心衰/肺水肿,主动脉夹层
  - 肾脏损伤:蛋白尿,血尿,急性肾衰;硬皮病肾危象
  - 微血管病性溶血性贫血;子痫前期 - 子痫
- 高血压亚急症:收缩压 > 180mmHg 或 DBP > 120mmHg(? 110mmHg)伴有轻微靶器官损害或无靶器官损伤

诱因

- 原发性高血压进展 ± 药物不依从(特别是可乐定)
- 肾血管疾病进展;急性肾小球肾炎;硬皮病;子痫前期
- 内分泌:嗜铬细胞瘤,Cushing 综合征
- 拟交感神经药物:可乐定,安非他命,单胺氧化酶抑制剂 + 富含酪胺食物
- 脑损伤(急性缺血性脑卒中不治疗高血压,除非患者症状缓解,极端血压,即 220mmHg/120mmHg 或主动脉夹层,主动缺血,或慢性心衰;Stroke,2003,34:1056)

治疗(Chest,2007,131:1949)

- 不同临床情况的治疗目标(例如,主动脉夹层需要更快速降压)
- 急症:使用静脉药物数分钟到 2h 平均动脉压↓约 25%(可能需要动脉通路监测);目标在 2 ~ 6h 内收缩压 < 110mmHg,可被耐受
- 亚急症:使用口服药物血压在数小时内下降;目标为血压在 1 ~ 2d 内正常
- 监测尿量,肌酐,精神状态:可能提示低血压不被耐受

治疗高血压危象的药物

静脉药物		口服药物	
药物	剂量	药物	剂量
硝普钠*	0.25 ~ 10 μg/kg · min	卡托普利	12.5 ~ 100 mg tid
硝酸甘油	17 ~ 1000 μg/min	拉贝洛尔	200 ~ 800 mg tid
拉贝洛尔	20 mg 负荷→20 ~ 80 mg 静脉 q10min 或 0.5 ~ 2 mg/min	可乐定	0.2 mg 负荷量→0.1 mg qh
肼屈嗪	10 ~ 20 mg q20 ~ 30min	肼屈嗪	10 ~ 75 mg qid
艾司洛尔	500 μg/kg 负荷量→25 ~ 300 μg/kg · min		

续表

非诺多泮	0.1 ~ 1.6 μg/kg · min
尼卡地平	5 ~ 15 mg/h
酚妥拉明	5 ~ 15 mg q5 ~ 15min

* 代谢为氰化物→精神状态改变,乳酸酸中毒,死亡。只能在 10min 之内限制使用极高剂量(8 ~ 10 μg/kg · min)。监测硫氰酸盐水平。使用维生素 B_{12}或是硫代硫酸钠灌注治疗氰化物中毒

主动脉瘤

定　义

- 真性动脉瘤(包含主动脉的三层)vs 假性动脉瘤(破裂包含在动脉外膜内)
- 位置:根部(主动脉环样扩张),胸主动脉瘤(TAA),胸腹主动脉瘤,腹主动脉瘤(AAA)
- 分类:梭状(四周扩张)vs 囊样(局部扩张)

流行病学(Circ,2005,111:816 & 2008,117:242)

- 主动脉瘤是美国第 13 大死亡原因(由于破裂每年约 15 000 人死亡)
- TAA:男 : 女≈1.7 : 1;常涉及根部/升主动脉或降主动脉(主动脉弓与胸腹型少见)

  危险因素:HTN;动脉粥样硬化;主动脉炎(Takayasu 大动脉炎,巨细胞动脉炎,脊柱关节炎,梅毒);先天性(二瓣性主动脉瓣,Turner 综合征);结缔组织病(Marfan 综合征,Ehlers-Danlos 综合征Ⅳ型);家族性;慢性主动脉夹层;创伤
- AAA:在 >65 岁人群患病率 5%;男性比女性常见 5 ~ 10 倍;常在肾动脉开口以下

  危险因素 = 动脉粥样硬化危险因素:吸烟,高血压,高脂血症,年龄,家族史

病理生理学(NEJM,2009,361:1114;Nat Med,2009,15:649)

- LaPlace 法则:圆柱的张力∝[(ΔP × r)/壁厚度]
- TAA:囊性中层坏死(中层变性,黏液浸润,细胞凋亡)
- AAA:动脉粥样硬化 & 炎症→基质变性→中层变薄
- 炎症和感染性("真菌性")动脉瘤少见

筛查(JAMA,2009,302:2015)

- TAA:未建立人群筛查指南
- AAA:所有腹部搏动性包块患者筛查;所有 >60 岁有腹主动脉瘤家族史的男性和所有 65 ~ 75 岁之前长期抽烟的男性查超声(J Vasc Surg,2004,39:267;Annals,2005,142:203)

诊断性检查(Circ,2005,111:816)

- 增强 CT:快速,非侵入性,对于所有主动脉瘤敏感度和特异度好
- CXR:经常异常,但在胸主动脉瘤中不确定
- 腹部超声:腹主动脉瘤的筛查和监测实验

- 经胸壁超声心动/经食道超声心动:对于根部动脉瘤和其他胸主动脉瘤有用
- MRI:胸主动脉瘤的主动脉根部影像首选,腹主动脉瘤也有作用

治疗(Circ,2006,113:e463;2008,177:1883,2010,121:1544)

- 改善危险因素:戒烟,LDL-C <70 mg/dL;? 大环内酯类或四环素类(抑制金属蛋白酶,抗衣原体)
- 血压控制:β 受体拮抗剂(↓dP/dt)动脉瘤生长↓(NEJM,1994,330:1335);ACEI 与破裂风险↓相关(Lancet,2006,368:659);ARB 可能使 Marfan 综合征的主动脉根部增长速率↓(NEJM,2008,358:2787);避免突发活动/运动需要 Valsalva 动作(例如,举重物)
- 手术
  - TAA:有症状,升主动脉≥5.5 cm;降主动脉 >6 cm;Marfan 综合征患者≥4.0 ~4.5 cm;增长 > 每年 0.5 cm;动脉瘤≥4.5 cm 且计划主动脉瓣手术
  - AAA:≥5 cm;快速增长;肾下/肾附近≥5.5 cm(NEJM,2002,346:1437)
- 血管内动脉瘤修复(EVAR)(NEJM,2008,358:494)
  - 可以↓短期死亡率,出血,住院时间,但长期移植并发症(每年 2% ~5%;渗漏,破裂)仍需定期监测,不改变总体死亡率(JAMA,2009,302:1535;NEJM,2010,362:1863 & 1881)。在手术高危患者或降部胸主动脉瘤≥5.5 cm 需考虑 EVAR(JACC,2010,55:986)
  - 不适合手术患者:动脉瘤死亡率↓,但与药物治疗相比不改变总体死亡率(NEJM,2010,362:1872)。解剖情况有利时,EVAR 不劣于(? 优于)腹主动脉瘤破裂开放修复(Ann Surg,2009,250:818)

并发症

- 疼痛:持续性胸痛、背痛或腹部疼痛
- 破裂:直径大、女性、现在吸烟、高血压破裂风险↑
  - TAA:直径 <6cm 年破裂比例约 2.5% vs 直径 >6cm 比例约 7%;
  - AAA:直径 <5cm 年破裂比例约 1% vs 直径 5 ~5.9 cm 比例约为 6.5%
  - 疼痛↑可能是前兆;一旦发生,常致死性或患者出现重度持续性疼痛和失血性休克;死亡率 90%
- 主动脉夹层(参见下面部分)
- 血栓栓塞缺血事件
- 邻近结构受压(例如,上腔静脉、气管、食管)

随　访

- 扩大率 TAA 约每年 0.1 cm,AAA 约 0.4 cm
- 最初 3、6、9、12 个月连续影像学检查,之后每年 1 次
- 筛查冠心病、外周动脉病变、其他位置动脉瘤,特别是腘静脉瘤。25% 胸主动脉瘤患者伴有腹主动脉瘤

急性主动脉综合征

定义(Circ,2003,108:628)

- 经典夹层:内膜撕裂→血液溢入主动脉中层
- 不完全夹层:内膜中膜撕裂不伴有显著跨壁溢出

- 跨壁血肿(IMH):大血管壁的滋养血管破裂→中层血肿
- 穿通性溃疡:溃疡斑块穿透内膜→中层出血

分 类

- 近端型:涉及升主动脉,不考虑起源(Stanford A,DeBakey Ⅰ & Ⅱ)
- 远端型:仅涉及降主动脉,在锁骨下动脉远端(Stanford B,DeBakey Ⅲ)

危险因素

- 高血压(>70%主动脉夹层有高血压病史);男性(约70%为男性)
- 结缔组织病:Marfan 综合征(原纤维蛋白):蜘蛛趾,关节脱位,胸部畸形,晶状体异位,二尖瓣脱垂;Ehlers-Danlos 综合征Ⅳ型(Ⅲ型原胶原):皮肤透明;肠或子宫破裂;Loeys-Dietz 综合征;主动脉环状扩张,家族性主动脉夹层;多囊肾
- 先天性主动脉异常:二瓣性主动脉瓣或狭窄(如 Turner 综合征)
- 主动脉炎:Takayasu 大动脉炎,巨细胞动脉炎,白塞病,梅毒
- 妊娠:在第三孕期多见;可见自发性冠状动脉夹层
- 创伤:钝挫伤,IABP,心脏或主动脉手术,心脏导管

临床表现和体格检查(JAMA,2000,283:897)

特征	近端	远端
“主动脉性”疼痛[常常是严重的,撕裂性或劈开性疼痛,在发病时最重(ACS 则是逐渐增强)]	94%(胸,背)	98%(背,胸,腹)
晕厥(常由于心包填塞)	13%	4%
慢性心衰(常主动脉瓣关闭不全)	9%	3%
脑血管事件	6%	2%
高血压	35%	70%
低血压/休克(心包填塞主动脉瓣关闭不全,心梗,心脏破裂)	25%	4%
脉搏减弱	19%	9%
主动脉瓣关闭不全杂音	44%	12%

诊断性检查(Circ,2005,112:3802)

- 检查双侧血压和桡部脉搏是否对称
- CXR:60%~90%异常(纵隔↑,渗出),但阴性不能除外主动脉夹层
- CT:快速,非侵入性,敏感度好(近端 80%;远端 90%~95%);多层 CT 可以改善敏感度;然而,如果 CT 阴性且临床高度怀疑→进一步实验
- 经食道超声心动:近端敏感度>95%,远端 80%,可以评估冠脉、心包、主动脉瓣关闭不全
- MRI:敏感度和特异度>98%,但是耗时且不容易做
- 主动脉造影:敏感度约 90%,耗时,不能检测出跨壁血肿;可以评估分支血管
- 症状出现<24h,D 二聚体<500 ng/mL 可帮助除外主动脉夹层(Circ,2009,119:2702)

治疗(Lancet,2008,372:55;Circ,2010,121:1544)

- 药物:↓dP/dt 目标心率约 60,收缩压 100～120mmHg
  首先使用静脉 β 受体拮抗剂(如:普萘洛尔,艾司洛尔,拉贝洛尔)以减缓血管舒张剂可能引起的反射性心率↑和正性肌力作用
  然后使用静脉血管收缩剂↓收缩压(如:硝普钠)
  必须时使用硫酸吗啡 MSO4 控制疼痛
- 手术
  近端(根部置换):所有急性;慢性 c/b 进展,主动脉瓣关闭不全或动脉瘤
  远端:如果 c/b 进展,显著分支动脉受累,未控制的高血压,动脉瘤
- 血管内治疗选择:用一段封闭的支架封闭入口;使用裸金属支架修复血流受到影响的分支,假腔开窗

并发症

- 破裂:心包囊→心包填塞(除非休克或无脉性电活动,避免心包穿刺);胸膜腔;纵隔;腹膜后腔
- 分支血管梗阻
  可能稳定(撕脱/血栓)或动态(真假腔压力不同)
  冠脉→心梗(常右冠)→下壁心梗,由于夹层常在外壁弯曲处
  无名动脉/颈动脉→脑血管事件,Horner 综合征;肋间/腰动脉→脊髓缺血/四肢瘫
  无名动脉/锁骨下动脉→上肢肢端缺血;髂动脉→下肢肢端缺血
  腹腔干/肠系膜动脉→肠缺血;肾动脉→急性肾衰竭
- 主动脉瓣关闭不全:环状扩张或瓣叶被假腔破坏或置换
- 死亡率:急性近端型前 48 h,1% ～2%/h;急性远端型 30d 死亡率 10%

心律失常

心动过缓、房室传导阻滞、房室分离

窦性心律过缓(SB)(NEJM,2000,342:703)

- 病因:药物(包含 β 受体拮抗剂,CCB,胺碘酮,锂,地高辛),迷走神经张力↑(包括运动员,心脏,下壁心梗),代谢(低氧,败血症,黏液水肿,低体温,血糖↓),睡眠呼吸暂停综合征,颅内压↑
- 治疗:常不需要;如有症状使用阿托品或起搏器
- 窦性停搏最常见原因是被房性期前收缩阻滞

病窦综合征(SSS)

- 特征包括:周期性无诱因窦缓,窦房停滞,阵发性窦缓和房性心动过速("快－慢"综合征),运动耐力实验显示变时性功能不全
- 治疗:单用药物治疗常失败(充分控制快速心律失常→不可接受的慢速心律失常);快速型常需要多药联合(β 受体拮抗剂,CCB,地高辛),慢速型需要永久起搏器

房室传导阻滞(AVB)

类型	特征
1°	PR 间期延长,所有心房冲动均可传导(1:1)

续表

2° Mobitz Ⅰ (Wenckebach)	PR逐渐↑直到有一个冲动未传导(→"成组搏动") 由于缺血(下壁心梗)、炎症(心肌炎,二尖瓣手术)、迷走张力高(运动员)、药物诱导导致房室结异常 经典型(约50%),随时间PR间期缩短绝对值↑(RR间期↓,中断时间<2倍之前的RR间期) 颈静脉窦按摩可恶化AVB,阿托品可以改善 常阵发性/无症状,无需治疗
2° Mobitz Ⅱ	偶发性或重复性冲动不传导,PR间期不变 由于缺血(急性心梗)、传导系统变性、浸润性疾病、炎症或主动脉手术,导致His-Purkinje纤维系统异常 颈静脉窦按摩可恶化AVB,阿托品可以改善 常进展为3°AVB,常需要起搏线或永久性起搏器
3°(完全型)	无房室传导。如果存在逸搏,狭窄(交界区)或宽(室性)

注意,如果2:1型传导阻滞,不能鉴别是1型还是2型的2°AVB(没有机会观察到PR延长);常依赖心电图或是其他临床资料分类。高度AVB一般指连续≥2个冲动未传导

房室分离

- 失职性:窦房结搏动慢,允许下级起搏点(如,房室结)起搏
- 夺获:下级起搏点加速(如,房室结心动过速,室速)
- 3°AVB:心房起搏点不能激动心室,下级起搏点出现

  鉴别等位节律性分离(心房率≈心室率,一些P波不传导)

室上性心动过速(SVTs)

心室以上出现;除非传导异常或预激综合征,窄QRS

室上速病因学(NEJM,1995,332:162&2006,354:1039)

	类型	特征
房性	窦性心动过速(ST)	疼痛、发热、低血容量、低氧、贫血、焦虑、β受体拮抗剂等引起
	窦房结折返性心动过速(SANRT)	罕见,窦房结折返环,通过快速开始和结束以和ST鉴别
	房性心动过速(AT)	心房起源而不是窦房结起源。可见于冠心病、COPD、儿茶酚胺类↑、酒精、地高辛
	多灶性房速(MAT)	心房多点自动节律性
	房扑(AFL)	巨大折返环,常见于三尖瓣环路
	房颤(AF)	小波不规律传导到房室结,常起源于肺静脉

续表

房室交界区	AVNRT	房室结折返环双重通路
	AVRT	使用房室结和附加通路折返环，顺行性（沿 AVN 下行传导，常窄 QRS 波）vs 逆行性（沿附加通路下传，宽 QRS 波）
	交界区性心动过速	房室交界区自动节律性↑ 可见逆传 P 波或房室分离 可见于心肌炎/心内膜炎、心脏手术、下壁心梗、使用地高辛

室上速类型的诊断（NEJM，2006，354：1039）

发病	突发突止提示折返性（AVNRT，AVRT，SANRT）
频率	不具诊断性，因为多数室上速频率范围在 140～250 次/分，但是：窦速常 <150 次/分；房扑常 2：1 传导→室率 150 次/分；AVNRT&AVRT 常 >150 次/分
节律	不规律→房颤、多处阻滞的房扑、多灶性房速
P 波形态	出现在 QRS 波前→窦速、房速（P 波与窦性波不同）、多灶性房速（≥3 种形态） 出现在 QRS 波后且在下壁导联倒置→心房经过房室结逆向激动 AVNRT：P 波埋在 QRS 波中或出现在 QRS 波最后，形态扭曲（V_1 导联假性 RSR' 波形） AVRT：稍晚于 QRS 波，常距离 QRS 波较远 常短 RP 间期（<1/2 RR），但也可能长 RP 颤动或没有 P 波→AF 锯齿样"F"波（下壁导联和 V_1 导联最常见）→AFL
对迷走刺激或腺苷的应答	自动性节律↑（ST，AT，MAT）→心率减慢或房室传导阻滞↑ 房室结折返（AVNRT，AVRT）→突然终止（典型表现是最后 QRS 波之后出现 P 波）或无应答 AFL→房室传导阻滞↑→暴露"F"波

SVT 的治疗

节律	急性期治疗	长期治疗
不稳定	ACLS 的心脏复律	N/A
ST	治疗原发刺激源	N/A
AT	β 受体拮抗剂，CCB，胺碘酮	β 受体拮抗剂或 CCB，± 抗心律失常药 ？射频消融

续表

AVNRT 或 AVRT	迷走神经操作法 腺苷(AVRT * 需要谨慎) CCB 或 β 受体拮抗剂	AVNRT(AVRT 参见下一部分): 射频消融 CCB 或 β 受体拮抗剂(慢性或必须时) ±典型 IC 抗心律失常药(正常心脏)
NPJT	CCB,β 受体拮抗剂,胺碘酮	治疗原发病(如:地高辛毒性,缺血)
AF	β 受体拮抗剂,CCB,地高辛,抗心律失常药	参见"房颤"
AFL	β 受体拮抗剂,CCB,地高辛,抗心律失常药	射频消融 β 受体拮抗剂或 CCB ± 抗心律失常药
MAT	CCB 或 β 受体拮抗剂(如果耐受)	治疗原发病 ? 房室结消融 + 永久起搏器

* 如果附加通路 + 预激性心动过速,避免腺苷和节性药物,见下(JACC,2003,42:1493)

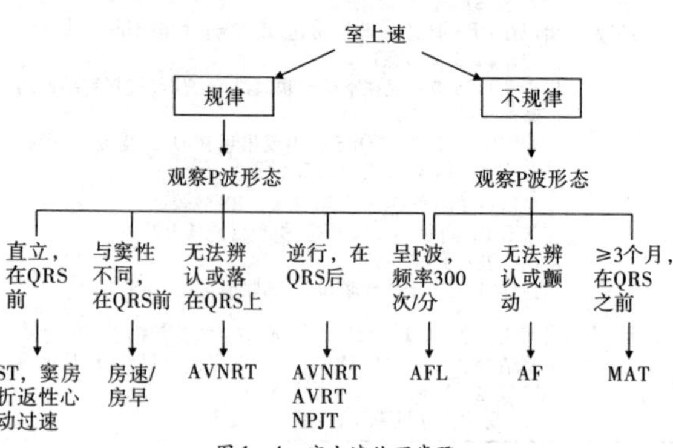

图 1-4 室上速处理步骤

- 导管消融总体成功率高(AFL/AVNRT 约 95%,AF 约 80%)
  并发症:脑梗、心梗、出血、穿孔、传导阻滞(JAMA,2007,290:2768)

附加旁路(Wolff-Parkinson-White)

定 义

- 传导性心肌的附加旁路连接心房和心室,使得心脏电冲动绕开正常房室结间期
- 预激(WPW)模式:PR 间期↓,QRS 波宽度↑伴有 δ 波(开始时模糊不清,可以很精细),ST 段 &T 波异常(可以类似陈旧下壁心梗);仅见于可以顺行传导的通路(如果通路仅可以逆向传导,窦性心律时心电图

可以正常;“隐蔽的”旁路)

- WPW 综合征:附加通路+阵发性心动过速

心动过速

- 顺行的 AVRT:窄-波群室上速(典型,传导房室结↓& 附加通路↑);需要逆行传导,可以在隐蔽的旁路发生
- 逆行的 AVRT:宽-波群室上速,传导附加通路↑& 房室结↓;需要顺行传导,窦性心律时应该参见 WPW 类型
- 房颤沿附加通路快速传导,宽的波群不规律室上速;需要顺行传导,窦性心律时应该参见 WPW 类型

治疗

- AVRT:迷走神经刺激法,β 受体拮抗剂,? CCB;谨慎使用腺苷(可能诱发房颤);准备好除颤器
- 沿附加通路传导的 AF/AFL:需要治疗心律失常并↑通路不应性;使用普鲁卡因胺、伊布利特、氟卡尼或心脏转复;避免 CCB 和 β 受体拮抗剂(无效)和地高辛/腺苷(可能↓通路不应性→心室率↑→室颤)
- 长期:使用射频消融或抗心律失常药物(IA,IC)治疗心动过速

  如果无症状 AVRT 或电生理可诱导的房颤,考虑径路消融(NEJM,2003,349:1803)

  心源性猝死的危险因素与房颤时 RR 间期有多短和室上速是否运动时可诱导相关

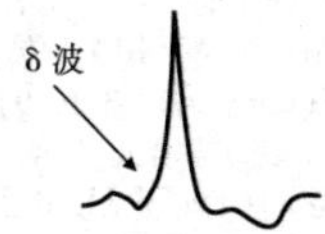

宽-波群心动过速(WCTS)

病因

- 室性心动过速(VT)
- 室上速异常传导:固定束支传导阻滞,心率依赖束支传导阻滞(常 RBBB),通过附加通路传导,或心房触发的室性起搏

单形性室速(MMVT)

- 所有心搏类似;在 V_1 导联显著向上为 RBBB 型;V_1 导联向下为 LBBB 型
- 在结构异常心脏的病因:既往心梗(瘢痕);心肌病;心肌炎;致心律失常性右室心肌病(ARVC):不完全 RBBB,在静息心电图 $V_1 \sim V_3$ 导联出现 ε 波(QRS 末端切迹)&T 波倒置,LBBB 型室速,MRI 可诊断(Lancet,2009,373:1289)

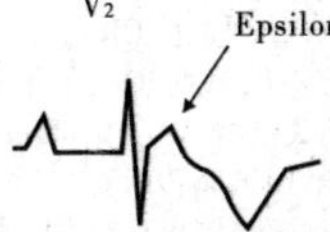

- 在结构正常心脏的病因:

  右室流出道室速:静息心电图正常,下壁电轴表现为 LBBB 型室速;

特发性左室室速(维拉帕米有效)

多形性室速(PMVT)

- 每次心搏 QRS 形态改变
- 病因:缺血;心肌炎;儿茶酚胺

  尖端扭转型室速(TdP,"尖端扭转",多形性室速 + QT↑):需要↑QT(例如,药物,电解质,参见"心电图")或先天[K/Na 离子通道病;T 波异常;交感刺激激发尖端扭转(运动,情感,突然大的噪声);Lancet,2008,372:750]

  Brugada 综合征(Na 离子通道病):静息心电图假性 RBBB 伴有 V_1 ~ V_3 导联 ST 抬高(IA 或 IC 可以激发)

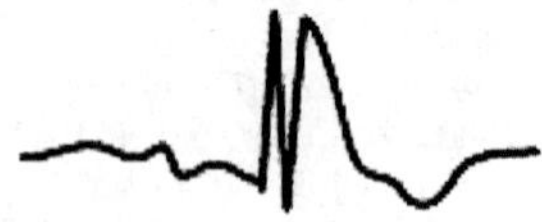

室速的诊断线索(除非可以证明有非室速)

- 既往心梗、慢性心衰或左室功能障碍的宽 QRS 心动过速最佳预测是室速(Am J Med,1998,84:53)
- 血流动力学和心率鉴别室速和室上速不可靠
- 单形性室速是规律的,但起始时可能轻度不规律,类似传导异常的房颤;非常不规律的不规则节律提示房颤伴传导异常
- 提示室速的心电图特征(Circ,1991,83:1649)

  房室分离(P 波独立、夺获或融合波)证明是室速

  非常宽 QRS(RBBB 型 >140 ms 或 LBBB 型 >160);极端电轴偏转束支传导阻滞的 QRS 形态不典型

  RBBB 型:V_1 导联缺少高 R' 波(或存在单相 R 波),V_6 导联 r/S 比例 <1

  LBBB 型:V_1 导联开始到最低点 >60 ~ 100 ms,V_6 导联出现 q 波

  一致性(在所有心前区导联 QRS 波类型/方向相同)

长期治疗(JACC,2006,48:1064)

- 诊断检查:超声心动评估左室功能,心脏导管或负荷试验除外缺血,? MRI 和(或)右室活检寻找浸润性心肌病或致心律失常性右室心肌病,? 电生理实验评估可诱导性
- ICD:有记录的室速/室颤停止后的二级预防(除非病因可逆)

  如果高危,如,EF <30% ~35%(参见"心衰")、? 致心律失常性右室心肌发育不良、? Brugada 综合征、? 某些长 QT 综合征、严重肥厚性心肌病,考虑一级预防
- 药物治疗:β 受体拮抗剂(特别是长 QR 综合征),抗心律失常药物(例如,胺碘酮)抑制复发性室速,触发 ICD,如果不适合 ICD,抗心动过速
- 如果与尖端扭转室速相关药物→QT >500 ± 室性早搏:停用药物,补 K,给 Mg,±起搏(JACC,2010,55:934)
- 射频消融:如果孤立性室速集中出现或复发性室速触发 ICD,考虑射频消融;在置入 ICD 前实施消融可以↓40% 的放电率(Lancet,2010,375:31)

房颤

分类(JACC,2006,48:e149)

- 阵发性(自动结束)vs 持续性(持续 >7d)vs. 永久性(当心脏复律失败或是预先发生时,典型 >1 年)
- 瓣膜性(风湿性二尖瓣疾病,人工瓣膜,或瓣膜修复)vs 非瓣膜性
- 单纯房颤:年龄 <60 岁且没有心脏疾病(包括高血压)的临床或超声心动证据

流行病学和病因学(Annals,2008,149:ITC5 -2)

- 人群约 1% 有复发性房颤(8% 老年人);平均发病年龄约 75 岁
- 急性(高达 50% 无明确病因)

  心脏源性:慢性心衰,心肌炎,心包炎,缺血/心梗,高血压危象,心脏手术

  肺源性:急性肺病或低氧血症(如,COPD,肺炎),肺栓塞

  代谢性:高儿茶酚胺状态(压力、感染、术后、嗜铬细胞瘤),甲状腺毒症

  药物相关:酒精("假日心"),可卡因,苯丙胺,茶碱,咖啡因

  神经源性:蛛网膜下腔出血,缺血性脑梗
- 慢性:高龄,HTN,缺血,瓣膜病(MV、TV、AoV),心肌病,甲亢,肥胖

病理生理学(NEJM,1998,339:659;& Circ,1995,92:1954)

- 常源自于在肺静脉心房"袖"的异位位点
- 心房收缩力缺失→HF;左房静止→血栓性栓塞;心动过速→心肌病

评 估

- 病史 & 体格检查,ECG,CXR,超声心动(左房大小,? 血栓,瓣膜,左室功能,心包),K,Mg,粪便潜血试验

  使用抗凝剂之前,进行甲状腺功能检查,? 除外缺血(房颤可能性小,因为缺血缺少其他症状)

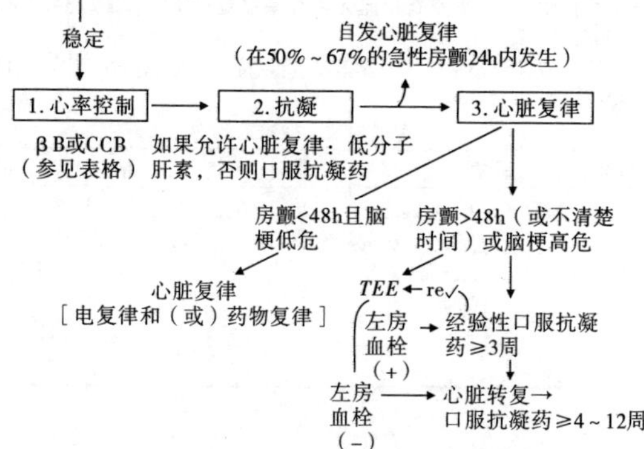

图 1-5 急性房颤处理步骤(引自 NEJM,2004,351:2408;& JACC,2006,48:e149)

房颤的室率控制(目标心率 60 ~ 80 次/分,用力时 90 ~ 115 次/分)

药物		急性(静脉)	维持(口服)	评论
CCB	维拉帕米	2min 内 5 ~ 10 mg 30min 内重复	120 ~ 360 mg/d 分次剂量	血压↓(用 Ca 和糖处理) 警惕慢性心衰
	地尔硫卓	2min 内 0.25 mg/kg 15min 后重复 5 ~ 15mg/h 输液	120 ~ 360mg/d 分次剂量	如有 COPD 优先选择 可以↑地高辛浓度
β受体拮抗剂	美托洛尔	2min 内 5 mg,重复 q5min × 3	25 ~ 100 mg bid 或 tid	血压↓(用胰高血糖素处理) 警惕慢性心衰和支气管痉挛
	普萘洛尔	1 mg q2min	80 ~ 240 mg/d 分次剂量	冠心病优选
地高辛(在几小时内使用)		0.25 mg q2h 最大 1.5 mg	0.125 ~ 0.375 mg qd(按肌酐清除率调整)	心衰或低血压考虑使用 劳力性心率控制差
胺碘酮		10min 内 150 mg→0.5 ~ 1 mg/min		

Ⅳβ受体拮抗剂,CCB,地高辛禁忌证:有预激综合征证据(如:预激或宽 QRS 心动过速),由于可能沿附加通路下传,导致室颤;普鲁卡因胺 1 线治疗

复发性房颤的策略

- 心率控制:休息时典型目标心率 60 ~ 80(尽管较之目标 <110 没有明确益处,NEJM,2010,362:1363)劳力时 90 ~ 115(参见前表选择药物)
  最后手段:房室结消融 + 永久起搏器(NEJM,2001,344:1043;NEJM,2002,346:2062)
- 节律控制:与心率控制相比无生存率益处(NEJM,2002,347:1825 & 2008,358:2667)
- 无论采取控制心率还是节律策略,可以抗凝(如果有指征)防止血栓性栓塞

房颤的抗心律失常药物

药物		转复	维持	备注
Ⅲ	胺碘酮	5 ~ 7 mg/kg Ⅳ超过 30 ~ 60min→1mg/min 获得 10g 负荷量	200 ~ 400mg qd(最有效药物)	QT↑但是 TdP 罕见 肺、肝、甲状腺毒症 查肺功能、肝功能、甲功

续表

Ⅲ	决奈达隆	n/a	400 mg bid	QT ↑，禁忌证重度慢性心衰 与胺碘酮相比副作用↓ 效力↓但心血管死亡率也↓
	伊布利特	1 mg Ⅳ超过 10min 可以重复 1 次	n/a	低钾或 QT ↑为禁忌证 QT ↑，TdP 风险 3% ~8% 静脉 Mg 1 ~2 g 降低 TdP 风险
	多非利特	0.5 mg PO bid	0.5 mg bid	QT ↑，TdP 风险↑ 根据肾功能调整剂量
	索他洛尔	n/a	90 ~160 mg bid	查心率↓，QT ↑ 根据肾功能调整剂量
IC	氟卡尼	300 mg PO ×1	100 ~150 mg bid	预先使用房室结阻滞剂治疗
	普罗帕酮	600 mg PO ×1	150 ~300 mg tid	结构性/缺血性心脏病为禁忌证
IA	普鲁卡因胺	10 ~15 mg/kg Ⅳ1h	1 ~2 g bid 缓释	BP↓，QT ↑ 预先使用房室结阻滞剂治疗

JACC，2006，48：e149；NEJM，2007，357：987 & 2009；360：668；JACC，2009，54：1089

- 单独 AF→IC 类药物或索他洛尔，？他汀
- CAD→Ⅲ类药物
- CHR→多非利特或胺碘酮（NEJM，2007，356：935）

心脏转复

- 首次有症状房颤发作，考虑药物或 DC 心脏复律；
  如果房颤 >48h，心脏复律（药物或电）的脑梗风险为 2% ~5%；
  经食道超声心动除外血栓或提前 3 周治疗性抗凝
- 成功可能性取决于房颤的持续时间（最好 <7d）和心房大小
- 考虑预先使用抗心律失常药物治疗（特别是第一次尝试失败时）
- 药物心脏转复，Ⅲ类和 IC 类药物有最佳功效
- 即使转复窦率，心房机械功能影响。转复为窦率的前 3 个月，复发性房颤的可能性很大，故必须在心脏转复后≥4 ~12 周抗凝治疗
- “口袋药”：如果复发性症状性房颤患者，无缺血性心脏病或结构性心脏病，可以耐受 IC 类药物，可以作为需要时的出院带药（NEJM，2004，

351:2384)

非药物治疗

- 射频消融(环状肺静脉隔离):成功率约80%;如果EF↓或抗心律失常药物失败/禁忌考虑使用(NEJM,2006,354:934;JAMA,2005,293:2634 & 2010;303:333)
- 如果经历心脏手术考虑选择"迷宫"手术(成功率70%~95%)
- 如果经历心脏手术考虑左心耳封闭↓脑梗危险;经皮封闭可以与华法林相比,同时可以↓颅内出血风险(Lancet,2009,374:534)

抗凝(JACC,2006,48:e149;Chest,2008,133:546S)

- 在非瓣膜性房颤脑梗年风险率约4.5%;危险因素包括:
  $CHADS_2$:慢性心衰(CHF)(1分),高血压(HTN)(1分),年龄(Age)>75岁(1分),糖尿病(DM)(1分),既往脑梗/短暂性脑缺血(Stroke/TIA)(2分)
  超声心动:EF≤35%,左心耳超声心动自发性密集对比,?左房大小↑,?主动脉动脉粥样硬化
- 瓣膜性房颤脑梗风险↑↑,均需抗凝
- 治疗选择:华法林(INR 2~3)→脑梗↓68%(如有脑梗病史需从肝素过渡到华法林)
  阿司匹林(81~325 mg/d):优于安慰剂(脑梗↓21%)但劣于华法林
  阿司匹林+氯吡格雷劣于华法林,但与阿司匹林相比↓脑梗(↑出血)风险(NEJM,2009,360:2066)
  ?达比加群(口服直接凝血酶抑制剂):与华法林相比,100 mg bid功效相似 & 出血↓,150 mg bid脑梗↓出血风险相似(无需监测INR,RE-LY,NEJM,2009,361:1139)
- 谁需要治疗:瓣膜性房颤,既往脑梗/短暂性脑缺血或≥2个危险因素→华法林
  1个危险因素→华法林或阿司匹林;0个危险因素→阿司匹林
  如果不适合使用华法林(出血风险↑)→阿司匹林+?氯吡格雷
  如果需要阿司匹林+氯吡格雷+华法林(例如,房颤 & 近期支架):INR 2~2.5,阿司匹林75~81 mg/d

晕 厥

定 义

- 由于全脑低灌注造成突然的短暂性意识丧失症状
- 如果需要CPR或心脏复律,是心源性猝死并非晕厥(预后不同)

病因学(NEJM,2002,347:878;JACC,2006,47:473;Eur Heart J,2009,30:2631)

- 神经心源性(亦称为血管迷走神经性,约20%;NEJM,2005,352:1004):交感张力↑→左室收缩有力→左室机械性感受器激发迷走张力↑(Bezold-Jarisch反射活跃)→心率↓(心脏抑制)和(或)血压↓(血管减压)
  咳嗽,吞咽,排便 & 排尿→迷走张力↑可作为触发因素
  相关疾病:颈动脉窦过敏症
- 体位性低血压(10%)

低血容量，利尿剂，去适应作用

血管扩张剂（特别是与变时作用药物联合）

自主神经病变（1°：帕金森病，Shy-Drager，Lewy 体痴呆，POTS；2°：糖尿病，嗜酒，淀粉样变，肾衰竭）（NEJM，2008，358：615）

- 心血管源性

  心律失常（15%）

  慢速心律失常：病窦综合征，高度房室传导阻滞，变时作用差，永久性心脏起搏器故障

  快速心律失常：室速，室上速（除非伴有结构性心脏病或是预激综合征罕见）

  机械性（5%）

  心内膜：主动脉瓣狭窄，二尖瓣狭窄，肺动脉瓣狭窄，假体瓣膜血栓，黏液瘤

  心肌：心梗造成的泵功能障碍或肥厚性心肌病造成的流出道梗阻（但常室速）

  心包：心包填塞

  血管性：肺栓塞，肺动脉高压，主动脉夹层，腹主动脉瘤破裂，锁骨下动脉窃血

- 神经源性（10%）：惊厥（严格说不属于晕厥），一过性脑缺血/脑血管事件，椎基底动脉功能不全，脑动脉夹层，偏头痛，发作性睡病
- 约 40% 病例未查清病因
- 意识丧失的各种病因（并非晕厥）：低血糖症，低氧血症，贫血，精神性

诊断检查（在约 40% 病例病因不能确定）

- 病史和体格检查包括直立性生命体征效果最好，成本效益最高（Archives，2009，169：1299）
- 病史（如果可能，来自于患者和目击者）

  事件发生前的活动和姿势

  诱因：用力（主动脉瓣狭窄，肥厚性心肌病，肺动脉高压），体位改变（体位性低血压），看到血、疼痛等应激源，情感压力，乏力，持续站立，环境温暖，恶心呕吐咳嗽/排尿/排便/吞咽（神经心源性），扭头或刮胡子（颈静脉窦过敏）；臂部锻炼（锁骨下动脉窃血）

  前驱症状（例如，出汗，恶心，视力模糊）：心源性 < 约 5s，血管迷走神经性 > 5s

  伴随症状：胸痛，心悸，神经症状，发作后，二便失禁

  （抽搐活动 < 10s 可能伴随一过性大脑低灌注）

- 既往史：既往晕厥病史，既往心脏或神经系统疾病；基线时没有心血管疾病→5% 心源性，25% 血管迷走神经性；心血管疾病→20% 心源性，10% 血管迷走神经源性（NEJM，2002，347：878）
- 药物

  血管扩张剂：β 受体拮抗剂，硝酸酯类，ACEI/ARB，CCB，肼屈嗪，吩噻嗪类，抗抑郁药

  利尿剂；不用变时作用药物（例如，β 受体拮抗剂和 CCB）

  药物性心律失常或 QT 延长：IA，IC，或Ⅲ型抗心律失常药物等等（参见“心电图”）

  精神药物：抗精神病药，三环类抗抑郁药，巴比妥类药物，苯二氮

卓类

- 家族史:心肌病,心源性猝死
- 体格检查

  生命体征包括体位性改变(阳性:卧位→站立位收缩压↓>20mmHg,舒张压↓>10mmHg,或心率↑>10~20次/分),双臂血压

  心脏:心衰(颈静脉压↑,心尖冲动最强点弥散,S3),杂音,左室肥厚(S4,左室膨隆),肺动脉高压(右室膨隆,P2↑)

  血管检查:监测不对称脉搏,颈动脉杂音,颈动脉窦按摩

  神经系统检查:局灶性表现,咬舌证据;便潜血
- 心电图(约50%异常,在约10%患者中可明确诊断)

  窦缓,窦性停搏,房室传导阻滞,束支传导阻滞,室上速,室速

  缺血性改变(新的或旧的);心房或心室肥厚

  心律不齐的标志:异位搏动(ectopy),QT↑,预激(WPW),Brugada综合征,ε波(ARVC)

其他诊断性检查(依据病史和体格检查及心电图结果考虑需要哪项)

- 非卧床ECG监测:怀疑心律失常导致晕厥
  - Holter监测(持续24~48h心电图)频发事件有效
    - 心律失常+有症状(4%);无症状+显著心律失常(13%);有症状+无心律失常(17%)
  - 事件记录(患者启动以记录节律带):对非频发事件有效,但若无前驱症状很难记录;监测30~60d可发现20%~50%
  - 环状记录器(持续保存节律带,可以在事件发生后启动):对非频发事件,包含无前驱症状的事件有效(Mayo Clin Proc,2008,83:1280)
  - 可植入环状记录器(植入皮下,最多可记录3年):对频率极低事件有效;1年可发现90%(AJC,2003,92:1231)
- 超声心动:除外结构性心脏病,例如,心肌病(包括肥厚性心肌病和致心律失常性右室心肌病),瓣膜病(包含主动脉瓣狭窄,二尖瓣狭窄,二尖瓣脱垂),黏液瘤,淀粉样变,肺动脉高压,±冠脉异常
- 运动负荷试验:特别是劳力性晕厥;除外缺血性或是儿茶酚胺诱导的心律失常
- 心脏导管:如果非侵入性检查证实为缺血性病因时考虑
- 电生理检查(EPS)
  - 如果检测到心律失常、结构性心脏病或冠心病(特别是射血分数低的冠心病)考虑使用
  - 如果患心脏病,50%异常(诱导性室速,传导异常)但是意义不明确
  - 如果心电图异常,3%~20%异常;如果心脏和心电图均正常,1%异常(Annals,1997,127:76)
- 倾斜台实验(血管迷走神经性晕厥的激发试验):首先除外其他病因

  阳性:50%存在复发性难以解释的晕厥;敏感度26%~80%,特异度90%;再现率80%
- 心脏MRI:如果有提示性心电图,超声心动(右室功能障碍),或心源性猝死家族史,有助于诊断致心律失常性右室心肌病
- 神经系统检查(脑血管检查,CT,MRI,脑电图):如果病史和查体提示可以做,阳性率低

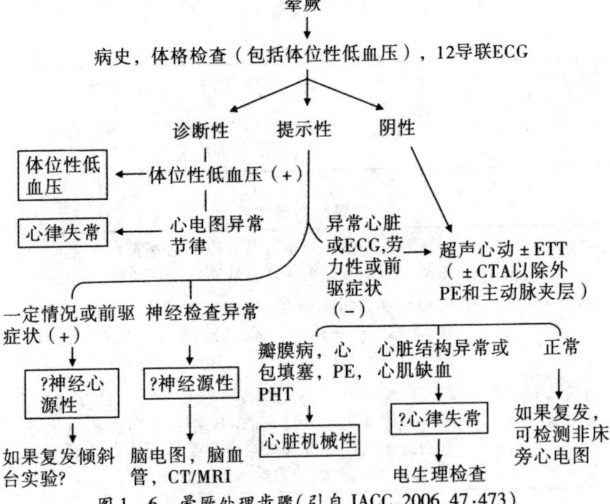

图 1-6　晕厥处理步骤(引自 JACC,2006,47:473)

高危特征(经常需要入院遥测 & 进一步检查)

- 年龄 >60 岁,冠心病病史,心肌病,瓣膜病,先天性心脏病,心律失常
- 晕厥与心脏相关(缺乏前驱症状,劳力性,造成创伤)
- 复发性晕厥
- 异常心脏检查或心电图

治　疗

- 心律失常,心脏机械性或神经源性晕厥:治疗原发病
- 血管迷走神经性晕厥:? 米多君,氟氢可的松,丙吡胺,SSRI
  ? 在出现危险情况前 496g(16oz)水(Circ,2003,108:2660)
  β 受体拮抗剂(Circ,2006,113:1164)或永久心脏起搏器(JAMA,2003,289:2224)未证实有益处
- 体位性晕厥:容量复苏(如,每天上午口服 500 mL);如果慢性→从卧位缓慢站起来,压缩袜子,米多君,氟氢可的松,高钠饮食

预后(Ann Emerg Med,1997,29:459;NEJM,2002,347:878)

- 特发性总体复发率 22%,其他复发率 3%
- 心源性晕厥:死亡率↑2 倍,1 年心源性死亡率 20% ~40%,中位生存期约 6 年
- 不能解释的晕厥:死亡率↑1.3 倍,但是非心源性或不能解释的晕厥心电图正常,无室速病史,无房颤,年龄 <45 岁→复发率低,1 年心源性猝死率 <5%
- 血管迷走神经性晕厥:患者不增加死亡、心梗、脑梗风险
- 考虑美国当地的驾驶法律和医学博士报告需要。考虑患者是否适合参与锻炼/运动,操作机器,高危职业(如,飞行员)

心内装置

起搏器编码

A:心房;V:心室;I:抑制;D:双重;R:心率适应的	第1个字母	第2个字母	第3个字母	第4个字母
	起搏心腔	感受心腔	对感受节律的应答	程序特征

常见起搏模式

VVI	单导联在右心室的心室起搏。感受心室搏动抑制心室起搏。用于慢性房颤伴有症状性心动过缓
DDD	心房和心室共同感受和起搏(右心房、右心室放置导联)。感受心房搏动抑制心房起搏,同时激发心室起搏→追踪内源性心房活动。保持房室同步
磁性(放在发生器上)	不考虑内源性电活动,以固定速度起搏。当输出被内源性节律抑制时,可以此模式夺获。当患者由于不恰当的永久性心脏起搏器抑制或是起搏器诱导的心动过速,导致血流动力学不稳定时使用

起搏器适应证(Circ,2008,117:2820)

AV阻滞	有症状的3°或2°AVB,? 无症状的3°或2型2°AVB HR <40;清醒时停搏≥3s;交替性LBBB和RBBB
窦房结	有症状的窦缓或窦性停搏;? 症状与变时功能障碍无明显联系
急性心梗	参见"STEMI"
快速心率失常	有症状复发性室上速,可以在药物和射频消融失败后通过起搏终止。持续性pause-dependent室速;? 有先天长QT的高危患者
晕厥	颈动脉窦过敏伴3s心脏停搏 ? 神经心源性晕厥伴有明显的心脏抑制反应 ? 晕厥伴双束支或三束支传导阻滞,非继发于其他疾病
心肌病	有症状的扩张性心肌病(双心室起搏);? 难治性有症状肥厚性心肌病伴显著流出道梗阻

永久性起搏器(PPM)适应证

问题	表现	描述
不能起搏	心动过缓	电池耗竭,导联破裂/移动 起搏阈值由于局部组织炎症反应/损伤或者感知肌电位后不恰当抑制
不能感知	不恰当起搏	导联移动或感知阈值过高

续表

起搏器介导心动过速	心动过速	见于 DDD,心房电极感知到心室逆传的 A 波,触发心室起搏导致的心动过速等
起搏器综合征	心悸,房颤	见于 VVi,由于房室同步性丧失

心脏再同步化治疗(CRT)/双心室(BiV)起搏(JACC,2008,51:2085)

- 3 - 导联起搏器(右房,右室,冠状窦);V_1 导联 R > S 提示合适的左室夺获
- 目标:增强同步化右室和左室功能(心输出量↑,重塑↓,甚至射血分数正常,NEJM,2009,361:2123)
- 患者选择:NYHA Ⅲ/Ⅳ级心衰,尽管药物治疗 + 左室射血分数 <35% + QRS > 120ms;如果 QRS < 120ms 伴有超声心动显示不同步,无明确获益(NEJM,2007,357:2461);? 慢性房颤获益较少
- 获益:心衰症状↓,心衰住院↓,生存率↑(NEJM,2004,350:2140 & 2005;352:1539);与单独使用 ICD 相比,NYHA Ⅰ/Ⅱ级患者且 QRS≥150ms 心衰事件↓(MADIT-CRT,NEJM,2009,361:1329)

可植入式心脏除颤器(ICD)(NEJM,2003,349:1836;JACC,2006,48:1064)

- 右室导联同时可以除颤和起搏(±抗心律失常起搏,ATP);±右房导联
- 目标:终止室速/室颤伴休克或突然起搏,预防心源性猝死(SCD)
- 患者选择(JACC,2008,51:2085)
  - 2 级预防:室颤终止幸存者,无可逆性病因的不稳定室速(NEJM,1997,337:1576);结构性心脏病 & 自发性持续性室速(即使无症状)
  - 1 级预防:生存期 >1 年,左室射血分数 <30% 或左室射血分数 30% ~ 35% & NYHA Ⅱ ~ Ⅲ级或 LVEF 35% ~40% & 可诱发室速/室颤(心梗后等候≥40d 或非缺血性心肌病等候≥9 个月;NEJM,2009,361:1427);对肥厚性心肌病、致心律失常性右室心肌病,Brugada 综合征、肉瘤、长 QT 综合征、Chagas 或先天性心脏病,如果有心源性猝死风险考虑 ICD
- 获益:与抗心律失常药物或安慰剂相比↓死亡率
- ICD 卸除:检测装置是否合适;除外缺血;6 个月禁止开车;如果复发性室速,? 药物治疗(如,胺碘酮,β 受体拮抗剂,JAMA,2006,295:165)或室速消融(NEJM,2007,357:2657)
  注意,放置 ICD 时射频消融使室速风险↓40%(Lancet,2010,375:31)

装置感染(Circ,2010,121:458)

- 表现为皮下囊感染(温暖、红斑、柔软)和(或)败血症伴菌血症
- 约 1/2 感染患者伴有金黄色葡萄球菌菌血症(甚至无症状体征,经胸壁/食道超声心动未见异常)
- 治疗:抗生素,移除装置系统

非心脏手术的心脏风险评估

临床评估

心脏状况	临床危险因素
· 30d 内心梗或目前的不稳定/严重心绞痛 · 失代偿心衰 · 明显心律失常(如,高度 AVB,Mobitz Ⅱ,3°AVB,新发或症状性室速,心率 > 100 室上速,有症状慢速心律失常) · 严重 AS 或有症状 MS	· 冠心病病史 · 心衰病史 · 脑血管病病史 · 糖尿病肾功能不全(Cr > 2mg/dL)

手术特异性风险

高危(> 5%)	中危(1% ~ 5%)	低危(> 1%)
· 主动脉或其他大血管 · 外周血管	· 胸内;腹膜腔内,前列腺 · CEA;头颈 · 骨科	· 内镜 · 乳腺;表浅 · 白内障,无需卧床的手术

功能能力

1 ~ 4METs	4 ~ 10METs	> 10METs
· 日常生活活动 · 室内走动 · 走 1 ~ 2 个街区	· 爬一段楼梯或斜坡 · 快速走,重家务劳动 · 高尔夫,网球双打	· 激烈运动

非侵入性检查结果

高危	中危	低危
缺血 MET < 4,以下表现至少出现 1 项: · ST 水平或斜向下↓ ≥1mm 或 ST 抬高 · ≥5 个导联异常或发作 > 3min · 收缩压↓10mmHg 或典型心绞痛	缺血 MET4 ~ 6,以下表现至少出现 1 项: · ST 水平或斜向下↓ ≥1mm · 3 ~ 4 个导联异常 · 发作 1 ~ 3min	无缺血或 MET > 7 伴有 · ST↓ ≥1mm · 1 ~ 2 个导联异常

术前评估

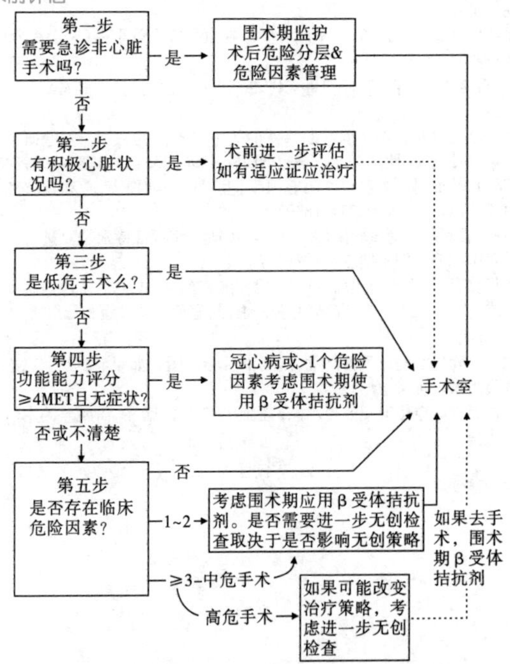

图 1-7 ACC/AHA 非心脏手术围术期的心血管评估步骤
Circ,2009,120:e169

术前检查和治疗

- 如果≥1 个危险因素并计划血管手术,或已知血管疾病及手术中危险查 ECG? 任何血管手术之前,检查心电图
- 未知原因的呼吸困难或心衰伴有呼吸困难且近 12 个月未进行经胸壁超声心动时,检查经胸壁超声心动
- 如果有活跃的心脏问题(见上),或血管手术≥3 个危险因素行负荷试验。围术期心血管事件总体阳性预测值低
- 冠脉再血管化应该依标准适应证(如,ACS、难治症状、大范围心肌受累)。根据已知的心脏风险(NEJM,2004,351:2795),有记录的广泛缺血(AJC,2009,103:897),选择性血管手术之前进行再血管化,未显示其可改变死亡或术后心梗风险,但系统性血管造影在一个血管手术中↓2~5 年死亡率(JACC,2009,54:989)
- 考虑到支架术后双抗治疗的需求,裸金属支架后等待 4 周,药物洗脱支架后等待超过 12 个月再停用 ADP 受体拮抗剂;继续使用阿司匹林
- 如果可能,心梗后等待 >4~6 周进行手术(即使运动负荷试验阴性或

阳性且已经再血管化)。如果不进行再血管化,等待6个月后进行择期手术

- 术前他汀:在进行血管手术患者中↓缺血和心血管事件(NEJM,2009,361:980)

围术期β受体拮抗剂的使用(Circ,2009,120:2123;JAMA,2010,303:551)

- 关于β受体拮抗剂↓围术期事件的效力有不同的证据。一些研究显示可以↓心源性猝死和心梗(NEJM,1996,335:1713 & 1999;341:1789),然而另一个实验说明心梗↓,但死亡和脑梗↑,心动过缓和低血压↑(Lancet,2008,371:1839)
- 冠心病患者,负荷试验阳性,>1个心脏危险因素,特别是要进行血管手术考虑使用围术期β受体拮抗剂
- 理想情况下,手术前提前>1周起始,在术前、术中、术后阶段静脉滴注以维持心率在55~65次/分并控制血压,避免心动过缓和低血压

术后监测

- 如果已知冠心病或手术高危,监测术后心电图。如果有>1个冠心病危险因素也可考虑
- 仅当新发心电图改变或提示急性冠脉综合征的胸痛,需要监测术后肌钙蛋白

呼吸困难

病理生理	病因
气道阻塞 (气流阻力↑)	哮喘,COPD,支气管扩张症(气道扩张、萎陷,分泌物清除能力受损,伴或不伴咯血;感染是首位病因;治疗:祛痰药,支气管扩张剂,±抗生素),CF(慢性呼吸系统感染,支气管扩张症,不育,胰腺炎),肿瘤或异物
间质疾病 (扩张阻力↑)	肺水肿:心源性(左室收缩性或舒张性功能障碍)或非心源性(ALI/ARDS) ILD
血管性 (V/Q 通气血流比失调)	大血管:PE,瘤栓 小血管:PHT,血管炎,ILD,肺气肿
胸部舒缩功能 (胸壁/横膈扩张阻力↑;呼吸肌无力)	胸膜疾病:渗出,纤维化 胸壁/横膈:脊柱后侧凸,腰围↑ 神经肌肉病变 过度充气(COPD,哮喘)
感受器受刺激	化学感受器:低氧血症,代谢性酸中毒 机械感受器:ILD,肺水肿,PHT,PE
携氧能力↓ (但 P_aO_2 正常)	贫血,高铁血红蛋白血症,CO 中毒
生理性	焦虑,恐慌,抑郁,躯体化障碍

呼吸困难的评估

- 心肺体格检查,S_aO_2,胸片(CXR),ECG,CHF 的指标:CHF 病史,PND,S_3,CXR 显示静脉瘀血,AF(JAMA,2005,294:1944)
  胸片正常的呼吸困难→CAD,哮喘,PE,PHT,早期 ILD,贫血,酸中毒,神经肌肉疾病
- 根据初始评估的结果,可进一步行:PFTs,胸部 CT,TTE,心肺功能测试
- BNP 和 NT-proBNP↑见于 CHF(但也见于 AF、PE 导致的右室劳损、COPD 急性发作、PHT)
  BNP >100 pg/mL:诊断 CHF 引起的呼吸困难,敏感性为 90%,特异性为 76%(NEJM,2002,347:161)
  NT -proBNP >300 pg/mL→诊断 CHF 敏感性为 99%,特异性为 60%(所以 <300 可用于排除诊断)
  年龄相关的界值:若 <50 岁,>450 pg/mL;若 50~75 岁,>900 pg/mL;若 >75 岁,>1 800 pg/mL→敏感性 90%,特异性 84%(EHJ,2006,27:330)
  慢性心力衰竭时↑,所以需要与已知的"基线 BNP 水平"进行比较

肺功能测试(PFTs)

- 通气功能测定:评估阻塞性疾病
  流速-容量圈:诊断和(或)定位阻塞

支气管扩张剂：适用于基线水平存在阻塞或临床怀疑哮喘

醋甲胆碱激发：肺量测定正常时作为哮喘的辅助诊断手段，第一秒用力呼气量（FEV_1）↓超过 20% →哮喘

- 肺容量：评估限制性疾病包括神经肌肉性疾病
- D_LCO：评估气体交换的有效表面积；有助于鉴别阻塞性及限制性疾病的病因，筛查血管性疾病及早期 ILD

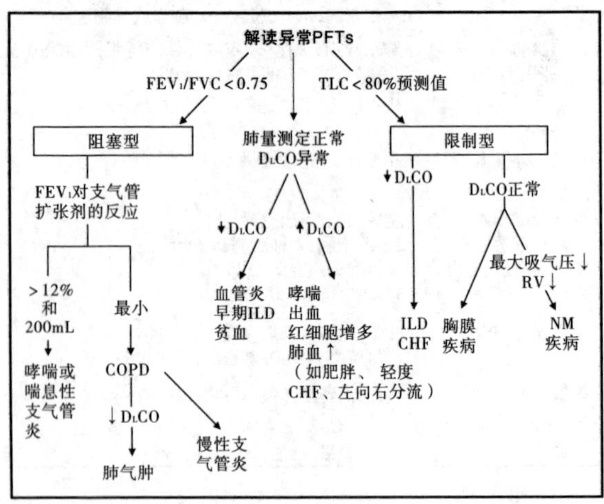

图 2-1　解读异常 PFTs

哮　喘

定义及流行病学

- 一种伴有气道高反应性的慢性炎症性疾病，存在不同程度的气流阻塞性改变
- 患病率约为 5%；约 85% 患者在 40 岁前发病

临床表现（NEJM，2001，344：350）

- 典型三联征为喘息、咳嗽及呼吸困难；其他症状包括胸部紧迫感、咳痰；典型症状为慢性伴有不定期急性发作
- 诱发因素

  气道刺激物（烟、香水，等）及变应原（宠物、尘螨、花粉，等）

  感染（URI、支气管炎、鼻窦炎）

  药物（如 ASA 及 NSAIDs 产生的白三烯，β 受体拮抗剂导致支气管痉挛，硫酸盐产生的组胺）

  精神压力、冷空气、运动
- 急性发作：重点关注发作频率、严重程度、持续时间及所需治疗（是否需要糖皮质激素、急诊治疗、住院、插管）

体格检查

- 哮鸣音及呼气相延长
- 有鼻息肉、鼻炎、皮疹→有过敏性因素存在
- 急性发作→呼吸频率↑，心率↑，辅助呼吸肌参与，大汗，奇脉

诊断性检查

- PEF：使用支气管扩张剂后↑≥60 L/min 或昼夜变异≥20% 提示哮喘。<80% 个人最佳值提示病情控制不良，<50% 提示严重急性发作
- 通气功能测定：FEV_1↓，FEV_1/FVC↓，呼吸流速－容量曲线内凹；肺容量：伴或不伴 RV 及 TLC↑，支气管舒张试验阳性（FEV_1↑≥12%）强烈提示哮喘，
  若肺功能正常而支气管激发试验阳性（FEV_1↓≥20%），敏感性>90%（AJRCCM，2000，161：309）
- 痰检查：嗜酸性粒细胞>3% 的敏感性为 86%，特异性为 88%；可同时看到 Curschmann 螺旋体（远端气道的黏液管型）及 Charcot-Leyden 晶体（嗜酸性粒细胞溶血磷脂酶）；
  痰中嗜酸性粒细胞计数可指导门诊患者的治疗（Lancet，2002，360：1715）
- 怀疑变态反应→考虑血清 IgE、嗜酸性粒细胞、皮试/放射变态吸附试验（RAST）

鉴别诊断（"不是所有的喘息都是哮喘……"）

- 过度通气及惊恐发作
- 上气道梗阻或吸入异物；喉或声带功能异常（如继发于 GERD）
- COPD，支气管扩张症；ILD（包括结节病）；血管炎；PE
- CHF

"合并哮喘症状"的一些综合征（Lancet，2002，360：1313）

- 特应性＝哮喘＋过敏性鼻炎＋特应性皮炎
- ASA－过敏性哮喘（Samter 综合征）＝哮喘＋ASA 过敏＋鼻息肉
- ABPA＝哮喘＋肺部浸润＋肺曲霉菌过敏反应
- Churg-Strauss＝哮喘＋嗜酸性粒细胞增多＋肉芽肿性血管炎

缓解药物（按需使用，迅速缓解症状）

- 速效吸入 β_2 受体激动剂：治疗选择沙丁胺醇；左旋沙丁胺醇（R－异构体）：作用增强 2 倍，但临床终点无获益，可能减少心动过速的发生（J Allergy Clin Immunol，2008，122：544）
- 吸入抗胆碱药物（异丙托铵）提高 β_2 受体激动剂的转运→支气管扩张作用↑

控制药物（每日服用，起持续控制作用）（NEJM，2009，360：1002）

- 吸入糖皮质激素：治疗选择（JAMA，2001，285：2583）。对于轻度哮喘，按需使用可能与每天使用效果类似（NEJM，2005，352：1519 & 2007，356：2040）。严重的未控制的哮喘可能需要口服糖皮质激素，但由于全身副作用尽可能避免使用
- 长效吸入 β_2 受体激动剂（如沙美特罗）：与吸入糖皮质激素合用可改善 PEF（Lancet，2009，374：1754）。除用于控制运动诱发的哮喘外，不应在未吸入糖皮质激素时单独使用（可能增加死亡率；Chest，2006，129：15 & Annals，2006，144：904）。β_2 受体遗传药理学作用的临床相

关性尚未证实(Lancet,2009,374:1754)

- 奈多罗米/色甘酸:仅限用于成人。对运动诱发支气管痉挛的年轻患者有效;需在诱发或运动之前使用,否则无效
- 茶碱:用于病情难以控制的患者,口服方便,但有较多副作用
- 白三烯调节剂:部分患者反应很好,尤其是阿司匹林过敏者(AJRCCM,2002,165:9)及运动诱发的哮喘(Annals,2000,132:97)。存在5-脂氧合酶通路的基因转录可预测治疗的有效性(Nat Genet,1999,22:168)。
- 抗IgE治疗:用于吸入糖皮质激素未能控制的变应性哮喘(IgE↑)(NEJM,2006,354:2689),对大部分严重哮喘成本-效果比不高(JACI,2007,120:1146)

其他治疗

- 改变生活方式:发现并避免诱发因素
- 免疫治疗(如脱敏治疗):对于有明显变应性反应成分者可能有效
- TNF拮抗剂对于难治性哮喘患者可能有效(NEJM,2006,354:697)
- 对于嗜酸性粒细胞阳性的病情未得到控制的患者,抗IL5治疗可作为糖皮质激素的备选治疗方案(NEJM,2009,360:985)
- 支气管热成形术(处于实验阶段):射频破坏气道平滑肌,FEV_1无改变,但可改善哮喘症状及急性发作次数(NEJM,2007,356:1327)。
- 质子泵抑制剂(PPI):未发现能改善哮喘症状,即使是无症状的GERD(NEJM,2009,360:1487)

治疗原则

- 对所有患者进行教育,避免环境中的诱发因素
- 所有患者应按需使用迅速缓解症状的药物
- 治疗目标是获得完全控制,即每周出现症状的天数≤2,无夜间发作或活动受限,每周缓解症状的药物使用≤2次,PEF或FEV_1正常;部分控制是指一周内以上情况出现1~2次;未控制是指1周内以上情况出现≥3次
- 为达到控制,必要时可行升级治疗,耐受后可降级
- 若PEF连续两天下降15%或PEF下降30%,吸入糖皮质激素剂量应增至4倍→口服糖皮质激素的需要↓(AJRCCM,2009,180:598)

哮喘分级治疗

1级	2级	3级	4级	5级
按需使用速效β_2受体激动剂				
控制性药物	选用1种	选用1种	选用1种或以上	加用1种或2种
	低剂量的ICS	低剂量的ICS加LABA	将低剂量ICS提高至中高剂量(加用LABA)	口服最小剂量的糖皮质激素
	LTA	中高剂量的ICS	加用LTA	抗IgE治疗

续表

1级	2级	3级	4级	5级
		低剂量的 ICS 加 LTA	加用缓释茶碱	
		低剂量的 ICS 加缓释茶碱		

注：ICS：吸入糖皮质激素；LABA：长效 β_2 受体激动剂

哮喘急性发作

直接评估

- 病史

  哮喘病史：基线 PEF，是否需要糖皮质激素，既往急诊就诊和住院的情况；既往因急性发作需气管插管提示存在死亡风险（Thorax，1986，41：833）

  本次急性发作：持续时间，严重程度，可能的诱因，所用药物

- 体格检查

  严重程度相关体征：呼吸急促，心动过速，大汗，发绀，言语不连贯，呼吸音消失，辅助呼吸肌参与，奇脉，胸腹矛盾呼吸

  评估气压伤：呼吸音不对称，气管移位，皮下气肿→气胸，心前区摩擦音（Hamman 征）→纵隔气肿

- 诊断性检查

  ABG：并非必需，因体格检查和 S_aO_2 可提供等同信息；初始 P_aCO_2 低；正常或高 P_aCO_2 可能提示疲劳；可能对支气管扩张剂有反应

  PEF：用于临床病情随诊；胸片：并非必需，除非怀疑肺炎或气胸

哮喘急性发作的严重程度

特点	轻度	中度	重度
气短	步行时	谈话时	休息时
谈话方式	成句	短语	单字
精神状态	可有烦躁	烦躁	烦躁
呼吸频率	增加	增加	>30 次/分
辅助肌活动	无	有	有
哮鸣音	中度，呼气末	响亮	常响亮
脉率（次/分）	<100	100～120	>120
奇脉	无（<10mmHg）	有，10～25mmHg	有，>25mmHg
PEF 占预计值	>80%	60%～80%	<60%
S_aO_2	>95%	91%～95%	≤90%
P_aO_2	正常	>60mmHg	<60mmHg
P_aCO_2	<45mmHg	<45mmHg	>45mmHg

注：只要有符合某一严重程度的指标存在，即提示为该级别的急性发作（GINA，2009）。即将发生呼吸骤停的表现：昏睡、胸腹矛盾呼吸、无哮鸣音（因为没有气体流动）、心动过缓、胸腹矛盾呼吸消失（呼吸肌疲劳）

急性药物治疗

药物	剂量	说明
氧气	调整使得 S_aO_2 >90%	
沙丁胺醇	MDI 每 20min 吸入 4~8 喷或喷雾剂每 20min 2.5~5mg,若病情严重可持续使用喷雾剂	一线治疗
糖皮质激素	口服 60mg 泼尼松或 IV 80mg 甲泼尼龙	IV 不优于 PO(JAMA,1988,260:527)
异丙托铵	MDI 每 30min 吸入 4~8 喷或喷雾剂每 30min 0.5mg 给 3 次	与沙丁胺醇合用可增强支气管扩张作用(Chest,2002,121:1977)
镁剂	20 min IV 2g(Lancet,2003,361:2114)	PEF 及 FEV_1↑

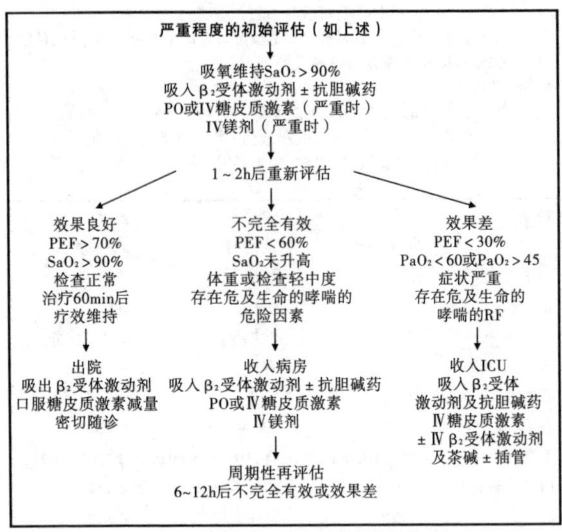

图 2-2 哮喘急性发作的初始评估

(引自 GINA,2009。)危及生命的哮喘的 RF 包括:有危及生命的哮喘病史,过去一年内曾因哮喘于急诊就医或入院,目前或近期口服糖皮质激素,未吸入糖皮质激素,过分依赖速效 β_2 受体激动剂,精神问题,既往依从性差

其他治疗

- 肾上腺素(皮下注射1:1 000稀释浓度0.3～0.5 mL):不优于吸入β_2受体激动剂
- 抗生素:无细菌感染证据时无需使用。症状及FEV_1改善可能与其抗炎症作用有关(NEJM,2006,354:1589;Chest,2009,136:498)

ICU 级别的治疗

- 大剂量糖皮质激素:每6hIV 甲泼尼龙125mg(Archives,1983,143:1324)
- 无创通气:可能改善气道阻塞(Chest,2003,123:1018),但存有争议。呼吸困难不严重、尚未发生呼吸衰竭时可考虑使用(Resp Care,2008,53:740)
- 有创通气:
  - 选择较粗的ET,维持平台压P_{plat}<30 cmH_2O(比PIP更好地预测气压伤),呼气时间最大化,不使用PEEP以避免过度充气(Resp Care,2008,53:740)
  - 肌松,吸入麻醉,以黏液溶解剂进行支气管肺泡灌洗,氦氧混合通气(需要60%～80%的氦气)及ECMO均有成功治疗的报道

慢性阻塞性肺疾病

定义及流行病学(NEJM,2004,350:26)

- 一种气道及间质炎症所致的进行性加重的气流受限

肺气肿与慢性支气管炎

	肺气肿	慢性支气管炎
定义	间质扩张或破坏 (病理学定义)	咳嗽咳痰每年发病持续3个月以上,并连续两年或以上(临床定义)
病理生理	组织破坏 V/Q改变相符 轻度低氧血症	小气道受累 V/Q失调 严重低氧血症,高碳酸血症,PHT,肺心病
临床表现	严重,持续呼吸困难 轻度咳嗽	间断呼吸困难 咳大量痰
体格检查	"红喘型" 呼吸急促,无发绀,消瘦 呼吸音减弱	"紫肿型" 发绀,肥胖,水肿 干啰音及哮鸣音

发病机制(Lancet,2003,362:1053)

- 吸烟(小叶中央型肺气肿,见于15%～20%的吸烟者)
- 反复气道感染
- α_1抗胰蛋白酶缺乏症:早发的全小叶型肺气肿,占COPD的1%～3%
  - 出现以下情况应当怀疑:年龄<45岁,下肺受累,胸外表现[肝病(MZ亚型无肝病)、FMD、胰腺]。检查AAT水平(新生儿,急性期反应性升高)

临床表现

- 慢性咳嗽,咳痰,呼吸困难;随着疾病进展急性加重发作频繁,晨起头痛,体重下降
- 急性加重诱发因素:感染,其他心肺疾病,包括 PE(Annals,2006,144:390)

  感染:病毒、肺炎链球菌、流感嗜血杆菌、卡他莫拉菌或定植菌群改变引起的气管支气管炎或肺炎(NEJM,2002,347:465)
- 体格检查:胸廓前后径增大("桶状胸"),过清音,横隔下移,呼吸音减弱,呼气相延长,干啰音,哮鸣音

  急性加重时:呼吸急促,辅助呼吸肌参与,奇脉,发绀

诊断性检查

- CXR:过度通气,横膈变平,伴或不伴间质纹理及肺大疱
- PFTs:阻塞性:FEV_1 ↓↓,FVC ↓,FEV_1/FVC ↓,流速-容量圈呼气相呈勺形

  过度通气:RV ↑↑,TLC ↑,RV/TLC ↑

  气体交换异常:D_LCO ↓(肺气肿时)
- ABG:P_aO_2 ↓,伴或不伴 P_aCO_2 ↑(仅在慢性支气管炎,FEV_1 <1.5 L 时出现),pH ↓
- 心电图:PRWP,S1S2S3 综合征,右心劳损,RVH,Ⅱ导联上 P 波↑("肺型 P 波")

长期治疗(Annals,2007,147:633;NEJM,2010,362:1407)

- 支气管扩张剂(一线治疗):抗胆碱药,$β_2$ 受体激动剂,茶碱

  长效抗胆碱药(噻托溴铵):减少急性加重,减少入院,减少呼吸衰竭发生(NEJM,2008,359:1543),优于异丙托铵(Cochrane,2005,CD002876)或单药 LABA(Chest,2004,125:249)

  LABA:约减少 15% 的急性加重,延缓 FEV_1 的降低,有降低死亡率的趋势(NEJM,2007,356:775)

  LABA 和吸入糖皮质激素:可能会降低死亡率(NEJM,2007,356:775;AJRCCM,2008,177:19)

  噻托溴铵、LABA 和吸入糖皮质激素:升高 FEV_1,减少 COPD 入院(Annals,2007,146:545)
- 糖皮质激素(吸入):FEV_1 < 2.0 L 者可降低约 20% 的急性加重(Chest,2009,136:1029),可能延缓 FEV_1 的降低,但与 $β_2$ 受体激动剂合用时更明显(NEJM,2007,356:775)

  增加肺炎风险(布地奈德未发现,Lancet,2009,374:712)

  单独吸入糖皮质激素不改变死亡率(NEJM,2007,356:775)
- 祛痰药:不改变 FEV_1,但有可能减少急性加重发作率(Lancet,2008,371:2013)
- 氧气治疗:当 P_aO_2≤55 mmHg 或 S_aO_2≤89%(静息、运动或睡眠时),用于防止肺心病并降低死亡率(Annals,1980,93:391 & Lancet,1981,i:681)
- 预防:接种流感或肺炎疫苗;戒烟(如 varenicline、buproprion)可减少 50% 的肺功能下降(AJRCCM,2002,166:675),并降低长期死亡率(Annals,2005,142:223)

- 康复治疗：减少呼吸困难及乏力，增加活动耐量，提高生活质量（Chest，2007，131：4S）
- 实验性治疗
  - 肺减容手术：增加活动能力，对于 FEV_1 >20%、上叶肺气肿、活动耐量较低者，可降低死亡率（NEJM，2003，348：2059）；可能可经支气管镜操作完成（Chest，2006，129：518）
  - 经支气管镜开通额外解剖性气道而增加呼气侧支气流
  - 罗氟司特（磷酸二酯酶 PDE-4 抑制剂）：与常规治疗方案合用时可升高 FEV_1（Lancet，2009，374：685&695）
  - 夜间双相间歇气道正压（BiPAP）：可能改善存活率，可能会降低生活质量（Thorax，2009，64：561）
- 肺移植：提高生活质量，缓解症状（Lancet，1998，351：24），可能有生存获益（Am J Transplant，2009，9：1640）

预　后

- FEV_1：<60%预期值，5 年死亡率约 10%；<40%预期值，5 年死亡率约 50%；<20%预期值，5 年死亡率约 90%
- BODE 10 分量表（Lancet，2009，374：704）；呼吸相关死亡率危险比（HR）为 1.62，每增加 1 分死亡风险增加的危险比为 1.34
  - BMI 体重指数：≤21（+1）
  - Obstruction 气道阻塞（FEV_1）：50% ~64%（+1），36% ~49%（+2），≤35%（+3）
  - Dyspnea 呼吸困难（MMRC 呼吸困难指数评分）：步行状态（+1），100m 后（+2），日常活动时（+3）
  - Exs capacity 活动耐量（6min 步行试验）：250 ~349m（+1），150 ~249m（+2），≤149m（+3）
  - 优于 FEV_1（NEJM，2004，350：1005）；可预测 LVRS 后的存活率（Chest，2006，129：873）

COPD 分期及 GOLD 标准推荐的治疗方案

分期	PFTs（占预计值）		治疗方案	
Ⅰ：轻度	FEV_1/FVC <70%	FEV_1≥80%	避免危险因素，接种流感疫苗	按需使用支气管扩张剂
Ⅱ：中度		FEV_1 50% ~80%		规律应用长效支气管扩张剂（噻托溴铵优于 β_2 受体激动剂） 康复治疗
Ⅲ：重度		FEV_1 30% ~50%		上一级治疗的基础上，若急性发作，可吸入糖皮质激素
Ⅳ：极重度		FEV_1 < 30% 或 FEV_1 < 50%伴呼吸衰竭		上一级治疗的基础上，如有慢性呼吸衰竭可吸氧； 必要时行实验性治疗

引自 2009 年慢性阻塞性肺病全球倡议（GOLD）

急性加重期

COPD 急性加重期的治疗(NEJM,2002,346:988)

药物	剂量	说明
异丙托铵	MDI 每 1～2h 吸入 4～8 喷或喷雾剂每 1～2h 吸入 5mg	一线治疗
沙丁胺醇	MDI 每 1～2h 吸入 4～8 喷或喷雾剂每 1～2h 吸入 2.5～5mg	有可逆性支气管缩窄时获益
糖皮质激素	最佳剂量及疗程目前无共识(Cochrane,2009,CD001288)。可考虑:72h 内每 6h 静脉滴注甲泼尼龙 125mg,之后每天口服 60mg 泼尼松,且每 3～4d 逐渐减量 20mg(NEJM,1999,340:1941);或每天服用 40mg 泼尼松 × 10d;或 pH > 7.26 时每天服用 30mg 泼尼松 × 2 周(Lancet,1999,354:456)	降低治疗失败率,缩短住院时间,升高 FEV_1,但无死亡率获益,且增加并发症(Cochrane,2009,CD001288) 急诊出院后使用可降低复发率(NEJM,2003,348:2618)
抗生素	阿莫西林、TMP-SMX、多西环素、克拉霉素、抗肺炎链球菌的氟喹诺酮类,等都适用(无单种抗生素被证明优于其他)。需考虑所在地常见病原菌并避免反复使用相同抗生素	常见病原菌有流感嗜血杆菌、卡他莫拉菌、肺炎链球菌。 有呼吸困难、痰量增多、咳脓痰时,抗生素可能改善预后(Annals,1987,106:196) 提高 PEF 并增加临床缓解的机会(JAMA,1995,273:957) 减少以后急性加重的发作(Thorax,2008,63:96) 对于轻中度急性加重,≤5 天疗程基本足够(Thorax,2008,63:41;JAMA,2010,303:2035)
氧疗	增加吸入氧浓度 F_iO_2 使得 $P_aO_2 \geq 55 \sim 60mmHg$ 或 S_aO_2 达到 90%～93%	注意二氧化碳潴留问题(由于 V/Q 失调加重,纠正低氧血症会减弱呼吸驱动力,Haldane 效应)但必须保证氧合!

续表

药物	剂量	说明
无创正压通气	对于轻中度呼吸困难,pH 下降或 P_aCO_2 升高,RR 超过 25/min 者早期使用;可使插管率降低 58%,住院时间平均缩短 3.2d,死亡率下降 59% 禁忌证:神志改变,无法配合或清除气道分泌物,血流动力学不稳定,上消化道出血 (NEJM,1995,333:817;Annals,2003,138:861;Cochrane,2004,CD004104;ERJ,2005,25:348)	
气管内插管	当 P_aO_2 <55 ~ 60mmHg,P_aCO_2 持续升高,pH 持续降低,呼吸加快,呼吸肌疲劳,神志改变,或血流动力学不稳定时应考虑插管	
其他措施	祛痰药的使用无数据支持(Chest,2001,119:1190) 使用时注意监测心律失常	

咯　血

定义及病理生理

- 咳出鲜血或血丝痰
- 大咯血:24 ~ 48h 内咯血量约超过 600mL;气体交换比失血本身重要
- 大咯血多来自于迂曲或受侵的支气管动脉

病　因

感染/炎症	支气管炎(小咯血最常见的原因) 支气管扩张症包括囊性纤维化(大咯血的常见原因) 肺结核或曲霉肿(可出现大咯血) 肺炎或肺脓肿
肿瘤	常为原发性肺癌,有时为转移癌(可出现大咯血)
心血管疾病	PE(可出现大咯血),肺动脉破裂(继发于器械操作),CHF,二尖瓣狭窄,创伤/异物,支气管血管瘘
其他	血管炎(Wegener 肉芽肿,Goodpasture 综合征,白塞病;可出现大咯血),AVM,抗凝治疗(有基础肺部疾病时),凝血功能障碍,可卡因,特发性肺含铁血黄素沉着症,子宫内膜异位

Crit Care Med,2000,28:1642

诊断性检查

- 定位出血部位

  通过体格检查、病史排除消化道或耳鼻喉来源的出血;可能需要内镜检查

  肺部来源:通过胸片或胸部 CT 判断是单侧还是双侧,局部还是弥漫,间质还是气道出血,必要时使用支气管镜
- PT,PTT,CBC 除外凝血功能障碍
- 痰培养/染色寻找细菌、真菌及抗酸杆菌;细胞学检查除外恶性肿瘤

- ANCA，抗 GBM 抗体，尿液检查，排查血管炎或肺肾综合征

治 疗

- 死亡是由于窒息而非失血；维持气体交换，纠正凝血异常，治疗基础疾病；镇咳药可能增加窒息的风险
- 大咯血的治疗：患侧卧位；必要时对健侧肺行选择性气管插管
  血管造影术：用于诊断及治疗（血管球囊阻塞或选择性支气管动脉栓塞）
  硬质支气管镜：比软体纤维支气管镜提供更多介入选择（电烧、激光）。
  外科手术切除

孤立肺内结节

原 则

- 定义：单发，<3cm，周围为正常肺组织，无淋巴结肿大或胸膜渗出
- 常为“意外瘤”，但也可能是有潜在治愈可能的早期局限性恶性肿瘤

病 因

良性（70%）	恶性（30%）
肉芽肿（80%）：结核性，组织细胞增生症，球孢子菌 错构瘤（10%） 支气管囊肿，AVM，肺梗死，包虫病，蛔虫病，曲霉肿，Wegener 肉芽肿，类风湿结节，脂肪瘤，纤维瘤，淀粉样瘤，肺炎	支气管肺癌（75%）： 周围型：腺癌、大细胞癌 中央型：鳞癌、小细胞癌 转移癌（20%）：乳腺癌，头颈部肿瘤，结肠癌，睾丸癌，肾癌，肉瘤，黑色素瘤 类癌，原发性肉瘤

肿瘤风险

特点	低	中	高
直径（cm）	<1.5	1.5～2.2	≥2.3
结节形状	光滑	分叶	毛刺
年龄（岁）	<45	45～60	>60
吸烟	从不	目前（≤1 包/日）	目前（>1 包/日）
戒烟	不吸烟， 或戒烟≥7 年	<7 年前戒烟	未戒烟

NEJM，2003，348：2535

初始评估

- 病史：肿瘤病史，吸烟，年龄（<30 岁恶性可能为 2%，>30 岁后每 10 岁增加 15%）
- CT：大小/性状，钙化，淋巴结肿大，渗出，骨破坏，并与既往 CT 对比
  无钙化则恶性可能增大；层状结构提示肉芽肿；“爆米花”样提示错构瘤

诊断性检查

- PET：检出转移灶，评价肿瘤恶性度，诊断恶性肿瘤敏感性 97%，特异性 78%（尤其 >8mm 时）；亦可用于外科手术分期，因其有可能发现意

外的转移灶(Lancet,2001,2:659);决定病变的处理方法:活检抑或是定期 CT 随访(J Thor Oncol,2006,1:71)

- 经胸壁细针穿刺活检:若技术可行,97% 可获得确定的组织诊断(AJR,2005,185:1294);若不能确诊或为恶性则应切除
- VATS:适用于经皮不能达到的病灶;敏感性高,可行切除术;已取代开胸手术
- 经支气管肺活检:在没有支气管内超声引导时多数病灶由于太小而无法可靠取样(Chest,2003,123:604);支气管刷检效果差,除非肿瘤已侵犯支气管
- PPD,真菌血清学检查,ANCA

处理方案

- 低危:定期 CT 随访(第 1 年每 3 个月 1 次,第 2 年每 6 个月 1 次);根据活检结果与患者共同决定
- 中危:PET,根据病变部位、并发症及患者意愿选择行经胸壁细针穿刺活检或经支气管肺活检;若不能确诊→VAST
- 高危(及术前评估):VATS→若为恶性则行肺叶切除术

阻塞性睡眠呼吸暂停(OSA)

定义及病理生理

- 睡眠时反复咽部塌陷导致呼吸暂停(≥10s)或低通气(气流减少),伴或不伴睡眠时缺氧,频繁觉醒,导致日间嗜睡
- 低通气指数(AHI) = 平均每小时睡眠中呼吸暂停 + 低通气次数
- 睡眠诱导的咽部扩张肌群肌力消失→咽部塌陷→唤醒→交感神经系统激活;不同 OSA 患者表现不同
- 呼吸暂停→胸廓内负压→心脏前负荷增加,后负荷增加→高血压,心血管后遗症
- 危险因素:肥胖(见于 70% 患者),男性,年龄增长,酒精,吸烟,黑种人

临床表现(Lancet,2002,360:237)

- 打鼾,有呼吸暂停或气喘,日间嗜睡
- 心血管系统
  - HTN(JAMA,2000,283:1829;NEJM,2000,342:1378)
  - 与脑卒中及死亡风险增加有关(NEJM,2005,353:2034),可能增加心血管疾病及 CHF 风险(AJRCCM,2001,163:19)
- 神经认知
  - 认知能力下降,生活质量下降
  - MVA 及工作事故增加(NEJM,1999,340:847;AJRCCM,2001,164:2031)

诊断与治疗

- 多导睡眠监测(睡眠检查);可在家中进行。若为阳性,开始 CPAP 试验性治疗
- CPAP:明显减少呼吸暂停/低通气,降低血压(Lancet,2002,359:204),减少嗜睡,提高工作能力(AJRCCM,2001,164:608),对存在心衰的患者可提高 EF(NEJM,2003,348:1233)
- 口腔矫治器可防止舌后垂。不愿行 CPAP 者可使用

- 避免酒精及镇静剂
- 手术(如 UPPP)获益有限(Chest,1997,111:265)

间质性肺病(ILD)

ILD 相关检查

排除类似 ILD 的疾病

- 充血性心力衰竭(检查 BNP,试验性利尿治疗)
- 感染:病毒,非典型菌,真菌,结核,寄生虫
- 恶性肿瘤:淋巴管转移癌,支气管肺泡癌,白血病,淋巴瘤

病史及体格检查

- 职业史,旅行史,暴露,用药史,诱发因素
- 进展情况(急性提示感染、CHF、过敏性肺炎、嗜酸性细胞性肺炎、AIP、COP、药物诱导的肺部疾病)
- 肺外症状及体征(皮肤改变,关节痛/关节炎,杵状指,神经病变等)

诊断性检查(参见附录及影像学部分)

- 胸片及高分辨胸部 CT:网状、结节状或磨玻璃样阴影
  - 上叶→煤工尘肺,矽肺,过敏性肺炎,结节病,结核,类风湿关节炎;下叶→IPF,石棉肺,硬皮病
  - 淋巴结肿大→结节病,铍中毒,矽肺,恶性肿瘤,真菌感染
  - 胸膜病变→胶原血管病,石棉肺,感染,放疗
- PFTs:限制性通气功能障碍(容量减少),D_LCO 降低,P_aO_2 降低(尤其运动时);若同时有阻塞性通气功能障碍,应考虑结节病
- 血清学检查:检查 ACE、ANA、RF、ANCA、抗 GBM 抗体、HIV
- 支气管肺泡灌洗:诊断感染,出血,嗜酸性细胞综合征,PAP
- 若无明确诱因且以上检查无果,则行活检(经支气管、CT 引导、VATS、开胸)

ILD 病因

结节病(NEJM,2007,357:2153 & Clin Chest Med,2008,29:533)

- 患病情况:好发于非裔美国人、北欧地区及女性;30~50 岁发病
- 病理生理:外周细胞免疫系统受抑,而中心激活

临床表现

器官系统	表现
肺	肺门 LAN;纤维化;肺动脉高压。分期:Ⅰ期为双侧肺门 LAN;Ⅱ期为 LAN + ILD;Ⅲ期为 ILD;Ⅳ期为弥漫性肺纤维化
皮肤(25%~33%)	蜡样皮肤斑块 狼疮冻疮样皮损(脸部紫色硬结样皮损) 结节性红斑(脂膜炎导致的红色疼痛性结节,典型的见于胫前)。鉴别诊断:特发性(34%),感染(33%,链球菌,结核),结节病(22%),药物(OCP,青霉素),血管炎(白塞病),IBD,淋巴瘤

续表

器官系统	表现
眼(25% ~80%)	前色素层炎多于后色素层炎;泪腺分泌增多
内分泌系统及肾脏(10%)	肾结石,高钙血症(10%),尿钙增多(40%) 由巨噬细胞介导的维生素 D 羟基化所致
神经系统(10%临床,25%病理)	第Ⅶ颅神经麻痹,周围神经病变,中枢神经系统病变,癫痫
心脏(5%临床,25%病理)	传导阻滞,室性心动过速,CMP
肝、脾、骨髓	肉芽肿性肝炎(25%),脾及骨髓肉芽肿(50%)
全身性	发热,盗汗,食欲缺乏及体重下降(与肝病有关)
肌肉骨骼	关节痛,关节周围肿胀,骨囊性变

- Löfgren 综合征:结节性红斑,肺门淋巴结肿大,关节炎(预后好)
- 诊断性检查:淋巴结活检→非干酪样坏死性肉芽肿,多核巨细胞
  ^{18}FDG PET 可用于评估病变范围及潜在的诊断性活检部位
  ACE↑(敏感性 60%,活动期可达 90%,特异性 80%,其他肉芽肿性疾病可出现假阳性)
- 评估病变范围:CXR,PFTs,眼科检查,ECG,CBC(淋巴细胞减少,嗜酸性粒细胞增多),血钙,24h 尿钙,LFTs;根据症状和体征可选动态心电图 Holter,超声心动图,心脏 MRI,脑 MRI 等检查
- 治疗:如有症状或有胸外器官功能障碍,使用糖皮质激素(如泼尼松 20 ~40mg/d)(可改善症状,但不改变长期病程);对于广泛皮肤病变使用羟氯喹;对慢性/难治性结节病,可使用 TNF 单抗、MTX、AZA、霉酚酸酯或环磷酰胺
- 预后:约 2/3 在 10 年内自发缓解(60% ~80% 的Ⅰ期患者,50% ~60% 的Ⅱ期患者,30% 的Ⅲ期患者),少见复发;约 1/3 病情为进展性

医源性

- 胺碘酮(约 10%;剂量及时间依赖性):慢性间质性肺炎及 ARDS 可相互转化;活检→空泡样巨噬细胞,电镜下见层状内涵体;治疗:停用胺碘酮,给予糖皮质激素
- 其他药物:呋喃妥因,磺胺类,噻嗪类,异烟肼,肼屈嗪,金制剂
- 化疗药物:博来霉素(高压氧诱发?),白消安,环磷酰胺,MTX 等
- 放疗:COP/ BOOP,病变边界清晰,呈线形,与解剖分界无关;DAH

特发性间质性肺炎(ⅡPs)(AJRCCM,2005,172:268)

- 定义:原因不明的 ILD;通过影像学、组织学及临床特点诊断

ⅡPs

类型	影像/组织学	临床
UIP/IPF	网状阴影,蜂窝状阴影,牵拉性支气管扩张;分布于双肺外周、胸膜下及基底部	症状>12 个月 5 年死亡率约 80%

续表

类型	影像/组织学	临床
NSIP	均质磨玻璃样阴影或实变,不规则网状索条影;对称分布,分布于双肺外周、基底部、胸膜下。类似结缔组织病性 ILD。分为细胞型及纤维型,晚期类似 UIP 但为均质性	症状持续数月至数年 5 年死亡率 10%(纤维型与 UIP 相同)
COP/BOOP	双侧斑片状实变影,结节;分布于胸膜下及支气管旁。小细支气管内肉芽组织增生,伴周围肺泡炎症	可继发于感染、HSCT、放疗、药物反应。5 年死亡率 <5%
AIP	弥漫性磨玻璃样阴影,实变,小叶不受累。病理改变类似 DAD	症状 <3 周 6 个月死亡率 60%
DIP	弥漫性磨玻璃样阴影,网状索条影; 分布于双肺下部,周围。肺泡内巨噬细胞聚集	30~50 岁的吸烟者 症状持续数周或数月 死亡率低
RB-ILD	支气管壁增厚,小叶中央结节,斑片状磨玻璃样阴影。肺泡内巨噬细胞聚集	

(AJRCCM,2002,165:277;Archives,2001,161:158。)UIP:普通型间质性肺炎;IPF:特发性肺纤维化;NSIP:非特异性间质性肺炎;COP:隐源性机化性肺炎;BOOP:阻塞性细支气管炎伴机化性肺炎;AIP:急性间质性肺炎;DIP:脱屑性间质性肺炎;RB-ILD:呼吸性细支气管炎间质性肺病

- UIP/IPF 的治疗:糖皮质激素和 AZA;N-乙酰半胱氨酸 600mgtid 可能延缓肺功能下降(NEJM,2005,353:2229)
- 糖皮质激素治疗其他 Ⅱ Ps:NSIP(尤其细胞型)及 COP(AJRCCM,2000,162:571);
  AIP 及 DIP/RB-ILD(患者应当戒烟)可能获益

环境及职业暴露(NEJM,2000,342:406)

- 尘肺(无机粉尘)
  煤矿工人尘肺:上叶斑点影;可能进展为严重纤维化
  矽肺:上叶磨玻璃样影,可有淋巴结蛋壳样钙化;罹患结核风险增高
  石棉肺:下叶纤维化,钙化的胸膜斑,DOE,干咳,查体有啰音。接触石棉后还出现胸膜斑,良性胸膜渗出,弥漫胸膜增厚,圆形肺不张,间皮瘤,肺癌(尤其吸烟者)。
  铍中毒:多系统肉芽肿性疾病,类似结节病
- 过敏性肺炎(有机粉尘):散在的非干酪样坏死性肉芽肿
  抗原:农民肺(嗜热放线菌孢子);养鸽者肺(鸟类羽毛及排泄物中的蛋白);加湿器肺(嗜热菌)
  病理生理:免疫反应;可表现为急性(暴露后 6h)或慢性

胶原血管病(ERJ,2001,18:69S;NEJM,2006,355:2655)

- 风湿病
  硬皮病:约67%患者有纤维化;约10% CREST综合征患者合并PHT
  PM-DM:ILD及呼吸肌无力;MCTD:PHT及纤维化
  SLE及RA:胸膜炎及胸膜渗出比ILD更常见;SLE可导致DAH
- 血管炎(可伴DAH)
  Wegener肉芽肿(c-ANCA阳性)伴坏死性肉芽肿
  Churg-Strauss综合征(c-或p-ANCA阳性)伴嗜酸细胞增多及坏死性肉芽肿
  显微镜下多血管炎(p-ANCA阳性)无肉芽肿
- Goodpasture综合征 = DAH + RPGN(急进型肾小球肾炎);典型病例见于吸烟者;90%患者抗GBM抗体阳性
- IPH:罕见病,排除诊断

肺浸润伴嗜酸细胞增多症(PIE) = 支气管肺泡灌洗液嗜酸细胞增多伴或不伴有外周血嗜酸细胞增多

- ABPA:对曲霉菌的变应性反应
  标准:哮喘,肺部浸润(一过性的或固定的),皮肤反应及血清曲霉菌沉淀素,抗曲霉菌IgE及总IgE增高(后者 > 1000),嗜酸细胞增多,中央型支气管扩张
  治疗:糖皮质激素 ± 伊曲康唑治疗难治性病例(NEJM,2000,342:756)
- Löffler综合征:寄生虫/药物所致的一过性肺部浸润影及咳嗽、发热、呼吸困难、嗜酸细胞增多
- AEP:急性缺氧性发热疾病;治疗用糖皮质激素
- CEP:CHF的"反转形状",典型者见于女性
- 其他:Churg-Strauss综合征;嗜酸细胞增多综合征

其　他

- PAP:表面活性物质样磷脂蓄积;男性吸烟者;白黏痰;支气管肺泡灌洗液呈牛乳样(NEJM,2003,349:2527);治疗采用全肺灌洗及GM-CSF
- LCG:年轻男性吸烟者;肺尖部囊肿;气胸(25%)
- LIP:多克隆B细胞肺部浸润(可能为淋巴瘤),有网状及磨玻璃样阴影,肺泡间隔及支气管血管影增厚;症状持续 > 1年;治疗使用糖皮质激素

胸腔积液

病理生理

- 全身因素(如PCWP增高,胶体渗透压下降)→漏出液形成
- 局部因素(即胸膜表面通透性改变)→渗出液形成

漏出液

- CHF(40%):80%双侧,CXR可见心影增大
  偶为渗出液(尤其强力利尿后或慢性病程),但约75%的CHF患者的渗出液并非由CHF引起(Chest,2002,122:1518)
- 缩窄性心包炎(查体有心包叩击音,影像见心包钙化或增厚)
- 肝硬化("肝性胸水"):横膈缺陷使得腹水可进入胸腔,常为右侧(2/3)且大量(即使无明显腹水)

- 肾病综合征：常为少量、双侧、无症状性（因存在高凝状态除外 PE）
- 其他：PE（常为渗出液），恶性肿瘤（淋巴回流受阻），黏液水肿，CAPD

渗出液

- 肺实质感染（25%）

  细菌感染（肺炎旁）：渗出液可以从无菌的渗出期，至有菌的纤维化脓期，最后进入机化期（纤维化并形成坚硬的纤维板）。常见病原体：肺炎链球菌、金黄色葡萄球菌、米勒链球菌、克雷白杆菌、假单胞菌、嗜血杆菌、拟杆菌、消化链球菌，吸入性肺炎则为混合感染

  分枝杆菌感染：80% 的情况下淋巴细胞 > 50%，ADA > 40，胸膜活检敏感性约为 70%

  真菌、病毒（常为少量）、寄生虫（如阿米巴病、包虫病、肺吸虫病）
- 恶性肿瘤（15%）：原发性肺癌最常见，转移癌（尤其来自乳腺癌、淋巴瘤等），间皮瘤（检查血清骨桥蛋白水平；NEJM，2005，353：15）
- 肺栓塞（10%）：约 40% 的肺栓塞有胸水；75% 为渗出液，25% 为漏出液；可为血性胸水。要高度重视 PE，因其临床表现具有多样性
- 胶原血管病：RA（大量），SLE（少量），Wegener 肉芽肿，Churg-Strauss 综合征
- 胃肠道疾病：胰腺炎，食管破裂，腹腔脓肿
- 血胸（胸水与血液 Hct 之比 > 50%）：外伤，肺栓塞，恶性肿瘤，凝血障碍，主动脉瘤破裂，主动脉夹层，肺血管畸形
- 乳糜胸（甘油三酯 > 110）：外伤，恶性肿瘤，LA 破坏胸导管所致
- 其他：CABG 后：左侧；初为血性，几周后变清

  Dressler 综合征（心肌梗死后心包炎及胸膜炎），尿毒症，放疗后

  石棉暴露：良性；嗜酸性细胞增多

  药物诱导（如呋喃妥因、二甲麦角新碱、溴隐亭、胺碘酮）：嗜酸性细胞增多

  尿毒症；放疗后；结节病

  Meigs 综合征 = 良性卵巢肿瘤→腹水及胸水

  黄指（趾）甲综合征：黄指（趾）甲，淋巴水肿，胸膜渗出，支气管扩张症

诊断性检查

- 胸腔穿刺术（NEJM，2006，355：e16）

  适应证：所有卧位时 > 1cm 的液体渗出

  若怀疑是 CHF 引起，可利尿治疗观察胸水是否消退（75% 会在 48h 内消退）

  若为不对称性，有发热、胸痛，或不消退，则应行胸腔穿刺

  肺炎旁胸腔积液应尽快穿刺（临床上不能排除感染时）

  诊断性检查：检查总蛋白，LDH，葡萄糖，细胞计数及分类，革兰染色及培养，pH；根据临床情况将剩余的胸水用于其他检查

  并发症：气胸（5% ~ 10%），血胸（约 1%），肺复张后肺水肿（如抽取胸水 > 1.5L），脾/肝破裂；穿刺后不需常规胸片（Annals，1996，124：816）
- 鉴别漏出液与渗出液（Annals，1972，77：507）

  Light 标准：若胸水与血清总蛋白之比 > 0.5 或 LDH 之比 > 0.6 或胸水 LDH > 血清 LDH 正常上限的 2/3 则诊断为渗出液；敏感性

98%,特异性 83%;所有方法中敏感性最高(Chest,1995,107:1604);但会将 25%的漏出液错判断为渗出液;所以如果临床怀疑漏出液但满足渗出液标准,使用特异性更高的检查进行确认

特异性更好的渗出液诊断标准:血清胸水白蛋白梯度≤1.2,敏感性87%,特异性 92%;血清胸水总蛋白梯度≤3.1,敏感性 84%,特异性 91%;胸水胆固醇 >45mg/dL 且 LDH >200,敏感性 90%,特异性 98%(不需要血清检查)

CHF 患者的胸水:总蛋白可能因利尿或慢性病程而增高,即“假渗出液”;使用白蛋白梯度≤1.2,胸水胆固醇 >60mg/dL(敏感性54%,特异性 92%),或临床判断来辅助鉴别(Chest,2002,122:1524)

- 复杂性与非复杂性肺炎旁胸腔积液(Chest,1995,108:299)
  - 复杂性即革兰染色阳性或细菌培养阳性或 pH <7.2 或葡萄糖 <60
  - 复杂性肺炎旁胸腔积液常需要引流治疗达到缓解
  - 脓胸即胸腔积脓,也需要引流达到缓解
- 其他胸水检查(NEJM,2002,346:1971)
  - NT-proBNP≥1500 pg/mL 诊断 CHF 敏感性 91%,特异性 93%(Am J Med,2004,116:417)
  - WBC 及分类计数:渗出液与漏出液相比 WBC 更高但不具有特异性
    - 中性粒细胞多见于肺炎旁胸腔积液,PE,胰腺炎
    - 淋巴细胞(>50%)见于肿瘤,结核,风湿病
    - 嗜酸性粒细胞(>10%)见于出血,气胸,药物反应,石棉肺,肺吸虫病,Churg-Strauss 综合征,肺栓塞
  - RBC:Hct 为 1% ~20%的胸水见于肿瘤、PW、外伤;胸水与血液 Hct 之比 >50%,见于血胸
  - AFB:结核时抗酸染色阳性率 0 ~10%,培养阳性率 11% ~50%,胸膜活检阳性率约 70%
  - ADA:见于肉芽肿时,>70 提示结核,<40 排除结核
  - 细胞学检查:最好抽取≥150mL、至少 60mL 胸水用于检查(Chest,2010,137:68)
  - 葡萄糖:<60mg/dL 见于恶性肿瘤、感染、RA
  - 淀粉酶:见于胰腺疾病及食管破裂(唾液淀粉酶)
  - 类风湿因子,C_H50,ANA:诊断胶原血管病作用有限
  - 甘油三酯:>110 见于乳糜胸,50 ~110 需分析脂蛋白检查乳糜微粒
  - 胆固醇:>60;见于慢性渗出(如 CHF、RA、陈旧结核)
  - 肌酐:胸水与血清之比 >1 则为尿胸
- 胸部 CT;胸膜活检;VATS
- 未诊断的持续性胸膜渗出(Clin Chest Med,2006,27:309)
  - 漏出液:最常见病因为 CHF 或肝性胸水。检查有无 CHF 或肝硬化症状及体征,胸水 NT-proBNP;可考虑腹膜内注射锝 -99m 硫胶体
  - 渗出液(应使用以上提及的高特异性检查确认渗出液):最常见病因为恶性肿瘤、脓胸、结核、肺栓塞。检查有无恶性肿瘤症状及体征,胸部 CT(增强)、ADA 或 IFN-γ 释放试验;可考虑胸腔镜检查

胸水特点(非诊断标准)

病因	外观	WBC 分类	RBC	pH	葡萄糖	说明
CHF	透明清亮	<1 000 淋巴细胞为主	<5 000	正常	≈血清	双侧,心脏扩大
肝硬化	透明清亮	<1 000	<5 000	正常	≈血清	右侧
非复杂性肺炎旁胸腔积液	混浊	5~40 000 多核细胞为主	<5 000	正常或↓	≈血清(>40)	
复杂性肺炎旁胸腔积液	混浊至脓性	5~40 000 多核细胞为主	<5 000	↓↓	↓↓(>40)	需要引流
脓胸	脓性	25~100 000 多核细胞为主	<5 000	↓↓↓	↓↓	需要引流
结核	血清样	5~10 000 淋巴细胞为主	<10 000	正常或↓	正常或↓	抗酸杆菌阳性 ADA 阳性
恶性肿瘤	混浊至血性	1~100 000 淋巴细胞为主	<100 000	正常或↓	正常或↓	细胞学阳性
肺栓塞	有时为血性	1~50 000 多核细胞为主	<100 000	正常	≈血清	无梗死则为漏出液
RA/SLE	混浊	1~20 000 多变	<1 000	↓	RA ↓↓↓ SLE 正常	RF↑, C_H50↓, 免疫复合物↑
胰腺炎	血清样至混浊	1~50 000 多核细胞为主	<10 000	正常	≈血清	左侧,淀粉酶↑
食管破裂	混浊至脓性	<5 000 或>50 000	<10 000	↓↓↓	↓↓	左侧,淀粉酶↑

治疗

- 有症状性胸腔积液:治疗性胸腔穿刺,治疗基础疾病
- 肺炎旁胸腔积液(Chest,2000,118:1158)

  非复杂性→抗生素治疗肺炎

  超过1/2的单侧胸腔或复杂性或脓胸→胸腔闭式引流(否则有机化及日后需要手术剥离的风险)

  包裹性胸腔积液→闭式胸腔引流或VATS;胸膜腔内注射纤维蛋白溶解剂无明确受益

（尽管在最大型临床研究中使用纤溶剂较晚，且采用小孔胸腔引流管；NEJM，2005，352：865）

- 恶性胸腔积液：连续胸腔穿刺或闭式胸腔引流 + 胸膜固定术（成功率达 80% ~ 90%）或直接在门诊留置胸腔引流管（Cochrane database，2004，CD002916）；具体用于胸膜固定的药物（滑石粉、博来霉素、多西环素）选择尚存争议；全身用糖皮质激素及 pH < 7.2 者胸腔固定术失败可能性增大
- 结核性胸腔积液：常可自行消退；但活动性结核患者应接受治疗
- 肝性胸腔积液：
  治疗：改变压力梯度（即减少腹水量，NIPPV）
  避免使用引流管；需要时行胸腔穿刺、胸腔固定，药物治疗失败可行 TIPS 或 VATS 关闭横隔缺损；NIPPV 用于急性短期治疗
  可出现 SBEM（即使是无 SBP 的情况下），所以怀疑感染时行胸腔穿刺
  肝移植为明确有效的治疗，应立即开始准备相关事宜

静脉血栓栓塞（VTE）

定　义

- DVT：腘静脉、股静脉或髂静脉血栓形成（注意，“表浅的”股静脉也是深静脉系统的一部分）
- PE：来自静脉系统的血栓，栓塞肺动脉循环；年发病率 1/1 000；每年 25 万例（Archives，2003，163：1711）

危险因素

- 静脉内血栓形成的 Virchow 三要素
  血液淤滞：长期卧床，缺乏活动，CHF，近 3 个月内 CVA，乘飞机 > 6h（NEJM，2001，345：779）
  内皮损伤：外伤，手术，曾发生 DVT，炎症
  高凝状态：APC 抵抗，蛋白 C 或 S 缺乏，APS，凝血酶原基因突变，Ⅷ因子增多，高同型半胱氨酸血症，HIT，OCP，HRT，他莫昔芬，雷洛昔芬
- 恶性肿瘤（占“特发性”DVT/PE 的 12%）
- 血栓形成病史（VTE 复发风险高于先天性高凝状态者）
- 他汀类药物治疗可降低风险（NEJM，2009，360：1851）

血栓形成预防（Chest，2008，133：381S）

风险	患者 & 状况	预防
低危 VTE < 10%	小手术后可活动的外科患者； 完全可活动的内科患者	早期积极下地活动
中危 VTE 10% ~ 40%	大部分外科手术患者；病重或卧床的内科患者	UFH5 000 U 皮下注射，2/d 或 3/d；LMWH，磺达肝葵钠（若出现 HIT）；若出血风险高则行机械性预防
高危 VTE 40% ~ 80%	骨科手术，外伤，脊髓损伤	LMWH，磺达肝葵钠，华法林（INR 2 ~ 3）；若出血风险高则行机械性预防

利伐沙班（口服 Xa 因子抑制剂；NEJM，2008，358：2765 & 2776）及达比加群（口服Ⅱa

因子抑制剂)正在研究中(译者注:目前已上市)

临床表现——DVT

- 小腿疼痛,下肢肿胀(比健侧周径长3cm以上),静脉曲张,疼痛,红斑,皮温升高,有压痛,可触及硬结,Homan征阳性(足背屈时牵拉腓肠肌引起疼痛,见于<5%的患者),股青肿:血液淤积→水肿,发绀,疼痛
- 50%有症状的DVT患者存在无症状的PE

DVT验前概率

主要因素	次要因素
• 活动性癌症 • 瘫痪,轻瘫,脚制动 • 卧床连续3d以上或4周内有大手术 • 沿静脉走行局部压痛 • 大腿及小腿肿胀 • 小腿肿胀,比健侧周径长3cm以上 • 有DVT家族史(不少于两位一级亲属)	• 患肢60d内曾有外伤 • 患肢出现可凹性水肿 • 患肢出现浅静脉扩张(无曲张),健侧则无浅静脉扩张,6个月内曾住院 • 红斑
高度可能(约85%可能性为DVT) ≥3条主要因素且无备选诊断 ≥2条主要因素加≥2条次要因素且无备选诊断 中度可能(约33%可能性为DVT) 介于高度可能及低度可能之间 低度可能(约5%可能性为DVT) 1条主要因素加≥2条次要因素且有备选诊断 1条主要因素加≥1条次要因素且无备选诊断 0条主要因素加≥3条次要因素且有备选诊断 0条主要因素加≥2条次要因素且无备选诊断	

Lancet,1995,345:1326;NEJM,1996,335:1816

诊断性检查——DVT

- 加压超声对于症状性DVT敏感性及特异性>95%(对无症状性DVT则较差);不应仅仅检查近端静脉,而应检查整个下肢静脉(JAMA,2010,303:438)
- D-二聚体:<500有助于排除DVT(详见后述);静脉造影:可采用CT、MR或有创介入血管造影

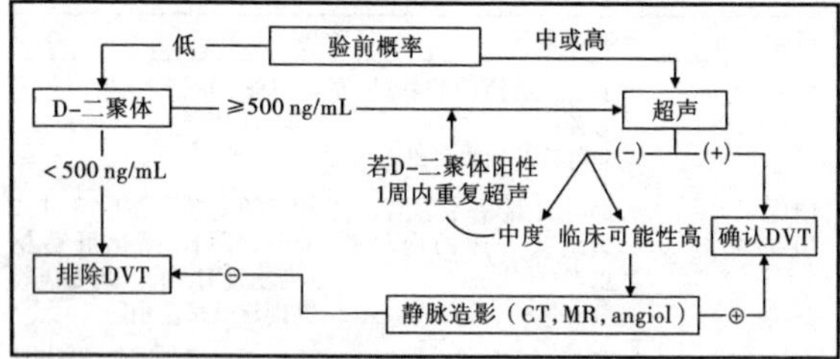

图2-3 可疑DVT的临床诊断路径

Lancet,1995,345:1326 & 1997,350:1795;NEJM,1996,335:1816 & 2003,349:13;Archives,2002,162:907.

临床表现——PE

- 呼吸困难(73%),胸膜炎性胸痛(66%),咳嗽(37%),咯血(13%)
- 呼吸频率增快(>70%),湿啰音(51%),心率加快(30%),发热,紫绀,胸膜摩擦音,P_2亢进
- 大块PE:晕厥,低血压,PEA;JVP升高,右室S_3,Graham-Steell(肺动脉瓣关闭不全)杂音

PE"改良Wells"验前概率评分

因素		分值
• PE与其他备选诊断的可能性相似或更高;有DVT临床症状及体征		每点3分
• 心率>100次/分;曾患有DVT或PE		每点1.5分
• 制动(卧床≥3d)或4周内有手术		1.5分
• 咯血;恶性肿瘤		每点1分
"改良Wells"验前概率评估(用于V/Q)		
<2分	2~6分	>6分
低度可能	中度可能	高度可能
"二分类的Wells"验前概率评估*(用于CTA)		
≤4分:PE"不可能"		>4分:PE"可能"

Annals,2001,135:98; *JAMA,2006,295:172

诊断性检查——PE

- CXR(敏感性及特异性有限):12%正常,肺不张,胸腔积液,偏侧横隔上移,Hampton峰(胸膜为基底的楔状阴影);Westermark征(PE远端血管纹理减少)
- ECG(敏感性及特异性有限):窦性心动过速,房颤;右室劳损征象→RAD,肺型P波,RBBB,$S_{I}Q_{III}T_{III}$及V_1~V_4导联T波倒置(McGinn-White pattern,Chest,1997,111:537)
- ABG:低氧血症,低碳酸血症,呼吸性碱中毒,肺泡-动脉氧分压梯度增大(Chest,1996,109:78),18%在吸入室内空气时P_aO_2为85~105 mmHg,6%肺泡-动脉氧分压梯度正常(Chest,1991,100:598)
- D-二聚体:敏感性高,特异性差(25%);ELISA法阴性结果的阴性预测值(NPV)>99%,因此对于验前概率为"可能性小"的患者可用于排除PE(JAMA,2006,295:172)
- 超声心动图:用于危险分层(右室功能不全),但不用于诊断(敏感性<50%)
- 核素肺通气/灌注扫描:高敏感性(98%),低特异性(10%)。对于VQ高度可能的患者特异性可提高至97%。用于PE验前概率高且CT不可用或禁忌时。验前概率低+VQ低度可能时可用于排除PE,但有4%的假阴性率(JAMA,1990,263:2753)
- CT血管造影(CTA;见影像学部分):使用MDCT+CTV,高质量扫描且由经验丰富者阅片时,敏感性90%,特异性95%(NEJM,2006,354:2317);若影像与临床怀疑一致时,PPV及NPV>95%,不一致时≤80%(所以需要同时考虑两者);CT还可能提供其他诊断

- 在未行 CTA 情况下，约 9% 患者下肢加压超声显示存在 DVT，但 CTA 联合下肢加压超声并不提高诊断率(Lancet，2008，371：1343)
- 肺动脉造影：是否仍为诊断金标准有争议(并发症发生率 5%，死亡率 <0.5%)，不常用
- MR 动脉造影：敏感性 84%(段)至 100%(叶)(Lancet，2002，359：1643)

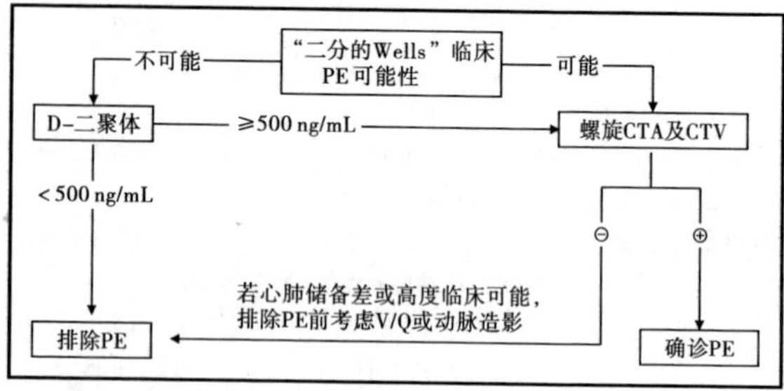

图 2-4　用 CTA 诊断可疑 PE 的流程

参考数据来自 NEJM，2005，352：1760 & 2006；354：22；JAMA，2005，293：2012 & 2006，295：172

特发性 VTE 的检查

- 易栓症相关检查：适用于存在阳性家族史者，年龄 <50 岁或在服用 OCP/HRT 者亦可考虑检测。因血栓、肝素及华法林会影响检查结果，完成抗凝治疗两周后检查。注意，对于首次特发性 DVT，若已计划长期抗凝治疗，不要为行检查而改变治疗方案(JAMA，2005，293：2352；Blood，2008，112：4432；Am J Med，2008，121：458)
- 恶性肿瘤检查：12%"特发性"DVT/PE 患者以后会被发现有恶性肿瘤；根据年龄进行适当筛查；避免过度检查(NEJM，1998，338：1169)

PE 患者的危险分层

- 临床：低血压和(或)心动过速(死亡率约 30%)，低氧血症
- CTA：右室/左室内径比 >0.9(Circ，2004，110：3276)
- 生物标记物：肌钙蛋白升高(Circ，2002，106：1263)，BNP 升高(Circ，2003，107：1576)预示死亡率升高
- 超声心动图：右室功能不全(无低血压时尚存争议)

VTE 的治疗(Chest，2008，133：454S；NEJM，2008，359：2804)

- 下肢 DVT：小腿或近端→抗凝治疗(即使无症状)
- 上肢 DVT：抗凝治疗(与下肢相同)。导管相关的 DVT，若导管通畅且需要继续使用者，无需拔除
- 浅表静脉血栓形成：鉴于有 10% 患者会在 3 个月内出现血栓栓塞事件，应予抗凝治疗(尤其广泛血栓形成时)(Annals，2010，152：218)
- 急性期抗凝治疗(若临床高度怀疑则立即开始)

  IV UFH：80 U/kg 负荷→18 U/kg/h→调整剂量使得 PTT 为对照的 1.5～2.3 倍(如 60～85s)

LWMH(如依诺肝素 1mg/kg 皮下注射每日两次或达肝素 200 IU/kg 皮下注射每日 1 次)
LWMH 优于 UFH,除非:肾衰竭(CrCl < 25),极度肥胖(?),血流动力学不稳定,或存在出血风险(Cochrane,2004,CD001100)
不需要检测抗 Xa 活性,除非考虑调整剂量(如肾功能不全时)
可作为门诊患者向长期口服抗凝药过渡的不错选择
磺达肝葵钠:5 ~ 10mg 皮下注射(1/d),效果与 UFH 类似(NEJM,2003,349:1695),用于出现 HIT 的患者
直接凝血酶原抑制剂(如阿加曲班、重组水蛭素)用于出血 HIT 的患者

- 早期活动
- 溶栓(如 2h 给予 TPA 100mg)
  适用于伴有血流动力学异常的 PE("大块 PE")
  不伴血流动力学异常的 PE 但存在高危因素("亚大块 PE",例如出现明显呼吸困难、严重低氧血症、超声心动图提示右室功能不全、CTA 提示右室增大),且出血风险低时可考虑使用。颅内出血(ICH)的风险为 3%,未证明可降低死亡率(NEJM,2002,347:1143;Cochrane,2006,CD004437)
  广泛(如髂股静脉)急性 DVT,且无法行插管相关治疗时可考虑溶栓
- 插管相关治疗(溶栓及血栓碎解/抽吸)
  广泛(如髂股静脉)急性 DVT 时考虑使用
  伴血流动力学异常的 PE 或高危的 PE 患者,不适宜全身溶栓治疗或外科手术取栓时可考虑使用
- 外科取栓术:大块、近端 PE,伴血流动力学异常且有溶栓禁忌时;有经验的中心可考虑用于伴右室功能的不全大块、近端 PE(J Thorac CV Surg,2005,129:1018)
- 下腔静脉滤器:适用于存在抗凝治疗禁忌、抗凝失败、或出血、或心肺储备下降(这点有争议)时;若风险是暂时性,可使用临时滤器;滤器联合抗凝治疗→PE 减少 1/2,DVT 增加 2 倍,死亡率无差异(NEJM,1998,338:409;Circ,2005,112:416)
- 长期抗凝治疗
  华法林(目标 INR 2 ~3):与肝素同时开始使用,除非病情不稳定且可能需要行溶栓、插管相关治疗或外科手术;与肝素治疗重叠≥5d 且 INR≥2 超过 24h
  浅表静脉血栓:疗程 4 周
  首次近端 DVT 或继发于可逆性/暂时性危险因素的 PE 或远端 DVT:疗程 3 个月
  首次无明显诱因的近端 DVT 或 PE:治疗≥3 个月后重新评估;若出血风险低→终身治疗
  第二次 VTE 事件:终身华法林治疗(NEJM,1997,336:393 & 2003,348:1425)
  癌症有关的 VTE:LMWH 使用 3 ~6 个月,之后终身使用 LMWH/华法林或直至癌症治愈(NEJM,2003,349:146);若为黑色素瘤、肾细胞癌、甲状腺癌、绒癌需检查头部 CT 是否有脑转移

并发症及预后

- 血栓后综合征(25%):疼痛,肿胀;使用压力袜 3 个月可减轻

- 复发性 VTE：每年 1%（首次 VTE 后），每年 5%（复发性 VTE 后）
  只治疗 6 个月后：每年 5%（首次 VTE 后），每年 > 10%（复发性 VTE 后）
  预测因素：停止抗凝治疗 1 个月后 D－二聚体异常（NEJM,2006,355:1780）；抗凝治疗 3 个月后超声阳性（Annals,2002,137:955）；凝血酶生成 >400 nM（JAMA,2006,296:397）
- 急性 PE 后慢性血栓栓塞 PHT（3.8%）（NEJM,2004,350:2257），考虑血栓动脉内膜剥脱术
- 死亡率：6 个月时 DVT 为 10%，PE 为 15%（Circ,2003,107:1－4）

肺动脉高压（PHT）

静息状态下肺动脉平均压 >25 mmHg 或运动状态下 >30 mmHg

病理（NEJM,2004,35:1655）

- 平滑肌及内皮细胞增生：VEGF、ET-1 增多；PGI_2、NO、VIP 减少；50% 家族性及 26% 散发性原发性肺动脉高压（PPH）患者存在骨形态发生蛋白受体 2 基因（BMPR2；参与细胞增生及凋亡的基因）的突变（NEJM,2001,345:319）
- 收缩血管物质及舒张血管物质间失衡
  收缩血管物质增多：TXA_2，5－HT，ET－1
  舒张血管物质减少：PGI_2，NO，VIP
- 原位血栓形成：TXA_2、5－HT、PAI－1 增多；PGI_2、NO、VIP、组织纤溶酶原激活物减少

肺动脉高压的病因（修订的 WHO 分类）

肺动脉 HTN（PAH）	• IPAH：平均发病年龄 36 岁（男性晚于女性）；男女之比为 2:1，通常 PAP 轻度升高 • FPAH • APAH 结缔组织病：CREST，SLE，MCTD，RA，PM，干燥综合征 先天性左向右分流：ASD，VSD，PDA 门脉性肺动脉高压（可能由 ESLD 时未被清除的血管活性物质所致；不同于肝肺综合征） HIV；药物及毒素：减食欲药，菜籽油，L－色氨酸 其他：甲状腺疾病，糖原贮积症，Gaucher 病，HHT，血红蛋白病，慢性骨髓增生性疾病，脾切除 • 肺静脉闭塞性疾病：可能继发于化疗，BMT；表现为端坐呼吸，CHF，胸腔积液，PCWP 正常；动脉扩张剂会加重 CHF（AJRCCM,2000,162:1964） • 肺毛细血管瘤病
左心疾病	• 左房或左室（舒张性或收缩性）功能不全 • 左心瓣膜病（如二尖瓣狭窄/关闭不全）
肺疾病和（或）慢性低氧血症	• COPD　• 肺泡低通气（如神经肌肉疾病） • ILD　• 慢性低氧血症（如高海拔地区） • 睡眠呼吸暂停　• 发育畸形

续表

慢性血栓或栓塞性疾病	• 近端或远端肺动脉阻塞 • 非血栓栓子(肿瘤,异物,寄生虫)
其他	• 结节病,组织细胞增多症 X,淋巴管瘤病,血吸虫病 • 肺血管受压(淋巴结肿大,肿瘤,纤维性纵隔炎)

(Circulation,2009,28:119:2250)

临床表现

- 呼吸困难,劳力性晕厥(缺氧,CO↓),劳力性胸痛(右心室缺血)
- 右心 CHF 症状(如周围性水肿,右上腹发胀,腹部膨隆)

体格检查

- PHT:P_2 亢进,右心 S_4,RV 抬举性搏动,肺动脉瓣吹风样杂音,PR(Graham-Steell),TR
- 伴或不伴右室衰竭:JVP↑,肝大,周围性水肿

诊断性检查(Circ,2009,119:2250)

- IPAH 年发病率为 1~2/1 000 000,所以需排除继发因素
- CXR 及高分辨胸部 CT:肺动脉近端扩张、远端纤细,RA 及 RV 扩大;排除肺实质疾病
- ECG:RAD,RBBB,右房增大(RAE)("肺型 P 波"),RVH(敏感性 55%,特异性 70%)
- PFTs:D_LCO↓,轻度限制性通气障碍;排除阻塞性及限制性肺病
- ABG 及多导睡眠图:P_aO_2 及 S_aO_2↓(尤其运动状态下),P_aCO_2↓,肺泡动脉氧分压梯度↑;排除低通气及 OSA
- TTE:RVSP↑(一半 PHT 患者较侵入性测量方法高估或低估≥10mmHg;AJRCCM,2009,179:615),室间隔变扁平(左心室呈"D"型),TR,PR;排除左室功能不全,二尖瓣疾病,及先心病
- RHC:右房、右室及肺动脉压↑,PCWP 正常(除非由于左心疾病),跨肺压↑(PAP-PCWP>12~15,但如为左室疾病或瓣膜病所致可正常),PVR↑,心输出量↓;排除左心压力升高所致的分流
- CTA(大中血管),V/Q 扫描(小血管),可选肺血管造影:排除 PE 及慢性血栓栓塞性疾病
- 血管炎实验室检查:ANA(PPH 患者常阳性),RF,抗 Scl-70 抗体,抗着丝粒抗体,血沉(ESR)
- LFTs 及 HIV:排除门脉性 PAH 及 HIV 相关的 PAH
- 6MWT 或心肺运动试验来评估功能量

治疗(NEJM,2004,351:1425;JIM,2005,258:199;Circ,2009,119:2250)

- 原则

  预防并逆转血管活性物质失衡及血管重塑

  预防右室衰竭:降低室壁张力(降低 PVR、PAP、右室直径);确保足够的全身舒张压(DBP)

- 支持性治疗

  氧气:保持 S_aO_2>90%~92%(减轻血管收缩)

  利尿剂:降低右室壁张力并缓解 RHF 症状;利尿要平缓因 RV 是前

负荷依赖的

地高辛：控制 AF，可能可抵消 CCB 的负性肌力作用

多巴酚丁胺及吸入 NO 治疗失代偿 PHT

抗凝治疗：降低 RHF 发生 VTE 的风险；可能防止原位微血栓形成；可能降低死亡率（Circ，1984，70：580；Chest，2006，130：545）

• 血管扩张剂

急性血管反应性试验：吸入 NO、腺苷或前列环素以识别可能对口服 CCB 有长期反应的患者（血管反应阳性定义为 PAP 下降 > 10 mmHg 达到 < 40 mmHg 的水平，心输出量升高或稳定）；10% 的患者为急性反应者；无反应→仍可试用其他血管舒张剂（NEJM，2004，351：1425）

血管舒张剂	说明
口服 CCB 硝苯地平，地尔硫卓	用于急性血管反应性试验阳性者；不到1/2者长期对 CCB 有反应（NYHA Ⅰ/Ⅱ级且血流动力学接近正常），但这些患者使用 CCB 可降低死亡率。副作用：低血压，下肢水肿（NEJM，1992，327：76，Circ，2005，111：3105）
IV 前列环素 依前列醇；福罗兰	血管扩张，血小板聚集功能↓，平滑肌增生↓；随时间延长获益↑（可能血管发生重塑）。6MWT↑，生活质量↑，死亡率↓。副作用：头痛，颜面潮红，下颌/腿痛，腹部绞痛，恶心，腹泻，导管感染（NEJM，1996，334：296 & 1998，338：273；Annals，2000，132：425）
前列环素类似物 伊洛前列素（吸入） 曲前列素（Ⅳ或 SC） 贝前列素（PO）	与 IV 前列环素机制相同，但服用更简单，副作用↓，且无导管感染风险。症状↓，6MWT↑；伊洛前列素倾向于减少临床事件发生但曲前列素不能。贝前列素无持续临床结果改善（美国未上市）（NEJM，2002，347：322；AJRCCM，2002，165：800）
内皮素受体阻滞剂（ERAs） 波生坦，安立生坦	平滑肌重塑↓，血管扩张↑，纤维化↓，症状↓，6MWT↑，临床事件↓。副作用：LFTs↑，头痛，贫血，水肿，有致畸性。（NEJM，2002，346：896；JACC，2005，46：529；Circ，2008，117：3010）
PDE－5 抑制剂 昔多芬，他达拉非	cGMP↑→NO↑→血管扩张，平滑肌增生↓，症状↓，6MWT↑，不改变临床结果。副作用少：头痛，视觉异常，鼻窦充血。（NEJM，2009，361：1864）

• 治疗继发性 PHT 的基础疾病；可使用血管扩张剂，虽然证据不足

• 难治性 PHT

房间隔气囊造口术：右向左分流导致心输出量↑，S_aO_2↓，组织净供

氧量↑

肺移植(单侧或双侧);若出现艾森曼格则需要心肺移植

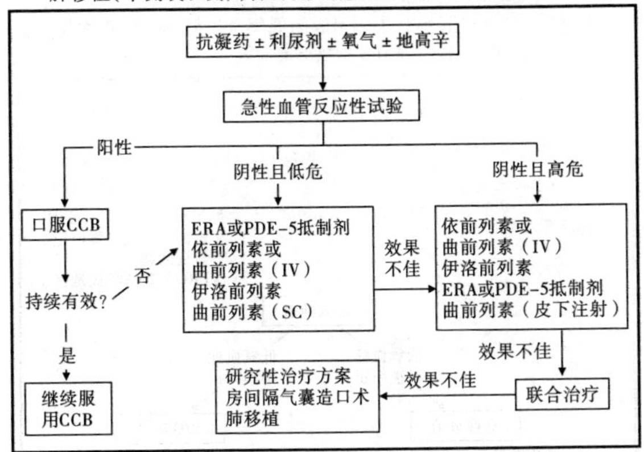

图 2-5 PAH 的治疗

更高危:存在以下列出的任一项提示预后差的危险因素。引自 Circ,2009,119:2250

ICU 患者管理

- 避免过度大量液体复苏
- 如出现左心功能不全,慎用血管扩张剂
- 正性变力或变时药物可能有益
- 若出现急性、难治性失代偿表现,考虑溶栓治疗

预 后

- 诊断后平均存活时间 2.8 年;PAH(任何病因):2 年存活率 66%,5 年存活率 48%(Chest,2004,126:78-S)
- 提示预后不良的因素:有右室衰竭的临床证据,症状进展迅速,WHO(改良 NYHA)分类Ⅳ级,6MWT < 300 米,最大摄氧量 < 10.4 mL/kg/min,右房或右室增大或右室功能不全↑,右房 > 20 或 CI < 2.0,BNP↑(Chest,2006,129:1313)
- 肺移植:一年存活率 66% ~75%;5 年存活率 45% ~55%(Chest,2004,126:63-S)

呼吸衰竭

$$低氧血症 \rightarrow P_AO_2 = F_iO_2 \times (760-47) - \frac{P_aCO_2}{R}$$

- 肺泡动脉氧分压梯度 = $P_AO_2 - P_aO_2$:正常值(吸入室内空气时) = "4 + 年龄/4"或"2.5 + (2.5 × 年龄)"
- 低氧血症 + 正常肺泡动脉氧分压梯度→问题在于过高的 P_aCO_2(即通气不足)
- S_vO_2(混合静脉血氧饱和度,正常值 60% ~80%):衡量氧气的消耗及转运;低 S_vO_2→氧气转运↓(S_aO_2↓,或 S_aO_2 正常但心输出量↓或贫

血）或耗氧量大

- V/Q 失调及动静脉分流同时存在于肺泡病变

  100%氧气可纠正 V/Q 失调引起的低氧血症但不能纠正大量分流所致的低氧血症，因为 S 型氧解离曲线

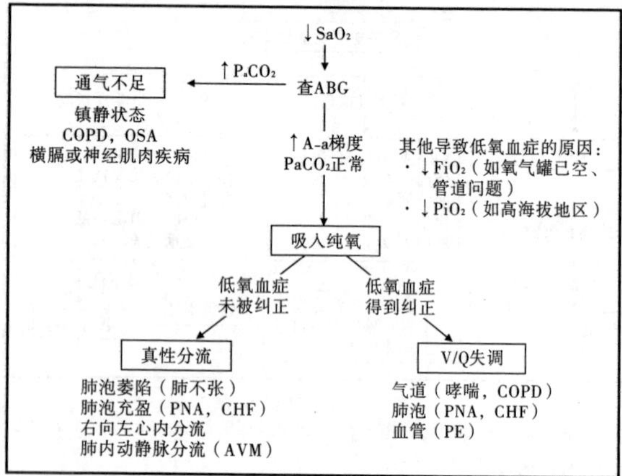

图 2-6　急性低氧血症的检查

细胞性缺氧的化学性病因

状况	原因	典型特征	P_aO_2	脉搏血氧饱和度	CO-氧气饱和度	治疗（加用100%氧）
一氧化碳	火炉，便携式加热器，汽车尾气	樱桃红皮肤（COHb颜色）	正常	正常	↓	高压氧气
高铁血红蛋白血症	硝酸盐，磺胺，苯佐卡因，氨苯砜	巧克力样褐色血液	正常	轻度↓	↓	美兰
氰化物	硝普盐，火炉，工业	苦杏仁味；粉红色皮肤	正常	正常（S_vO_2↑）	正常	羟钴胺素（维生素B_{12}）

CO与氧气相比对 Hb 有更强的亲和力。脉搏血氧仪将 COHb 误认作 HbO_2 而导致饱和度假性正常。

氧化剂将 Hb（二价铁）转变为高铁血红蛋白 MetHb（三价铁），后者无携氧能力。脉搏血氧仪将 MetHb 误认作 HbO_2。

氰化物抑制线粒体利用氧，导致细胞性缺氧但皮肤为粉红色且静脉血氧饱和度升高

$$\text{高碳酸血症}\rightarrow P_aCO_2 = k \times \frac{\dot{V}_{CO_2}}{RR \times V_T \times \left(1-\frac{V_D}{V_T}\right)}$$

$P_aCO_2\uparrow$

"不呼吸"	"无法呼吸"		
呼吸动力	神经肌肉系统	肺/气道	胸壁/胸膜
呼吸频率↓	潮气量(V_T)↓	V_T↓和(或)V_D↑	V_T↓
P_{100}↓ 主动过度通气 最大吸气压及肺泡动脉氧分压梯度正常	最大吸气压↓ 最大呼气压↓	PFTs 异常	体格检查异常 CXR/CT 异常
化学感受器 代谢性酸中毒 原发性神经性 脑干卒中 肿瘤 原发性肺泡低通气 继发性神经性 镇静剂使用 CNS 感染 甲状腺功能减退	神经病变 颈椎病变 膈神经病变 GBS,ALS,脊髓灰质炎 NMJ MG ,LE,肉毒中毒 肌病 横膈病变 PM/DM; PO_4↓ 肌营养不良	肺实质 肺气肿 ILD/纤维化 CHF,PNA 气道 哮喘,COPD 支气管扩张症 CF OSA	胸壁 肥胖 脊柱后凸 脊柱侧凸 胸膜 纤维化 渗出

CO_2生成量(VCO_2)增多是导致一过性 P_aCO_2 升高的常见原因;鉴别诊断:运动,发热,甲亢,呼吸做功增加,摄入碳水化合物增多

机械通气

适应证

- 改善气体交换
  - 增加氧合
  - 增加肺泡通气和(或)纠正急性呼吸性酸中毒
- 缓解呼吸窘迫
  - 减少呼吸功(可占总耗氧量的 50%)
  - 缓解呼吸肌疲劳
- 呼吸暂停,气道保护,气道清理

选择设置(NEJM,2001,344:1986)

1. 选择通气方法(包括可能的无创通气,见后)
2. 选择呼吸机模式,(根据情况)定容通气模式或定压通气模式
3. 设置或检查其余参数[如 F_iO_2,PEEP,吸气呼气时间比(I:E),流量,气道压力]

第一步:选择呼吸机模式

模式	描述
AC	呼吸机输送最少次数的辅助呼吸 患者额外的自主呼吸将触发全呼吸机辅助通气 所以呼吸机触发呼吸与患者触发呼吸相同 呼吸急促→可能出现呼吸性碱中毒,呼吸堆叠(即无效腔通气),及自主 PEEP 可能为定压通气模式或定容模式
SIMV	呼吸机送出最少次数的辅助呼吸(与患者吸气同步) 患者额外自主呼吸的 V_T 由患者的吸气力量决定 所以呼吸机辅助呼吸与患者自主呼吸不同 自主呼吸时必须克服管路回路的阻力→加重乏力 SIMV:无自主呼吸患者的 AC 模式
PSV	患者触发后呼吸机以预设的吸气压及 PEEP 予辅助呼吸 因为未设定呼吸频率,是一种部分通气支持的模式
CPAP	患者以自己的呼吸频率自主呼吸,同时呼吸机在整个呼吸周期内保持持续气道正压(7 cm H_2O 可克服 7 Fr 气管插管的阻力)
T 型管	无气道压,无频率设定;患者通过气管插管(ETT)呼吸
其他	高频通气(AJRCCM,2002,166:801;CCM,2003,S-31:S-317) ECMO 及体外 CO_2 清除($ECCO_2R$)(Ann Surg,2004,240:595)

第二步:选择定容模式或定压模式

定容模式	呼吸机以预设的 V_T 送气 气道压取决于气道阻力及肺/胸壁顺应性 益处:对呼吸的控制力增强(理想初始呼吸机设置);循证医学证明 ALI/ARDS 患者可获益;易检测呼吸机械参数(PIP,P_{plat},气道阻力,顺应性) 风险:压力升高时患者有气压伤风险(若设定容积过大还可有呼吸容积损伤风险!) VC:适用于 AC 或 SIMV 模式,呼吸机为达到设定 V_T 输送不同的压力的气流(取决于实时肺顺应性)。VS 用于自主呼吸模式,原理同 VC
定压模式	呼吸机以固定的吸气压输送气流而不论 V_T V_T 取决于气道阻力及肺/胸壁顺应性 益处:可能增加患者舒适度(PSV),需要的镇静治疗更少 风险:容积减小时患者有 V_E 不足的风险

续表

其他	PAV:呼吸机输送不同的压力(根据实时肺呼吸力学)以达到目标呼吸功百分比 APRV:呼吸机使肺保持在高压扩张状态,并间歇释放压力通过弹性回缩进行呼气 NAVA:呼吸机根据食管电极感受到的膈肌电活性提供成比例的通气辅助
一般原则	没有任何一种通气策略优于其他,因此通气策略的选择常由医疗中心/医师的偏好及患者的舒适度决定 更改策略的常见原因包括:不同步,气体交换差,呼吸力学参数发生改变,治疗目标发生改变(如镇静、脱机、肺保护) 定压通气时报警条件可设定为容积↑,而定容通气时设定为气道压↑

第三步:设定或检查其余参数

F_iO_2	吸入气体中氧气的比例
PEEP	通过呼气端口限流给予呼气相正压 益处:防止肺泡塌陷,减少肺内分流,提高氧合 对心脏的影响:通过增加胸腔内压减少静脉回流而降低前负荷;通过降低心脏跨壁压降低后负荷;可能提高或降低心输出量,因此有可能增强或降低氧气转运 自发性 PEEP 或内源性 PEEP:呼气时间不足导致下次呼吸开始前肺不能完全排空(即"呼吸堆叠");若呼气末有气流,则必须有压力,即内源性 PEEP 可降低前负荷,可能降低心输出量,尤其在低血容量时 会增加呼吸功,因为患者诱发呼吸时需克服内源性 PEEP;可影响患者成功诱发呼吸机 若下次呼吸开始前的呼气末气流不为零,则可被检测到 可在呼气末时通过阻塞呼吸机的呼气端口进行测量 可通过延长呼气时间、降低呼吸频率、降低 V_T、处理支气管痉挛及分泌物予以缓解
吸气时间	正常 I:E 比是 1:2;但可改变吸气时间(并随之改变流速,见后);用于压力控制模式
吸气流速	增大流速→缩短吸气时间→延长呼气时间→所以可能改善阻塞性疾病的通气,但可能影响呼吸频率及支气管扩张/收缩
PIP	吸气过程时动态测量;定压通气模式时需设定 取决于气道阻力及肺/胸壁顺应性 PIP↑而无 P_{plat}↑→气道阻力↑(如支气管痉挛,痰栓阻塞) PIP↓→气道阻力↓或系统气体泄露
平台压(P_{plat})	吸气末无气流时静态检测 取决于呼吸系统顺应性(因为无气流所以不受阻力影响) P_{plat}↑→肺或胸壁顺应性↓(如气胸、肺水肿、肺炎、肺不张),PEEP↑,或存在内源性 PEEP P_{plat} < 30 cm H_2O 可以减少气压伤[↓V_T,↓PEEP 或↑顺应性(如通过利尿)]

初始设置

模式	潮气量	呼吸频率	F_iO_2	PEEP
辅助控制通气 定容通气模式	4～8*mL/kg IBW	12～14 次/分	1.0 （即100%）	可选择 5cm H_2O

*ARDS的治疗目标；潮气量>8mL/kg可能对其他通气类型的患者也有害

无创通气

临床状况	心源性肺水肿：可能降低插管率及死亡率（JAMA 2005，294：3124；Lancet，2006，367：1155），虽然近期试验（结果具有高交叉性）并未显示任何获益（NEJM，2008，359：142） COPD急性加重伴高碳酸血症：降低插管率及死亡率（Lancet2000；355：1931），但pH<7.3时需插管 拔管高危人群（年龄>65岁，CHF，APACHE Ⅱ>12）：拔管后直接NIV24h→降低再插管率，且若SBT时P_aCO_2>45，可降低死亡率（AJRCCM，2006，173：164）。但若用于拔管失败后补救治疗→增加死亡率（NEJM，2004，350：2452）。 临终关怀（Resp Care，2009，54：223） 免疫抑制伴肺部浸润：降低并发症及死亡率（NEJM，2001，344：481）
适应证（Lancet，2009，374：250）	临床：中重度呼吸困难，呼吸频率>24～30，呼吸做功增加的征象，辅助呼吸肌参与，胸腹矛盾呼吸 气体交换：P_aCO_2>45（且较基础水平显著恶化），低氧血症，P_aO_2/F_iO_2<200
禁忌证（JAMA，2002，288：932）	幽闭恐惧症，无法配合面罩，神志改变，呕吐，不能保护气道，肺外器官衰竭，血流动力学不稳定，严重上消化道出血
持续气道正压（CPAP）	PEEP 没有氧输送方面的限制（即可提供高流量→F_iO_2≈1.0） 用于原发问题为低氧血症的情况（如CHF）
NPPV/双相间隙气道正压（BiPAP）	PSV+PEEP。能够同时设置吸气压（常为8～10cm H_2O）及呼气压（常<5 cm H_2O）。 用于原发问题为通气不足的情况；F_iO_2受限
面罩通气	紧密贴合的面罩将患者与标准呼吸机相连 可提供压力支持（PS）20～30cm H_2O，PEEP 10cm H_2O，F_iO_2 1.0 用于可逆病程的短期支持（<24h）

调整呼吸机设置

- 改善氧合：可选择升高F_iO_2或升高PEEP

  首先，升高F_iO_2。若>0.6且氧合仍不理想，则尝试升高PEEP：

若P_aO_2/F_iO_2升高且P_{plat}稳定,提示肺可复张(如肺不张)。继续升高PEEP直至把F_iO_2降至<0.6或$P_{plat} \geq 30$ cm H_2O。若PEEP为20且F_iO_2为1.0而氧合仍不理想,考虑复苏治疗或实验性措施(见ARDS)。

若升高PEEP氧合无改善或P_aO_2/F_iO_2下降或P_aCO_2升高,提示肺组织不可复张,是由于肺过度充气导致分流及无效腔增加所致,所以应降低PEEP

- 改善通气:增大潮气量或吸气压,增加呼吸频率(可能需要缩短吸气时间)。注意,对ALI/ARDS(见后)只要保持pH>7.15,允许P_aCO_2升高(允许性高碳酸血症)

急性通气恶化(常见于PIP↑)

- PIP↑的反应:将患者与呼吸机脱开,改用球囊通气,听诊,吸痰,检查CXR及动脉血气

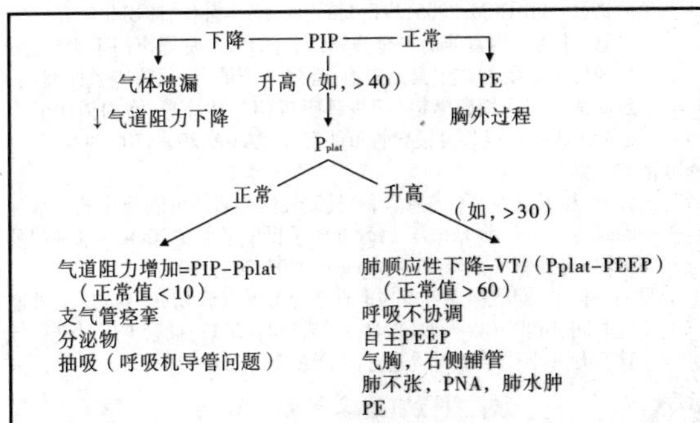

图2-7 急性通气恶化的处理流程

引自Marino PL. The ICU Book, 3rd ed. Philadelphia: Lippincott Williams & Wilkins, 2007, 467

脱离呼吸机

- 脱机策略:对于满足筛选标准(见后)的患者进行SBT优于使用PSV或SIMV进行逐渐脱机(NEJM, 1995, 332:345)。每日唤醒策略(停止所有镇静治疗;睁眼且不伴以下表现:焦虑、呼吸频率>35、S_aO_2<88%、呼吸窘迫或心律失常)后进行SBT优于单独进行SBT(Lancet, 2008, 371:126)。
- 识别可自主呼吸的患者(NEJM, 1991, 324:1445 & 1996, 335:1864)

  筛选标准:镇静撤除,生命体征稳定,分泌物量少,咳嗽能力充足,去除呼吸衰竭或曾致SBT失败的病因

  呼吸机参数:P_aO_2/F_iO_2>200,PEEP≤5,f/V_T<105,V_E<12 L/min,VC>10 mL/kg

  浅快呼吸指数(f/V_T)>105提示失败;NPV为0.95(NEJM, 1991, 324:1445)
- SBT:CPAP或T型管持续30~120min(AJRCCM, 1999, 159:512)

若出现 ABG 恶化、呼吸频率加快、心率加快或减慢、血压升高或降低、焦虑，则失败

- SBT 耐受，则拔管。SBT 失败，寻找可能原因并予以纠正，每天重试 1 次 SBT

并发症

- 气压伤及容积伤（如气胸，纵隔气肿）
  高 PIP 常是安全的，除非 P_{plat}升高（>30 cm H_2O，但越低越好）→肺泡损伤
- 氧中毒（理论上有可能）；与吸入氧浓度升高程度（F_iO_2 >0.6）及持续时间成比例
- 心输出量改变（如 PEEP 可降低前负荷导致低血压）
- 呼吸机相关性肺炎（日发生率 ~1%，死亡率 ~30%）
  典型病原体：MRSA，假单胞菌，不动杆菌，肠杆菌
  预防措施（AJRCCM，2005，171：388）：洗手，半卧位，使用非经鼻气管插管，使用肠内营养而非全肠外营养（TPN），常规声门下吸痰，避免使用不必要的抗生素及输血，常规口腔消毒，预防应激性溃疡。预防溃疡可选用硫糖铝（减少呼吸机相关性肺炎，增加消化道出血）或 H_2RA/PPI，镀银导管可能有效（JAMA，2008，300：805）
- 喉部并发症
  水肿：机械通气 >36h 的患者；气囊漏气试验阳性可能预测喉头水肿的发生。拔管前 12h 开始每 4h 给予Ⅳ甲泼尼龙 20mg→水肿明显缓解，再插管率下降 50%（Lancet，2007，369：1003）
  溃疡：对于预期机械通气 >14d 的患者考虑气管切开→减少机械通气时间，减少 ICU 天数（BMJ，2005，330：1243）；插管 1 周时进行气管切开并不优于 2 周后进行（JAMA，2010，303：1483）

急性呼吸窘迫综合征（ARDS）

定义及表现（NEJM，2000，342：1334；American-Euro Consensus Conf，1994）

- 急性起病（<24h）
- 双肺散在斑片影（不一定弥漫分布）
- 非心源性肺水肿（PCWP <18 或无左心房压增高的临床证据）
- 重度低氧血症：$P_aO_2/F_iO_2 \leq 200$→ARDS；$P_aO_2/F_iO_2 \leq 300$→ALI
- 胸部 CT：肺部病变密度不均，双肺下垂部位密度较高
- 肺组织活检：典型结果显示 DAD；活检不是必需的，但常可提供有用的诊断信息（Chest，2004，125：197）

病理生理

- 肺内分流增加→低氧血症（所以治疗采用 PEEP 以防止肺泡萎陷）
- 无效腔增大（见附录），预示死亡率升高（NEJM，2002，346：1281）
- 肺顺应性下降：$V_T/(P_{plat}\text{-PEEP})$ <50 mL/cm H_2O

病　因

直接损伤		间接损伤	
• 肺炎(40%)	• 吸入性损伤	• 脓毒症(25%)	• 胰腺炎
• 吸入性肺炎(15%)	• 肺挫伤	• 休克	• 外伤/多处骨折
• 溺水		• DIC	• 输血(TRAIL)

治疗(主要为支持性治疗)(Lancet,2007,369:1553 & NEJM,2007,357:1113)

• 治疗目标是保持气体交换,维持生命,并避免 VILI

VILI 机制	机械通气策略 *
气压伤/容积伤:肺泡过度扩张→机械损伤	$V_T \leq 6$ mL/kg,$P_{plat} \leq 30$ cm H_2O,允许 P_aCO_2↑(但保持 pH>7.15),可降低死亡率(NEJM,2000,342:1301) 衡量镇静及肌松的风险效益比
生物损伤→SIRS	低 V_T,用高 PEEP 打开肺组织
剪切力损伤:反复肺泡充气 & 萎陷	调整 PEEP 以防止出现换气所致肺泡萎陷 不同研究中获益情况不同,若在 V_T 固定时只以 P_aO_2 作为目标调整参数,患者不获益(NEJM, 2004, 351: 327; JAMA, 2008, 299: 637)。若以 P_{plat}28~30 cm H_2O 作为目标调整参数→呼吸机使用时间缩短,肺机械功能改善(JAMA,2008,299:646),可能降低死亡率(JAMA,2010,303:865)。 若升高 PEEP 时 P_{plat}无升高,提示"可复张"。 所以应通过提高 PEEP→升高 S_aO_2;治疗目标是 $S_aO_2 \geq 88\%$~90% 且 $P_{plat} \leq 30$ cm H_2O
氧过多:可能造成损伤;加重 V/Q 失调	升高 PEEP 而不是 F_iO_2(保持 $F_iO_2 < 0.60$) 高氧诱导肺损伤在人类还停留在理论阶段

* 机械通气手册见 ARDSnet.org

• 液体平衡:目标 CVP 为 4~6 cm H_2O(无少尿且血压正常时)→减少呼吸机使用/ICU 住院天数,但不改变死亡率(NEJM,2006,354:2564)
• 应用肺动脉导管指导液体治疗→与单纯监测 CVP 相比增加并发症(NEJM,2006,354:2213)
• 糖皮质激素:尚存争议。副作用包括神经肌肉性无力,血糖控制不良,可能增加感染风险。获益情况可因 ARDS 发病时间而不同:
  发病<72h:曾有研究显示无获益(NEJM,1987,317:1565);近期存有争议的研究表明可降低死亡率、减少呼吸机使用/ICU 住院天数(Chest,2007,131:954)
  发病 7~14d:可能获益→减少呼吸机使用/ICU 住院天数,不改变死亡率(NEJM,2006,354:1671)

发病≥14d:增加死亡率(NEJM,2006,354:1671)

- 实验性治疗方案:

  吸入NO:未证明可降低PAP,可升高P_aO_2/F_iO_2,不降低死亡率或增加脱离呼吸机的天数(BMJ,2007,334:779);吸入前列环素的生理机制和效果与俯卧通气位类似:升高P_aO_2,但增加并发症且不降低死亡率(JAMA,2009,302:1977)

  高频震荡通气:不降低死亡率(AJRCCM,2002,166:801),可暂时性升高P_aO_2(Chest,2007,131:1907)

  肺复张:使用CPAP 40~50 cm H_2O ×2min以复张双肺,继而升高PEEP以维持;病情较重的患者肺可复张性较大(NEJM,2006,354:1775,1839)

  ECMO:对难治性ARDS可能有效,但缺乏与低V_T ARDS通气相对比的高质量临床研究(Ann Surg,2004,240:595;Chest,1997,112:759;Lancet,2009,374:1351)

  食管测压:根据食管内压(≈胸腔内压)调整PEEP以保持正跨肺压→升高P_aO_2/F_iO_2,提高肺顺应性且可能改善临床结果获益(NEJM,2008,359:2095)

预　后

- 死亡率:临床试验中总死亡率40%;9%~15%为呼吸相关,85%~91%为肺外原因(MODS)
- 存活者:PFTs基本正常,D_LCO↓,肌肉萎缩,持续乏力(NEJM,2003,348:683)

脓毒症

概　念

全身炎症反应综合征(SIRS)	符合以下两条或以上: 体温>38℃或<36℃, 心率>90次/分, 呼吸频率>20次/分或P_aCO_2<32, WBC>12 000或<4 000或杆状核中心粒细胞>10%
脓毒症(sepsis)	SIRS+可疑感染
重症脓毒症	脓毒症+器官功能障碍,灌注不足或低血压 组织灌注不足的征象可能包括乳酸性酸中毒、少尿、神志改变
脓毒性休克	脓毒症诱导低血压经过充分液体复苏后无法纠正,伴有组织灌注不足征象

Chest,1992,101;1644

液体复苏及血管活性药物

- 早期目标治疗("Rivers方案",NEJM,2001,345:1368)

  置入动脉及中心静脉导管(NEJM,2007,356:e21;不需PAC)并检查MAP、CVP及中心静脉血(不需混合静脉血)氧饱和度治疗目标是 MAP≥65mmHg，CVP 8～12mmHg，且 UOP≥0.5mL/kg·h，需要时使用液体复苏如每 30min 输注 500mL NS 及血管升压药

使用 PRBC 及正性肌力药（多巴酚丁胺，每 15min 1 次，需要时增加剂量）保证 $S_{CV}O_2$≥70%

对于重症脓毒症及脓毒性休克若能在最初 6h 内完成目标治疗，死亡率可降低 42%

- 生理盐水的复苏效果与白蛋白无差异（NEJM，2004，350：2247）
- 去甲肾上腺素优于多巴胺（减少心律失常且倾向于降低死亡率；NEJM，2010，362：779）
- 低剂量去甲肾上腺素加用垂体加压素并不优于高剂量去甲肾上腺素（NEJM，2008，358：877）；在儿茶酚胺类血管升压药不能改善低血压时可考虑使用
- 谨慎使用 PRBC，可能增加死亡率或病死率，增加 ARDS 风险（Crit Care Med，2005，33：1191）；所以除非有活动性心肌缺血，Hb 的治疗目标为不低于 7g/dl（NEJM，1999，340：409）
- 早期复苏后，若出现 ALI/ARDS，保持 CVP4～6mmHg，额外的液体负荷可能有害→延长呼吸机使用或 ICU 天数（NEJM，2006，354：2564；Chest，2008，133：252）
- 呼吸时脉压变异＞13%→可能提示扩容有效（Chest，2008，133：252）；仅适用于无自主呼吸的插管患者

抗生素

- 在开始抗生素治疗前尽可能抽取两套血培养
- 诊断重症脓毒症或脓毒性休克后应在 1h 内开始经验性静脉输注抗生素
- 应覆盖大部分革兰阳性及阴性菌，包括 MRSA 及高度耐药的革兰阴性杆菌±厌氧菌

糖皮质激素（NEJM，2003，348：727；JAMA，2009，301：2362）

- ACTH 兴奋试验可辅助预测脓毒症的死亡率，但不能预测糖皮质激素治疗是否获益（JAMA，2000，283：1038；NEJM，2008，358：111）
- 早期研究表明在严重脓毒性休克（SBP＜90 持续＞1h，即使使用液体复苏及升压药）的患者，若 ACTH 兴奋试验中皮质醇改变≤9 μg/dL，则在 8h 内使用糖皮质激素死亡率可能降低（JAMA，2002，288：862）
- 在不考虑 ACTH 兴奋试验结果的情况下，对所有脓毒性休克的患者早期（＜72h）经验性使用糖皮质激素并不降低死亡率；休克缓解越快，二重感染发生率越高（NEJM，2008，358：111）
- 对于液体复苏及升压药无效的脓毒性休克，每 6～8h 给予氢化可的松 50～100 μg±每日氟氢可的松 50μg 可能有效，无论 ACTH 兴奋试验结果如何（Crit Care Med，2008，36：296）

活化蛋白 C

- 尚存争议：死亡率绝对下降 6%，但出血增多（NEJM，2001，344：699）；若死亡风险低（APACHE＜25 或单个器官衰竭，NEJM，2005，353：1332）的患者使用不降低死亡率
- APACHE＞25 或多器官衰竭且无禁忌证时可能适用（Crit Care Med，2008，36：296）

强化血糖控制

- 对于 MICU 患者没有证据显示强化血糖控制可改善临床结果
- 对于外科 ICU 患者强化血糖控制目标是 80～110mg/dL→可降低死亡率，住 ICU 超过 3d 时获益最大(NEJM,2001,345:1359)
- 近期发现，强化血糖控制不改变或增加死亡率，且明确增加低血糖的发生(JAMA,2008,300:933;NEJM,2006,354:449;2008,358:125;2009;360:1283)
- 对于重症脓毒症，使用有效方案将血糖控制在 150mg/dL 以下是合理的(Crit Care Med,2008,36:296)

食管与胃疾病

吞咽困难

定　义

- 口咽性：无力将口腔内的 UES 运送到食道
- 食管性：食物经食管进入胃过程受阻

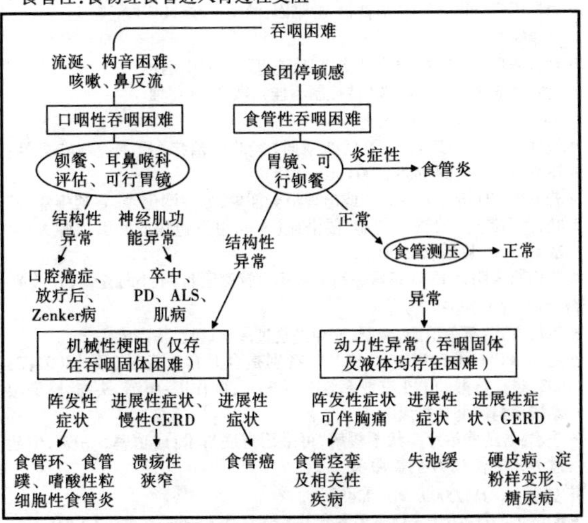

图 3-1　吞咽困难病因及诊断

贲门失迟缓症

- 病因：特发性最常见，假性失迟缓症（胃食管连接部肿瘤），Chagas 病
- 症状：吞咽困难（液体与固体），胸痛（1/3 患者），反流
- 诊断：钡餐→食管扩张，远端狭窄，呈“鸟嘴征”；食管测压→食管同步低幅收缩，LES 松弛障碍（±LES 压升高）；EGD→排除假性失迟缓（反流）
- 治疗：Heller 手术（食管下段贲门肌层切开术）；球囊扩张（2% 食管穿孔）；肉毒杆菌毒素注射（不宜手术者使用）

其他食管疾病

- 食管蹼（上食道或中食道；先天性，GVHD，缺铁性贫血）；食管环（下食道；? GERD）；食管憩室（咽食管连接处）；诊断：钡餐；治疗：内镜/手术
- 感染性食管炎：吞咽疼痛 > 吞咽困难；常为免疫抑制状态，合并念珠菌、HSV、CMV 感染
- 药源性食管炎：吞咽疼痛 > 吞咽困难；NSAID，KCl，双膦酸盐类药物，多西霉素与四环素
- Eos 性食管炎：EGD 示食管壁凹凸不平、波浪状，伴狭窄，组织活检示每个高倍视野下嗜酸粒细胞计数大于 15；治疗采用激素

胃食管反流病(GERD)

病理生理

- 一过性 LES 过度松弛或功能不全
- 过长时间的酸接触造成黏膜损伤(食管炎)可继发食管狭窄
- 危险因素:食管裂孔疝,肥胖,胃酸高分泌状态,排空延迟
- 诱发因素:仰卧位,高脂食物,咖啡因,酒精,吸烟,CCB,妊娠

临床表现

- 食管表现:胃灼热,非典型胸痛,反流,反酸,吞咽困难
- 食管外表现:咳嗽,哮喘(常控制不佳),喉炎,牙侵蚀

诊断(Gastro,2008,135:1383)

- 依据病史以及 PPI(质子泵抑制剂)经验性治疗(敏感性与特异性:78%与54%)(Annals,2004,104:518)
- 若 PPI BID 治疗效果欠佳或出现报警征象,如吞咽困难,吞咽疼痛,呕吐,体重减轻,缺铁性贫血,便潜血(+),触及包块或淋巴结肿大,年龄>55岁,则需行 EGD
- 若诊断未明且 EGD 正常→高分辨率食管测压和24小时食管 pH 监测

治疗(NEJM,2008,359:1700)

- 生活方式:避免诱因,减肥,避免进食过多与过晚,抬高床头
- 药物:PPI(可至 BID)>H_2RA,特别是合并食管炎时(Coch2007;2:003244),抗酸药 PPI 有效率80%~90%;副作用:腹泻,头痛,感染艰难梭菌与髋部骨折风险↑
- 手术:若药物治疗症状不缓解,可采用胃底折术:成功率>90%,但超过1/2患者10年后需服药

并发症(NEJM,2009,361:2548)

- Barrett 食管:10%~15%患者合并 GERD,5%~6%不合并 GERD
- 食管腺癌:Barret 食管者风险约每年0.5%,低度异型增生者约每年1.6%,高度异型增生者约每年6%
- 处理:EGD 和组织活检监测(或窄带成像/光相干成像技术 OCT)
  - Barrett 食管无吞咽困难:每3年检查一次;低度异型增生:每6个月检查一次
  - 高度异型增生:内镜下黏膜切除以排除癌症,再使用 RFA 或其他烧灼治疗

消化不良

定义

- 上腹部症状:不适,疼痛,饱胀感,胀气,烧灼感

病因

- 功能性("非溃疡性消化不良"或 NUD,约60%):有些合并内脏传入神经高敏性与胃动力异常(Rome Ⅲ criteria in Gastro,2006,130:1377)
- 器质性(约40%):GERD,PUD,偶见胃癌,其他(药物,糖尿病性胃轻瘫,乳糖不耐受,胆源性疼痛,慢性胰腺炎,肠系膜缺血)
- 提示器质性病变与需行 EGD 的报警征象:参见 GERD 相应部分

功能性消化不良(NUD)的治疗(Gastro,2005,129:1756)

- 根除幽门螺杆菌(H. pylori)→若血清学(+),经验性治疗,需要治疗的病例数(NNT)=14[Cochrane 2006(2)CD002096]
- 有些患者 PPI 治疗有效(?误诊 GERD),其他→促动力药,TCA

消化性溃疡(PUD)

流行病学与病因学(Lancet,2009,374:1449)

- 终生患病率约 10%,但由于 H. pylori 感染率↓和有效的抑酸治疗,发病率↓。然而,并发症所致的住院率未变化(实际上,老年人中↑;可能仅次于 NSAIDs)
- H. pylori 感染:DU 的 80%,GU 的 60%,总人口的 50% 有 H. pylori 定植,但其中仅有 5%~10% 发展为 PUD
- ASA 与 NSAIDs:45% 黏膜糜烂,15%~30% GU,0.1%~4% UGIB
- 高泌酸状态(常为反复复发性溃疡):胃泌素瘤(Zollinger-Ellison 综合征,伴腹泻,<1% PUD),类癌,肥大细胞增多症
- 恶变率:5%~10% GU
- 其他:吸烟,应激性溃疡(若 CNS 病变="Cushing's";若烧伤="Curling's"),放疗,化疗,CMV 或 HSV,双磷酸盐;类固醇单独不是危险因素,但可能加重 NSAIDs 诱发的溃疡

临床表现

- 上腹部痛:餐后疼痛缓解(DU)或餐后疼痛加重(GU)
- 并发症:UGIB,穿孔与透壁,幽门梗阻

诊断试验

- H. pylori 检测
    - 血清学:敏感性>80%,特异性>90%;不能确诊 H. pylori 感染是否根除,因为清除之后数周至 1 年仍可阳性
    - 粪便抗原:敏感性 & 特异性>90%;可确诊 H. pylori 感染是否根除;急性消化道出血时假阳性率高
    - EGD+快速尿素酶试验(敏感性与特异性>95%)或组织学检查:若服用抗生素(abx)、铋剂、PPI 可为假阴性
- EGD:以明确诊断;若经验性治疗失败或出现报警征象时考虑行 EGD;GU 行组织活检以排除恶性肿瘤;若良性溃疡病灶很大/复杂/治疗后症状无好转,6~12 周后复查 EGD

治疗(NEJM,2010,362:1597)

- 若H. pylori(+),应根除:
    - 三联疗法:克拉霉素 500mg bid+阿莫西林 1g bid+PPI bid×(10~14d 但克拉霉素耐药率↑)
    - 四联疗法:甲硝唑+四环素+铋剂+PPI(克拉霉素耐药或阿莫西林过敏)
    - 序贯疗法(PPI+abx×5d→PPI+2 种不同 abx×5d):根除率 90%,可能成为一线治疗方案(Annals,2008,148:923)
    - 除PUD 外,下列情况:胃 MALT 淋巴瘤,萎缩性胃炎,胃癌家族史,也需检查治疗
- 若 H. pylori(-):PPI 抑制胃酸

- 停服 ASA 和 NSAIDs;加用 PPI
- 改变生活方式:戒烟,戒酒;日常饮食可能与 PUD 无关
- 外科治疗:若药物治疗无效(首先排除使用 NSAIDs)或有并发症(参见上文)

服用 ASA/NSAIDs 者的预防措施

- PPI:若存在(a)有 PUD/UGIB 病史;(b)同时服用氯吡格雷(虽然? ↓抗血小板效果);(c)满足≥2 项:年龄 >60 岁,类固醇,消化不良;服药前先检查与治疗 H. pylori
- 可考虑米索前列醇:ASA 单药治疗,可考虑 H_2RA
- 若低 CV(心血管)风险与不服用 ASA,可考虑改用 COX-2 抑制剂(↓PUD 与 UGIB,但↑CV 事件)
- 应激性溃疡:危险因素 = ICU 与凝血异常,机械通气,GIB 病史,服用类固醇;PPI 治疗

消化道出血

定 义

- 从口咽到肛门任何部位的消化道出血
- 分类:上 = 屈氏韧带以上;下 = 屈氏韧带以下
- 体征:呕血 = 呕吐血液(UGIB);便血 = 便中带血(LGIB 或快速 UGIB);黑便 = 混有消化后血液的黑色柏油样粪便(通常 UGIB,但可源于右侧结肠及其以上的任何部位)

上消化道出血(UGIB)病因

- 消化性溃疡(50%):H. pylori,NSAIDs,胃高泌酸状态
- 静脉曲张(10% ~30%):食管 ± 胃,继发于门脉高压。如果为孤立性胃出血→排除脾静脉血栓
- 胃炎/胃病/十二指肠炎(15%):NSAIDs,ASA,酒精,应激,门脉高压
- 糜烂性食管炎/溃疡(10%):GERD,放疗,感染(CMV、HSV,免疫抑制者可为念珠菌),药物性食管炎(双磷酸盐,NSAIDs;±吞咽疼痛)
- 食管贲门黏膜撕裂(Mallory-Weiss 综合征,10%):声门关闭时呕吐导致胃食管连接处撕裂
- 血管损伤(5%)
  - Dieulafoy 病:贲门浅表扩张动脉→突发,大量 UGIB
  - AVMs,血管扩张,遗传性出血性毛细血管扩张症:黏膜下层,消化道任何部位
  - GAVE:"西瓜胃",扭曲扩张的血管;与肝硬化、萎缩性胃炎、CREST 综合征有关
  - 主动脉~肠瘘:AAA 或主动脉移植物侵蚀十二指肠水平段
  - 合并"前驱出血";若怀疑,内镜或 CT 可诊断
- 肿瘤:食管或胃肿瘤,GIST
- 口咽部出血和鼻出血→咽下的血液

下消化道出血(LGIB)病因

- 憩室出血(33%):60% 憩室出血位于右半结肠
- 肿瘤(19%):通常为隐性出血,偶尔严重
- 结肠炎(18%):感染,缺血,放射,炎性肠病(UC >> CD)

- 血管发育异常(8%):最常见于升结肠和盲肠
- 肛门直肠(4%):痔,肛裂,直肠溃疡
- 其他:息肉切除术后,血管炎

临床表现

- UGIB > LGIB:恶心呕吐,呕血,咖啡渣样呕吐物,上腹痛,血管迷走神经,黑便
- LGIB > UGIB:腹泻,里急后重,鲜血便,便血(11% UGIB;Gastro,1988,95:1569)

初步治疗

- 评估严重程度:心动过速提示失血量达10%,体位性低血压提示失血量达20%,休克提示失血量>30%
- 复苏:建立两条有效(≥18号)静脉通路
  补液:NS或LR以恢复正常血容量、UOP与精神状态
- 输血:血库样本检测血型与交叉配型;紧急情况使用O型血
  输2~8单位,使Hct达25~30(根据并发症情况而定)
- 纠正凝血异常:FFP与维生素K纠正PT;补充血小板(Plt)使得Plt>50 000
- 分诊:若VS不稳或末端器官灌注不良,需考虑ICU
  如果出现持续的呕血,休克,呼吸状况不稳定,需在气管插管后行急诊EGD
  若SBP≥110,HR<100,Hb≥13(男)或Hb≥12(女),BUN<18;无黑便、晕厥、心衰、肝脏疾病,可考虑治疗门诊(Lancet,2009,373;42)

检　查

- 病史:在哪(解剖位置)与为什么(病因)
  急性或慢性,既往有无GIB,发作次数,其他GI疾病
  呕血,呕血前呕吐(Mallory-Weiss),黑便,便血,腹痛,体重减轻,食欲缺乏,粪便粗细改变
  ASA/NSAIDs,氯吡格雷,抗凝药物,已知凝血疾病
  酒精(胃炎,静脉曲张),肝硬化,已知肝脏疾病,肝脏疾病的危险因素
  腹部/直肠放疗,癌症病史,GI或主动脉手术史
- 体格检查:生命体征最重要,体位性低血压,JVP
  腹部局限性压痛,腹膜炎体征,包块,淋巴结肿大,早先手术体征,肝病体征(肝脾大,腹水等)
  直肠检查:包块,痔,肛裂,粪便形态,颜色,潜血
  皮肤苍白,黄疸,毛细血管扩张(酒精性肝病或遗传性出血性毛细血管扩张症)
- 实验室检查:Hct(急性GIB的最初24h达到平衡之前可能正常)
  ↓2%~3%→失血500mL;MCV↓→缺铁和慢性失血;Plt,PT,PTT;BUN/Cr(UGIB时>36,因为GI消化吸收血液±肾前性氮质血症);肝功能(LFTs)

诊断性检查

- 鼻胃管帮助定位:鲜血→活动性UGIB;咖啡渣→近期UGIB(可与胆汁混淆);非血性胆汁→? 低位来源,但不能排除活动性UGIB(15%漏诊);便潜血(+)无诊断价值

- UGIB：EGD 诊断和潜在治疗手段，可提前 30min IV $EPO_2$50mg→清空胃内血液→↑诊断率/治疗率（Am J Gastro，2006，101：1211）
- LGIB：先排除 UGIB，再寻找 LGIB 可能部位，结肠镜（查明病因 > 70%），可考虑 2h 内使用 4L 聚乙二醇溶液快速冲洗肠道
- 不稳定或反复性 UGIB&LGIB：

  动脉造影：若出血速度≥0.5mL/min，可定位和治疗（弹簧圈，血管，黏合剂）

  RBC 核素扫描：若出血速度≥0.1mL/min，可用于术前定位，但不可靠

  急诊剖腹探查（最后手段）

病因	治疗方法
静脉曲张（Hep，2007，46：922；NEJM，2010，362：823）	*药物* 奥曲肽 50μg IV→50μg/h 静滴（84% 有效率）。通常 ×5d，但大部分在 24～48h 内起效 抗生素：肝硬化合并 GIB 需预防性使用：头孢噻肟 IV 与诺氟沙星 PO（Hep，2004，39：746& Gastro，2006，131：1049） *非药物* 内镜下皮圈套扎术（>90% 有效率） 动脉造影和弹簧圈/黏合剂偶用于胃静脉曲张 若严重出血，球囊压迫（Sengstaken-Blakemore）；主要用于急救和 TIPS 前过渡 TIPS 适用于以上措施无效的食管/胃底静脉曲张出血；可出现肝性脑病，分流阻塞 手术（门腔/脾肾分流）现在极少采用
PUD（NEJM，2000，343：310；2007，356：1631；2008；359，928；Annals，2010，152：101）	*若EGD 见活动性出血或 NBVV* PPI（如奥美拉唑 80mg IVB→8mg/h） EGD 之前使用→内镜治疗必要性↓，LOS↓ EGD 之后持续静脉给药 ×72h：再出血率↓ 72h 后改为口服 若无法进行 EGD，选用奥曲肽？ ET：浅表注射 + 双极电灼术/止血夹；再出血风险：无 ET 者，43%（NBVV）至 85%（活动性出血），ET 者 15%～20%，ET + PPI 者 <7%（大部分 48h 内） *若血流动力学稳定，ET 6h 后可饮水* 动脉造影合并血管加压素或栓塞；手术（最后手段） *若黏附血栓* PPI 如上 ± 内镜去除血栓（经验判断）以排除 NBVV；再出血风险：无 ET 者 22%，ET 者 5% *若为扁平、色素性斑点或溃疡底干净* 无需内镜治疗；再出血风险 <10%：口服 PPI BID 考虑早期出院（标准参见 NEJM，2008，359：928） *若心血管病患者服用 ASA 或 PUD 内镜下 GIB* 已控制，当 CV 风险 > 再出血风险时可服用 ASA，通常为首次出血后 7d（Annals，2010，152：101）

续表

病因	治疗方法
Mallory-Weiss	通常可自行止血;若活动性出血,内镜治疗
食管炎、胃炎	PPI, H_2RA
憩室病	通常自行止血(75%) 内镜治疗(如注射肾上腺素,烧灼,皮圈套扎或止血夹),动脉注射血管加压素或栓塞,手术
血管发育畸形	通常自行止血(85%),内镜治疗(烧灼或氩等离子体),动脉注射血管加压素,手术

不明原因 GIB(Gastro,2007,133:1694)

- 定义:持续出血(黑便,便血)但 EGD 和结肠镜(-);5% GIB
- 病因:Dieulafoy 病,小肠血管发育畸形或癌症,克罗恩病,肠-主动脉瘘,梅克尔憩室(2%残存卵黄囊具有异位胃黏膜),胆道出血
- 诊断:若活动性出血,重复 EGD 和推进式小肠镜/结肠镜
  若(-),胶囊内镜评估小肠(Gastro,2009,137:1197)
  若仍(-),^{99m}Tc-高锝酸盐扫描("梅克尔扫描"),双气囊小肠镜,RBC 核素扫描,动脉造影

腹泻、便秘和肠梗阻

急性腹泻(<4 周)

急性感染性病因

病原体		流行病学与临床表现
非炎症性		主要影响小肠吸收和分泌功能,腹泻量大,N/V,便 WBC 与潜血(-)
食源性毒素		"食物中毒",<24h 发病,金黄色葡萄球菌(肉与乳制品),蜡样芽孢杆菌(炒饭),梭状芽孢杆菌(解冻肉)
病毒	轮状病毒	爆发流行,人传人(PTP),日托所;持续 4~8d
	诺如病毒	全部腹泻的 50%,冬季爆发;PTP 与食物/水;无免疫力。持续 1~3d。呕吐症状突出
细菌	大肠杆菌(产毒素)	>50%旅行者腹泻;霍乱样毒素;<7d
	霍乱弧菌	污染的水,鱼,贝类;美国墨西哥湾沿岸每年>50 例;严重脱水与电解质丢失
寄生虫(治疗后数月,±吸收不良性腹泻)	贾第鞭毛虫	漂流/户外运动,旅行,爆发。胀气
	隐孢子虫	水源传播爆发;通常自限,若免疫抑制可引起慢性感染。腹痛(80%),发热(40%)(NEJM,2002;346:1723)
	环孢子虫	污染的农产品

续表

病原体		流行病学 & 临床表现
炎症性		主要侵犯结肠；腹泻量小，左下腹绞痛，里急后重，发热，典型的便 WBC 或潜血（+）
细菌	弯曲杆菌	未熟透的家禽，未消毒牛奶，亚洲旅行；狗 & 猫携带。前驱症状；腹痛→"假性阑尾炎"；伴发格林-巴利综合征（GBS），反应性关节炎
	沙门菌（非伤寒）	蛋，家禽，牛奶。5% ~10% 菌血症；>50 年的菌血症患者 10% ~33% 出现主动脉炎
	志贺杆菌	低接种量；PTP 传播。突然发病；肉眼脓血便；↑↑ WBC
	大肠杆菌（O157：H7& 侵袭性/出血性非-O157：H7）	未熟透的牛肉，未消毒牛奶，生的农产品；PTP。O157& 非-O157 细菌种群（40%）合成志贺毒素→溶血尿毒综合征（HUS，儿童典型）。肉眼血便
	难辨梭状芽孢杆菌	参见下文
	副霍乱溶血性弧菌	未熟透的海鲜
	伤寒沙门菌	亚洲旅行。全身性中毒，相对心动过缓，玫瑰疹，肠梗阻→米汤样腹泻，菌血症
	其他	耶尔森菌：未熟透的猪肉，未消毒牛奶，腹痛→"假性阑尾炎"（又称为肠系膜淋巴结炎） 气单孢菌属，邻单孢菌属，李斯特菌属（肉 & 奶酪）
寄生虫	溶组织内阿米巴	污染的食物/水；旅行（美国少见）；肝脓肿
病毒	CMV	免疫抑制，结肠活检组织壳培养（shell vial culture）诊断

病情评估

- 病史：大便次数，血便，腹痛，症状持续时间［病毒 & 细菌约 1 周（艰难梭状芽孢杆菌除外），寄生虫 >1 周］，旅行，食物，近期使用抗生素
- 体格检查：血容量减少（生命体征，尿排出量，腋窝淋巴结，皮肤肿胀，精神状态），发热，腹部压痛，肠梗阻，皮疹
- 若出现如下报警征象进一步检查：发热，严重腹痛，便中带血或脓，每日大便次数超过 6 次，严重脱水，免疫抑制，老年，持续 >7d，需要住院

- 仅有3%社区获得性腹泻可以确定病因
- 实验室检查：便WBC（高假阳性&阴性；查便钙卫蛋白或乳铁蛋白），便培养，血培养，电解质，艰难梭状芽孢杆菌（若近期住院或服用抗生素），便虫卵&寄生虫（O&P）（若>10d，疫区旅行，饮用不洁水，社区爆发感染，日托所，HIV阳性或男同性恋）
- 影像学/内镜：若怀疑中毒性巨结肠，CT/KUB检查；若免疫抑制或培养（-），乙状结肠/结肠镜
- 诊断：感染性 vs 食源性毒素 vs 药源性 vs 慢性腹泻初期表现

治疗

- 若患者无上述报警症状且能够口服→仅支持治疗：口服补液，洛哌丁胺，碱式水杨酸铋（避免使用抗胆碱能药物）
- 若中度脱水：口服补液50～200mL/kg·d（1/2茶匙盐，1茶匙小苏打，8茶匙糖，&8盎司橙汁，加水稀释至1L）或佳得乐等运动饮料。若严重脱水，静脉滴注LR
- 旅行者腹泻：铋剂或利福昔明可用于预防&经验性治疗
- 非医院获得性炎症性腹泻可经验性使用抗生素：若患者>50岁或免疫抑制或住院或怀疑弯曲杆菌感染，予氟喹诺酮类5～7d，针对志贺菌、霍乱弧菌、难辨梭状芽孢杆菌、贾第鞭毛虫、阿米巴或沙门菌（症状出现4d之内，选用阿奇霉素）

  若怀疑E. coli O157:H7，避免使用抗生素，可能↑HUS风险

难辨梭状芽孢杆菌（C. difficile）

发病机制

- 食入C. difficile孢子→抗生素或化学药物使结肠菌群失调时定植→释放毒素A/B→结肠黏膜坏死&炎症→伪膜
- ↑产毒菌株（NAP-1/027）↑死亡率&住院时间（特别是老年人）（NEJM，2008，359：1932）
- 附加危险因素：老年，疗养院居住者，IBD，？服用PPI

临床表现（疾病谱）

- 无症状定植：<3%健康成人；20%服用抗生素住院患者
- 急性水样腹泻（潜血）±黏液，常伴有下腹痛，发热，↑↑↑WBC
- 伪膜性结肠炎：以上症状+伪膜+肠壁增厚
- 暴发型结肠炎（2%～3%）：中毒性巨结肠（腹部X线检查结肠扩张≥6cm，结肠无张力，全身中毒）和（或）肠穿孔

诊断

- 粪便ELISA：检测毒素A和（或）B；快速（2～6h）；若检测A+B，敏感性90%～95%。若临床高度怀疑且第一次检查（-），建议重复×1次（CID，2008，46：S12）
- 粪便细胞毒素检测：金标准，高敏感性&特异性，需24～48h
- 若诊断不明确或标准治疗无好转，可考虑纤维乙状结肠镜检查

治疗（Gastro，2009，136：1899）

- 所有人：开始接触防护，若情况允许尽早停用抗生素，停用肠动力抑制剂
- 轻度[<6排便（BM）/d，体温<101°F，WBC<15 000，无腹膜炎症状或

SIRS,年龄<65岁]

治疗:甲硝唑500mg PO tid×(10~14)d;IV 同样有效,口服不佳或肠梗阻时考虑

- 中度(6~12BM/d,体温101~103°F,WBC 15 000~25 000,可见LGIB,或年龄>65岁)

治疗:万古霉素125~250mg PO qid×(10~14)d;48h内无改善加用甲硝唑500mg IV tid

- 重度(>12BM/d,体温>103°F,WBC>25000,↑腹痛,败血症,或肠鸣音消失)

治疗:万古霉素PO+甲硝唑IV;肠梗阻时万古霉素部分缓解症状,中毒性巨结肠避免使用;? 替加环素(CID,2009,48:1732);腹部CT,紧急外科手术咨询:结肠切除术;考虑IVIG

- 若患者需继续使用原有抗生素,停药后继续C. diff治疗≥7d
- 症状缓解后3~6周粪便仍可能发现C. diff.,无需进一步治疗
- 复发感染:停用抗生素后15%~30%复发风险,大多数发生在停药后2周内

首次复发:若症状轻微,重复14d甲硝唑或万古霉素疗程

再次复发:PO万古霉素6周,逐渐减药

超过两次复发:万古霉素逐渐减量&附加治疗,如布拉酵母菌,益生菌,利福昔明,硝唑尼特或考来烯胺(可结合万古霉素,不能同时服用)

毒素A/B抗体避免复发感染尚在研究中(NEJM,2010,362:197)

慢性腹泻(>4周,Gastro,2004,127:287)

药物(导致↑分泌,↑蠕动,菌群改变,↑细胞死亡,或炎症)

- PPI,秋水仙碱,abx,H_2RA,SSRI,ARB,NSAIDs,化疗,咖啡因

渗透性腹泻[↑粪便渗透压差,粪脂(-),↓禁食后腹泻]

- 乳糖不耐受:75%有色人种&25%白种人;可因肠胃炎、药源性疾病、消化道手术等原因获得;临床表现:腹胀,胃肠积气,不适,腹泻。诊断:氢呼气实验或经验性无乳糖饮食。治疗:无乳糖饮食,发酵乳,乳糖酶药片
- 其他:乳果糖,泻药,抗酸剂,山梨醇,果糖

吸收不良性腹泻(↑粪便渗透压差,↑粪便中脂肪排泄物,↓禁食后腹泻)

- 乳糜泻(NEJM,2007,357:1731)

遗传易感患者(1%)对麸朊[谷蛋白(小麦蛋白)成分之一]免疫反应→小肠炎性渗出→隐窝过度增殖,绒毛萎缩→肠吸收受损

其他症状/体征(s/s):铁/叶酸缺乏性贫血;骨质疏松;疱疹样皮炎(瘙痒性丘疹水泡);↑AST/ALT

诊断:IgA抗组织谷氨酰胺转移酶或抗肌内膜抗体有90%敏感性&>98%特异性(JAMA,2010,303:1738)。小肠组织活检和对明确无谷蛋白膳食的反应

治疗:无谷蛋白膳食;7%~30%对膳食无反应→? 诊断错误或依从性差

并发症：约5%顽固性（严格饮食控制仍有症状），有罹患T细胞淋巴瘤和小肠腺癌的风险

- Whipple 病：T. whipplei 感染（NEJM，2007，365：55）

  其他 s/s：发热，淋巴结肿大，水肿，关节炎，CNS 改变，皮肤灰褐色色素沉着，主动脉瓣关闭不全 & 二尖瓣狭窄，眼和咀嚼肌节律性收缩（眼球震颤，咀嚼肌收缩）

  治疗：（青霉素＋链霉素）或三代头孢×（10～14）d→复方新诺明≥1年

- 细菌过度生长：回盲瓣功能不全/缺失、胃旁路术术后、硬皮病、糖尿病、迷走神经切断术术后导致↑小肠细菌→脂肪 & 胆固醇吸收不良。诊断：（＋）^{14}C－木糖 & 氢呼吸试验；治疗：抗生素轮替（如MNZ，FQ，利福昔明）
- 胰腺功能不全：多为慢性胰腺炎或胰腺癌
- 由于胆汁淤积（原发性胆汁性肝硬化）或↓合成导致↓胆酸→吸收不良
- 其他：短肠综合征，克罗恩病，慢性肠系膜缺血，嗜酸细胞性肠胃炎，小肠淋巴瘤，热带口炎性腹泻

渗出性腹泻［便 WBC/乳铁蛋白/钙卫蛋白（＋），便潜血（＋），发热，腹痛］

- 感染：特别是寄生虫（包括上述全部病原体 & 类圆线虫），CMV，TB
- 炎症性肠病
- 放射性肠炎，缺血性结肠炎，肿瘤（结肠癌，淋巴瘤）

分泌性腹泻（正常粪便渗透压差，禁食后腹泻不停止，常诉夜间腹泻）

- 激素：VIP（血管活性肠肽瘤，弗纳综合征），5-羟色胺（类癌），甲状腺素，降钙素（甲状腺髓样癌），胃泌素（卓艾综合征），胰高血糖素，P物质
- 泻药滥用
- 肿瘤：癌，淋巴瘤，绒毛腺瘤
- ↓胆酸吸收（回肠切除术后，克罗恩病）→结肠暴露 & ↑吸收
- 淋巴细胞性结肠炎，胶原性结肠炎（常与药物有关，包括 NSAIDs）

动力性腹泻（正常粪便渗透压差）

- 肠易激综合征（10%～15%成人；NEJM，2008，358：1692）

  由于肠腔或环境刺激导致肠道动力/分泌改变，伴痛觉感知增强，脑－肠轴调节异常

  Ⅲ标准：近3个月反复腹痛≥3天/月，加≥2项以下症状：（ⅰ）排便后症状改善；（ⅱ）大便次数改变；（ⅲ）大便形态改变

  治疗：对症治疗（AJG，2009，104：51）。疼痛：解痉剂，TCAs，SSRI。腹胀：利福昔明，益生菌。腹泻：洛哌丁胺，女性用阿洛司琼（$5\text{-}HT_3$ 拮抗剂）（↑缺血性结肠炎风险）。便秘：↑纤维 25g/d，鲁比前列醇（Cl^-通道激动剂）；替加色罗（$5-HT_4$ 激动剂）由于 CV 风险被召回

- 硬皮病；糖尿病自主神经病变；甲状腺功能亢进；淀粉样变；迷走神经切断术术后

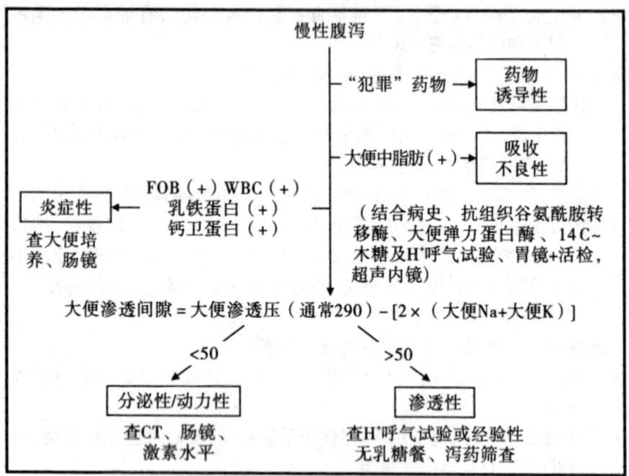

图 3-2　慢性腹泻的检查

便秘 & 动力性肠梗阻

便　秘

- 定义(Rome Ⅲ):最近 3 个月至少 25% 时间满足≥2 个以下条件:排便费力,干球粪/硬粪,排便不尽感,肛门直肠梗阻感,排便需手法辅助,排便次数 <3 次/周
- 病因
  功能性:传输正常,传输减慢,盆底功能失调,便秘为主要表现的 IBS
  药物性:阿片类物质,抗胆碱能药物(TCAs& 抗精神病药),Fe,钙通道 CCB,利尿剂,NSAIDs
  梗阻性:癌症,狭窄,脱肛,肛门狭窄,外部压迫
  代谢/内分泌:DM,甲状腺功能减退,尿毒症,妊娠,全垂体功能低下,卟啉病,↑Ca,↓K,↓Mg
  神经性:帕金森病,先天性巨结肠,淀粉样变,多发性硬化症,脊髓损伤,自主神经病变
- 诊断:病史查体和直肠指诊。实验室检查:全血细胞计数,电解质及 Ca,TSH
  若出现以下报警症状,行结肠镜:体重下降,便潜血(+),发热,IBD 或结肠癌家族史
  若无报警症状 & 年龄 <50 岁,可行乙状结肠镜
  功能性便秘:结肠运输试验,肛门直肠测压,排粪造影
- 治疗:容积性泻剂(纤维约 20g/d)→渗透性泻剂→刺激性泻剂
  容积性泻剂(车前草,甲基纤维素,聚卡波非):↑结肠残渣,↑蠕动
  渗透性泻剂[Mg,磷酸钠(避免使用 CKD),乳果糖]:↑结肠含水量
  刺激性泻剂(番泻叶,蓖麻油,比沙可啶,多库酯钠):↑肠蠕动 & 分泌
  灌肠剂 & 栓剂(磷酸盐,液状石蜡,自来水,肥皂水,比沙可啶)

鲁比前列醇(见 IBS)。甲基钠曲酮用于阿片类引起的便秘(NEJM,2008,358:2332)

动力性肠梗阻

- 定义:肠蠕动消失,无机械性梗阻
  Ogilvie 综合征:急性结肠动力性肠梗阻,回盲瓣功能正常
- 诱发因素:腹内病变(手术,胰腺炎,腹膜炎);严重内科疾病(如肺炎,败血症);肠缺血;药物(阿片类,抗胆碱能药物);电解质紊乱
- 临床表现:腹部不适,N/V,呃逆,腹部膨隆,肠鸣音↓或消失,无腹膜炎体征(穿孔除外);盲肠≥10~12cm→↑破裂
- 诊断:仰卧位 & 直立位 KUB vs. CT→小肠 & 大肠肠袢积气。必须排除机械性梗阻(直肠无气体)
- 治疗:NPO,运动(散步,摇摆),停用↓肠道动力药物,灌肠剂;胃肠降压(鼻胃管,直肠管,结肠镜),红霉素,新斯的明

憩室疾病

憩室病

定义及病理(Lancet,2004,363:631)

- 结肠黏膜和黏膜下层突出结肠壁形成的后天性疝
- 可因低纤维膳食造成→↑粪便传输时间和↓粪便量→↑肠腔内压→肌肉相对薄弱处形成疝,疝囊内的结肠黏膜和黏膜下层由直行小血管供血

流行病学

- 患病率随年龄↑而升高(<40 岁,10%;>80 岁,50%~66%);"西方化"社会
- 左侧结肠(90%,最常见乙状结肠)>右侧结肠(亚洲除外,右>左)

临床表现

- 通常无症状,但 5%~15%发展为憩室出血,10%~25%发展为憩室炎
- 无症状憩室病患者食入坚果/果仁/爆米花不会增加憩室炎或憩室出血首发风险(JAMA,2008,300:97)

憩室炎

病理生理(NEJM,2007,357:2057)

- 未消化食物和细菌淤积在憩室→形成粪石→梗阻→憩室血运受阻,感染,穿孔
- 无并发症:微穿孔→局部感染
- 并发症(25%):大穿孔→脓肿,腹膜炎,瘘(65%为憩室膀胱瘘),梗阻,狭窄

临床表现

- 左下腹疼痛,发热,恶心,呕吐,便秘
- 查体:可表现为左下腹压痛±触及包块到腹膜炎体征 & 脓毒性休克
- 鉴别诊断包括:IBD,感染性结肠炎,PID,输卵管妊娠,膀胱炎,结直肠癌

诊断性检查

- 腹平片以排除游离气体，肠梗阻或梗阻
- 腹部 CT(I⁺O⁺)：>95% 敏感性 & 特异性；评估复杂疾病（脓肿，瘘）
- 结肠镜禁忌证，急性期↑穿孔风险；6 周后进行以排除肿瘤

治疗（Am J Gastro，2008，103：1550）

- 轻度：若患者无并发症且可 PO，门诊治疗
  POabx：（MNZ + FQ）或阿莫西林/克拉维酸 7 ~ 10d；进流食直至症状好转
- 重度：若不能口服药物，需麻醉剂止痛或有并发症，住院治疗
  NPO，静脉补液，NGT（若肠梗阻）
  IVabx（覆盖 GNR 与厌氧菌）：氨苄西林/庆大霉素/MNZ 或哌拉西林 - 他唑巴坦
- 脓肿：>4cm 需要经皮或手术穿刺引流
- 手术：药物治疗不能控制病情，脓肿无法引流，游离穿孔，或疾病反复（≥2 次严重发作）
- 结肠狭窄：憩室炎晚期并发症；内镜扩张 vs 切除

预　防

- 急性发作后立即予低纤维膳食；无症状 >6 周，可高纤维膳食
- 若多次发作：美沙拉嗪 ± 利福昔明
- 首次发作 10 年之内复发风险 10% ~30%；二次发作时可能更复杂

憩室出血（可参见“消化道出血”）

病理生理

- 直小动脉流经憩室顶部处的内膜增厚，中层变薄→血管壁薄弱→动脉血管破裂
- 憩室更常见于左侧结肠；但憩室出血更常见于右侧

临床表现

- 无痛性便血/鲜血便，但可有腹绞痛
- 常自发停止（约 75%），但也可能需数小时至数天；复发率约为 20%

诊断性检查

- 结肠镜：经鼻胃管予 Go-Lytely 行快速肠道准备（4 ~6L/2 ~4h）
- 若严重出血：血管造影 ± RBC 核素扫描

治　疗

- 结肠镜：注射肾上腺素 ± 电凝止血（NEJM，2000，342：78），止血夹，皮圈套扎
- 血管造影：血管内注射血管加压素或栓塞
- 手术：若以上治疗无效 & 持续出血 & 显著血流动力学不稳

炎症性肠病

定　义

- UC：原发性结肠黏膜炎症
- 克罗恩病（CD）：原发性消化道透壁性炎症，跳跃式分布

- 未定型结肠炎:5% ~10% 慢性结肠炎,即使行组织活检仍无法分类 UC/CD

流行病学 & 病理生理(Lancet,2007,369:1627&NEJM,2009,361:2066)

- 美国 140 万患者;患病率 UC 为 1:1 000,CD 为 1:3 000;高加索人、犹太人发病率↑
- UC 和 CD 发病高峰 15 ~30 岁;CD 为双峰,另一高发年龄为 50 ~70 岁
- 吸烟人群 CD 风险↑,非吸烟者 & 曾经吸烟者 UC 风险↑
- 遗传易感性 + 肠屏障破坏(上皮或↓免疫) ± 肠道微生物组(microbiome)改变→急性炎症,不伴免疫下调或免疫耐受→慢性炎症

溃疡性结肠炎(Lancet,2007,369:1641)

临床表现

- 肉眼血性腹泻,下腹绞痛,尿急,里急后重
- 重型结肠炎(15%):1 ~2 周内迅速进展,Hct↓,ESR↑,发热,低血压,血性 BM >6/d,腹胀伴肠鸣音消失
- 结肠外表现(>25%):结节性红斑,坏疽性脓皮病,口疮性溃疡,葡萄膜炎,巩膜外层炎,血栓栓塞事件(特别是复发时;Lancet,2010,375:657),AIHA,血清阴性关节炎,慢性肝炎,肝硬化,PSC(胆管癌风险↑)

诊 断

- 结肠镜:累及直肠(95%)& 病变由向近端扩展,连续性分布于结肠
- 根据部位分类:直肠炎(25% ~55%),左半结肠炎(如乙状结肠 + 降结肠,50% ~70%),全结肠炎(20%)
- 大体:黏膜呈颗粒状,质脆伴弥漫性溃疡;假性息肉
- 镜下:浅表慢性炎症;隐窝脓肿和结构紊乱

并发症

- 中毒性巨结肠(5%):结肠扩张(KUB,≥6cm),肠壁张力减退,全身中毒症状,& 穿孔风险↑。治疗 IV 类固醇 & 广谱抗生素;若 48 ~72h 内治疗无效,手术
- 狭窄(5%):直肠乙状结肠的反复炎症所致

预 后

- 50% 患者处于缓解期;90% 患者间断加重;约 18% 疾病持续活动。10 年结肠切除率 24%
- 重型 UC 复发的病死率 <2%,UC 患者整体预期寿命 = 非 UC 患者

克罗恩病(Lancet,2007,369:1641)

临床表现

- 隐匿起病伴腹痛,发热,不适,体重下降
- 黏液性非肉眼血性腹泻;n/v,胀气,顽固性便秘
- ↓白蛋白,↑ESR/CRP,↓Hct(由于 Fe、B_{12}、叶酸缺乏;慢性炎症)
- 结肠外表现同 UC

诊 断

- EGD/结肠镜 + 小肠造影(如胶囊内镜或 CT 小肠成像);CD 可累及消化道任何部位,病变呈跳跃性分布

- 根据部位分类：小肠(47%)，回结肠(21%)，结肠(28%)；上消化道偶见
- 大体：非脆性黏膜，鹅卵石样，阿弗他溃疡，深&纵行裂隙
- 镜下：透壁性炎症伴单核细胞浸润，非干酪性肉芽肿(见于<25%黏膜组织活检)，纤维化，溃疡，裂隙

并发症

- 肛周疾病：肛裂，肛瘘，直肠周围脓肿(发生率高达30%)
- 狭窄：小肠，餐后腹痛；可导致完全性SBO
- 瘘：肛周瘘，肠-肠瘘，直肠阴道瘘，肠膀胱瘘，肠外瘘
- 脓肿：发热，腹部痛性包块，↑WBC；类固醇可掩盖症状，需高度怀疑
- 吸收不良：回肠疾病/切除：↓胆汁吸收→胆结石；↓脂肪酸吸收→草酸钙肾结石；↓脂溶性维生素吸收→维生素D缺乏→骨质疏松

预　后

- 高度多样性：诊断后1年，55%~65%缓解，10%~30%复发，15%~25%低活动性，13%~20%慢性活动性病程
- 20年内，大多数患者需手术治疗；整体预期寿命略有↓

处理(Lancet,2007,369:1641 & Gastro,2007,133:1670)

初步评估

- H&P(肠道与肠外表现)和内镜，如前所述
- 实验室检查：ESR，CPR，CBC，LFTs，Fe，B_{12}，维生素D；CD检查抗酿酒酵母抗体(ASCA)&UC检查p-ANCA，敏感性低，特异性高，故不能诊断
- 排除其他病因：感染/缺血性结肠炎，药物不良反应，消化道淋巴瘤/癌，结肠癌，IBS，血管炎，白塞病，口炎性腹泻，细菌过度生长
- 使用免疫抑制剂和生物制剂前需排除感染

治疗目标

- 避免使用NSAIDs(UC和CD)
- 急性复发的诱导缓解→维持缓解；黏膜愈合为首要目标
- 常规行递进治疗(毒性最小→最大)。最近转变为早期和(或)结合免疫调节以改善疾病疗效(Lancet,2008,371:660&NEJM,2010,362:1383)

诱导缓解(急性复发期治疗)

溃疡性结肠炎	
5-ASA	轻度(排便次数<4/d，无全身中毒表现)。若病变位于脾曲远端经直肠(PR)给药。若病变广泛，PO：2.4~4.8g/d美沙拉嗪(回肠/结肠释放)，奥沙拉嗪(结肠)，柳氮磺胺吡啶(磺胺过敏者禁用)
激素	中度(排便次数≤6/d伴有轻微全身中毒表现)→po泼尼松 重度(排便次数>6/d伴全身中毒表现)→IV。PR仅用于消化道远端轻度受累

续表

抗 TNFα	类固醇治疗无效的中重度复发，予免疫调节剂时复发。英夫利西单抗：使用 30 周约 20% 缓解（NEJM，2005，353：2462）
CsA	严重复发：注射 2mg/Kg×24h；Mg；低胆固醇时避免使用（癫痫）
手术	回肠贮袋肛管吻合术；约 6% 失败；回肠袋炎；抗生素、益生菌治疗
克罗恩病	
抗生素	FQ/MNZ 或阿莫西林/克拉维酸；最适宜肛周疾病，结肠型 CD 治疗资料有限
激素	轻度（可口服给药，体重下降不大于 10%）：伴回肠疾病时考虑布地奈德（首过代谢可限制全身不良反应） 中度（体重减轻，腹痛，恶心，贫血）：PO 泼尼松 重度（发热，梗阻，恶病质）：Ⅳ泼尼松 1mg/kg 无免疫调节剂治疗 1 年约 30% 缓解，30% 激素依赖，40% 外科手术
抗 TNFα	适应证同 UC，类固醇治疗失败前使用更为有效。英夫利西单抗（嵌合体）；阿达木单抗（人源化）或赛妥珠单抗（聚乙二醇修饰） 英夫利西单抗 + AZA→约 60% 不使用类固醇 6 个月内实现临床缓解（NEJM，2010，362：1383）
其他	外科手术：分流回肠造口术，特别适用于肛周疾病 抗α4β1 整合蛋白（那他珠单抗）：PML 罕见风险，CD 治疗中限制使用 临床试验：抗 IL12/23（ustekinamab），抗 αβ7 整合蛋白（vedolizumab）

维持缓解（慢性治疗）

溃疡性结肠炎	
5-ASA	有效维持轻中度 UC 缓解期
6MP/AZA	服药 2~4 个月后显效
抗-TNFα	英夫利西单抗：↓结肠切除率 & ↑黏膜愈合
克罗恩病	
6MP/AZA	同 UC；有效维持合并肠瘘患者的缓解期
抗 TNFα	↓手术，↓住院时间，↑黏膜愈合；约 30% 1 年内缓解 若使用英夫利西时复发：↑剂量，↑给药次数，或换用阿达木单抗（Annals，2007，146：829）
MTX	15~25mg IM/SC 或 PO 每周 1 次；1~2 个月后起效（NEJM，2003，342：1627）

治疗并发症

- 抗 TNFα:TB 复发;治疗前必须确定 PPD(-)。若↑LFTs,务必排除病毒性肝炎。NHL 风险轻微↑。其他:输液反应,类狼疮反应,银屑病,MS,CHF
- 6MP/AZA:抑制 BM,淋巴瘤,胰腺炎,肝炎;可在给药前检测 TPMT 基因型以↓毒性代谢产物产生的风险
- 5-ASA:腹泻,腹痛,胰腺炎

癌症筛查

- 结肠癌:UC 患者风险 10 年约 2%,20 年约 8%,30 年约 18%。结肠型 CD 与其相似,但小肠也可能罹患肿瘤。最佳危险标志是异型增生。其他危险因素包括:PSC,家族史(+),病变范围扩大,狭窄 & 假性息肉
- 监测:诊断后 8 年,结肠镜+随机活检以评估是否存在异型增生,此后根据危险因素每 1~3 年检查一次。若为高级别异型增生或异型增生相关病变/肿块→结肠切除术。药物预防:5-ASA& 熊去氧胆酸(若有 PSC)可获益

肠缺血

急性肠系膜血管缺血性疾病(25%)

病　因

- SMA 栓塞(50%):来自 LA(AF)、LV(↓EF)、或瓣膜;SMA 最容易栓塞
- 非闭塞性肠系膜缺血(25%):↓心搏出量引起的一过性肠道低灌注,动脉粥样硬化,败血症,↓内脏灌注的药物(升压药,可卡因,地高辛,利尿剂)
- SMA 血栓形成(10%):通常发生在动脉粥样硬化的部位,常为动脉起始部位
- 静脉血栓形成(10%):高凝状态,门脉高压,IBD,恶性肿瘤,炎症(胰腺炎,腹膜炎),妊娠,外伤,手术
- 局灶节段性小肠缺血(<5%):小肠小节段血管闭塞(血管炎,动脉粥样硬化栓塞,绞窄性疝,放疗)

临床表现

- 闭塞性:突发腹痛,但与查体腹部压痛不相符
- 至少在发病初期(2~4h),出现严重缺血(→明确梗死伴腹膜刺激征)之前
- 非闭塞性:腹胀 & 腹痛,约有 25% 无疼痛症状,N/V(+);多有 CHF 史 ± 慢性肠系膜缺血病史
- 黏膜脱落导致便血(SMA 供应右半结肠)
- "肠绞痛":胃血管"盗血"导致餐后腹痛,早饱 & 体重↓;可见于慢性肠系膜缺血患者急性疼痛发作前数周或数月

体格检查

- 可不明显或仅表现为腹部膨隆;FOBT(+)见于约 75% 患者
- 腹膜刺激征(弥漫性腹部压痛,反跳痛,肌紧张)提示肠梗死

诊断性检查

- 诊断建立在高度怀疑的基础上；快速诊断对避免梗死至关重要（数小时内出现）
- 实验室检查：常正常；75% ↑ WBC；↑ 淀粉酶 &LDH；50% 酸中毒伴 ↑ 乳酸（晚期）
- KUB：梗死发生前正常；后期出现"指压痕征"，肠梗阻，肠积气
- CT 血管成像（动脉期影像）：无创检查；可发现肠系膜血管内血栓，结肠扩张，肠壁增厚，肠积气/门静脉积气；静脉期影像用于发现肠系膜静脉血栓
- 血管造影：金标准；潜在治疗方法；怀疑血管闭塞时适用

治　疗

- 液体复苏，优化血流动力学（最小化升压药物）；广谱 abx
- 若有腹膜炎证据，急诊手术及时切除坏死肠管
- 抗凝：适用于动脉 & 静脉血栓形成和栓塞
- 罂粟碱（血管扩张剂）：导管引导输注 SMA，特别是考虑痉挛为主要病因非梗阻性缺血时
- SMA 栓塞：考虑纤溶剂；若无迅速改善→手术
  若情况允许，采取栓子切除术或是主动脉肠系膜血管搭桥术
- SMA 血栓：经皮或手术血管再通（J Vas Surg，2009，50：341）
- 非梗阻性：消除病因（特别是心源性）
- 若慢性肠系膜血管缺血符合以下条件，可考虑血管形成术/支架 vs 血管再通手术：超过两支血管或 SMA 闭塞，临床病史支持，& 排除腹痛其他病因

预　后

- 若存在肠梗死，死亡率 20% 至 >70%；肠梗死前诊断是最有力的存活预测指标

缺血性结肠炎（75%）

定义和病理生理

- 继发于体循环变化或局部肠系膜血管结构性/功能性改变的非闭塞性疾病；潜在病因常不明，多见于老年人
- 最易累及"分水岭"区域（脾曲 & 直肠 - 乙状结肠），25% 累及右半结肠

临床表现、诊断、治疗

- 疾病谱：可逆性结肠病（35%），一过性结肠炎（15%），慢性溃疡性结肠炎（20%），狭窄（10%），坏疽（15%），暴发性结肠炎（<5%）
- 常有 LLQ 绞痛，伴便潜血（+）或明显血便；出现发热和腹膜刺激征时，临床上需怀疑肠梗死
- 诊断：排除感染性结肠炎；若症状持续且无其他明确病因（除非无腹膜炎，否则需避免结肠过度膨胀），可行纤维乙状结肠/结肠镜

- 治疗：肠道休息，静脉补液，广谱 abx，连续观察腹部体征变化；若出现肠梗死，暴发性结肠炎，出血，药物治疗无效，复发性败血症，肠道狭窄，手术治疗
- 超过 50% 患者发病 48h 内采用保守治疗

胰腺炎

发病机制

- 直接或间接毒性作用损伤腺泡→酶释放或分泌功能受损（如胰管梗阻）→自我消化→脂肪坏死
- 过度急性炎症反应

病 因

- 胆结石（40%）；女 > 男，通常由小结石（ <5mm）引起，也可为微结石
- 酒精（30%）：男 > 女，多为慢性，伴有急性复发
- 药物（高反应性，毒性代谢产物或直接毒性作用）：呋塞米，噻嗪类，磺胺类，DDI，天冬酰胺酶，雌激素，6-MP/AZA，ACEI，氨苯砜，5 - ASA，丙戊酸
- 梗阻：胰腺/壶腹肿瘤，转移瘤（乳腺，肺），环状胰腺，胰腺分裂伴小乳头狭窄，蛔虫
- 代谢：高甘油三酯血症（TG >1 000，多为 4 500；可见于Ⅰ型和Ⅳ型家族性高甘油三酯血症），高钙血症
- 感染：柯萨奇病毒，麻疹病毒，EBV，CMV，HAV，HBV，支原体，TB，念珠菌/弓形虫/隐孢子虫
- 自身免疫：可有慢性疾病或胰腺肿块；↑IgG4，ANA（ + ），胰管异常
- 缺血：血管炎，胆固醇栓子，低血容量性休克，体外循环
- ERCP 术后：5% 有明显胰腺炎表现；35% ~70% 无症状伴↑淀粉酶
- 创伤后：腹部钝伤，胰腺/胆道手术
- 家族性：可变外显率的常染色体显性遗传病（基因 PRSSI，CFTR，SPINKI）
- 蝎蜇伤（特立尼达岛）：机制可能为胰腺过度刺激

临床表现

- 上腹痛，放射到背部，持续，前倾位可稍减轻
- 恶心，呕吐
- 鉴别诊断：急性胆囊炎，DU 等引起的脏器穿孔，肠梗阻，肠系膜缺血，IMI，AAA 破裂，远端主动脉夹层，异位妊娠破裂

体格检查

- 腹部压痛和肌紧张，↓肠鸣音（动力性肠梗阻）± 触及腹部包块，± 黄疸（若胆道梗阻）
- 腹膜后出血体征（Cullen's = 脐周，Grey Tuner's = 胁腹），少见
- 发热，心动过速，低血压 ± 休克

诊断性检查（Gastro，2007，132：2022）

- 实验室检查
  - ↑淀粉酶：水平 >3 × ULN 提示胰腺炎；水平 ≠ 严重程度
  - 假（ - ）：慢性胰腺炎（如酒精性）急性发作；高甘油三酯血症（↓淀粉酶活性）

假(+):其他腹部或唾液腺病变,酸血症,肾衰竭,巨淀粉酶血症(淀粉酶与血清中其他蛋白结合,不能被肾脏滤过)

↑脂肪酶:比淀粉酶更为特异性

假(+):肾衰竭,其他腹部疾病,糖尿病酮症酸中毒,HIV,巨淀粉酶血症

ALT>3×ULN提示胆源性胰腺炎(Am J Gastro,1994,89:1863);碱性磷酸酶,胆红素无诊断价值

其他实验室检查(见预后):↑WBC,↑或↓Hct,↑BUN,↓Ca,↑葡萄糖

- 影像学检查

KUB/CXR:示左上腹小肠积气"哨兵袢征",肺不张,胸腔积液

腹部CT:非诊断必须,但作为可选检查。排除其他诊断,评估疾病严重程度,也可排除并发症。重症胰腺炎发病3d后,增强CT评估胰腺坏死程度(避开发作期,因为理论上造影剂↑胰腺坏死风险;若并发ARF,推迟检查)

腹部超声(U/S):胰腺常显示不清(由于存在肠气),但有助于发现胆源性因素,如胆结石和胆管扩张;可发现假性囊肿

MRI/MRCP:可发现坏死;亦用于评估结石 & 胰胆管破坏情况

EUS:作用有限,可发现隐匿的胆道疾病(微胆石症)

治疗

- 支持治疗:用于轻症,肠道休息常有效

液体复苏(重症胰腺炎血流动力学不稳时,补液量可高达10L/d)

营养:若禁食>7d,肠内营养优于完全肠外营养(TPN);↓感染并发症和疾病严重程度,↓死亡率(BMJ,2004,328:1407)。鼻空肠营养管最为理想,鼻胃管也可

镇痛:IV哌替啶,吗啡(理论上增加Oddi括约肌痉挛风险,但是尚无实际不良反应证据),氢吗啡酮

- 全身预防性应用abx(如亚胺培南)能否↓死亡率 & 防止无菌性坏死向感染性坏死转变尚有争议(Am J Surg,2009,197:806&Gastro,2007,132:2022);? 用于重症胰腺炎(CT>30%坏死),但不超过14d
- 手术:感染性坏死(参见相关部分)几乎均需行清创术。手术推迟至(若情况允许)≥2周使坏死组织机化可提高手术效果。若为胆结石,行胆囊切除术(若症状较轻,48h内,否则14d内;Surg,2009,145:260;Ann Surg,2010,251:615)
- ERCP+括约肌切开术:若急性起病,严重胆管炎/败血症,总胆红素>5(即可疑梗阻性胆管结石)的情况下需要考虑。否则,早期ERCP不能降低胰腺炎局部或全身并发症的风险(Ann Surg,2007,245:10)

并发症

- 全身性:休克,ARDS,肾衰竭,消化道出血,DIC
- 代谢性:低钙血症,高血糖症,高甘油三酯血症
- 急性积液(30%~50%):见于早期,无包膜,无需治疗
- 假性囊肿(10%~20%):液体积聚,持续4~6周,有包膜

持续疼痛 & ↑淀粉酶或脂肪酶,查体发现包块提示

大多数可自行消退;若>6cm或持续>6周+疼痛→内镜/经皮/手

术引流

- 无菌性胰腺坏死(20%):无活性胰腺组织
  预防性 abx(见上文);支持治疗,若病情不稳定手术治疗
- 感染(占全部病例 5%,严重病例 30%):常继发于肠道 GNR
  感染性胰腺坏死:发热 & ↑ WBC 非特异性;病情恶化且存在胰腺坏死考虑 FNA(无菌坏死种植风险低);若革兰染色/培养(+)→abx + 评估(经皮,4 周后行外科清创术;NEJM,2010,362:1491)
  胰腺脓肿:局限性脓液积聚(通常无胰腺组织),治疗:abx + 引流(若条件允许,CT 引导下进行),常见于发病≥4 周后
- 腹水或胸腔积液:胰管断裂导致;早期 ERCP 和支架;也可因引流假性囊肿形成

预 后

- 严重胰腺炎(20%):器官衰竭或局部并发症(坏死,假性囊肿)
- 评分系统:HAPS,BISAP,APACHE Ⅱ,Ranson 评分,CTSI
  HAPS:无腹部压痛或反跳痛,入院检查 Hct 与 Cr 正常
  预测不严重病情的准确率为 98%(Clin Gas Hep,2009,6:702)
  BISAP:入院 5 项评分体系(BUN > 25,GCS < 15,SIRS,年龄 > 60,胸腔积液)评定患者是否具有较高死亡风险(Am J Gastro,2009,104:966)
  APACHE Ⅱ(www.mdcalc.com/apache-ii-score-for-icu-mortality):若评分≥8,则为重症胰腺炎

Ranson 评分

入院时	入院后 48h
年龄 > 55 岁	Hct ↓ > 10%
WBC > 16 000/mm^3	BUN ↑ > 5mg/dL
葡萄糖 > 200mg/dl	碱剩余 > 4mEq/L
AST > 250U/L	Ca < 8mEq/L
LDH > 350U/L	P_aO_2 < 60mmHg
	体液丢失 > 6L

Am J Gastro,1982,77:633

预 后

评分	死亡率
≤2	< 5%
3 ~ 4	15% ~ 20%
5 ~ 6	40%
≥7	99%

CT 分级	描述	分数
A	正常胰腺或轻症胰腺炎	0
B	胰腺体积增大但无炎症	1
C	胰腺或胰周炎症	2
D	1 处胰周积液	3
E	≥2 处胰周积液或胰腺/腹膜后见气体	4

Radiology,1990,174:331

坏死	分数
< 33%	2
33% ~ 50%	4
> 50%	6

总分数	死亡率
0 ~ 3	3%
4 ~ 6	6%
7 ~ 10	17%

慢性胰腺炎

- 70% ~80% 与酒精有关,也考虑自身免疫性胰腺炎
- 常有反复急性发作→炎细胞浸润→纤维化→先外分泌后内分泌功能不全
- 症状包括上腹痛,N/V;随时间推移疼痛消失,出现乳糜泻和体重下降
- 早期淀粉酶/脂肪酶↑,后期可正常。粪脂检测(+),↓粪便弹性蛋白酶 & 糜蛋白酶,KUB/CT 发现胰腺钙化灶
- ERCP/MRCP/EUS 诊断高敏感性:胰管狭窄或扩张,实质蜂窝征
- 低脂饮食及酶替代治疗

肝功能异常

肝细胞损伤或胆汁淤积检查

- 转氨酶(AST,ALT):继发于坏死/炎症后释放的细胞内酶
  - 肝脏疾病,ALT 比 AST(心脏,骨骼肌,肾脏,脑,RBC/WBC)更特异
  - ALT > AST→病毒性肝炎或脂肪肝/非酒精性脂肪性肝炎(肝硬化前期病变)
  - AST:ALT >2:1→酒精性肝炎,肝硬化,NAFLD;非肝脏来源
  - ALT/AST >15 × ULN→急性肝衰竭的病因(↑↑↑ LDH→缺血/中毒)
- ALP:结合于肝细胞胆管侧细胞膜,也分布于骨骼、肠道、肾脏和胎盘
  - 证实肝脏来源:↑5'-NT,↑GGT,或 ALP 热分馏
  - 胆道梗阻或肝内胆汁淤积(如肝内浸润)时,ALP 水平↑

肝功能检查

- 白蛋白:肝脏蛋白合成功能标志物,肝衰竭时缓慢↓($t_{\frac{1}{2}}$为 20d)
- PT:依赖于肝脏合成的凝血因子(FⅧ除外);由于部分凝血因子(如Ⅴ,Ⅶ)$t_{\frac{1}{2}}$很短,肝功能障碍数小时内↑PT
- 胆红素:血红素代谢产物,由白蛋白运输到肝脏,被肝脏摄取转变为结合胆红素(可溶),然后分泌到胆汁(对检测肝实质病变最敏感)中;有结合(直接)胆红素或非结合(间接)胆红素

肝损伤类型

- 肝细胞:↑↑转氨酶 ± 胆红素或 ALP
- ↑↑↑ ALT&AST(>1 000):严重病毒性肝炎,对乙酰氨基酚,缺血,Wilson 病(肝豆状核变性),AIH
- 胆汁淤积:↑↑ ALP 和胆红素 ± ↑转氨酶
- 孤立性高胆红素血症:↑↑胆红素(直接或间接),ALP 和转氨酶均正常
- 肝内浸润:↑ALP,± ↑胆红素或转氨酶
- 黄疸是一种临床体征,见于胆红素 >2.5mg/dL 时(特别是巩膜或舌下);若为结合胆红素血症→↑尿胆红素

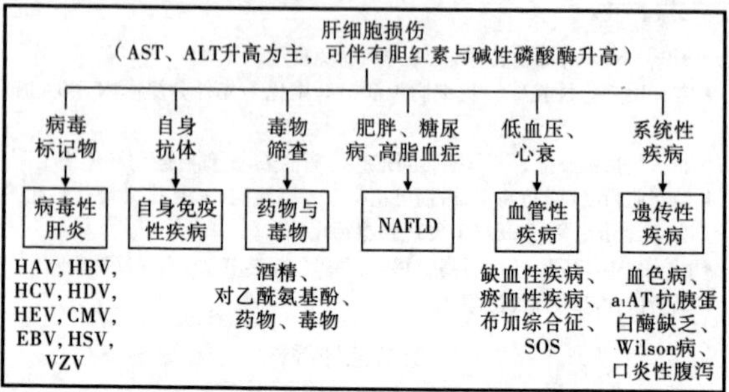

图 3-3　对于肝细胞性异常肝功能的处理方法

- 急性肝病相关检查：毒物（酒精，对乙酰氨基酚）& 血管异常（Doppler 超声）

  病毒检查：HAV IgM，HBV sAg，HCV RNA，HEV Ab，± EBV，CMV，HSV，VZV

  自身免疫（ANA，ASMA，ALKM）& 血浆铜蓝蛋白
- 慢性肝病相关检查：HBV sAg，HCV Ab，Fe，TIBC；葡萄糖，HbA1c，TG；ANA，ASMA，ALKM；抗组织转谷酰胺酶；血浆铜蓝蛋白 &α1-抗胰蛋白酶（AT）；TSH；血管异常（Doppler 超声）

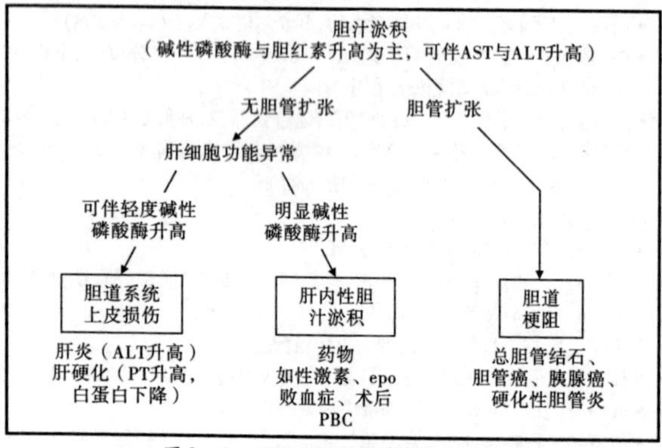

图 3-4　淤胆性肝功能异常处理方法

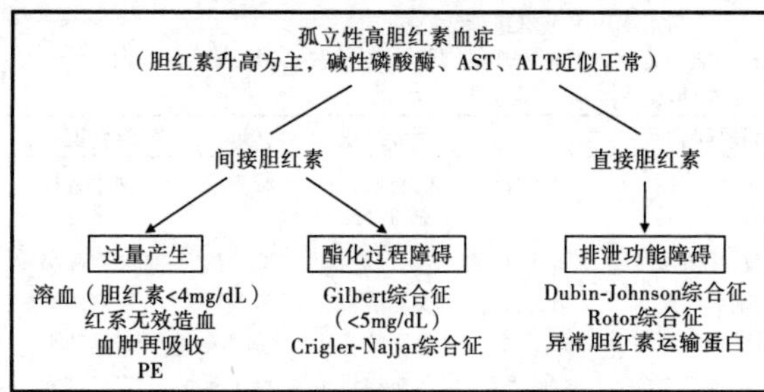

图 3－5　孤立性高胆红素血症的处理方法

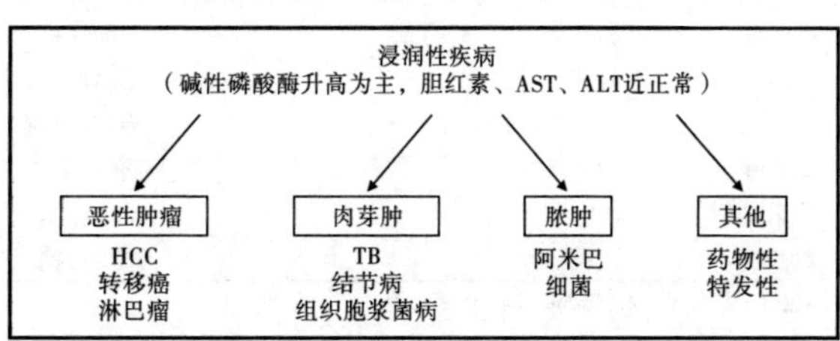

图 3－6　浸润性疾病所致肝功能异常的处理方法

无症状患者肝功能检查异常(Gastro,2002,123:1364)

- 详细询问病史(用药,酒精/毒品,暴露,肝病危险因素)和体格检查。优先评估任何有利于病因发现的线索(如停药和复查 LFTs)
- 证实肝源性:若原发性↑ALP(查 GGT)或 AST > ALT(查 CK,醛缩酶,TFT)
- 肝细胞

  评估最常见病因:甲/乙/丙型肝炎,血色病;筛选慢性肝病的证据(血小板,PT/INR,白蛋白)

  若未发现病因→调整生活方式(减肥,控制 DM)+6 个月后复查

  若有慢性肝病证据或实验室检查持续异常,筛查不常见病因:AIH,Wilson 病,口炎性腹泻,α_1-AT 缺乏;查 U/S& 考虑肝组织活检

  若仍(－)→若 ALT 或 AST > ×2ULN,持续 >6 个月,行肝组织活检;否则观察
- 胆汁淤积:查右上腹(RUQ)U/S,AMA

  胆管扩张或梗阻→MRCP

  AMA(+)及 U/S(－),或 AMA(－)及 U/S 发现实质异常→肝组织活检

  AMA&U/S(－):ALP > 1.5ULN→考虑组织活检;ALP < 1.5ULN→观察
- 孤立性高胆红素血症:结合 vs 非结合

  结合→腹部 U/S→胆管扩张或梗阻,MRCP;若 U/S 正常,查 AMA 及

考虑 MRCP 或肝组织活检

非结合→查 Hct，网织红细胞计数，涂片，LDH，结合珠蛋白

引起肝功能检查异常的常用药物

肝细胞		胆汁淤积		混合型
阿卡波糖	氨甲蝶呤	阿莫西林/克拉维酸	雌激素	阿米替林
对乙酰氨基酚	NSAID	促合成药物	厄贝沙坦	咪唑硫嘌呤
别嘌呤醇	奥美拉唑	类固醇	米氮平	甲巯丙脯酸
胺碘酮	帕罗西汀	氯丙嗪	吩噻嗪	卡马西平
氯苯胺丁酸	吡嗪酰胺	氯吡格雷	特比萘酚	克林霉素
安非他酮	利福平	口服避孕药	三环类药物	依那普利
氟西汀	利培酮	红霉素		呋喃妥英
HAART	舍曲林			苯巴比妥
异烟肼	他汀类药物			磺胺类药物
酮康唑	四环素			曲唑酮
赖诺普利	曲唑酮			维拉帕米
氯沙坦	丙戊酸			苯妥英钠

不包括中草药和毒素（NEJM，2006，354：731）

肝　炎

病毒性肝炎

甲型肝炎（ssRNA；占急性病毒性肝炎 30% ~45%）

- 传播途径：粪口传播；污染的食物，水，贝类；日托机构爆发感染
- 潜伏期：2 ~6 周；无慢性携带状态
- 症状：↓食欲，不适，发热，N/V，右上腹痛，±黄疸；偶为暴发型
- 诊断：急性肝炎 = IgM 抗 HAV（+）；既往感染 = IgG 抗 HAV（+）[IgM（-）]
- 急性 HAV 采取支持治疗。预防：接种疫苗，儿童 & 慢性 HBV，HCV 或其他慢性肝病的患者（接种两次，接种时间为 0，6 ~12 个月）
- 感染后预防：1 ~40 岁→疫苗；<1 岁或 >40 岁或免疫抑制→免疫球蛋白

乙型肝炎（dsDNA；占急性病毒性肝炎 ~45%；Lancet，2009，373：582）

- 传播途径：血行传播，性传播，母婴传播
- 潜伏期：6 周 ~6 个月（平均 12 ~14 周）
- 急性感染：70% 亚临床，30% 黄疸，<1% 暴发型肝炎（死亡率高达 60%）
- 慢性感染：<5%（成人获得性；若免疫抑制，发病率↑），>90%（母婴传播）；40% 慢性携带者→肝硬化；若 HCV，HDV 或 HIV 共感染，肝硬化风险↑
- 罹患 HCC 的风险：25% ~40%；母婴传播 & ↑HBV DNA 时风险最高；HCC 伴或不伴肝硬化。每 6 个月检查一次 AFP&US vs MRI

- 肝外表现:PAN(<1%),MPGN,关节炎,皮炎,风湿性多肌病
- 血清学和病毒学检查

  HBsAg:早于症状出现;用于筛选供血者;持续 >6 个月 = 慢性 HBV 携带者

  HBeAg:病毒复制标志,感染性↑

  IgM 抗 HBc:最先出现的抗体;提示急性感染

  窗口期 = HBsAg 转(-),抗 HBs 尚未转(+),仅抗 HBc 提示存在感染

  IgG 抗 HBc:提示既往[HBsAg(-)]或持续[HBsAg(+)]HBV 感染

  抗 HBe:提示病毒复制减弱,感染力↓

  抗 HBs:提示急性感染痊愈 & 免疫后(疫苗接种后的唯一标记物)

  HBV DNA:肝脏中病毒复制活跃时出现在血清中

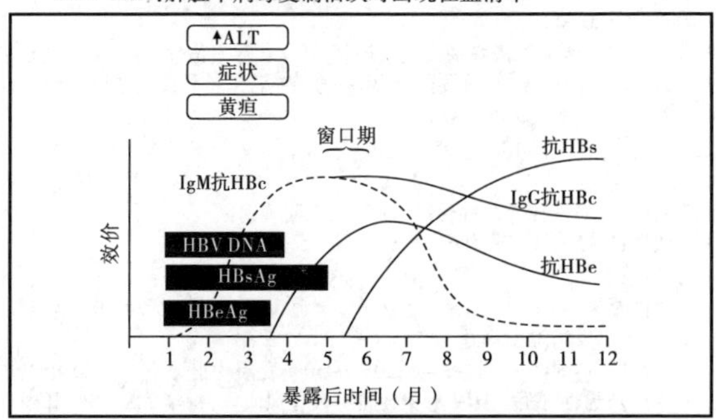

图 3-7 急性 HBV 感染的血清学过程

(引自 Friedman LS, Keeffe EB. Serologic course of HBV. Handbook of liver Disease 2004; Hoofnagle JH, DiBisceglie AM. Serologic diagnosis of acute and chronic viral hepatitis. Semin Liver Dis, 1991, 11:73.)

诊断	HbsAg	抗 HBs	抗 HBc	HBeAg	抗 HBe	HBV DNA
急性肝炎	(+)	(-)	IgM	(+)	(-)	(+)
窗口期	(-)	(-)	IgM	±	±	(+)
恢复后	(-)	(+)	IgG	(-)	±	(-)
免疫后	(-)	(+)	(-)	(-)	(-)	(-)
慢性肝炎 HBeAg(+)	(+)	(-)	IgG	(+)	(-)	(+)
慢性肝炎 HBeAg(-)	(+)	(-)	IgG	(-)	(+)	± *

* 前核心蛋白突变:不合成 HBeAg,但由于对 HBcAg 的交叉反应产生抗 HBe;同时合并血清高水平 HBV DNA

- 急性 HBV 治疗:支持;若神志改变或↑INR 需住院(肝移植中心)
- 慢性 HBV 治疗指征:(1) HBeAg(+)且 DNA >20 000IU/mL & ALT 升

高；(2)HBeAg(－)且DNA＞2000IU/mL & ALT升高或肝组织活检示≥2级纤维化(NEJM,2008,359:1486&Hep,2009,50:661)
- PEG IFNα-2a:HBeAg1年血清学转换率最高(27%),耐受性差限制使用
- 一线治疗药物是恩替卡韦或替诺福韦；耐受性好 & 耐药率低，HBeAg1年血清转换率21%；恩替卡韦的3年血清转换率39%；拉米夫定的1年耐药率15%～30%；替比夫啶导致↑CK& 神经病变；阿德福韦也有(用于拉米夫定耐药人群)神经毒性 & 耐药发生
- 治疗目标：若HBeAg(＋)→HBeAg(－)，抗HBe(＋)；若HBeAg(－)或血清学无转换→不确定
- 肝移植术后：HBIG＋核苷类似物可有效预防再次感染
- HIV/HBV共感染：对HBV和HIV均有效的两种药物治疗(NEJM,2007,356:1445)
- 若非活动性携带者将要接受免疫抑制治疗/化疗→治疗
- 暴露后(感染风险30%)预防：HBIG→疫苗(若未接种疫苗或原有治疗无效)

丙型肝炎(RNA，占急性病毒性肝炎10%～30%；Lancet,2008,372:321)
- 传播途径：血液传播＞性传播；约20%无明确诱因
- 潜伏期：1～5个月，平均6～7周
- 自然病程
  - 急性感染：80%亚临床；10%～20%黄疸型肝炎；暴发型肝炎非常罕见；自发清除率高达30%
  - 慢性：高达80%→慢性肝炎；20%～30%发展为肝硬化(约20年以后)；男性，酗酒，HIV感染使得肝硬化风险↑；每年2%～5%肝硬化患者罹患HCC
- 肝外表现：冷球蛋白血症，迟发型皮肤卟啉症(阳光照射区域出现水疱)，MPGN，MGUS，IPF，NHL，DM
- 血清学和病毒学检查
  - 抗HCV(ELISA)：6周内(＋)，≠康复或免疫；康复后可为(－)
  - HCV RNA：2周内(＋)，活动性感染的标志
  - HCV RIBA：用于抗HCV ELISA(＋)而HCV RNA未测得患者的进一步确认
  - HCV基因型(1～4)：指导用药疗程 & 预测疗效(基因型2,3＞1,4)
- 诊断：急性肝炎＝HCV RNA(＋)，±抗HCV
  - 肝炎康复＝HCV RNA(－)，±抗HCV
  - 慢性肝炎＝HCV RNA(＋)，抗HCV(＋)
- 治疗指征(Hep,2009,49:1335)
  - 急性：若8～12周尚未自发清除，PEG-INFα-2a/b×(12～24)周
  - 慢性：RNA(＋)，且活组织检查示慢性肝炎 & 纤维化分级＞1或肝病代偿期(基因型2或3，由于对治疗高应答通常不需活检)
- 药物：PEG-INFα-2a＋利巴韦林(Gastro,2010,138:108)。目标是SVR，即治疗结束后24周无病毒血症。蛋白酶抑制剂(特拉匹韦，博赛泼维)为潜在治疗药物(NEJM,2009,360:1827&1839;2010,362:1292)
- 基因型1或4：治疗48周。若治疗12周后未实现EVR(即RNA↓<

100 倍)停止治疗,因为 EVR 是 SVR 缺乏的最佳预测指标。若部分 EVR(RNA↓≥12 周 100 倍 &24 周不可检测),考虑将治疗延长至 72 周

整体 SVR 率 50% ~60%

- 基因型 2 或 3:治疗 24 周,SVR 率约 80%
- 应答预测指标:RNA <400k IU/mL,快速病毒应答(第 4 周时无 RNA),无肝硬化,女性,年龄 <40 岁,体重 <75kg,白种人/拉丁美洲裔,无 HIV,*IL28B* 基因有 SNPs(Nat Gen,2009,41:1100;Gastro,2010,138:2307)
- 治疗风险:流感样症状,精神症状(若抑郁可给予 SSRI),甲状腺功能异常,骨髓抑制(可给予 EPO&GCSF),溶血(利巴韦林),性功能障碍
- 禁忌证:肝硬化失代偿,妊娠,严重精神疾病,药物滥用,严重心肺疾病,未控制的 DM,癫痫,自身免疫病
- 若慢性 HCV 患者对 HBV 或 HAV 无免疫力,则均需要注射疫苗
- 暴露后(针刺伤感染风险 3%)预防:无;若 HCV RNA→(+),考虑 3 个月内开始治疗

丁型肝炎(RNA)

- 传播途径:血行传播或性传播;非洲 & 东欧地方性高流行
- 发病机制:需与 HBV 同时感染或继发于 HBV 感染
- 自然病程:有 HBV 存在时,感染严重程度↑和肝硬化进展↑;与 HBV 一起被清除
- 血清学/病毒学检测:抗 HDV;治疗期间复查 HDV RNA(高复发率)

戊型肝炎(RNA)

- 传播途径:粪口传播;赴巴基斯坦、印度、东南亚、非洲及墨西哥等地的旅行者
- 自然病程:急性肝炎,若怀孕致死率↑(10% ~20%);慢性肝炎偶见于器官移植患者
- 诊断:IgM 抗 HEV(通过疾病控制中心)

其他病毒(CMV,EBV,HSV,VZV)

自身免疫性肝炎(AIH)

分类(NEJM,2006,354:54)

- Ⅰ型:抗平滑肌抗体(ASMA),ANA;抗可溶性肝抗原(抗 SLA);伴病情严重,反复
- Ⅱ型:Ⅰ型抗肝肾微粒体(抗 LKM1);儿童(2~14 岁);地中海
- 重叠综合征:自身免疫性肝炎 + PBC 或 PSC

诊断和治疗

- 3/4 女性;40% 急性起病(偶为暴发型);34% 无症状;ALT 可 >1000
- 肝外表现:甲状腺炎,关节炎,UC,干燥综合征,抗人球蛋白试验(Coombs)(+),溶血性贫血
- 诊断:评分体系结合血清学检查,↑IgG,无病毒性肝炎 & 典型病理组织学表现(淋巴浆细胞浸润 & 界面炎症)特异性高 & 敏感性一般

(Hep,2008,48:169)
- 治疗:LFTs 10ULN,或 5ULN 且 IgG 2ULN,或组织活检为桥接坏死/多小叶坏死
- 泼尼松 ± 硫唑嘌呤→65% 3 年内好转;停药6个月复发率50%,3年时高达90%;∴ 需要长期治疗
- ESLD 需肝移植;40% 患者复发,但一般容易治疗

肝炎或肝中毒的其他原因

酒精性肝炎(NEJM,2009,360:2758)

- 症状:可表现为无症状性肝脏肿大至肝功能失代偿伴腹水、肝性脑病,死亡。AST&ALT 通常 <300 ~ 500 且 AST:ALT >2:1,部分伴维生素 B_6 缺乏(ALT 可正常);↓plt,↑运铁蛋白饱和度,↑总胆红素(Tb)&INR 提示严重肝炎
- 治疗:若判别函数[=4.6 ×(PT-对照)+ Tb(mg/dL)] >32 或肝性脑病
  - 甲强龙 32mg/d ×4 周→4 ~6 周逐渐减量;↓死亡(NEJM,1992,326:507)
  - 禁忌证:GIB,慢性乙肝,败血症
  - 己酮可可碱 400mg tid 降低肝肾综合征的发生从而↓死亡率(Coch,2009,4:CD007339)
- 里尔模式(Lille model)提示对皮质醇无反应 & 死亡与第1 ~7d 总胆红素的变化有关;无反应者 6 个月存活率为 25%(www.lillemodel.com &Hep,2007,45:1348)

对乙酰氨基酚肝中毒(Clin Liv Dis,2007,11:525&NEJM,2008,359:285)

- 正常通过葡萄苷酸化和硫酸盐化代谢→无毒代谢产物
- 过量(常 >10g):CYP2E1 羟化→NAPQI,与谷胱甘肽反应直至耗竭→肝毒性
- 营养不良的酗酒者即使服用小剂量(2 ~6g)对乙酰氨基酚,禁食和饮酒也会诱导 CYP2E1 引起"治疗灾难"
- 2 ~6d 之内可能不会出现肝功能异常
- 治疗:洗胃,4h 以内可使用药用炭。尽早转移到移植中心
  - NAC:自服用对乙酰氨基酚后持续给药 72h,若服药时间不明,或长期服用,则 >4g/d
  - 若服药时间已知(见附录),用 Rumack-Matthew 列线图表预测对乙酰氨基酚在某一血浆浓度下的肝毒性风险
  - 即使对乙酰氨基酚血浆浓度很低或无法测得,开始予小剂量 NAC 治疗
  - PO NAC(推荐):负荷剂量 140mg/kg →附加剂量 70mg/kg q4h ×17 次
  - IV NAC:150mg/kg 大于 1h→50mg/kg 大于 4h→100mg/kg 大于 16h;可引起过敏;适用于无法 POs,GIB,妊娠,暴发型肝衰竭者

缺血性肝炎

- "休克肝"伴 AST&ALT >1000 + ↑↑LDH;延迟↑↑总胆红素
- 常有↑静脉压 + ↓门脉/动脉压 + 低氧血症

- 常见于低血压，败血症，CHF

非酒精性脂肪性肝病（NAFLD）（Gastro，2008，134：1682）

- 脂肪浸润肝脏，无酒精或其他引起肝病的病因
  NASH = NAFLD + 炎症 ± 肝组织活检提示纤维化
- 患病率：美国 20% ~30%。危险因素：DM& 代谢综合征（高胰岛素血症，肥胖，↑TGs），HAART，他莫西芬，胺碘酮，TPN，体重快速下降
  脂蛋白 C3 基因突变与↑TG& 罹患 NAFLD 有关（NEJM，2010，362：1082）
- 临床：80% 无症状，ALT > AST；1% ~3% NAFLD 患者和 25% NASH 患者可进展为肝硬化
- 诊断：U/S，MRI，CT 提示肝脏脂肪浸润，但只有组织活检可诊断 NASH vs. NAFLD
- 治疗：减肥，控制血脂/血糖；匹格列酮和维生素 E↓脂肪变性 & 炎症，但是对纤维化无效（NEJM，2010，362：1675）

急性肝衰竭

定 义

- 急性肝病 + 凝血功能障碍 + 肝性脑病；无已知既往肝病史
- 暴发型：8 周内进展为肝衰竭；亚暴发型：8 周 ~6 个月进展为肝功能衰竭

病因（Hep，2008，47：1401）

- 病毒
  HAV，HBV，HCV（偶见），HDV + HBV，HEV（特别是妊娠期），HSV（免疫抑制患者），EBV，CMV，腺病毒，副黏病毒，细小病毒 B19
- 药物/毒素
  药物：对乙酰氨基酚（最常见病因，>40% 全部病例），苯妥英钠，异烟肼，利福平，磺胺类，四环素，泰利霉素，胺碘酮，丙硫氧嘧啶，丙戊酸钠
  毒物：氟化碳氢化合物，CCl_4，毒伞蕈
- 血管：缺血性肝炎，布加综合征，肝窦阻塞综合征，恶性肿瘤浸润
- 自身免疫性肝炎（通常为首发症状）
- 其他：Wilson 病，妊娠期急性脂肪肝（HELLP，Reye's），特发性（约 20%）

临床表现

- 首发症状多不特异，如恶心、呕吐、不适，继而出现黄疸
- 神经系统
  肝性脑病：Ⅰ期 = 精神状态改变；Ⅱ期 = 嗜睡，意识模糊；Ⅲ期 = 昏睡；Ⅳ期 = 昏迷
  扑翼样震颤见于Ⅰ/Ⅱ/Ⅲ期脑病；反射亢进，阵挛，强直见于Ⅲ/Ⅳ期
  脑水肿→↑ICP，↓CPP→脑缺氧，钩回疝，Cushing 反射（高血压 + 心动过缓），瞳孔散大，去大脑强直姿态，呼吸暂停
- 心血管系统：低血压伴 SVR 下降
- 呼吸系统：呼吸性碱中毒，外周 O_2 摄取下降，肺水肿，ARDS
- 消化系统：GIB（↓凝血因子，↓plt，DIC），胰腺炎（？由于缺血）

- 肾脏：ATN，肝肾综合征，低钠血症，低钾血症，低磷血症
- 血液系统：凝血功能障碍（凝血因子合成↓ ± DIC）
- 感染（90%患者）：特别是葡萄球菌，链球菌，GNRs 和真菌（↓免疫功能，有创操作）；32%患者有自发性细菌性腹膜炎（SBP）；可能无发热和↑WBC
- 内分泌系统：低糖血症（↓葡萄糖合成），代谢性酸中毒（↑乳酸），肾上腺皮质功能减退症

检　查

- 病毒血清学（HBV DNA，HCV RNA）
- 自身免疫性肝炎血清学检查，血浆铜蓝蛋白 & 尿铜
- 毒物筛查（对乙酰氨基酚浓度水平，q1 ~ 2h 直到测得峰值）
- 影像学检查（右上腹 U/S 或腹部 CT，门脉和肝静脉 Doppler 超声检查）
- 肝组织活检（除非已经排除凝血功能障碍→考虑经颈静脉检查）

治疗（Hep，2005，41：1179&Nat Rev Gastro Hep，2009，6：542）

- 肝移植中心 ICU 提供血流动力学 & 呼吸机支持治疗；ARF 患者 CVVH
- IV N-乙酰半胱氨酸（同对乙酰氨基酚治疗剂量）：肝功能衰竭和 1 ~ 2 级肝性脑病：↑脑血流量和↑无移植存活率（Gastro，2009，137：856）
- 脑水肿：CT 敏感性仅有 60%，Ⅲ/Ⅳ期肝性脑病考虑 ICP 监测；床头抬高 > 30°，高渗盐水使 Na 145 ~ 155mEq/L；其他潜在措施：过度通气，甘露醇，巴比妥类，？诱导低体温，Ⅳ吲哚美辛
- 肝性脑病：Ⅲ/Ⅳ期气管插管；？乳果糖，但尚无有效证据
- 凝血功能障碍：维生素 K，活动性出血考虑 FFP/plt/冷球蛋白；？重组因子Ⅶa；PPI 预防
- 感染：abx 低治疗阈值（广谱，如万古霉素 & 三代头孢菌素），虽然目前尚无经验性抗生素治疗降低死亡率的证据
- 病因治疗：HBV 核苷类似物；自身免疫性肝炎糖皮质激素；Wilson 病螯合剂；HSV Ⅳ阿昔洛韦；毒伞蕈洗胃及药用炭 ± 青霉素和西里马灵；妊娠相关分娩；布加综合征 TIPS 和抗凝
- Ⅱ/Ⅲ级肝性脑病且预后不良考虑肝移植（参见下文）
- 目前研究体外肝脏辅助装置（细胞疗法 vs. 非细胞疗法）作为肝移植的过度治疗

预　后

- 非对乙酰氨基酚 ALF 死亡率 80%；对乙酰氨基酚诱导 ALF 死亡率 30%
- 提示预后不良的因素
  - 对乙酰氨基酚诱导：补液后 pH < 7.3 或 INR > 6.5，Cr > 3.4，或Ⅲ/Ⅳ级肝性脑病
  - 非对乙酰氨基酚诱导：INR > 6.5 或满足以下 3 项：非甲型/乙型肝炎；非对乙酰氨基酚药物中毒；由黄疸发展至肝性脑病的时间 > 7d；年龄 < 10 岁或 > 40 岁；INR > 3.5；总胆红素 > 17.4
- 25% ~ 30% ALF 患者行肝移植，5 年存活率为 70%

肝硬化

定义（Lancet，2008，371：838）

- 定义：肝细胞损伤基础上产生肝脏组织纤维化，形成再生结节

- 失代偿：黄疸，曲张静脉破裂出血，肝性脑病，腹水；预后不佳

病 因

- 酒精性(60% ~70%)：萎缩性门脉性肝硬化(Laennec's cirrhosis)；小结节
- 病毒性肝炎(10%)：慢性 HBV，HCV，HDV 感染
- 自身免疫性肝炎：女性，↑IgG，ANA(+)，抗平滑肌抗体
- 代谢性疾病(5%)：血色病，Wilson 病，α_1 抗胰蛋白酶缺乏症
- 胆道疾病(5%)：原发性胆汁性肝硬化，继发性胆汁性肝硬化(结石，肿瘤，狭窄，胆道闭锁)，原发性硬化性胆管炎
- 血管疾病：布加综合征，右心衰，缩窄性心包炎
- 非酒精性脂肪性肝病(NAFLD，10% ~15%)："不明原因肝硬化"最常见病因

临床表现

- 亚临床或伴肝功能异常(黄疸、凝血功能障碍、肝性脑病)和(或)门脉高压(腹水，静脉曲张)；35% 伴发热(SBP，急性酒精中毒)；25% 伴呕血

体格检查

- 肝脏：初期肿大，可触及(左叶为主)，质硬；最终缩小，结节状
- 肝衰竭体征：黄疸(胆红素 >2)，蜘蛛痣 & 肝掌(↑雌激素)，掌腱膜挛缩(Dupuytren 挛缩症)，甲白线(Muehrcke 线) & 近端甲床(Terry's 指甲)，↑腮腺 & 泪腺，男性乳房发育，睾丸萎缩，扑翼样震颤，肝性脑病，肝病性口臭，杵状指，肥大性骨关节病
- 门脉高压体征：脾大，腹水，腹壁浅表静脉扩张(海蛇头)，脐周静脉杂音(Cruveilhier-Baumgarten bruit)

实验室检查

- ↑胆红素，↑PT(与出血关联性差)；Ⅷ因子在肝外合成，正常；↓白蛋白，±↑转氨酶(晚期 AST > ALT)和↑ALP(可变)，↓Na，↑丙种球蛋白
- 贫血[骨髓抑制，脾功能亢进，Fe 和(或)叶酸缺乏]，中性粒细胞减少(脾亢)，血小板减少(脾亢，肝 TPO 合成↓，酒精毒性)

其他检查

- 腹部 Doppler 超声：肝脏体积(↑左叶 & 尾状叶)，排除 HCC，腹水
  门静脉、脾静脉和肝静脉开放
- 肝纤维化的评估：生物标记物(FibroSURE = 综合 6 种生物标记物的值算得，评分↑预测肝纤维化，特别是在丙型肝炎中)；US/MR 弹性显像
- 确定病因：肝炎血清学检查(HBsAg，抗 HBs，抗 HCV)，自身免疫性肝炎检查(IgG，ANA，抗平滑肌抗体)，Fe 和 Cu 检查，α_1 AT，AMA
- ±肝组织活检：经皮或经颈静脉(若有腹水或凝血功能障碍)以诊断病因及有无肝硬化

腹水(详见"腹水"诊断评价部分)

- 由于门脉高压(HVPG >5mmHg)
- 60% 10 年内出现；5 年死亡率 50%(Hepatology，2009，29：2087)
- 治疗(Am J Gastro，2009，104：1802)：↓Na 摄入(1 ~2g/d)
  仅当 Na <125 时，限制水摄入量

利尿剂：目标 1L/d；尿 Na/K > 1 提示有效阻断醛固酮作用
螺内酯(100mg PO qd) ± 呋塞米(40mg PO qd)；成比例↑剂量
由于 NSAIDs 影响利尿剂效用，禁用(难治性腹水常见原因)

- 难治性腹水 = 药物/饮食治疗无效的腹水；3 个月死亡率 20%
  LVP：一次放出 4 ~ 6L 直到出现口渴或↓症状
  ? 白蛋白置换：↓生化指标异常；死亡率无变化(Gastro,1988,94:1493)
  若 SBP，LVP 增加 ARF 风险→首先诊断性穿刺排除 SBP
  TIPS：75% 腹水↓；↑CrCl，↑无移植存活(NEJM,2000,342:170)
  ↑肝性脑病(基线状态时 > 轻度肝性脑病，TIPS 禁忌证)，生活质量无改变(Gastro,2003,124:634)；40% 1 年闭塞(金属支架)；新型涂层支架↓梗阻(20%)和？↓死亡率(Gastro,2004,126:469)
  由于 TIPS 存在相关并发症(金属支架)，1 线治疗为 LVP，但 TIPS 可↓死亡率(Gastro,2007,133:825)
- 肝性胸水：继发于横膈缺损，多为单侧，右 > 左，± 腹水
  治疗：由于↑并发症禁用胸管；治疗同腹水
  自发性细菌性脓胸(可不伴发 SBP)→考虑诊断性胸腔穿刺；治疗同 SBP(参见下文)

自发性细菌性腹膜炎(SBP，诊断详见“腹水”)

- 发生于 20% 肝硬化患者；危险因素 = AFTP < 1g/dL，既往 SBP 病史，目前 GIB
- 可伴有肝性脑病，腹痛，发热，但通常(25%)无症状；所有肝硬化腹水的住院患者均考虑行腹腔穿刺
- 微生物：70% GNR(大肠杆菌、克雷白菌)，30% GPC(肠球菌、肺炎链球菌)，医源性(真菌、铜绿假单胞菌)
- 治疗：头孢噻肟 2mg IV q8h(或阿莫西林/克拉维酸) × 5d；若无肝性脑病/ARF，可使用氧氟沙星 PO，白蛋白 IV 1.5g/kg(诊断时)之后 1g/kg(第 3d)↑存活率(NEJM,1999,341:403)；若病情无好转，考虑 48h 后再次腹腔穿刺：25%↓PMN 计数 = 治疗成功；住院期间死亡率 20%
- 预防：若有 SBP 病史或 AFTP < 1.5 + Na < 130，Cr > 1.2 或 Child-Pugh B (Am J Gastro,2009,4:993)诺氟沙星 400mg PO qd 或复方新诺明 qd；注意喹诺酮耐药

胃食管静脉曲张 ± UGIB(也可参见“GIB”；NEJM,2010,362:823)

- HVPG > 12mmHg 有风险；所有肝硬化患者诊断后均需筛查
- UGIB 1 级预防：中至重度静脉曲张或“红色条状”隆起或 Child-Pugh B/C
  非选择性 β 受体拮抗剂：50%↓出血风险 ± ↓死亡率
    不能预防静脉曲张(NEJM,2005,353:2254)，但↓进展
    纳多洛尔或普萘洛尔(滴定至理想 HVPG；通常滴定至 25%↓HR)
    无需 EGD 证实是否改善
  EBL：↓出血 & 死亡率 ≈ β 受体拮抗剂(βB)(Am J Gastro,2007,102:2842)q1 ~ 2 周直至消失→3 个月时复查 EGD→q6 ~ 12 个月；增加 βB 仅↑副作用
  βB vs. EBL：治疗的选择基于患者/医生偏好，βB 常为首选(Hep,

2008,47:1764)

- UGIB 2 级预防:用于所有首次出血的患者,因为 50% 再出血 &30% 死亡率
  βB + EBL > 单独使用一种方法(Annals,2008,149:109);若为顽固性→TIPS 或肝移植

门体(肝性)脑病(PSE)

- 发病机制:肝脏不能解毒 NH_3 + 其他导致脑水肿和(或)可作为假性神经递质(GABA 样)的物质
- 诱发因素:↑膳食蛋白,便秘,GIB,药物,药物依从性差,感染,氮质血症,↓K,血容量/体液改变,缺氧,HCC,门体分流,药物,门静脉血栓
- 分期:(1)意识模糊;(2)嗜睡;(3)昏睡;(4)昏迷
- 诊断:可观察到扑翼样震颤;NH_3 对诊断 & 治疗监测的敏感性差;仍为临床诊断
- 紧急治疗:确诊/纠正诱发因素,严格限制膳食蛋白(60~80g/d),乳果糖(结肠酸化:$NH_3 \rightarrow NH_4^+$);目标大便 2~4/d 或利福昔明 400mg tid(↓肠道细菌→↓NH_3 合成);利福昔明与乳果糖效果类似(J Hep,2003,38:51)
- 2 级预防:乳果糖 ± 利福昔明 550bid(Gatro,2009,137:885;NEJM,2010,362:1071)

肝肾综合征(NEJM,2009,361:1279)

- 病理生理机制不清,肾脏病理正常;? 血管改变
- 定义:容量负荷试验(1g/kg · d 白蛋白 ×2d)后,仍进行性氮质血症(Cr > 1.5 或 > 1.5 × 基线值),且排除其他病因(药物,ATN,梗阻);[注意:由于肌容量↓(较少肌酐)常过高估计肾功能,↑Cr 肾小管分泌,↓肌酸转变→肌酐]
  Ⅰ型:两周内 Cr > 2.5 或 1.5 × 基线值;通常发生于严重肝衰竭者,常有诱因(见下文);中位存活时间两周
  Ⅱ型:病程更慢,中位存活时间 6 个月;有肝衰竭但 < Ⅰ型
  两者均伴腹水(常有顽固性腹水病史),少尿,U_{Na} < 10mEq/L,↓Na
- 诱发因素:GIB,过度利尿,感染,腹腔穿刺,药物(氨基糖苷类,NSAIDs)
- 治疗:奥曲肽(200mcg SC tid) + 米多君(12.5mg PO tid) + 白蛋白(Hep,1999,29:1690);白蛋白 + 特利加压素(Gastro,2008,134:1352&1360);? TIPS;确定性治疗 = 肝移植

其他并发症

- 肝肺综合征(NEJM,2008,358:2378)
  定义/病因:肺气体交换异常[肺泡动脉氧梯度(A ~ a gradient) ≥15 或 P_aO_2 < 80] + 无原发性肺疾病的肺内血管分流;? 源于↑肺 NO
  症状/体征:斜卧呼吸 - 直立低氧血症,杵状指,发绀
  诊断:超声造影显示肺动 - 静脉血分流(右心房出现微气泡,3~6 次心跳后左心房也出现)
  治疗:O_2;若 CT 示肺内血管扩张,则有潜在栓塞风险;肝移植是唯一有效治疗
- 门脉性肺动脉高压:↑PAP;通过某种对前列环素或内皮素拮抗剂的反

应所致,但具体机制不明;预后不佳

- "硬化性"心肌病:↓收缩性 & 变时性反应,↓收缩和舒张功能,QT 延长,高动力循环状态;↑肌钙蛋白,BNP(Gut,2008,57:268)
- 感染:Kuffer 细胞(肝脏巨噬细胞)功能异常,↓调理素活性;接种 HAV&HBV,流感(每年接种),肺炎疫苗
- 肝细胞肝癌:发病率 3.5%/年(若 HBV 或血色病风险↑)
  症状:↑肝脏体积,腹水,肝性脑病,体重减轻;U/S ± AFP 筛查所有肝硬化患者 q6 ~ 12 个月→↓死亡率(Clin Gastro Hep,2007,5:508),虽然 CT/MRI 更敏感
- 糖尿病(15% ~30%):由于葡萄糖 & 胰岛素代谢改变

预　后

改良的 Child-Turcotte-Pugh 评分体系

	评　分		
	1	2	3
腹水	无	易于控制	难于控制
肝性脑病	无	Ⅰ/Ⅱ级	Ⅲ/Ⅳ级
胆红素(mg/dL)	<2	2 ~3	>3
白蛋白(g/dL)	>3.5	2.8 ~3.5	<2.8
PT(较正常延长)/s 或 INR	<4 <1.7	4 ~6 1.8 ~2.3	>6 >2.3
	分级		
	A	B	C
总分	5 ~6	7 ~9	10 ~15
1 年存活率	100%	80%	45%

- MELD(终末期肝病模型):用于肝移植候选患者分层 & 各种不同肝病 & 并发症患者 3 个月存活率的预测。依据 Cr,INR& 总胆红素。计算方法:www. mayoclinic. org/meld/mayomodel6. html。若 MELD <21,附加死亡率预测指标,包括 Na <130(NEJM,2008,359:1018&Clin Gastro Hep,2009,7:1236),顽固性腹水,↑HVPG,生活质量差

肝移植

- 当 Child B 且 MELD≥10 时,评估
- 适应证:反复或严重肝性脑病,顽固性腹水,SBP,反复静脉曲张破裂出血,肝肾或肝肺综合征,肝细胞肝癌(若无病灶 >5cm 或≤3 个病灶且最大病灶≤3cm),暴发型肝功能衰竭
- 禁忌证:进展期 HIV,活动性物质滥用(6 个月内有酗酒史),败血症,严重合并症(特别是心肺疾病),肝外转移,长期依从性差
- 存活率:1 年存活率高达 90%,5 年存活率高达 80%;肝移植后可发生自身免疫性肝炎,乙肝,丙肝,布加综合征

肝硬化的其他病因

遗传性血色病(Lancet,2007,370:1855;Hepatology,2008,48:991)

- 血浆铁的感知(铁调素)和转运(转铁蛋白)异常的隐性遗传病→组织铁超载;非遗传性:无效造血 ± 输血
- HFE 突变(85%病例),通常为 C282Y 纯合子(0.5%北欧高加索人),偶为 C282Y/H63D 复合杂合子;HJV 突变→青少年发病
  C282Y 纯合子:28%男性具有临床症状(88%实验室检查异常),1%女性有临床症状(由于月经血↓Fe 负荷→后期表现)。C282Y/H63D:仅1.5%有疾病表现
- 症状:乏力 & 关节痛。严重病例(偶见):青铜色皮肤(黑色素 + 铁),性腺功能减退(特别是青少年发病者),DM,关节病(掌指骨关节,MCP),CHF,感染(弧菌,李斯特菌,耶尔森菌),肝硬化(若酒精/脂肪性肝病↑风险;罹患 HCC 风险15%)。与 ALS& 卟啉症有关
- 诊断:运铁蛋白饱和度 >45%(铁/TIBC ×100%;最为敏感 & 特异),↑铁蛋白(急性期反应物,特异性差;年轻患者多正常);MRI(示"黑肝"且可以判断是否有铁贮积)。若↑运铁蛋白饱和度→查 HFE 基因突变[C282Y/C282Y 或 C282Y/H63D(+)]
  肝活检评估损伤,若:HFE(+)且:铁蛋白 >1 000ng/mL,↑LEFs,或↑肝脏体积
- 治疗:放血术(500mL≈1 单位)qwk 直到运铁蛋白饱和度 <50%且铁蛋白 <50,之后必要时进行;PPI(↓肠道铁转运);若有放血术禁忌时使用去铁胺;遗传咨询

肝 - 豆状核变性(Lancet,2007,369:397&Hepatology,2008,6:2089)

- 铜转运异常(ATP7B 突变)的隐性遗传病→铜过载;主要影响肝脏,也可影响其他组织(脑,眼)
- 流行病学:1/40 000,通常 30 岁之前发病,40 岁之前几乎全部发病
- 肝外表现:神经系统疾病,帕金森综合征和运动障碍疾病(肝豆状核变性),K-F 环[有神经系统疾病者 99%(+),但有肝病者 <50%]溶血性贫血,肾病
- 诊断:↑24h 尿铜,↓血浆铜蓝蛋白(敏感性 90%),青霉胺负荷试验及↑尿铜排泄。急性肝功能衰竭者,ALP/胆红素 <4 + AST/ALT >2,敏感性和特异性优于尿铜或铜蓝蛋白(Hepatology,2008,4:1167)。金标准 = 肝组织活检及肝脏铜贮积量
- 治疗:青霉胺螯合治疗 + 吡哆醇;二线治疗曲恩汀(↓毒性,药效相似)。锌:↓肠道铜转运可以延迟疾病进展;适用于无症状者或与螯合剂一起使用(与螯合剂给药时间必须间隔 4~5h)

α_1 抗胰蛋白酶缺乏症(α_1-AT)(NEJM,2009,360:2749)

- 异常 α_1-AT→肝内异常聚合(肝硬化)& 肺内的蛋白酶不失活(肺气肿)。欧洲裔 1/3 000;COPD 患者 1%(40 岁前发病)

- 肝外疾病：肺气肿，坏死性脂膜炎，ANCA 相关血管炎（Wegener）
- 诊断：SPEP 无 α_1-AT 球蛋白，肝组织活检病理内含体 PAS（+）
  金标准 = Pi 蛋白表型测定；ZZ，无/无或无/Z→临床症状；无/无不合成 α_1-AT，仅 COPD 无肝脏疾病（无聚合）
- 治疗：肝硬化/慢性肝病标准化治疗；肺气肿 α1-AT 替代治疗

原发性胆汁性肝硬化（PBC）（NEJM，2005，353：1261；Hepatology，2009，50：291）

- 肝内胆管自身免疫性损伤；可能由某些感染或毒素诱发；与 X 染色体单体性，IL12α&IL12 受体基因变异型有关（NEJM，2009，360：2544）
- 流行病学：中年妇女；与干燥综合征、雷诺现象、硬皮病、口炎性腹泻有关
- 症状：乏力，瘙痒，黄疸，乳糜泻，黄斑瘤，自主神经功能紊乱和认知功能障碍
- 鉴别诊断：胆道狭窄/癌症，PSC，自身免疫性肝炎（重叠综合征），结节病，药物性肝病，特发性成人胆管缺失症，嗜酸性胆管炎，人免疫缺陷病毒相关胆管病变，缺血性损伤。胆道系统成像（MRCP，CT，ERCP）与血清学检查有助于鉴别
- 诊断：↑ ALP，↑ 胆红素，↑ 胆固醇，95% 患者 AMA（+）。若 AMA（+），由于敏感性和特异性高无需肝组织活检。0.5% 成人 AMA（+）& 正常 LFTs→10% 6 年内发展为 PBC
- 治疗：熊去氧胆酸（UDCA，13～15mg/kg/d），不管分期如何，25% 完全有效↑存活率 & ↓组织学改变和并发症（如静脉曲张）（Gastro，2005，128：297）
  ？秋水仙素，甲氨蝶呤，若病情顽固考虑布地奈德
  瘙痒：考来烯胺（UDCA 给药后 2～4h）；若症状顽固：纳曲酮，舍曲林
  脂溶性维生素；筛查/治疗骨质疏松（风险与维生素 D 是否缺乏无关）
  肝移植：20% 复发但对长期生存无影响

原发性硬化性胆管炎（PSC）（Liver Transpl，2008，14：735）

- 特发性胆汁淤积伴纤维化，肝内和肝外胆道狭窄和扩张；与 HLA 分型、自身抗体有关，但免疫调节治疗效果不佳，提示非自身免疫性机制
- 流行病学：年轻男性（20～50 岁），70% 伴有溃疡性结肠炎（偶见克罗恩病）
- 临床表现：乏力，瘙痒，黄疸，发热，右上腹痛，胆管癌
- 鉴别诊断：与 PBC 相同，可能与自身免疫肝炎有重叠，与 IgG4 自身免疫性胆管炎（类固醇有效）临床表现相似（Gastro，2008，134：706）
- 诊断：↑胆红素，↑ALP，70% p-ANCA（+）但非特异性
  MRCP→多灶性串珠样胆管狭窄，但是若局限于肝内小胆管（2%"小胆管 PSC"：预后更好，？不同疾病）可能漏诊
  金标准：ERCP + 肝组织活检，胆管周围"洋葱皮"样纤维化
- 治疗：支持治疗，脂溶性维生素；无药物可提高存活率
  熊去氧胆酸可能降低合并 UC 患者罹患结肠 CA 风险，改善不伴 UC

患者的 LFTs
严重狭窄：内镜扩张，短期支架，或手术切除
胆管癌（20%）：? 每年复查右上腹 U/S 和 CA199；? PET
肝移植：30% 复发率；若合并 UC，结肠切除可能↓复发

肝血管疾病

门静脉血栓（PVT）（Al Phar Ther，2009，30：881）

- 定义：门静脉血栓，狭窄或侵犯→门脉高压→静脉曲张
  孤立性脾静脉血栓（例如继发于胰腺炎）→孤立性胃底静脉曲张
- 病因：肝硬化，肿瘤（胰腺，HCC），腹部感染→门静脉炎（PVT 感染性血栓），高凝状态（包括 MPS），胰腺炎，IBD，手术，外伤
- 临床表现
  急性 PVT：可有疼痛；常无症状，在 U/S 或 CT 上偶然发现；若累及肠系膜静脉可伴发肠梗死；若发热，考虑门静脉炎
  慢性 PVT：无症状/偶然发现；可有门脉高压 s/s→静脉曲张破裂出血所致的呕血，脾大，轻度肝性脑病；除非肝硬化，否则罕见腹水
- 诊断性检查：LFTs 多正常；Doppler 超声，MRA，增强 CT，血管造影；慢性 PVT 者肝门侧支循环网建立，形成“门静脉海绵状血管瘤”——偶可造成胆道梗阻和淤胆 LFT = 门脉胆管疾病（可能需要手术治疗）
- 治疗：寻找潜在病因（肝硬化，MDS，高凝）；若为肝硬化，治疗尚不明确
  急性：除非有不可逆性病因（非肝硬化），抗凝 6 个月，否则期限不定
  慢性：若为高凝状态（非肝硬化），抗凝；不确定是否获益 > 出血风险
  静脉曲张：诊断后立即筛查；尚无首次出血预防的证据；若有出血，内镜下治疗或 βB。若为顽固性出血，考虑 TIPS，分流。继发于脾静脉血栓的孤立性胃底静脉曲张：脾切除有效

布加综合征（NEJM，2004，350：578）

- 肝静脉或 IVC 梗阻→肝窦充血，门脉 HTN
- 病因：50% 源于 JAK2 突变相关（特别是 P. vera）的骨髓增生性疾病，高凝状态，肿瘤浸润（HCC，肾，肾上腺皮质），IVC 隔，外伤，1/4 特发性
- 症状：肝大，右上腹痛，腹水，侧支静脉扩张
- 诊断：±↑转氨酶 &ALP；肝静脉 Dopple 超声（85% 敏感性 & 特异性）；增强 CT 或 MRI/MRA→静脉闭塞或↑尾状叶（独立的静脉回流）；肝静脉造影示“蜘蛛网”；肝组织活检示肝淤血（排除右心衰）
- 治疗：抗凝（肝素→华法林），若为急性血栓，溶栓；TIPS 优于手术分流；若为静脉隔或小血栓，血管成形术 + 金属支架；肝移植

肝窦阻塞综合征（SOS）（Mayo，2003，78：589）

- 肝脏小静脉和肝窦闭塞（曾经称为“静脉闭塞性疾病”）
- 病因：HSCT，化疗（特别是环磷酰胺），放疗，苦瓜茶（Jamaican bush tea）
- 临床表现：肝大，右上腹痛，腹水，体重增加，↑胆红素
- 诊断：U/S 示门脉反向血流，但常对诊断无帮助；根据临床表现（↑胆红素，体重增加/腹水以及右上腹痛）诊断，或必要时依据肝组织活检

或 HVPG(>10mmHg)

- 治疗(20% 死亡率):支持治疗;? 去纤苷[腺苷类似物 ↑ 组织纤维蛋白溶酶原激活剂(TPA)水平]
- 预防:高危 HSCT 人群予熊去氧胆酸;? 使用低剂量肝素

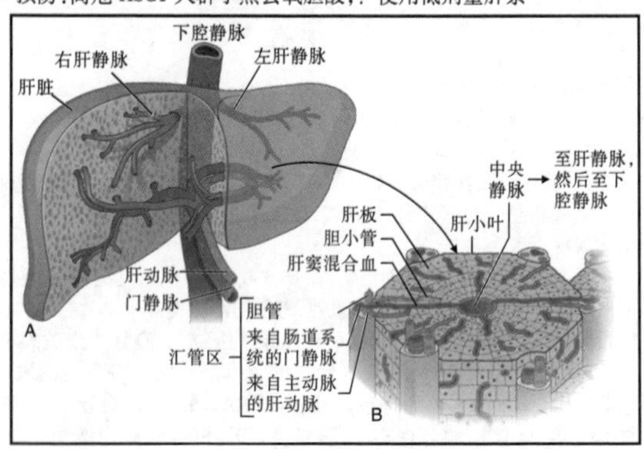

图 3-8

引自 The Nature of Disease Pathology for the Health Professions, 2007. Hepatology, 2009, 49:1729.

腹 水

病理生理

- "灌注不足"学说:门脉高压→液体漏入腹膜→↓血浆容量→肾性 Na 潴留
- "充盈过度"学说:肝肾反射→Na 潴留
- 外周血管扩张学说(推荐):门脉高压→全身血管扩张(? 由于释放 NO)→↓有效动脉血容量→肾性 Na 潴留
- 其他:低白蛋白血症导致↓血浆胶体渗透压;↑肝脏淋巴液生成

病 因

门脉高压相关 SAAG≥1.1	非门脉高压相关 SAAG <1.1
窦性	腹膜炎:TB,内脏破裂(↑淀粉酶)
肝硬化(81%),包括 SBP	腹膜癌转移
急性肝炎	胰腺炎
广泛的恶性肿瘤(HCC 或转移灶)	血管炎
窦后性	低白蛋白血症:肾病综合征,失蛋白性肠病
右心衰,包括缩窄性心包炎 &TR	Meigs 综合征(卵巢肿瘤)
布加综合征,SOS	肠梗阻/梗死
窦前性	术后淋巴漏
门脉或脾静脉血栓,血吸虫	

症 状

- ↑腹围,体重增加,新发腹壁疝,腹痛,呼吸困难,恶心,早饱感

病情评估(JAMA,2008,299:1166;Hepatology,2009,29:2087)

- 体格检查:胁腹部叩诊浊音(阴性预测值90%;需>1 500mL),移动性浊音(敏感性83%)
- 影像学检查:B超检测>100mL;MRI/CT扫描(也有助于鉴别诊断)
- 腹腔穿刺(NEJM,2006,355:e21;Dig Dis Sci,2007,52:3307):所有新发腹水的患者都应进行,所有肝硬化伴腹水的住院患者都应考虑进行;并发症<1%(出血,但发生风险与PT或plt计数无关;Hepatology,2004,40:484);U/S↑成功率但不↓并发症
- 血清-腹水白蛋白梯度(SAAG):门脉高压的准确性95%(Annals,1992,117:215)

  ≥1.1g/dL→门脉高压相关;<1.1g/dL→非门脉高压相关

  若门脉高压+其他病因(见于~5%病例)SAAG仍≥1.1

  若已知肝硬化且SAAG<1.1,无其他明确病因,可能仅有肝硬化(Am J Gastro,2009,104:1401)
- AFTP:SAAG≥1.1时有助于鉴别肝硬化(AFPT<2.5g/dL)与心源性腹水(AFTP>2.5g/dL)
- 排除感染:细胞计数/分类+革兰染色/培养确诊细菌性腹膜炎(参见下文);床旁接种培养瓶↑细菌培养成功率至90%(Gastro,1988,95:1351)

  若住院期间延长,abx应用史,行真菌培养;AFB培养+ADA以排除TB
- 其他检查:淀粉酶(胰腺炎,消化道穿孔);甘油三酯(乳糜性腹水);细胞学检查(腹膜癌转移,3次采样敏感性95%);LDH,葡萄糖,CEA,ALP(穿孔)

治 疗

- 若继发于门脉高压(详见"肝硬化"):↓Na摄入+利尿剂(螺内酯+呋塞米);若为顽固性→大量放腹水或TIPS
- 若非门脉高压相关:依据潜在病因(TB,恶性肿瘤等)

细菌性腹膜炎

类型	腹水细胞计数/mm^3	腹水培养
无菌性	<250PMN *	-
SBP	≥250PMN	+(1种致病菌)
CNNA	≥250PMN	-
NNBA	<250PMN	+(1种致病菌)
继发性	≥250PMN	+(多种致病菌)
腹膜透析相关	>100,PMN为主	+

* PMN:多形核中性白细胞

- SBP/CNNA:见于肝硬化(见该项)因为腹水↓调理素;其他病因少见
- NNBA:常自发缓解;密切随访→仅在有症状或培养持续(+)时治疗
- 继发于腹腔脓肿或穿孔,所以常为多种致病菌共存

腹水 TP > 1g/dL，葡萄糖 < 50mg/dL，LDH > 225U，CEA > 5，ALP > 240

治疗：三代头孢 + 甲硝唑；紧急腹部影像 ± 剖腹探查

- 腹膜透析相关：絮状腹水，腹痛，发热，恶心

致病菌：70% GPC，30% GNR；治疗：万古霉素 + 庆大霉素（IV 负荷，再从腹膜透析液中给药）

胆道疾病

胆石症（胆结石）

流行病学 & 发病机制（J Hep，2008，48：S124）

- 10% 美国成人有胆结石
- 胆汁 = 胆盐，磷脂，胆固醇；胆汁中胆固醇过饱和 + 成核过程加速 + 胆囊收缩运动减弱→胆结石
- 危险因素：女性；美国南部、中部，美洲原住民，↑年龄（>40 岁），肥胖，妊娠，TPN，快速↓体重，药物（口服避孕药，雌激素，氯贝丁酯，奥曲肽，头孢曲松），回肠疾病
- ？使用生长抑素 >1 年↓症状性胆结石风险 & 胆囊切除术（JAMA，2009，302：2001）

胆结石类型

- 胆固醇性结石（90%）：两种亚型

  混合性：>50% 胆固醇；通常体积较小，多发

  纯胆固醇：100% 胆固醇；体积较大，黄色或白色
- 胆色素性结石（10%）

  黑色：非结合胆红素（慢性溶血，肝硬化）和钙

  棕色：胆管内胆汁淤积 & 感染→细菌水解结合胆红素→胆红素钙沉淀；见于十二指肠憩室，胆道狭窄，寄生虫等

临床表现

- 可能无症状；胆绞痛 2%/年；一旦出现症状，并发症 2%/年
- 胆绞痛 = 发作性右上腹或上腹痛，突发，持续痛，缓解缓慢，可持续 30min 至 2h；± 向肩部放射；恶心
- 可因摄入油腻食物诱发
- 体格检查：无发热，± 右上腹压痛或上腹痛

诊断性检查

- 右上腹 U/S：结石 >5mm，敏感性 & 特异性 >95%；可显示并发症（胆囊炎）；检查前应禁食≥8h 以保证胆囊充盈，充满胆汁

治　疗

- 若有症状，行 CCY，常在腹腔镜下进行
- 无症状患者伴发以下症状，可选择 CCY：选择性胆囊（GB）黏膜钙化（7% 癌变风险）（Surgery，2001，129：699），GB 息肉 >10mm，美洲原住民，结石 >3cm
- 熊去氧胆酸（偶尔）用于非复杂性胆绞痛的胆固醇结石或不适宜手术治疗者；也降低快速减肥形成胆结石的风险

并发症

- 胆囊炎：20% 胆绞痛→2 年内发展为胆囊炎

- 胆囊结石→胆管炎或胆石性胰腺炎
- Mirizzi 综合征:胆囊管结石压迫肝总管→黄疸,胆道梗阻
- 胆囊 - 肠瘘:结石侵透胆囊壁进入肠道
- 胆石性肠梗阻:结石通过瘘管进入消化道导致 SBO(多在回肠末端)
- 胆囊癌(美国 1%)

胆囊炎(NEJM,2008,358:2804)

发病机制

- 急性胆囊炎:结石嵌入胆囊管→梗阻后炎症→GB 肿胀 ± 继发胆汁感染(50%)
- 非结石性胆囊炎:胆汁淤积及胆囊缺血→炎性反应;主要发生于危重住院患者[术后,TPN,败血症,外伤,烧伤,麻醉剂,免疫抑制,感染(如 CMV,隐球菌,弯曲杆菌,伤寒杆菌)]

临床表现

- 病史:右上腹/上腹痛 ± 放射至右肩/背部,恶心,呕吐,发热
- 体格检查:右上腹压痛,Murphy 征:按压右肋下区域,深吸气时患者感觉疼痛↑并中止吸气,± 可触及胆囊
- 实验室评估:↑WBC,± 轻度↑胆红素,ALP,ALT/AST,淀粉酶
  AST/ALT > 500U/L,胆红素 > 4mg/dL,或淀粉酶 > 1000U/L→胆总管结石

诊断性检查

- 右上腹 U/S:诊断结石的敏感性 & 特异性高,但需要胆囊炎特异性征象:GB 壁厚度 > 5mm,胆囊周围积液,U/S Murphy 征
- HIDA 扫描:诊断急性胆囊炎敏感性最佳(80% ~ 90%)的检测。IV 注射 HIDA,选择性分泌到胆道系统。急性胆囊炎时,HIDA 进入胆管,但不进入胆囊。10% ~ 20% 假阳性(慢性胆囊炎导致胆囊管梗阻,长期禁食,肝病)

治　疗

- 禁食,IV 补液,若有难治性呕吐,下鼻胃管,止痛
- 抗生素(大肠杆菌,克雷白菌,肠杆菌为常见致病菌)[(二代或三代头孢或氟喹诺酮) + 甲硝唑]或哌拉西林 ~ 他唑巴坦
- 早期 CCY(72h 内)。推迟手术 2 ~ 3 个月↓手术时间且不会改变并发症或改开腹手术的发生率(Am J Surg,2008,194:40)
- 太虚弱不适宜手术时可采取胆囊造口术和经皮穿刺引流
- 黄疸,胆管炎,或 U/S 提示 BD 结石的患者,术中行胆管造影或 ERCP 以排除胆总管结石

并发症

- 坏疽性胆囊炎:坏死,有积脓或穿孔风险
- 气肿性胆囊炎:产气微生物感染(GB 壁内有气体)
- CCY 术后:胆管漏,BD 损伤或残留结石,胆囊管残留,Oddis 括约肌功能异常

胆管结石

定 义

- BD 内结石嵌顿

流行病学

- 胆结石患者 15%；可原发于 BD

临床表现

- 无症状(50%)
- 由于胆汁流出受阻引起右上腹/上腹痛→↑BD 内压，黄疸，瘙痒，恶心

诊断性检查

- 实验室检查：↑胆红素，ALP，一过性 ALT 或淀粉酶升高，提示胆道结石
- 右上腹 U/S：50% 病例可见到 BD 结石；常根据 BD 扩张(>6mm)间接推断
- 推荐行 ERCP；当无法行 ERCP 或失败，行胆管造影术(经皮，术中)；当可能性较低时，EUS/MRCP 排除诊断

治 疗

- ERCP& 十二指肠乳头切开和取石术
- 除非有禁忌证，一般 6 周内行 CCY(若不予治疗，>15% 患者将出现 CCY 手术指征)

并发症

- 胆管炎，胆囊炎，胰腺炎，胆管狭窄

胆管炎

定义和病因

- BD 梗阻→梗阻近端感染
- 病因：BD 结石(85%)
  恶性肿瘤(胆管，胰腺)或良性狭窄
  寄生虫侵入胆管(华支睾吸虫，麝猫后睾吸虫)

临床表现

- Charcot 三联征：右上腹痛，黄疸，发热/寒战；见于 70% 患者
- Reynold 五联征：Charcot 三联征 + 休克和神志改变；见于 15% 患者

诊断性检查

- 右上腹 U/S
- 实验室检查：↑WBC，胆红素，ALP，淀粉酶，血培养(+)
- ERCP；经皮肝胆管造影术(若 ERCP 失败)

治 疗

- 抗生素(广谱)以覆盖常见胆汁致病菌(见上文)
  氨苄西林 + 庆大霉素(或左氧氟沙星) ± 甲硝唑(若病情严重)；碳青霉烯；氧派嗪青霉素/三唑巴坦
- 80% 保守治疗和抗生素有效→选择性行胆汁引流
- 20% ERCP 紧急胆道减压[十二指肠乳头切开术，取石，和(或)放置支架]。若括约肌切开术(结石较大)不成功，可行胆道支教或鼻胆管插管减压；或者采取经皮经肝胆汁引流或手术

酸碱平衡紊乱

概　述

定　义

- 酸血症→pH <7.36,碱血症→pH >7.44
- 酸中毒→H^+升高;碱中毒→H^+减低
- 原发失衡→代谢性酸中毒或碱中毒,呼吸性酸中毒或碱中毒
- 代偿

  呼吸:肺过度通气或低通气可改变 P_aCO_2 以抵消原发代谢性酸碱平衡紊乱

  肾脏:排泄或重吸收 H^+/HCO_3 以抵消原发呼吸性酸碱平衡紊乱

  呼吸代偿发生在几分钟之内;而肾脏代偿发生在几小时至几天内

  代偿不可能完全纠正 PH 值至正常;若 PH 值正常,则应考虑混合型酸碱平衡紊乱

严重酸碱平衡紊乱各系统表现

器官系统	酸血症(pH <7.20)	碱血症(pH >7.60)
心血管	收缩力↓,小动脉扩张 MAP&CO↓;对儿茶酚胺反应性↓ 心律失常风险↑	小动脉收缩 冠状动脉血流↓ 心律失常风险↑
呼吸	过度通气,呼吸肌疲劳	通气不足
代谢	K↑	K,离子 Ca,Mg,PO_4↓
神经	神智改变	神智改变,抽搐

(NEJM,1998,338:26&107)

诊断检查

- 确定原发失衡:查 pH,P_aCO_2,HCO_3
- 确定代偿程度是否合适

原发失衡

原发失衡	问题	pH	HCO_3	P_aCO_2
代谢性酸中毒	H^+升高或 HCO_3 降低	↓	⇓	↓
代谢性碱中毒	HCO_3 升高或 H^+降低	↑	⇑	↑
呼吸性酸中毒	通气不足	↓	↑	⇑
呼吸性碱中毒	通气过度	↑	↓	⇓

酸碱失衡代偿

原发失衡	预计代偿公式
代谢性酸中毒	$P_aCO_2\downarrow = 1.25\times\Delta HCO_3$ 或 $P_aCO_2 = (1.5\times HCO_3)+8\pm2$ (且 P_aCO_2 大致等于 pH 数值最后两位)
代谢性碱中毒	$P_aCO_2\uparrow = 0.75\times\Delta HCO_3$
急性呼吸性酸中毒	$HCO_3\uparrow = 0.1\times\Delta P_aCO_2$ (且 $pH\downarrow = 0.008\times\Delta P_aCO_2$)

续表

原发失衡	预计代偿公式
慢性呼吸性酸中毒	$HCO_3\uparrow = 0.4\times\Delta P_aCO_2$ （且 $pH\downarrow = 0.003\times\Delta P_aCO_2$）
急性呼吸性碱中毒	$HCO_3\downarrow = 0.2\times\Delta P_aCO_2$ （且 $pH\uparrow = 0.008\times\Delta P_aCO_2$）
慢性呼吸性碱中毒	$HCO_3\downarrow = 0.4\times\Delta P_aCO_2$

混合型酸碱平衡紊乱（同时有一种以上的原发性酸碱平衡紊乱）

- 与预期值相比，如果出现代偿不足或代偿过度→可能存在两种原发性酸碱平衡紊乱
  P_aCO_2 过低→合并原发性呼吸性碱中毒
  P_aCO_2 过高→合并原发性呼吸性酸中毒
  HCO_3 过低→合并原发性代谢性酸中毒
  HCO_3 过高→合并原发性代谢性碱中毒
- 如果 pH 值正常，但是…
  $P_aCO_2\uparrow + HCO_3\uparrow$→呼酸＋代碱
  $P_aCO_2\downarrow + HCO_3\downarrow$→呼碱＋代酸
  P_aCO_2 & HCO_3 正常，但 AG↑→AG 升高型代酸＋代碱
  P_aCO_2、HCO_3 & AG 都正常→无酸碱平衡紊乱，或非 AG 升高型代酸＋代碱
- 呼酸（通气不足）和呼碱（通气过度）不会同时存在

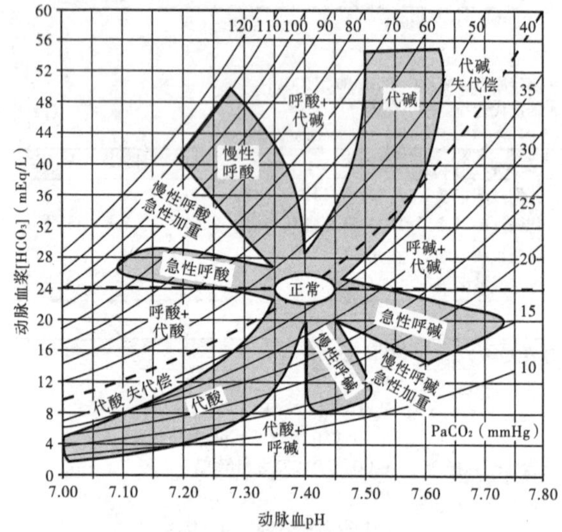

图 4－1 酸碱平衡紊乱诊断图表

注意:如果无法测动脉血气,可以选择测静脉血气,但是要注意与动脉血气相比 PH 下降 0.04,P_aCO_2 上升 8mmHg,HCO_3 上升 2mEq(引自 Brenner BM, ed. Brenner & Rector's The Kidney,8th ed,2007;Ferri F,ed. Practical Guide to The Care of the Medical Patient,7th ed. ,2007)

代谢性酸中毒

初始检查

- 查阴离子间隙(AG) = Na -(Cl + HCO_3) = 未测量的阴离子 - 未测量的阳离子
  如果 glc 升高,用实测 Na 而非校正后 Na
  AG 预测值 = [白蛋白] ×2.5 (白蛋白 4g/dL 时为 10;白蛋白 3g/dL 时为 7.5)
  AG↑→未测量阴离子↑(如有机酸、磷酸盐、硫酸盐)
  AG↓→白蛋白↓或未测量的阳离子↑(如 Ca,Mg,Li,溴化物,免疫球蛋白)
- 如果 AG↑,根据 delta-delta 值($\Delta\Delta = \Delta AG/\Delta HCO_3$)判断是否同时合并其他代谢性酸碱平衡紊乱;ΔAG = (AG 计算值 - AG 预测值),$\Delta HCO_3 = (24 - HCO_3)$
  ΔΔ = 1 ~ 2→单纯 AG 升高型代谢性酸中毒
  ΔΔ < 1→AG 升高型代谢性酸中毒合并非 AG 升高型代谢性酸中毒
  ΔΔ > 2→AG 升高型代谢性酸中毒合并代谢性碱中毒

AG 升高型代谢性酸中毒的病因

酮症酸中毒	DM,酗酒,饥饿
乳酸酸中毒	A 型:组织氧合障碍,如,循环或呼吸衰竭,脓毒血症,肠缺血,一氧化碳,氰化物 B 型:无组织氧合障碍,如,恶性肿瘤,酗酒,药物(二甲双胍,NRTIs,水杨酸类,丙二醇) D -乳酸酸中毒:短肠综合征→进食碳水化合物诱发→结肠细菌将其代谢为 D-乳酸;常规乳酸测定方法不能检出
肾衰竭	有机阴离子蓄积,如磷酸盐、硫酸盐、尿酸盐等
摄入因素	甲醇(风挡液,防冻液,溶剂,燃油):代谢为甲酸 乙二醇(防冻液):代谢为乙醇酸和草酸 丙二醇(药物溶剂,如 IV 地西泮 & 劳拉西泮;防冻液):乳酸酸中毒 水杨酸盐类:代谢性酸中毒(来自乳酸,酮体) + 呼吸性碱中毒(刺激 CNS 呼吸中枢) 对乙酰氨基酚:谷胱甘肽被消耗→易患者(营养不良,女性,肾衰竭)产生内源性有机酸 5-氧代脯氨酸增加

AG 升高型代谢性酸中毒的诊断检查

- 查有无酮尿(尿常规试纸仅检测乙酰乙酸)或血浆 β 羟基丁酸(βOHB)
  注:酮症酸中毒早期,乙酰乙酸由于转化为 βOHB 而通常不会在尿中检出;乙酰乙酸可随后转阳性,但并不代表病情恶化
- 若酮体(-),查肾功能、乳酸、毒物筛查和渗透压间隙(以 mmol 为单位)

- 渗透压间隙(OG)=测定渗透压-计算渗透压
  计算渗透压(mmol)=(2×Na)+(glc/18)+(BUN/2.8)
  已知血中 EtOH 浓度时可+[EtOH/4.6],以检测是否有其他摄入因素)
  OG>10→提示存在摄入因素(见下)

摄入因素

AG	OG	摄入因素	其他临床表现
↑	正常	对乙酰氨基酚	肝炎
		水杨酸	发热,心动过速,耳鸣;代酸+呼碱
↑	↑	乙醇	酒精恶臭,神智改变,肝炎;酮症+乳酸酸中毒±代碱(呕吐)
		甲醇	神智改变,视力模糊,瞳孔扩大,视盘水肿
		乙二醇	神智改变,心肺功能衰竭,低钙血症,草酸钙结晶→肾衰竭,紫外线下尿中荧光
		丙二醇	AKI
正常	↑	异丙醇	神智改变,呼气中有烂苹果味(丙酮)

非 AG 升高型代谢性酸中毒的病因

肠道丢失 HCO_3	腹泻、肠或胰瘘、引流
RTA	见下文肾小管性酸中毒部分
早期肾衰竭	氨产生障碍
摄入因素	乙酰唑胺,司维拉姆,考来烯胺,甲苯
扩容稀释	由于快速静脉输入无碳酸盐液体
低碳酸血症后	呼碱→肾脏排出 HCO_3;快速纠正呼碱→出现一过性酸中毒直至 HCO_3 再生
输尿管转流术	结肠 CL^-/HCO_3^- 交换,铵重吸收

非 AG 升高型代谢性酸中毒的诊断检查

- 从病史中寻找原因(见上)
- $UAG=(U_{Na}+U_K)-U_{Cl}$
  UAG=未测定阴离子-未测定阳离子;由于 NH_4^+ 是主要的未测定阳离子,UAG 是间接测肾脏排泄 NH_4^+ +的方法(NEJM,1988,318:594)
- UAG(-)→肾脏排泄 NH_4^+↑→肾脏对酸中毒可正常代偿
  鉴别诊断:GI 原因、Ⅱ型 RTA、摄入因素或稀释性
- UAG(+)→肾脏不能分泌 NH_4^+
  鉴别诊断:Ⅰ型或Ⅳ型 RTA,肾衰早期
  注:通常Ⅰ型 RTA 中血浆 K 降低,Ⅳ型 RTA 中血浆 K 升高
- UAG 评估需假定患者没有容量不足($U_{Na}>25$),且无 AG 升高型代酸→UAG(+)

肾小管性酸中毒(RTAs)

- 近端(Ⅱ型):近端重吸收 HCO_3 能力↓

原发性(Fanconi 综合征 = 近端 HCO_3,PO_4,葡萄糖,氨基酸重吸收↓),异常蛋白(多发性骨髓瘤,淀粉样变),药物(乙酰唑胺,重金属,异环磷酰胺),肾移植,维生素 D↓,NRTIs

- 远端(Ⅰ型):远端 H^+分泌缺陷
  原发性,自身免疫(干燥综合征,RA),肾钙质沉着症,药物(两性霉素,锂剂,异环磷酰胺);通常合并 K↓;如果合并 K↑→镰状细胞贫血,尿路梗阻,SLE,肾移植
- 低醛固酮(Ⅳ型):K↑→NH_3 合成/运输↓→尿携酸能力↓
  肾素↓:糖尿病肾病,NSAIDs,慢性间质性肾炎,HIV
  肾素正常,醛固酮合成↓:原发性肾上腺疾病,ACEI,ARBs,肝素对醛固酮反应↓
  药物:保钾利尿药,TMP-SMX,喷他脒,钙调蛋白抑制剂
  小管间质疾病:镰状细胞贫血,SLE,淀粉样变,糖尿病

肾小管酸中毒

部位	类型	酸中毒	UAG	尿 pH	$FeHCO_3$[b]	血清 K
近端	Ⅱ	中	±	<5.3[a]	>15%	↓
远端	Ⅰ	重	(+)	>5.3	<3%	↓[c]
低醛固酮	Ⅳ	轻	(+)	<5.3	<3%	↑

[a]:予 HCO_3 负荷后尿液 PH 值应升至 5.3 以上
[b]:$FeHCO_3$ 应在予 HCO_3 负荷后检测
[c]:与高钾血症相关的远端 RTAs(Ⅰ型)病因见上文

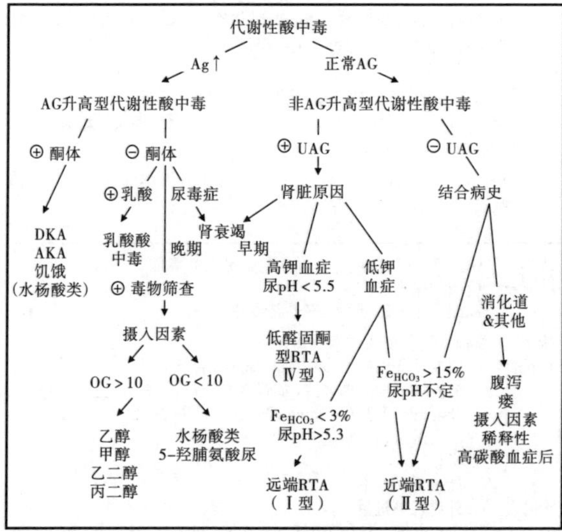

图 4-2 代谢酸中毒诊断流程

重度代谢性酸中毒（pH <7.2）的治疗（NEJM,1998,338:26）

- DKA：胰岛素 &IVF；AKA：右旋葡萄糖，IVF，根据需要补充 K，Mg，PO_4
- 乳酸酸中毒：治疗原发病，避免使用缩血管药物
- 肾衰竭：血液透析
- 甲醇 & 乙二醇：早期应用甲吡唑，维生素 B_6（乙二醇），叶酸（甲醇），血液透析（尤其是较晚就诊时）（NEJM,1998,338:26）
- 碱疗法：应用 $NaHCO_3$（如 1L 5% 葡萄糖溶液中加入 3 支 50mmol 的安瓿）使血浆 $HCO_3 > 8$ 且 $pH > 7.2$［所需 HCO_3mmol 数的估计值为 $8-(HCO_3)_{serum} \times wt \times 0.5$］

  副作用：容量过多，高钠血症，离子 Ca↓，P_aCO_2↑（故可能引起细胞内酸中毒），碱过量；尚无证据支持该法可使乳酸酸中毒病人获益（Annals,1990,112:492）

代谢性碱中毒

病理生理

- 盐水反应性碱中毒病因需要诱因和维持因素，而盐水抵抗性碱中毒则有多种病因
- 诱因

  H^+丢失：经 GI 或肾脏

  外源性碱

  浓缩性碱中毒：利尿→排出几乎不含 HCO_3 液体→细胞外液“浓缩”而 HCO_3 总量不变→HCO_3 浓度↑

  高碳酸血症后：呼吸性酸中毒→肾脏代偿性 HCO_3 潴留；快速纠正呼吸异常（如插管）→一过性 HCO_3 过量
- 维持因素

  容量消耗→近端 $NaHCO_3$ 重吸收↑且醛固酮↑（见下）

  高醛固酮血症（原发或继发）→远端 Na 重吸收，而 K^+ 和 H^+ 排泄（从而导致 HCO_3 潴留）

  低钾血症→K^+/H^+跨细胞交换；近端肾小管细胞促进碳酸氢盐重吸收和氨的产生，出现细胞内酸中毒

代谢性碱中毒病因

盐水反应性	GI 丢失 H^+：呕吐，鼻胃管引流，绒毛状腺瘤 应用利尿剂 高碳酸血症后，泻药，囊性纤维化
盐水抵抗性	高血压（盐皮质激素过量） 原发性醛固酮增多症（如 Conn 综合征） 继发性醛固酮增多症（如肾血管疾病，肾素分泌性肿瘤） 非醛固酮升高（Cushing 综合征，Liddle 综合征，外源性盐皮质激素，甘草 正常血压 严重低钾血症 外源性碱过量 Bartter 综合征（类似袢利尿剂），Gitelman 综合征（类似噻嗪类利尿剂）

诊断检查

- 检查容量状态和 U_{Cl}

  U_{Cl} <20mEq/L→盐水反应性

  U_{Cl} >20mEq/L→盐水抵抗性(除非正在使用利尿剂)

  (U_{Na}用于评估容量状态并不可靠,因碱血症→HCO_3 排泄↑→Na 排泄↑;带负电的 HCO_3 会"拖拽"带正电的 Na^+一同排出)

  如果 U_{Cl} >20 且容量充足,需检查患者血压

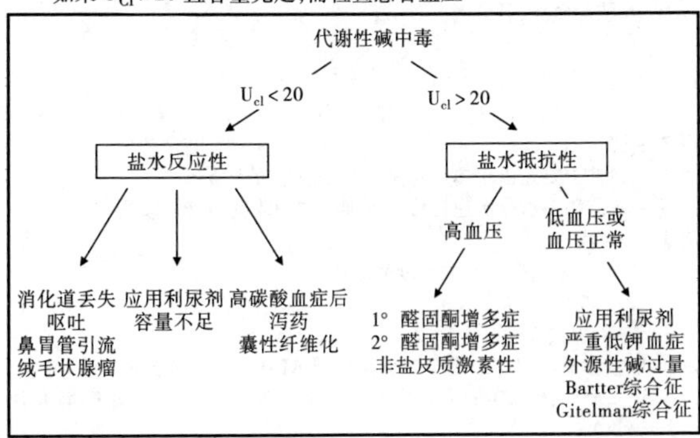

图 4-3　代谢性碱中毒的诊断流程

重度代谢性碱中毒的治疗(pH >7.6)

- 如果容量不足:停用利尿剂,并用等张盐水纠正容量

  对于有心肺疾病不适合扩容者,可以用 KCL,乙酰唑胺,HCL
- 如果鼻胃管引流尚不能拔出:PPI
- 醛固酮增多症:治疗原发病

呼吸性酸中毒

病　因

- CNS 抑制:镇静药,CNS 创伤,慢性高碳酸血症氧疗(低氧驱动↓)
- 神经肌肉疾病:重症肌无力,格林巴利综合征,脊髓灰质炎,ALS,肌营养不良,严重低磷酸盐血症
- 上呼吸道异常:急性气道阻塞,喉痉挛,阻塞性睡眠呼吸暂停,食管插管
- 下呼吸道异常:哮喘,COPD
- 肺实质异常(常引起低氧血症→呼吸频率↑→呼碱,但最终肌肉疲劳→呼酸):肺炎,肺水肿,限制性肺病
- 胸廓异常:气胸,连枷胸,脊柱后侧凸
- 通气能力受限的酸血症患者输入碳酸氢盐后不能有效增加分钟通气量

呼吸性碱中毒

病因(NEJM,2002,347:43)

- 低氧血症→通气过度:肺炎,肺水肿,肺栓塞,限制性肺病
- 原发性通气过度
  CNS 疾病,疼痛,焦虑
  药物:水杨酸盐类,黄体酮,甲基黄嘌呤
  怀孕,脓毒血症,肝衰竭

水钠稳态

概　述

基本知识

- 血钠异常主要是由于体液总量而非钠总量改变所致
- 高渗或低渗→水分快速转移→脑细胞体积改变→神智改变,癫痫

重要的激素

- ADH:最主要的调节血钠浓度的激素
  促分泌因素:高渗透压,EAV ↓↓
  作用:促进水被动重吸收
  尿液渗透压(U_{osm})是一项间接反映 ADH - 肾轴功能的指标
  U_{osm}范围:60mOsm/L(无 ADH)至 1 200mOsm/L(ADH 最大分泌量)
- 醛固酮:调节体内总钠量(从而,血容量)的最主要的激素
  促分泌因素:低血容量(通过 RAS 调节),高钾血症
  作用:通过 Na-K 及 Na-H 交换等渗重吸收 Na

低钠血症

病理生理

- 体内的水相对钠过多;几乎均由于 ADH↑引起
- ADH 适当升高(低血容量或高钾血症合并↓EAV)
- ADH 不适当升高(SIADH)
- 极少数情况下,由于↓ADH(被正常抑制),但是肾脏不能维持正当血钠溶度
  原发性多饮:摄入大量自由水(通常 >12L/d),超出肾脏稀释能力(正常溶质负荷 750 mOsm/d,最小 U_{osm} = 60 mOsm/L→可排泄水约 12L;若摄入水量超过该值,则发生水潴留)
  "茶& 烤面包"和"暴饮啤酒"效应:每日溶质负荷明显减低,自由水增加→无足够的溶质以协助体内水分排出(若溶质负荷只有 250 mOsm/d,而最小 U_{osm} = 60 mOsm/L→可排泄水约 4L;若摄入水量超过该值,则发生水潴留)

诊断检查(NEJM,2000,342:1581)

- 测量血浆渗透压
  低渗性低钠血症最常见;体内自由水相对钠真性过剩
  高渗性低钠血症:其他产生渗透压的物质过多(如,glc,甘露醇)促使水分转移至血管内;glc >100mg/dL 时每增加 100mg/dL→[Na]

减少 2.4 mEq/L

等渗性低钠血症：罕见，高脂血症或高蛋白血症造成假性低钠血症

- 对于低渗性低钠血症，评估容量状态（生命体征，体位，JVP，皮肤弹性，黏膜，外周水肿，BUN，Cr，尿酸）
- U_{osm}的诊断价值有限，因为多数情况下尿渗透压 > 300

  除外：原发性多饮与溶质摄入减少时，U_{osm} < 100

  此外，U_{osm} > 300 ≠ SIADH；必须确定 ADH 是适当升高还是不适当升高

  但是 U_{osm}对于指导治疗十分重要（见下）
- 若容量正常且↑U_{osm}，则考虑糖皮质激素分泌不足和甲状腺功能减退

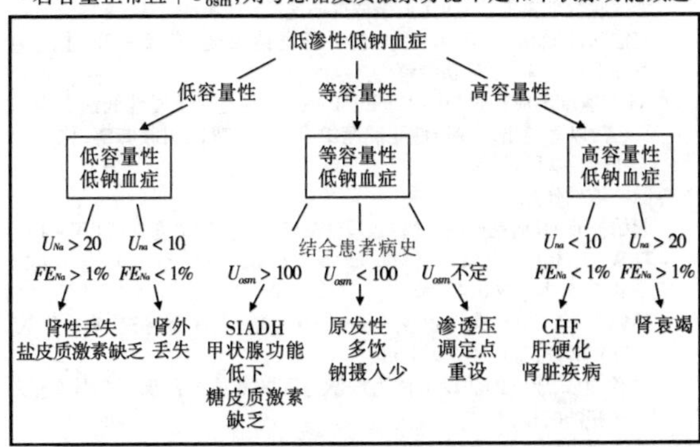

图 4－4 低钠血症诊断思路

低容量性低渗性低钠血症（如钠总量↓↓，总水量↓）

- 肾脏丢失（U_{Na} > 20 mEq/L，FE_{Na} > 1%）：利尿剂（尤其是噻嗪类利尿剂，而袢利尿剂通过↓近髓渗透压抑制尿液浓缩功能），失盐性肾病，脑性耗盐综合征，盐皮质激素不足
- 肾外丢失（U_{Na} < 10 mEq/L，FE_{Na} < 1%）：消化道丢失（如腹泻），液体分布在第三间隙（如胰腺炎），摄入不足，不显性失水

等容量性低渗性低钠血症（如钠总量正常，总水量↑）

- SIADH（容量正常或轻度升高，U_{osm}不适当↑，U_{Na}正常，BUN&UA↓）

  恶性肿瘤：肺癌，脑，胃肠道，泌尿生殖，淋巴瘤，白血病，胸腺瘤，间皮瘤

  肺部疾病：肺炎，哮喘，COPD，气胸，正压通气

  颅内疾病：脑外伤，卒中，出血，感染，脑水肿

  药物：抗精神病类药，抗抑郁药，化疗药，血管加压素，dDAVP，MDMA

  其他：疼痛，恶心，术后状态
- 内分泌疾病：ADH 活性↑可见于糖皮质激素不足（ADH&CRH 共同分泌增加），甲状腺功能低下（↓CO&↓GFR）
- 精神性多饮（U_{osm} < 100，↓尿酸）：通常摄水 > 12L/d
- 低溶质摄入："茶 & 烤面包""暴饮啤酒"
- 渗透压调定点重设：慢性营养不良（细胞内渗透压↓）或妊娠（激素作

用)→ADH 生理性重设以维持血钠在较低浓度

高容量性低渗性低钠血症(如↑钠总量,↑↑总水量)

- CHF(↓CO→↓EAV;U_{Na}<10 mEq/L,FE_{Na}<1%)
- 肝硬化(内脏动脉扩张和腹水→↓EAV;U_{Na}<10 mEq/L,FE_{Na}<1%)
- 肾病综合征(低白蛋白血症→水肿→↓EAV;U_{Na}<10 mEq/L,FE_{Na}<1%)
- 进展期肾衰竭(肾脏排自由水能力下降;U_{Na}>20 mEq/L)

治 疗

- 治疗目标

  无症状性低钠血症:纠正血钠浓度的速度≤0.5 mEq/L·h

  有症状性低钠血症:起始快速纠正血钠浓度(前 2~3h 速度为 2mEq/L·h)至症状缓解

  Na↑速度不应超过 10~12mEq/L·d,尤其是对于慢性低钠血症患者,以避免出现渗透性脱髓鞘综合征(痉挛性四肢麻痹,构音障碍,吞咽困难)
- 静脉补液的作用

  起始补液 1L 血钠升高 =(输入液钠浓度 - 血浆钠浓度)/(TBW +1)

  TBW(人体内水含量) = 体重(kg) ×0.6(男)或 0.5(女);老年人乘以 0.5(男)或 0.45(女)

  例如,一名 70kg 男性血钠 110mEq /L,输入 1L 高张盐水(含 Na 513mEq),其血钠↑9.4mEq

  注意:上式成立的假设条件为静脉输入的液体全部保留在体内,无水和钠的排泄

  若患者容量正常,如 SIADH,则静脉输入的钠会被排泄

  例如,给 U_{osm} =616 的 SIADH 患者输入 1L 生理盐水(154mEq 钠或 308mOsm 溶质溶于 1L 自由水)→308mOsm 溶质溶于 0.5L 水排出体外→体内净增加水 0.5L→血钠↓
- 当 U_{osm} >输入液时,输生理盐水会加重 SIADH 所致低钠血症低容量性低钠血症:用生理盐水补充容量

  一旦容量补足→促 ADH 分泌因素移除→肾脏会排泄自由水→血钠会迅速纠正
- SIADH(NEJM,2007,356:2064):限制水摄入 + 治疗原发疾病

  高张盐水(±袢利尿剂):用于限水后症状不缓解或血钠↑不理想者

  1L 高张盐水可↑血钠约 10mEq(见上)

  输入速度约 50mL/h 可↑血钠 0.5mEq/L·h;100~200mL/h 可↑血钠 1~2mEq/L·h

  公式仅用于估计;需定期复查血钠

  盐片:尤其是对于慢性低钠血症且无 CHF 者

  促排尿药物:考尼伐坦(IV V1a & V2 血管加压素受体拮抗剂)或托伐普坦(口服 V2 血管加压素拮抗剂);用于有症状且上述处理无效的 SIADH

  地美环素:可引起肾性尿崩症(DI),↓U_{osm}
- 高容量性低钠血症:限制水摄入

  移除过多的钠和水(袢利尿剂)&↑EAV(对 CHF 患者用血管舒张剂

↑CO,肝硬化患者输入胶体液)

促排尿药物:托伐普坦(NEJM,2006,355:2099),有症状且上述处理无效的患者考虑应用该药,注意监测血钠以防矫枉过正

高钠血症

病理生理(NEJM,2000,342:1493)

- 水相对钠缺乏;根据定义,所有高钠血症患者都是高渗性高钠血症
- 通常是由于丢失低渗性液体;少数是由于输入高渗性液体
- 水摄入减少(例如气管插管,神智改变,老人):高钠血症是一种强烈的口渴刺激,通常只发生于患者不能摄入水时

诊断检查

- 查U_{osm},U_{Na},容量状态(生命体征,体位改变,JVP,皮肤弹性,BUN,Cr)
  - $U_{osm}>700\sim800$→肾外失水或钠过负荷;查U_{Na}以鉴别
  - $U_{osm}<700\sim800$→肾性失水;根据U_{osm}及病史鉴别DI与利尿剂作用

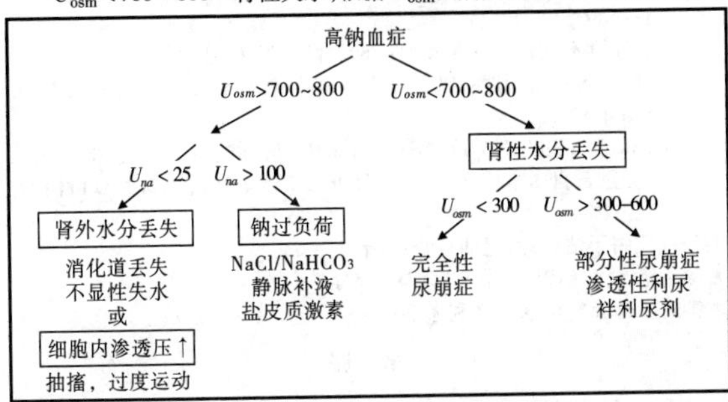

图4-5 高钠血症诊断流程

肾外失水($U_{osm}>700\sim800$)

- GI失水:呕吐,鼻胃管引流,渗透性腹泻,瘘
- 不显性失水:发热,运动,通气

肾性失水($U_{osm}<700\sim800$)

- 利尿剂:渗透性利尿(glc,甘露醇,尿素),袢利尿剂
- 尿崩症:ADH缺乏(中枢性)或ADH抵抗(肾性)
  - 中枢性尿崩症:下丘脑或垂体后叶疾病(先天性,外伤/手术,肿瘤,浸润性);还有特发性,缺氧性脑病,厌食症,EtOH
  - 肾性尿崩症(Annals,2006,144:186)
    - 先天性(ADH的V2受体突变,水通道蛋白-2突变)
    - 药物:锂剂,两性霉素,地美环素,膦甲酸,西多福韦
    - 代谢性:高钙血症,严重低钾血症,蛋白质营养不良,先天性
    - 小管间质疾病:尿路梗阻解除后,ATN恢复期,多囊肾,镰状细胞贫血,干燥综合征,淀粉样变,妊娠(胎盘血管加压素酶分解ADH)
  - DI通常表现为重度多尿和轻度高钠血症

其他因素(U_{osm} >700～800)

- 钠过负荷:高张盐水(例如,用 $NaHCO_3$ 进行液体复苏),盐皮质激素过多
- 抽搐,运动↑:细胞内渗透压↑→水分子自细胞外向细胞内转移→一过性血钠↑

治　疗

- 恢复饮水或补充每日水需求量(≥1L/d)
- 补充自由水缺失(可同时补充容量)

  自由水缺失量(L)=(血钠-140)×TBW/140

  TBW:人体内水含量=体重(kg)×0.6(男)或0.5(女),老年人×0.5(男)或0.45(女)

  速算:正常70kg男性,自由水缺失量(L)约(血钠-140)/3

  补液1L血钠降低=(血钠-输入液钠浓度)/(TBW+1)

  例如,一名70Kg男性血钠为160mEq/L,输入1L 5%糖水,其血钠↓3.7mEq
- 血钠↓速度不宜超过0.5mEq/L/h,以防止发生脑水肿

  速算:一名70kg男性,以125mL/h速度输入纯水,血钠↓速度约0.5mEq/L/h

  1/2NS(77mEq/L)或1/4NS(38mEq/L)可同时补充容量&自由人(分别含自由水500mL/L及750mL/L);可通过鼻胃管/口胃管补充液体
- 公式仅用于估计;需定期复查血钠
- DI和渗透性利尿:见下文“多尿”部分
- 钠过负荷:5%糖水+袢利尿剂

多　尿

定义和病理生理

- 多尿:每日尿量>3L
- 原因:渗透性利尿或水利尿;住院患者几乎均为渗透性利尿

诊断检查

- 收集一段时间内的尿液(6h足够)并测量 U_{osm}
- 24 h渗透压排泄率=24h尿量(实际或估计)×U_{osm}

  >1000mOsm/d→渗透性利尿

  <800mOsm/d→水利尿

渗透性利尿

- 病因

  葡萄糖(未控制的糖尿病)

  甘露醇

  尿素:ARF恢复期,饮食摄入蛋白增加,高分解状态(烧伤,激素),GI出血

  摄入NaCl

  丙二醇

水利尿

- 病因:DI(血钠>140)或原发性多饮(血钠<140)

中枢性和肾性 DI 的病因详见上文“高钠血症”章节

- DI 的诊断检查：$U_{osm}<300$（完全性）或 300～600（部分性）
  - 禁水试验，清晨开始，q1～2h 查血钠、P_{osm}、U_{osm}、尿量
  - 禁水至 $P_{osm}>295$ 时，测 U_{osm}。若 $U_{osm}<300$，皮下注射血管加压素 5U 或鼻内给 dDAVP10μg，1～2h 后测 U_{osm}：
    - $U_{osm}\uparrow>50\%$ = 中枢性 DI
    - U_{osm}不变 = 肾性 DI
  - 在禁水试验前后要测定血浆 ADH 浓度，以评估 ADH 对该刺激的反应

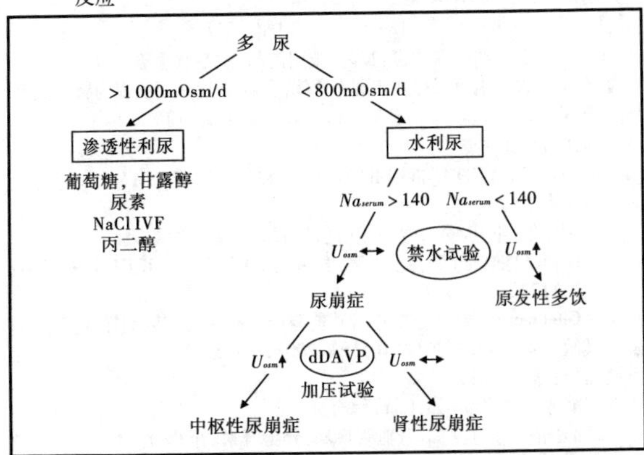

图 4－6 多尿的诊断思路

治 疗

- 1°多饮：治疗精神疾病，核对用药史，限制水摄入
- 渗透性利尿：处理病因，补充自由水缺失（计算公式见“高钠血症”部分）和继续丢失量
- DI：
  - 中枢性 DI：精氨酸加压素（dDVAP）
  - 肾性 DI：尽可能治疗原发疾病；限钠 + 噻嗪类利尿剂（容量轻度减少→运送到稀释功能异常的肾小管的原尿↓）
  - 妊娠相关 DI：由于胎盘分泌血管加压素酶，用 dDAVP 治疗

钾稳态

概述（Annals，2009，150：619）

- 肾脏：肾脏 K^+ 排泌的调节主要在远端肾单位（集合管）
  - 钠随尿液运送至远端肾单位：Na 重吸收→管腔内为负电性→K 被排泌
  - 醛固酮：促进钠吸收和钾分泌
- K^+的跨细胞转运：血清钾在短时间内变化的主要原因
  - 酸碱平衡紊乱：K^+/H^+跨膜交换
  - 胰岛素→刺激 Na，K-ATP 酶→低钾血症（可减少餐后血钾↑）

儿茶酚胺→刺激 Na,K-ATP 酶→低钾血症;可被 β 受体拮抗剂逆转
地高辛→抑制 Na,K-ATP 酶→高钾血症
大量坏死(例如,溶瘤综合征,横纹肌溶解,肠缺血)→细胞内钾大量释放
低钾或高钾周期性瘫痪:罕见,离子通道突变所致

低钾血症

跨细胞转移

- 碱血症,胰岛素,儿茶酚胺,低钾周期性瘫痪,造血作用短时间内↑(B_{12}治疗巨幼贫,AML 危象),低体温

GI 失(Uk <25mEq/d 或 <15mEq/L 或 TTKG <3)

- GI 丢失合并代谢性酸中毒:腹泻,滥用泻药,绒毛状腺瘤
- 呕吐 & 鼻胃管引流因存在 2°醛固酮增多症 & 代碱而表现为肾性失钾

肾性失钾(Uk >30mEq/d 或 >15mEq/L 或 TTKG >7)

- 低血压或血压正常
  - 酸中毒:DKA,RTA[近端 RTA(Ⅱ型)和某些远端 RTA(Ⅰ型)]
  - 碱中毒
    - 利尿剂,呕吐/鼻胃管引流(通过引起 2°醛固酮增多症)
    - Bartter 综合征(髓襻功能障碍→呋塞米样效应;NEJM,1999,340:1177)
    - Gitelman 综合征(远曲小管功能障碍→噻嗪类利尿剂样效应)
  - 镁缺乏:远端 K 分泌增加(JASN,2007,18:2649)
- 高血压:盐皮质激素过多
  - 1°醛固酮增多症(如,Conn 综合征)
  - 2°醛固酮增多症(如,肾血管疾病,分泌肾素的肿瘤)
  - 非醛固酮类盐皮质激素(如 Cushing 综合征,Liddle 综合征,外源性盐皮质激素,甘草)

临床表现

- 恶心,呕吐,肠梗阻,乏力,肌肉痉挛,横纹肌溶解,多尿
- ECG:U 波,±QT 间期延长,室性异位节律(室性早搏,室速,室颤)

诊断检查(NEJM,1998,339:451)

- 除外跨细胞转移
- 24 hU_K和肾小管钾浓度梯度(TTKG)=(UK/PK)/(U_{osm}/P_{osm})
  - U_K >30 mEq/d 或 >15 mEq/L 或 TTKG >7 →肾性丢失
  - U_K <25 mEq/d 或 <15 mEq/L 或 TTKG <3 →肾外丢失
- 如果是肾性丢失,查血压,酸碱平衡,U_{Cl}(碱血症时 U_{Na}不能准确评估容量状态)

治　疗

- 如果为真性缺钾:补钾(↓1mEq/L = 总体丢失钾 200mEq)
- 非急诊情况,KCl 40mEq PO q4 ~6h;急诊情况,KCl 10mEq/h IV,严密监测血钾
- 如果为跨细胞转移所致低钾血症,警惕补钾过量
- 治疗原发病(如果需要补液,避免使用含葡萄糖溶液,因为葡萄糖→↑胰岛素→钾离子向细胞内转移)
- 必要时补镁

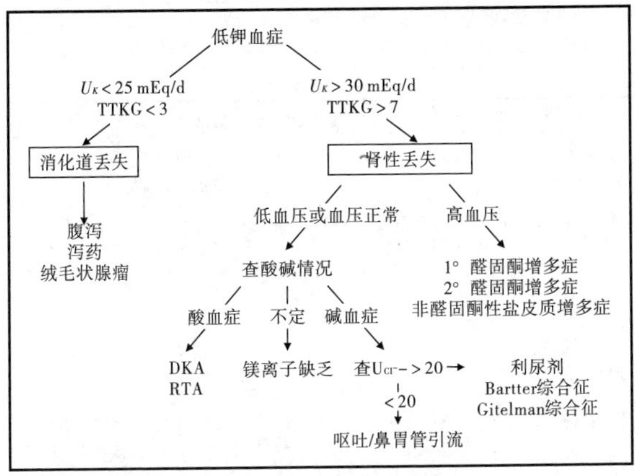

图 4-7 低钾血症诊断思路

高钾血症

跨细胞转移

- 酸血症，DM，β受体拮抗剂，洋地黄中毒，大量细胞坏死（溶瘤综合征，横纹肌溶解，肠缺血，溶血），高钾周期性瘫痪，琥珀酰胆碱

GFR 降低

- 任何可以引起少尿或无尿性 AKI 的因素及任何可致 ESRD 的疾病

GFR 正常但肾脏排泌 K↓

- 醛固酮功能正常
  - ↓EAV（流经远端肾单位的 Na& 尿液↓限制了 K 排泌）：CHF，肝硬化
  - 摄入钾过量：合并肾脏泌 K 减少或存在跨细胞转移时
- 醛固酮减少症：与低醛固酮性 RTA（Ⅳ型）病因相同
  - 肾素↓：糖尿病肾病，NSAIDs，慢性间质性肾炎，HIV
  - 肾素正常，醛固酮合成↓：1°肾上腺疾病，ACEI，ARBs，肝素
  - 对醛固酮反应↓
    - 药物：保钾利尿药，TMP-SMX，喷他脒，钙调蛋白抑制剂
    - 肾小管间质疾病：镰状细胞贫血，SLE，淀粉样变，糖尿病

临床表现

- 乏力，恶心，感觉异常，心悸
- ECG：T 波高尖，PR 间期延长，QRS 波群增宽，P 波低平，正弦波形
  PEA/VF（ECG：敏感性低，心脏骤停可能是最先出现的心电图表现！）

诊断检查（Crit Care Med，2008，36：3246）

- 排除假性高钾血症（IVF 含钾液体，静脉穿刺时溶血，plt 或 WBC↑）
- 排除 K 跨细胞转移
- 评估 GFR，若正常：

考虑流经远端肾单位的 Na& 尿液↓

TTKG =（U_K/P_K）/（U_{osm}/P_{osm}），<7 符合醛固酮减少症

高钾血症的治疗

治疗措施	剂量	起效时间	备注
葡萄糖酸钙 氯化钙[a]	1～2 支 IV	<3 min	一过性效应（30～60min） 稳定细胞膜
胰岛素	常规胰岛素 10U IV + 1～2 支 50% 葡萄糖溶液	15～30min	一过性效应（30～60min） 促进 K 向细胞内转移
碳酸氢盐（尤其是酸血症时）	1～3 支 IV	15～30min	一过性效应（60min） 通过 K/H 交换，促进 K 向细胞内转移
β_2 受体激动剂	沙丁胺醇 10～20mg inh. 或 0.5mg IV	30～90min	一过性效应（持续约 2h） 促进 K 向细胞内转移
聚磺苯乙烯[b]	30～90g PO/PR	1～2h	K 总量↓（持续约 6h） 在肠道中通过 Na/K 交换将 K^+ 排出体外
利尿剂	呋塞米≥40mg IV	30min	K 总量↓
血液透析			K 总量↓

[a]：氯化钙含钙量较高，故仅用于紧急情况（组织坏死风险↑）

[b]：术后肠梗阻患者应用肠坏死风险↑

- 在确立治疗方案时，治疗方法的起效时间十分重要
- 钙剂有助于预防心脏并发症；应作为初始处置，特别在存在 ECG 改变时
- 胰岛素，碳酸氢盐（特别在存在酸血症时），和 β_2 受体拮抗剂随后用于↓血钾
- 减少 K 总量的治疗措施十分必要，因为其他治疗的效果会随时间延长而下降，聚磺苯乙烯 ± 利尿剂在多数情况下可以有效降低钾总量，但是在危及生命时应考虑血液透析

肾衰竭

急性肾脏损伤（AKI）

定义（Crit Care，2007，11：R31）

- AKI：短时间内（<48h）Cr↑≥0.3mg/dL，Cr↑≥50%，或尿量<0.5mL/kg・hr持续 6h 以上

诊断检查（JAMA，2003，289：747）

- H&P：近期手术操作史 & 用药史；生命体征 & 容量状态；尿路梗阻的症状与体征，血管疾病或系统性疾病；缺血（肾前性 &ATN）占住院患

者 AKI 病因的比例 >50%

- 尿液检查:尿量,尿常规,尿沉渣,电解质和渗透压
- 尿钠排泄分数(FE_{Na}) = (U_{Na}/P_{Na})/(U_{Cr}/P_{Cr})
  <1%→肾前性,造影剂,或肾小球肾炎; >2%→ATN
  应用利尿剂时,查 FE_{UN} = (U_{UN}/P_{UN})/(U_{Cr}/P_{Cr}); <35%→肾前性
- 肾脏超声:除外尿路梗阻 & 评价肾脏大小以评估肾脏疾病的慢性程度
- 血清学检查(若有指征):见"肾小球疾病"
- 肾活检:病因未明者必要时可行穿刺活检

急性肾脏损伤的病因及诊断(Lancet,2005,365:417)

病因		尿常规,尿沉渣,尿指数
肾前性	↓EAV(NEJM,2007,357:797) 低血容量,心肌收缩力↓(如 CHF) 全身血管扩张(如脓毒血症) 肾血管收缩 NSAIDs,ACEI/ARB,造影剂 钙调蛋白抑制剂,肝肾综合征,高钙血症 大血管病变:RAS(双侧 + ACEI),血栓,栓塞,夹层,血管炎,压迫	清亮 透明管型 FE_{Na} <1% BUN/Cr >20 U_{osm} >500
肾性	急性肾小管坏死(ATN) 缺血:肾前性疾病进展而来 毒素: 药物:AG,两性霉素,顺铂 色素:Hb,肌红蛋白(NEJM,2009,361:62) 蛋白:Ig 轻链 晶体:UA,ACV,MTX,印地那韦,口服 $NaPO_4$ 造影剂诱导 AKI(CIAKI):↓肾血流 + 毒性	粗大色素颗粒管型见于约 75%(± 见于 CIAKI) ± RBCs& 蛋白源于小管损害 FE_{Na} >2%(除色素 &CIAKI) U_{osm} <350
	急性肾间质疾病(AIN) 过敏:β 内酰胺类,磺胺类,NSAIDs,PPIs 感染:肾盂肾炎,军团菌 浸润性:结节病,淋巴瘤,白血病 自身免疫:干燥综合征,TINU 综合征,IgG4 相关疾病,SLE	WBCs,WBC 管型,± RBCs 尿嗜酸性粒细胞(+)见于 abx 所致 尿淋巴细胞(+)见于 NSAIDs 所致
	小血管病变:胆固醇栓塞,血栓性微血管病(HUS/TTP,DIC,子痫前期,APS,恶性高血压,硬皮病肾危象)	± RBCs 尿嗜酸性粒细胞(+)见于胆固醇栓塞
	肾小球肾炎(见"肾小球疾病")	异形 RBCs& RBC 管型
肾后性	膀胱颈:BPH,前列腺癌,神经源性膀胱,抗胆碱能药物 输尿管(双侧):恶性肿瘤,淋巴结肿大,腹膜后纤维化,尿石症	清亮 ± RBCs 见于尿石症

造影剂诱导的急性肾脏损伤(CIAKI)

- 危险因素:CKD,DM,CHF,年龄,高血压,↑造影剂用量(JACC,2004,44:1393)
- 临床特征:Cr 在 48h 内↑25%或 0.5mg/dL,3~5 d 达峰,7~10d 恢复
- 预防(NEJM,2006,354:379;JAMA,2006,295:2765;Circ,2006,113:1799)
  乙酰半胱氨酸:行造影检查前一天及当天予 1 200mg PO bid (NEJM,2006,354:2773)
  预水化/后水化(NEJM,1994,331:1416):除非有 IVF 禁忌证(eg. CHF)
  等张 $NaHCO_3$:造影前 3mL/kg · h × 1h 造影剂后 1mL/kg · h × 6h (JAMA,2004,291:2328)
  $NaHCO_3$ 是否比盐水有效尚不明确,但水化是预防 CIAKI 的关键所在 (Annals,2009,151:631)
  同时进行水化比单独使用乙酰半胱氨酸获益增加 (Circ,2007,115:1211)
  避免使用 ACEI/ARB,NSAIDs,利尿剂
  尽量减少造影剂用量,并考虑选用等渗透造影剂(JACC,2006,48:692)
  ? Cr>2.0 者行血滤(检查前 & 检查后 24h 内)(NEJM,2003,349:1333)
- 钆:可引起 CKDIV 期患者出现 AKI (Neph Dial Trans,2006,21:697),尚无有效预防措施
  肾源性系统性纤维化:中重度 CKD 患者接受钆造影剂约 2~4 周后出现皮肤、关节、眼和内脏器官纤维化(JACC,2009,53:1621)

治 疗

- 治疗原发病(见相关章节);? AIN 需激素治疗(KI 2008;73:940)
- 避免肾毒性药物;回顾并调整经肾清除药物的剂量
- 维持血流动力学稳定(MAP&CO);ATN 通常需 1~2 周恢复
- 关注并纠正容量过负荷、电解质(↑K,↑PO_4)& 碱平衡
- 若诊断为梗阻性疾病,在梗阻解除后需关注:
  低张性利尿(2° BUN 蓄积,小管损害);治疗采用 IVF(如,1/2 张 NS)
  出血性膀胱炎(膀胱血管容量迅速变化);通过缓慢去除压迫因素可以避免
- 急诊透析指征(当传统治疗方法无效时)
  Acid-base disturbance(酸碱平衡紊乱):酸中毒
  Electrolyte disorder(电解质紊乱):多为高钾血症,少数为高钙血症,溶瘤综合征
  Intoxication(中毒):甲醇,乙二醇,锂,水杨酸盐
  Overload of volume(容量过负荷):CHF
  Uremia(尿毒症):心包炎,脑病,出血
- 使用多巴胺(Annals,2005,142:510)、利尿剂(JAMA,2002,288:2547)或甘露醇无获益

慢性肾病(CKD)

定义及病因(Annals,2009,150:ITC2-1 & Lancet,2010,375:1296)

- GFR 下降(<60)≥3 个月和(或)肾损(病理、标记物、影像)
- 美国患病率 13%;Cr 不能准确评估 GFR;故采用预测公式
  如. MDRD 方程:www.kidney.org/professionals/KDOQI/gfr_calculator.cfm
  注:预测公式对于正常肾功能患者可能会低估 GFR
- 病因:DM(45%),HTN/RAS(27%),肾小球疾病(10%),肾间质疾病(5%),PKD(2%)(NEJM,2008,359:1477),先天性疾病,药物,骨髓瘤,AKI 进展(JAMA,2009,302:1179)
- 全因死亡率和心血管事件发生率随 CKD 分期增加,远远超过至进展为肾衰竭的发生率(NEJM,2004,351:1296)

CKD 分期

分 期	GFR mL/min · 1.73 m^2	防治目标
1(GFR 正常或↑)	>90	诊治原发病 & 并发症,减慢疾病进展,降低心血管疾病风险
2(轻度)	60~89	评估疾病进展
3(中度)	30~59	评估并治疗并发症
4(重度)	15~29	准备肾脏替代治疗(RRT)
5(肾衰竭)	<15 或透析	尿毒症者需行透析治疗

尿毒症的症状与体征(NEJM,2007,357:1316)

一般情况	恶心,食欲缺乏,乏力,口臭,金属味觉,易发生药物过量,体温下降
皮肤	尿毒霜(皮肤上和内的白色结晶),瘙痒,钙化防御(钙化性尿毒症小动脉病),NSF
神经	脑病(神智改变,记忆力和注意力降低),抽搐,神经元病,睡眠障碍,不宁腿综合征
心血管	心包炎,动脉粥样硬化加速,高血压,高脂血症,容量过负荷,CHF,心肌病(尤其是 LVH)
血液	贫血,出血(由于血小板功能异常)
代谢	↑K,↑PO_4,酸中毒,↓Ca,继发性甲状旁腺功能亢进,骨营养不良

治疗(Annals,2009,150:ITC2-1,NEJM,2010,362:57)

- 一般治疗:GFR<30 时请肾内科会诊,并准备血管通路(避免锁骨下通路;通过避免采血、血压测量及输液保护一侧上肢血管)
- 饮食限制:Na(如果有 HTN),K(少尿者或高钾血症),PO_4,中度限制蛋白饮食,DM 者严格控制血糖

- 血压控制:目标值<130/80,初始用 ACEI(或 ARB),对糖尿病及非糖尿病 CKD 患者有效(NEJM,2004,351:1952)。两者合用尚无证据支持(Annals,2008,148:30 & Lancet,2008,372:547)。门诊患者:1~2周复查 Cr&K,若 Cr↑30% 或 K>5.4 则停药(前提是限制饮食 & 使用袢利尿剂后仍然如此。)对进展期非糖尿病 CKD 患者(Cr3~5) ACEI 仍可能有效(NEJM,2006,354:131)
- 代谢性酸中毒:若 HCO_3<22,使用碳酸氢盐或枸橼酸钠(JASN,2009,20:2075)
- 贫血:目标 Hb11~12g/dL;继续↑Hb,则死亡率、HTN、脑卒中以及血栓风险↑(NEJM,2006,355:2085);糖尿病肾病患者用 epo 使 Hb>9 无生存获益(NEJM,2009,361:2019)
  红细胞生成素(开始剂量为每周皮下注射 80~120 U/kg,分 3 次进行)或 darbepoetin(每周 0.45mcg/kg)
  补铁维持转铁蛋白饱和度>20%(对血透患者通常静脉给药)
  尿毒症出血:加压素 dDAVP 0.3μg/kg IV 或鼻内 3μg/kg
- 继发性甲状旁腺功能亢进:↑PO_4,↓Ca,↓骨化三醇→↑PTH→肾性骨营养不良

CKD 分期	3	4	5
PTH 目标值(pg/mL)	35~70	70~110	150~300

磷酸盐结合药物(与饭同服!)(NEJM,2010,362:1312)
  如果↑PO_4 and T↓Ca→醋酸钙或碳酸钙
  如果为难治性 PO_4↑或者存在 Ca↑→司维拉姆,碳酸镧
  如果 PO_4↑严重→氢氧化铝,只能短期应用
如果 Ca-PO_4 乘积<55,使用骨化三醇或帕力骨化三醇(?↑血透患者生存率,NEJM,2003,349:446)
如果应用磷酸盐结合药物±维生素 D 类似物后 PTH 仍持续升高,选用西那卡塞(甲状旁腺钙敏感受体激动剂)(NEJM,2004,350:1516)
甲状旁腺切除
- 考虑肾移植评估

利 尿

总体考虑

- 增加 Na 排泄可用于治疗 HTN、CHF 所致水肿、肾衰竭与肝硬化
- 监测每日体重变化是最有效的判断利尿效果的方法

袢利尿剂(NEJM,1998,339:387)

- 包括:呋塞米(速尿)、托拉塞米、布美他尼(Bumex)、依他尼酸
- 机制:抑制髓袢升支粗段的 Na-K-2CL 转运体
  药效决定于滤过到肾小管的药量;故肾功能不全、CHF 患者需提高剂量
  S 形剂量-效应曲线;故应↑单次用药剂量至产生利尿效果,但↑↑单次用药剂量超过该点时,对患者的利尿效果增加不如同等剂量下↑用药频次
- 用量:呋塞米的口服生物利用度约 50%,故同等剂量 IV 效果约为 PO 效果的 2 倍

托拉塞米 & 布美他尼的口服生物利用度约 90%；对磺胺类过敏者用依他尼酸

40mg 呋塞米 PO≈20mg 呋塞米 IV≈20mg 托拉塞米≈1mg 布美他尼

呋塞米可 bid-qid；qd 用最初可利尿→尿钠排泄抑制

? 相比单纯静推，持续输注（静推→静滴）可↑利尿效果（Annals，1991，115：360）

? 若存在低白蛋白，同时予白蛋白可↑利尿效果

噻嗪类利尿剂（NEJM，2009，361：2153）

- 包括：氢氯噻嗪（HCTZ）、氯噻嗪（Diuril）、美托拉宗（Zaroxolyn）
- 机制：抑制远曲小管（DCT）中的 NaCl 同向转移体

  与袢利尿剂有协同作用，长期应用袢利尿剂者

  当 GFR<30 时效果↓，但美托拉宗在肾功能不全时仍有效
- 用量：在袢利尿剂前使用，通常提前约 30min

保钾利尿剂

- 包括：螺内酯（安体舒通）、阿米洛利、氨苯喋啶、依普利酮
- 机制：↓集合管 Na 重吸收［阿米洛利/氨苯喋啶抑制主细胞 Na 通道（ENaC）；螺内酯/依普利酮抑制盐皮质激素受体］

  利钠作用相对较弱，与噻嗪类利尿剂合用及治疗肝硬化有效

利尿措施（若利尿效果不佳，跳至下一级）

步骤	方法
1	袢利尿剂 PO：3h 后检查效果，如果需要可剂量加倍再次服用
2	加用噻嗪类利尿剂 PO（可增加袢利尿剂效果）
3	袢利尿剂Ⅳ：bid-qid 分次团注 ± 噻嗪类（住院患者可直接从这里开始） Cr↑者所需剂量也等比例↑；有效的Ⅳ呋塞米起始剂量≈30×Cr（如，Cr=4→120mg Ⅳ呋塞米）
4	袢利尿剂静脉泵入：分次团注+持续静脉泵入±噻嗪类
5	肾脏替代疗法：考虑超滤，CVVH，或 HD

疾病个性化方案

- 肾功能不全：袢利尿剂（↑剂量以达到髓袢升支粗段内有效浓度）±噻嗪类
- 慢性心衰：袢利尿剂（↑频次优于↑剂量）+噻嗪类（注意监测 K&Mg）
- 肾病综合征：尿中白蛋白可结合滤过的袢利尿剂，需提高至 2～3 倍正常剂量
- 肝硬化：螺内酯（抑制继发醛固酮增多）+呋塞米，比例为 2.5∶1
- 重度代谢性碱中毒：乙酰唑胺+病因治疗

副作用

- 袢利尿剂：Na↓，K↓，Mg↓，Ca↓，高尿酸血症，耳毒性
- 噻嗪类利尿剂：Na↓，K↓，Mg↓，Ca↑，高脂血症，胰腺炎
- 保钾利尿剂：K↑（特别是与 ACEI 合用时），代谢性酸中毒

透　析

概　述

- 替代肾脏清除多余溶质和水分
- 紧急透析:CVVH vs. HD(Chest,2007,132:1379);长期透析:PD vs. HD

血液透析(HD)(NEJM,1998,338:1428,339:1054)

- 原理:血液在半透膜一侧流动,与透析液在另一侧
  液体清除(如,Na + H_2O)靠 TMP 梯度
  溶质清除靠跨膜浓度梯度,且与溶质分子大小成反比(K、尿素和肌酐可以被有效清除,但 PO_4 不可以)
- 设置:透析时间,目标清除量,透析液中 K 和 Ca 含量,抗凝
- 并发症:低血压,心律失常,血管通路相关并发症,失衡综合征

血管通路

	优点	缺点
AVF	通畅率最高 菌血症风险低	内瘘成熟所需时间长(2~6个月) 无功能动静脉内瘘(20%)
AVG	比 AVF 操作简单 成熟所需时间短(2~3周)	1°通畅率低,常需血栓切除术或血管成形术维持通畅
中心静脉留置导管	可立即使用 为AVF/AVG 成熟前的过渡方法	菌血症风险最高 血流↓→透析效能↓

连续性静脉-静脉血液滤过(CVVH)(NEJM,1997,336:1303)

- 原理:基于血液滤过而非透析方法。血液在压力驱动下从高通量滤过膜的一侧向另一侧移动,在这一过程中水分和溶质沿 TMP 梯度移动(对流清除),弃置滤过液。补充置换液(置换液中不含 K,Urea,Cr 和 PO_4,其余溶质浓度与血浆相近)。通过调节滤过液和置换液的量维持体液平衡
- 血管通路:双腔中心静脉置管
- 设置:目标清除量,置换液缓冲液:HCO_3(需加肝素,防止血液在体外循环时凝固)vs. 枸橼酸盐(经肝代谢为 HCO_3;需加 Ca 螯合剂抗凝;液体回输体内前需补充 Ca)
- 并发症:低血压,PO_4↓,血管通路相关并发症;离子钙↓(肝功能受损患者出现枸橼酸中毒→注意离子钙↓但是血清钙正常↑,合并 AG 升高型代谢性酸中毒)
- 与 HD 相比,CVVH 的优势:不易引起低血压,容量控制更平稳,可清除炎性介质;但在生存率方面并不优于 HD(Lancet,2006,368:379)
- 尚未发现高强度 CVVH 优于普通 CVVH(NEJM,2008,359:7)

腹膜透析(PD)(Perit Dial Int,2001,21:25)

- 原理:以腹膜作为半透膜。通过选择不同葡萄糖浓度的透析液维持体液平衡(高葡萄糖浓度透析液利于血管液体流入腹腔);由于葡萄糖浓度在腹膜两侧逐渐达到平衡,故停留时间越长清除水分越少

- 透析通路：在手术室中长期置入腹膜透析管
- CAPD(持续不卧床腹膜透析)设置：
  腹膜透析液 = 1.5%、2.5% 或 4.25% 葡萄糖
  缓冲液(乳酸)，Na^+，K^+，Ca^{2+}，Mg^{2+}
  注入腹膜透析液约 10min，停留 30min 至 5.5h，透析液排净约 20min
- 可选用过夜循环装置在患者睡眠时进行腹膜透析，透析液注入 & 排出速度更快且停留时间也较短，称为自动或连续循环性腹膜透析(APD, CCPD)
- 并发症
  腹膜炎(腹痛，压痛，透出液浑浊)
    诊断：WBC > 100 且 > 50% PMNs
    病原菌：60% ~ 70% GPC，15% ~ 20% GNR，其余为非细菌性或真菌感染
    Rx：abx 静脉或腹腔给药，某些病原菌(如，酵母菌，假单胞菌)应拔管
  高血糖：炎症、透析液停留时间长、透析液高糖时加重
  ↓白蛋白；右侧胸腔积液

肾小球疾病

肾小球肾炎(GN)

定义(NEJM，1998，339：888 & Lancet，2005，365：1797)

- 病理生理：肾小球内炎症[从局灶性增生(< 50% 肾小球)，到弥漫性增生，到新月体性](Lancet，2006，368：404)
- 临床表现：血尿伴有异形 RBC 或 RBC 管型 ± 少量蛋白尿
  常伴肾衰竭、HTN、水肿；进展速度不一：
  急性 GN：数天；急进性 GN(RPGN)：数周；慢性 GN：数月；
  可仅有无症状血尿

ANCA(+)血管炎(寡免疫性)占总数的 40% ~ 45%

疾病	肉芽肿	肾受累	肺受累	哮喘	ANCA 类型*	ANCA(+)
Wegener 肉芽肿	(+)	80%	90%(+ENT)	—	c-ANCA(抗 PR3)	90%
显微镜下多血管炎	—	90%	50%	—	p-ANCA(抗 MPO)	70%
Churg-Strauss 综合征	(+)	45%	70%	(+)	p-ANCA(抗 MPO)	50%

*这里指主要的 ANCA 类型；p-ANCA 或 c-ANCA 均可见于这三种血管炎(NEJM，1997，337：1512)

抗 GBM 病(线样沉积)占总数的 15%

疾病	肾小球肾炎	肺出血	抗基底膜抗体
Goodpasture 综合征	(+)	(+)	(+)
抗 GBM 病	(+)	—	(+)

免疫复合物(IC)病(颗粒状沉积)占总数的40%～45%	
局限于肾脏的疾病	系统性疾病
链球菌感染后GN [PSGN,通常感染后10～14d,ASLO(+),C3↓]	SLE [ANA(+),抗dsDNA,C3↓,C4↓]
膜增生性GN (MPGN,C3↓)	冷球蛋白血症 [冷球蛋白测定(+),RF(+),HCV Ab,C3↓,C4↓]
纤维样肾小球肾炎 (C3正常)	心内膜炎 [发热、血培养(+)、瓣膜疾病、C3↓]
IgA肾病 (C3正常)	过敏性紫癜 (IgA肾病+系统性血管炎,C3正常)

诊断检查(Archives,2001,161:25)

- AGN/RPGN ± 肺出血是急症→早诊早治
- ANCA (Lancet,2006,368:404)、抗GBM抗体、补体水平
- 根据临床病史:ANA、ASLO、血培养、冷球蛋白测定、肝炎血清学、皮肤活检
- 考虑类似肾小球肾炎的情况
  血栓性微血管病:Hct↓&Plt↓,血涂片可见碎裂红细胞,LDH↑
  胆固醇栓塞(Lancet,2010,375:1650):足趾青紫、青斑、C3/C4↓、嗜酸性粒细胞、中心静脉置管史
  AIN:皮疹、近期用药史、尿WBC(含嗜酸性粒细胞)±WBC管型
  骨髓瘤:贫血、高钙血症、溶骨性改变、血清蛋白电泳/尿蛋白电泳(+)
- 肾活检:包括免疫荧光(IF)±电镜观察(EM)

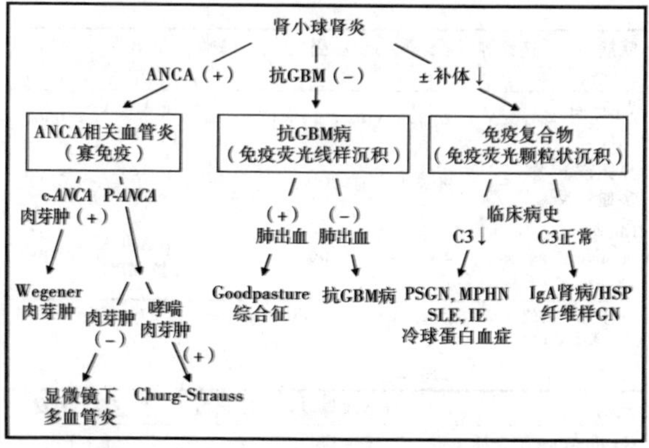

图4-8 肾小球肾炎的诊疗流程

治疗

- ANCA(+)或抗 GBM:尽快应用激素+环磷酰胺;±血浆置换(JASN,2007,18:2180)
- 狼疮肾炎:IV 环磷酰胺+激素→硫唑嘌呤或 MMF (JAMA,2005,293:3053);
  使用 MMF(而不是环磷酰胺)诱导也可能有效(NEJM,2005,353:2219)
- 其他 IC 疾病:? 激素±烷化剂;治疗原发系统性疾病

无症状肾小球性血尿

定义和病因

- 肾小球来源的血尿±蛋白尿,不伴肾功能不全或系统性疾病(非肾小球来源血尿更常见;见"血尿")
- 鉴别诊断:任何导致 GN 的原因,特别是 IgA 肾病;还应考虑 Alport 综合征(X 连锁、耳聋、肾衰竭)和薄基底膜肾病(常染色体显性,良性病程)

IgA 肾病(NEJM,2002,347:738 & JASN,2005,16:2088)

- GN 为最常见的病因;男性多见,高发年龄为 20~30 岁
- 临床表现多样:无症状性血尿(30%~40%),上感 1~3 d 后出现肉眼血尿(30%~40%),慢性 GN(10%),肾病综合征(5%),RPGN(<5%)
- 虽然临床可高度提示,确诊仍需肾活检
- 预后:25%~30% 的患者在 20~25 年后进展至 ESRD
- 治疗:ACEI/ARB±鱼油(NEJM,1994,331:1194);激素(JASN,2004,15:157)±细胞毒药物治疗新月体性 GN 和肾病综合征,慢性进展性 GN 也应考虑

肾病综合征

定义

- 蛋白尿>3.5g/d,白蛋白<3.5mg/dL,水肿,血胆固醇↑

原发性肾小球疾病(根据病理分类)

- 局灶节段性肾小球硬化(40%)
  特发性,HIV(塌陷型),帕米膦酸二钠,海洛因,先天性,由于肾单位缺失所致超滤过,肥胖,膀胱输尿管反流
- 膜性肾病(30%)
  特发性(磷脂酶 A_2 受体缺乏;NEJM,2009,361:11),感染(如 HBV、HCV、梅毒),自身免疫(如 SLE),恶性肿瘤,药物(NSAIDs、青霉胺)
- 微小病变型(20%,在儿童中更为普遍)
  特发性,NSAIDs,霍奇金病,其他淋巴增生性疾病
- 膜增生性 GN(5%,有肾病与肾炎混合特征)
  Ⅰ型:感染(如 HCV±冷球蛋白血症;IE,HBV,其他慢性感染),免疫复合物病(SLE、冷球蛋白血症、干燥综合征),淋巴增生性疾病,特发性
  Ⅱ型:非常少见,自身抗体阻止了 C3 转化酶的失活=C3 肾炎因子

- 纤维样-免疫触须样肾小球肾病(1%)
- 系膜增生性 GN(类似不典型 MCD 或 FSGS,5%)

系统性疾病

- 糖尿病:结节状肾小球硬化(Kimmelstiel-Wilson 病变);肾脏体积增大
  超滤→微量白蛋白尿→尿常规蛋白(+)→肾病水平蛋白尿(10~15 年)
  同时发生视网膜增殖性病变,见于 90% 的 1 型及 60% 的 2 型糖尿病患者
- 淀粉样变:AL 或轻链淀粉样蛋白,或感染继发 AA 淀粉样变沉积
- SLE:典型为膜性肾病(WHO V 型)
- 冷球蛋白血症:典型为膜增生性 GN

诊断检查(Archives,2001,161:25 & BMJ,2008,336:1185)

- 尿沉渣:通常正常,没有肾炎表现,±椭圆形脂肪体("马耳他柿子" NEJM,2007,357:806)
- 测量尿蛋白:24h 尿蛋白,或尿蛋白/肌酐比(在 AKI 时不准)
- 除外继发原因:Hb_{A1c}↑+视网膜病变→初步诊断为糖尿病肾病;
  查ANA,抗 dsDNA,C3,C4,SPEP/UPEP,脂肪垫活检,冷球蛋白测定,HBV、HCV、HIV、RPR、磷脂酶 A_2 受体抗体
- 肾活检

治　疗

- 一般治疗:补充蛋白;利尿剂治疗水肿;治疗高脂血症,限制 Na 摄入(<2g/d)
- ACEI/ARB:降尿蛋白→减低肾病非免疫性进展
- 原发性肾小球疾病:激素±细胞毒药物治疗;如果为膜性肾病应行肿瘤筛查
- 继发性原因:治疗原发病
- 总体原则:注意营养不良(蛋白丢失),血栓形成(如肾静脉,此为 ATⅢ以及其他内源性抗凝物丢失),感染(如带荚膜的微生物,此为 Ig 丢失所致)

尿液检查

尿常规试纸法

指标	意义和用途
比重	估测 U_{osm};尿比重上升 0.001≈30osm(SG1.010→U_{osm}≈300) 尿比重与 U_{osm}对于评估以下疾病非常有用,包括:急性肾损伤、多尿症、血钠异常 大分子物质(葡萄糖、造影剂)增加尿比重的程度大于对 U_{osm}的增加
pH	范围:4.5~8.5;对于评估肾结石、肾小管酸中毒和感染有重要意义
蛋白	可有效检测白蛋白(肾小球功能障碍的指标);见"蛋白尿"
RBC	见"血尿";也可见于肌红蛋白尿(横纹肌溶解症)

续表

指标	意义和用途
WBC	提示炎症(UTI、间质性肾炎、GN)
酮体	有效检测乙酰乙酸(如酮症酸中毒),但不能检测 β 羟基丁酸
硝酸盐	提示肠杆菌科细菌的存在
胆红素	↑提示胆源或肝源性疾病
葡萄糖	阳性见于高血糖(180mg/dL)、妊娠、Fanconi 综合征

尿沉渣(镜检)(Am J Kidney Dis,2008,51:1052)

方法:新鲜样品在 1500~3000r/min 离心 3~5min,倒去上清液,振荡试管底部溶解沉渣制成悬浊液,涂于玻片上,盖上盖玻片,用高倍镜观察,相差显微镜观察红细胞形态	
细胞	RBC:评估数量与形态(异型性多→肾小球来源) WBC:PMNs(UTI) vs. 嗜酸性粒细胞(AIN;可能需要特殊染色) 上皮细胞:管状(ATN),移形(膀胱或输尿管),鳞状
管型	蛋白在肾小管腔内被塑形 ± 细胞成分 见尿检照片插图 RBC→GN WBC→AIN,肾盂肾炎,GN 颗粒("muddy brown"):退变细胞管型→ATN 小管细胞→ATN 透明:Tamm-Horsfall 蛋白(非特异性) 蜡样/宽大:进展期慢性肾病
结晶	一水草酸钙:纺锤形,椭圆形,或哑铃形 二水草酸钙:信封形或八面体形 尿酸:形状多样,在偏振光下呈多色样 胱氨酸:六边形 磷酸铵镁:棺材盖样;见于能分解尿素的病原菌所致慢性 UTI

蛋白尿

蛋白尿病因

分类	描述	疾病
小球性 (可 >3 g/d)	滤过屏障受损→白蛋白丢失	肾小球肾炎 肾病综合征
小管间质性 (通常 <1~2 g/d)	自由滤过的蛋白的重吸收↓→球蛋白丢失	ATN AIN Fanconi 综合征
溢出性	自由滤过的蛋白产生↑	多发性骨髓瘤 肌红蛋白尿
孤立性	根据定义:无症状,肾功能、尿沉渣、肾脏影像学正常,且无肾病史	功能性(发热、运动、CHF) 体位性(只发生在直立位) 特发性(一过性或持续性)

- 尿试纸

  (+)=30mg/dL,(++)=100mg/dL,(+++)=300mg/dL,(++++)>2g/dL→结合尿比重解释,如非常浓缩的尿液中尿蛋白(+++)并不代表有大量蛋白尿

  对微量白蛋白尿和骨髓瘤的轻链蛋白不敏感;应用造影剂可出现假阳性
- 随机尿:蛋白(mg/dL)/肌酐(mg/dL)≈尿蛋白(g/d)(NEJM,1983,309:1543)

  与尿试纸不同,随机尿样可以精确测量出尿轻链蛋白
- 体位性蛋白尿:多见于青少年,有孤立性蛋白尿的年轻女性中有约90%为体位性蛋白尿,多可自发缓解

血　尿

血尿病因

肾外性(普遍得多)	肾源性
尿路结石	尿路结石或结晶尿
肿瘤:移行细胞、前列腺	肿瘤
感染:膀胱炎、尿道炎、前列腺炎	创伤/运动
尿管所致损伤	血管源性:肾梗死、肾静脉血栓、镰状细胞贫血和基因接待
BPH	肾小球疾病(IgA,薄 BM>其他)
埃及血吸虫	PKD(NEJM,2008,359:1477)

- 各种不同疾病的发病年龄有较大的重叠,但不同年龄的常见病因如下:

  <20 岁:肾小球肾炎,感染,先天性疾病;20~60 岁:感染、结石、肿瘤

  >60 岁男性:前列腺炎、肿瘤、感染;>60 岁女性:感染、肿瘤

诊断检查(NEJM,2003,348:2330 & BMJ,2009,338:a3021)

- 尿常规:>3 RBC 为(+);尿常规(+)且尿沉渣(-)→肌/血红蛋白尿
- 尿沉渣:异形 RBC 或 RBC 管型→肾小球肾炎→考虑肾活检
- 如果没有肾小球肾炎证据:

  除外 UTI

  尿液细胞学(敏感性约 70%,特异性约 95%;故需查 3 次晨尿以提高检出率)

  肾脏影像学:螺旋 CT(除外上尿路结石与肿瘤),膀胱镜(除外膀胱肿瘤,尤其是>50 岁),可考虑行超声(除外梗阻或肾实质疾病)

尿路结石

结石的类型与危险因素(Lancet,2006,367:333 & Annals,2009,151:ITC2)

- 含钙类(草酸钙>磷酸钙):占肾结石的 70%~90%

  尿液特点:钙↑,草酸↑,尿酸盐↑,pH↑,枸橼酸盐↓,容量↓

  2°高钙尿:1°甲旁亢,1 型 RTA,结节病

  2°高草酸尿:Crohn 病,回肠疾病而结肠完整,胃肠短路

饮食:动物蛋白↑,蔗糖↑,Na↑,K↓,液体↓,水果/蔬菜↓

- 尿酸类:占肾结石的5% ~10%,在X线片上不显影
  尿液特点:尿酸↑(如痛风),pH↓(如慢性腹泻)
- 磷酸铵镁类(也称"鸟粪石"或"三磷酸盐"):
  能分解尿素的病原菌(eg,变形杆菌、克雷伯菌)所致慢性UTI→尿液NH_3↑且pH↑(>7)
- 胱氨酸类遗传性肾小管氨基酸重吸收障碍

临床表现

- 血尿(即使没有也不能除外结石)、腰痛、恶心呕吐、排尿困难、尿频
- 输尿管梗阻(结石>5mm不易自行排出)→若为孤立肾则导致AKI
- UTI:结石近端感染风险↑;结石远端尿液分析可正常

诊断检查

- 螺旋CT平扫(输尿管扩张而未见结石,提示近期结石已排出)
- 过滤尿液分析结石成分;尿液检查和尿培养、电解质、BUN/Cr、Ca、PO_4、PTH、尿酸
- 24h尿×2周(急性发作后至少6周),检测Ca、PO_4、UA、草酸、枸橼酸、Na、Cr

急性期治疗(NEJM,2004,350:684)

- 镇痛(麻醉药±NSAIDs;联合应用更优,Ann Emerg Med,2006,48:173),积极口服或静脉补液,若存在UTI使用抗生素
- 考虑CCB类药物或α受体拮抗剂促进输尿管舒张(Lancet,2006,368:1171)
- 即行泌尿外科评估和(或)入院指征:梗阻(如孤立肾或移植肾)、尿脓毒症、不能缓解的疼痛或呕吐、AKI
- 泌尿外科处理:碎石术、膀胱镜支架置入、经皮肾穿刺造瘘、结石移除

慢性期治疗

- 增加液体入量(>2 L/d),目标尿量2 L/d
- 含钙类结石:通过24h尿液分析,干预尿路结石相关危险因素
  ↓钠盐及肉类摄入(NEJM,2002,346:77),噻嗪类利尿剂:降低尿钙
  根据24h尿情况:枸橼酸钾,限制膳食草酸摄入,别嘌呤醇
  高钙膳食很可能通过↓草酸吸收而使患者获益,补钙是否有益尚不清楚
- 尿酸结石:碱化尿液(枸橼酸钾),别嘌呤醇
- 磷酸铵镁结石:抗生素治疗UTI,泌尿外科干预
- 胱氨酸结石:碱化尿液(枸橼酸钾),D青霉胺,硫普罗宁,卡托普利

贫 血

RBC 数量下降：Hct <41%，或者 Hb <13.5g/dL(男)或 <12g/dL(女)

临床表现

- 症状：氧气输送下降→疲劳、劳力性呼吸困难、心绞痛(如果患有 CAD)
- 体征：苍白(皮肤黏膜、掌纹)、心动过速、体位性低血压
- 其他：黄疸(溶血)、脾大(地中海贫血、肿瘤、慢性溶血)、瘀点/紫癜(出血性疾病)、舌炎(缺铁、叶酸、维生素 B_{12})、反甲(缺铁)、神经精神症状(缺维生素 B_{12})

诊断标准

- 病史：出血、系统性疾病、药物、暴露、酒精、饮食(包括异食癖)、家族史
- 全血细胞计数(CBC)与白细胞分类计数；红细胞参数包括网织红细胞、MCV(新生儿、复杂疾病→正常 MCV)、RDW
- 网织红细胞指数(RI) = [网织红细胞计数 ×(被测 Hct/正常人 Hct)]/成熟因子

  相应 Hct 的成熟因子：45% =1，35% =1.5，25% =2，20% =2.5

  RI >2%→适当的骨髓反应；RI <2%→红系增殖低下
- 外周血涂片：选择红细胞均匀分布且较少重叠的区域；RBC 大小、形状、内容物(见附录与外周血涂片)；白细胞形态；血小板计数
- 附加实验室指标：溶血的实验室指标(若 RI >2%)、血清铁/TIBC、铁蛋白、叶酸、维生素 B_{12}、LFTs、BUN 及 Cr、TFTs、Hb 电泳试验、酶分析、基因突变筛查
- 骨髓(BM)穿刺和活检以及所示的细胞遗传学

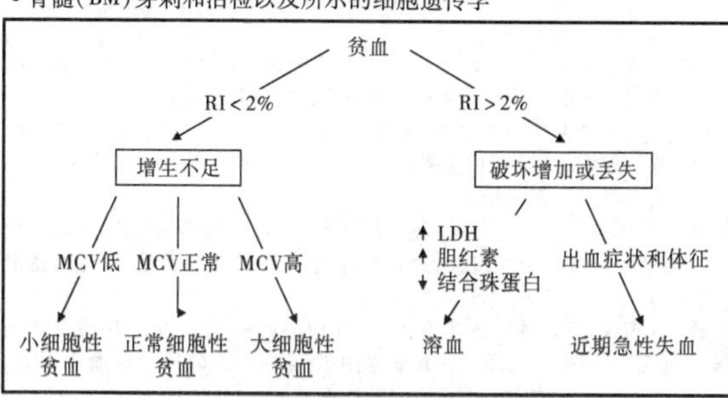

图 5-1 贫血的诊断

小细胞性贫血

缺铁性贫血(NEJM,1999,341:1986 & Hematology ASH Educ Prog,2003,40)

- 骨髓铁↓ & 机体铁储存耗竭→血红素合成↓→小红细胞血症→贫血
- 特殊临床表现：口角干裂、营养不良性舌炎、异食癖(食用非营养物质，如冰、黏土)、反甲(匙状甲)、Plummer-Vinson 综合征(缺铁性贫血、食管蹼、营养不良性舌炎)
- 原因：慢性出血(GI——包括癌症；月经等)，摄入↓[营养不良；吸收↓(口炎性腹泻、克罗恩病、胃内 pH↑、胃大部切除术)]，需求↑(妊

娠,促红细胞生成素 epo),由于铁调素失调的罕见的难治性遗传性铁代谢疾病(Nat Genet,2008,40:569)

- 诊断:血清铁↓,TIBC↑,铁蛋白↓(尤其是<15),转铁蛋白饱和度↓(Fe/TIBC;尤其是<15%),可溶性转铁蛋白受体↑;血小板↑;除非病史提示不同病因,最先进行消化道出血相关检查,其他检查包括幽门螺杆菌(H. P.)血清学试验,? 口炎性腹泻的实验室检查(抗TTG、抗麦胶蛋白抗体、抗肌内膜抗体)
- 治疗(Fe 补充法):口服铁剂 tid(6 周纠正贫血;6 个月补充 Fe 储存);对存在大量/持续胃肠道铁丢失或透析或肿瘤的患者,在给予 epo 之前需考虑应用静脉铁制剂(蔗糖铁、葡萄糖酸铁、右旋糖酐铁)

地中海贫血(NEJM,2005,353:1135)

- 血红蛋白 α 或 β 链合成↓→亚基合成障碍→红细胞及红系细胞前体破坏;故由于溶血及无效造血导致贫血
- α 珠蛋白生成障碍性贫血:16 号染色体上 α 珠蛋白基因复合体缺失(正常人共 4 个 α 基因)
  - 3 个正常 α 基因→α 珠蛋白生成障碍性贫血 -2 基因型性状,患者为静止型携带者
  - 2 个正常 α 基因→α 珠蛋白生成障碍性贫血 -1 基因型性状,或轻型 α 珠蛋白生成障碍性贫血,患者标准型,可无症状或轻度贫血
  - 1 个正常 α 基因→HbH(β_4)病,患者表现重度贫血、溶血及脾大
  - 0 个正常 α 基因→Hb Barts(γ_4)(胎儿水肿综合征)、胎儿宫内缺氧及水肿、妊娠晚期死胎
- β 珠蛋白生成障碍性贫血:11 号染色体上 β 珠蛋白基因复合体变异→基因产物↓或缺失
  - 1 个变异 β 基因→轻型 β 珠蛋白生成障碍性贫血(或 β 珠蛋白生成障碍性贫血性状),患者轻度贫血(无需输血治疗)
  - 2 个变异 β 基因→中间型 β 珠蛋白生成障碍性贫血(偶尔输血治疗)或重型 β 珠蛋白生成障碍性贫血(Cooley 贫血;输血依赖型),与变异严重程度相关
- 特殊临床表现(病情严重):花栗鼠样脸,病理性骨折,肝脾大(髓外造血所致),高输出性 CHF,胆红素性结石,铁过载综合征(慢性输血引起)
- 诊断:MCV<70,血清铁正常,MCV/RBC 计数<13,可伴有网织红细胞↑,嗜碱性点彩颗粒;Hb 电泳:β 珠蛋白生成障碍性贫血中 HbA_2($\alpha_2\delta_2$)↑;α 珠蛋白生成障碍性贫血正常
- 治疗:叶酸;输血+去铁胺,地拉罗司(口服铁螯合剂);
  若输血后脾脏增大超过 50% 则行脾切除术;
  对于儿童及重型 β 珠蛋白生成障碍性贫血者考虑异基因 HSCT

慢性炎症性贫血(见下文)

铁粒幼细胞性贫血

- 红系细胞前体合成血红素障碍
- 原因:遗传性/X 连锁(ALAS2 变异),特发性(MDS-RARS),可逆性(酒精、铅、异烟肼、氯霉素、铜缺乏、体温过低)
- 特殊临床表现:肝脾大,铁过载综合征

- 诊断：回顾社交、工作及结核（TB）病史；小细胞性、正常细胞性或大细胞性贫血；不同人种的低色素性红细胞；血清铁↑，TIBC 正常，铁蛋白↑，嗜碱性点彩颗粒，红细胞内 Pappenheimer 小体（含铁包涵体），骨髓内含环形铁粒幼细胞（或铁负荷线粒体）
- 治疗：对因治疗；维生素 B_6（吡多辛）试验性用药，严重贫血输血支持治疗；在某些遗传病例中使用高剂量维生素 B_6

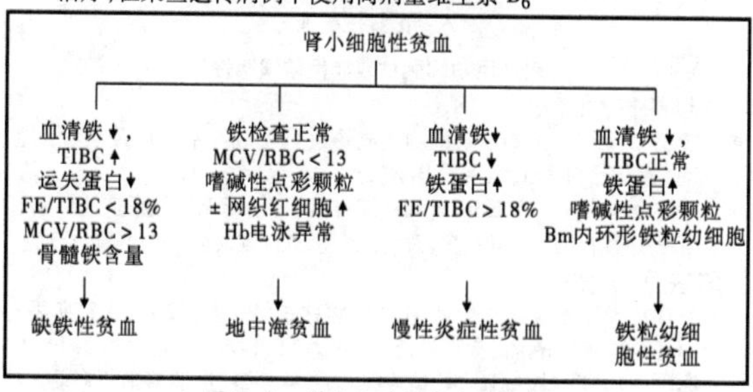

图 5-2　肾小细胞性贫血的诊断

正常细胞性贫血

全血细胞减少（见下文）

慢性炎症性贫血（ACI；NEJM，2005，352：1011；2009；361：1904）

- 由于铁利用障碍或铁调素↑所致的功能性铁缺乏引起的 RBC 生成↓；细胞因子（IL-6，TNF-α）导致 epo 生成或反应性降低
- 原因：自身免疫性疾病、慢性感染、炎症、HIV、恶性肿瘤
- 诊断：血清铁↓，TIBC↓（运铁蛋白饱和度通常正常或降低），±铁蛋白↑；多为正色素性，细胞大小多正常（约 70% 的病例），但若时间较长可能为小细胞性贫血
- 多与铁缺乏同时存在。诊断线索包括血清铁蛋白水平↓，骨髓活检铁染色缺乏，对试验性口服铁剂有反应，和（或）可溶性转铁蛋白受体/铁蛋白指数↑（Blood，1997，89；1052）
- 治疗：±epo 治疗潜在性疾病（？若 EPO<500mU/mL）；对于癌症或化学相关 ACI，若 Hb≤10g/dL 使用 epo 治疗；若铁蛋白<100 或 Fe/TIBC<20% 可使用铁剂

慢性病贫血

- 慢性炎症性贫血（见上文）
- 慢性肾病所致贫血：epo↓；可见钝锯齿状红细胞；用 epo 治疗（见“慢性肾病”）
- 内分泌缺陷：甲状腺、垂体、肾上腺、甲状旁腺疾病所致代谢减退或需氧↓→epo↓；可为正常细胞或大细胞性贫血

铁粒幼细胞性贫血（见上文）

纯红细胞再生障碍性贫血

- 红细胞破坏性抗体或淋巴细胞→无效红系造血
- 与淋巴瘤、CLL 以及细小病毒感染相关

- 诊断：骨髓活检缺乏红系前体细胞，其他细胞系正常
- 治疗：若胸腺增大行胸腺切除术；细小病毒感染时 IV 球蛋白；CLL 或特发性纯红细胞再生障碍性贫血行免疫抑制治疗；支持监护使用 RBC 前体细胞输血；？若贫血由于抗 epo 抗体所致可使用 epo 受体激动剂(NEJM,2009,361:1848)

大细胞性贫血

(包括巨幼细胞性或非巨幼细胞性)

巨幼细胞性贫血

- DNA 合成障碍→细胞质较细胞核成熟快→无效红系造血及巨红细胞症；多由于叶酸或维生素 B_{12}缺乏
- 查叶酸及维生素 B_{12},LDH 与间接胆红素↑(由于无效红系造血)
- 血涂片：中性粒细胞分叶过多，大椭圆细胞，红细胞大小不均，异形红细胞

叶酸缺乏

- 叶酸存在于绿叶蔬菜及水果；机体叶酸总储存量满足 2~3 个月所需
- 原因：营养不良(酗酒、食欲缺乏、老年人)，吸收↓(口炎性腹泻)，代谢障碍(MTX、胺嘧啶、甲氧苄啶)，需求增加(慢性溶血性贫血、妊娠、恶性肿瘤、腹泻)
- 诊断：血清叶酸↓；RBC 内叶酸↓；血清同型半胱氨酸↑，甲基丙氨酸正常(与维生素 B_{12}缺乏不同)
- 治疗：口服叶酸制剂 1~5mg qd,1~4 个月或直至血液异常完全恢复；关键在于先排除维生素 B_{12}缺乏(见下文)

维生素 B_{12} 缺乏

- 维生素 B_{12}仅存在于动物源性食物；人体内总储存量可满足 2~3 年之需
- 维生素 B_{12}与胃壁细胞分泌的内因子(IF)结合，在末端回肠被吸收
- 原因：营养不良(酗酒，素食者)，恶性贫血(PA,针对胃壁细胞的自身免疫性疾病，多伴有多内分泌腺功能低减以及胃癌风险↑)，其他原因导致吸收↓(胃切除术，口炎性腹泻，克罗恩病)，竞争↑(肠道细菌过度生长，阔节裂头绦虫)
- 临床表现：神经系统症状(亚急性联合变性)可累及周围神经、脊柱后索及侧索、皮质病变(亚急性联合变性)→麻木，感觉异常，振动觉及位置觉↓，共济失调，痴呆
- 诊断：维生素 B_{12}↓；血清同型半胱氨酸及甲基丙二酸↑；抗内因子抗体；Schilling 试验(维生素 B_{12}吸收试验)阳性；PA 时胃泌素↑
- 治疗：肌肉注射维生素 B_{12},1mg qd,连用 7d→1 次/周,4~8 周→1 次/月，终身使用
  神经病变若在 6 个月内治疗可恢复
  叶酸可逆转维生素 B_{12}缺乏引起的血液异常及维生素 B_{12}缺乏但不能改善神经症状(加速维生素 B_{12}消耗→神经并发症恶化)
  口服补充剂(2mg/d)在 IF 缺乏时也可行(Blood,1998,92:1191)

非巨幼细胞性巨细胞贫血

- 肝脏疾病：多为巨细胞性，可见靶细胞
- 酒精中毒：骨髓抑制及与叶酸/维生素 B_{12}缺乏无关的巨细胞血症，或肝硬化

- 网状细胞增多症
- 其他原因:甲状腺功能减低;MDS;药物导致 DNA 合成障碍(叠氮胸苷,5 - FU,羟基脲,阿糖胞苷);遗传性乳清酸尿症;Lesch-Nyhan 综合征

全血细胞减少症

病　因

- 骨髓细胞减少(正常细胞数量 = 100 - 年龄):再生障碍性贫血,低增性 MDS
- 骨髓细胞正常:MDS,非白血性白血病,PNH,严重巨幼细胞贫血
- 骨髓替代(骨髓痨病):骨髓纤维化,实体肿瘤骨髓转移,肉芽肿
- 系统性疾病:脾亢,败血症,酒精,中毒

临床表现

- 贫血→疲劳乏力
- 中性粒细胞细胞减少症→反复感染
- 血小板减少→黏膜出血,且易出现青紫

再生障碍性贫血 = 干细胞衰竭(Lancet,2005,365:1647)

- 流行病学:每年 2 ~ $5/10^6$;双相性(青少年高发,老年为第二发病高峰)
- 诊断:全血细胞减少伴网织红细胞↓,骨髓活检及细胞遗传学显示细胞增生低下
- 原因:特发性(1/2 ~2/3 病例)
  - 干细胞破坏:辐射、化疗、化学药物(如苯)
  - 特异性药物反应(如氯霉素、NSAIDs、磺胺药、金制剂、卡马西平、抗甲状腺药物)
  - 病毒(HHV - 6、HIV、EBV、细小病毒 B19);也见于肝炎后再生障碍性贫血(非甲型、乙型、丙型肝炎)
  - 免疫性疾病(SLE、GVHD、胸腺瘤)
  - PNH(见下文);范科尼贫血(先天性疾病,伴有全血细胞减少,巨细胞性贫血,MDS、AML、SCC 风险↑,以及其他多种异常)
  - 端粒酶(hTERT)变异(NEJM,2005,352:1413)
- 治疗及预后
  - 异基因 HSCT:年轻患者→长期生存率 80%,恶性肿瘤危险性显著↓,但存在移植相关的疾病及死亡;若有可能避免移植前输血(及同种异体免疫反应)
  - 免疫抑制[环孢素(CsA)/他克莫司,ATG]:70% ~80% 治疗有效,在有效者中 5 年生存率达 80% ~90%;10 年克隆性疾病(多为 MDS,AML,PNH)发病率 15% ~20%
  - 支持监护:输血,抗生素,可使用 G-CSF 及 epo

骨髓增生不良综合征(MDS)

阵发性夜间血红蛋白尿(PNH)

- 获得性造血干细胞克隆异常 = 体细胞基因 PIG-A 突变失活→CD55 & CD59(抑制补体)相关糖基磷脂酰肌醇(GPI)锚区合成障碍→补体介导的 RBC 溶解,plt 聚集 & 高凝血状态
- 临床表现:血管内溶血性贫血,高凝血状态(静脉 > 动脉,特别是腹腔内血管、大脑血管),平滑肌张力障碍,血细胞生成障碍(全血细胞减

少)；与再生障碍性贫血，MDS 相关，可进展为 AML

- 诊断：外周血流式细胞计数(CD55 & CD59 ↓)；尿铁血黄素(Rous 试验)
- 治疗：支持监护(铁、叶酸、输血)
  骨髓增生低下或严重血栓形成时行异基因 HSCT
  Eculizumab(终末补体 C5s 的抑制性抗体)：溶血 ↓，提升生活质量(QoL) & 稳定 Hb 水平(NEJM，2004，350:552 & 2006;335:1233；Lancet，2009，373:759)

骨髓病性贫血(见于"原发性骨髓纤维化")

- 因癌症、白血病、感染、纤维化(原发性骨髓纤维)、肉芽肿、溶酶体贮存病导致骨髓浸润

溶血性贫血

溶血性贫血病因和发病机制

溶血部位	机制	举例	发病方式
血管内溶血	红细胞酶缺陷	G6PD 缺乏症	遗传性
	血红蛋白病	镰刀状细胞贫血，地中海贫血	
	红细胞膜缺陷	遗传性球形红细胞增多征 PNH	
血管外溶血	免疫介导	自身免疫；药物诱发；治疗反应	获得性
	外伤性	MAHA；修复术(瓣膜，TIPS)	
	直接感染，毒素	疟疾，巴贝西虫病；蛇毒与蜘蛛毒；肝豆状核变性；低渗输液	
	截留	脾亢	

Lancet，2000，355:1169 & 1260

诊断标准

- 网织红细胞计数 ↑ (RI > 2%)，LDH ↑，血清结合珠蛋白 ↓ (敏感度 83%，特异度 96%)，间接胆红素 ↑
- 自身免疫性溶血：Coombs 试验 = DAT→抗 Ig 或 C3 抗血清应用于患者 RBC 可发生凝集反应
- 血管内溶血：LDH ↑↑，血清结合珠蛋白 ↓↓；血红蛋白血症，血红蛋白尿，含铁血黄素尿
- 血管外溶血：脾大
- 贫血家族史：个人或家族胆石病史

G6PD 缺乏症(Lancet，2008，371:64)

- X 连锁代谢缺陷(G6PD 突变)，伴氧化损伤敏感度 ↑
- 多见于非洲或地中海血统的男性(疟疾流行区)
- 药物(磺胺类药物、氨基双苯砜、伯氨喹、阿霉素、亚甲蓝)，感染，DKA 或食物(儿童服用蚕豆)导致溶血
- 诊断：血涂片可见 RBC 海因茨小体(氧化 Hb)，若被脾脏清除可形成

噬细胞;G6PD 水平↓(急性溶血由于较老红细胞已溶解而年轻红细胞所含 G6PD 仍可接近正常水平,此时 G6PD 水平正常)

镰形细胞贫血(NEJM,1999,340:1021;Hematology ASH Educ Program,2004,35)

- 隐性 β 珠蛋白变异→异常结构血红蛋白(HbS);
  8% 非裔美国人为杂合子("镰状细胞性状";多无症状)
  1/400 为纯合子(镰形细胞贫血症)
- 去氧 HbS 聚合体→镰形 RBC 及 RBC 变形性↓→溶血及微血管栓塞
- 贫血:慢性溶血 ± 急性再生障碍(细小病毒 B19)或脾滞留型危象
- 血管阻塞及梗死:疼痛危象,急性胸部综合征,CVA,脾滞留型危象,手-足综合征,肾乳头坏死,无菌性坏死,阴茎异常勃起
- 感染:脾梗死→荚膜微生物所致不可逆转的感染;
  骨坏死→骨髓炎(沙门菌,金黄色葡萄球菌)
- 诊断:外周血涂片可见镰形 RBCs 及 Howell-Jolly 小体;Hb 电泳
- 治疗:羟基脲导致胎儿血红蛋白(HbF)↑→疼痛危象,急性胸部发作↓以及死亡率↓(NEJM,2008,358:1362);异基因 HSCT 在年轻、重症患者(Blood,2000,95:1918)及成人(NEJM,2009,361:2309)中可有治疗作用
- 支持监护:叶酸 qd;肺炎链球菌、脑膜炎链球菌、流血嗜血杆菌及乙肝病毒疫苗;水化、氧疗及镇痛治疗疼痛危象;普通或交换输血法用于 TIA 或休克,重症急性胸部综合征及术前治疗(Hb 目标水平 10g/dL)

遗传性球形红细胞增多症(HS,Br J Hematol,2004,126:455)

- RBC 膜骨架蛋白缺陷→细胞膜缺损
  已确认锚蛋白,α 及 β 血影蛋白,带 3 蛋白及苍白蛋白突变
- 多见于欧洲新生人群(1/5000 新生儿);多有家族史(75% 患者)
- 贫血,黄疸,脾大,色素性胆结石
- 诊断:血涂片可见球形红细胞,渗透脆性试验(敏感度 80%),伊红-马来酰亚胺(EMA)结合(敏感度 92%;特异度 99%)
- 治疗:叶酸,中度或重症 HS 行脾切除

阵发性夜间血红蛋白尿(见上文)

自身免疫性溶血性贫血(AIHA)

- 获得性,抗体介导 RBC 破坏
- 温抗体型 AIHA:IgG 抗体在机体温度对 RBC 发挥调理作用→由脾脏去除
  原因:特发性,淋巴细胞增殖性疾病(CLL,NHL),自身免疫性疾病(SLE),药物(见下文)
- 冷抗体型 AIHA:IgM 抗体在温度 <37℃ 时与 RBC 结合→固定补体→当暴露于冷环境有血管内溶血及手足发绀
  原因:特发性,淋巴细胞增殖性疾病(单克隆性,如 Waldenstrom 病),支原体肺炎感染及传染性单核细胞增多症(多克隆性)
- 诊断:外周血涂片可见球形红细胞,Coomb 试验阳性;冷凝集素效价升高,脾大
- 治疗:治疗潜在性疾病;温 AIHA:皮质类固醇 ± 脾脏切除,IVIg,细胞毒药物,利妥昔单抗;冷 AIHA:避免冷环境,类固醇常无效,利妥昔单抗(Blood,2004,103:2925)

药物诱发性溶血性贫血

- 获得性,抗体介导的 RBC 破坏
  抗生素:头孢菌素,磺胺类药物,利福平,利巴韦林
  心血管药物:甲基多巴,普鲁卡因胺,奎尼丁,噻嗪类
  其他:TCAs,吩噻嗪,NSAIDs,磺酰脲类,MTX,5-FU
- 诊断:Coomb 试验多为阴性,LDH↑
- 治疗:中止致敏性药物

微血管病性溶血性贫血(MAHA)

- 微血管内纤维蛋白破坏 RBCs→获得性血管内溶血
- 原因:HUS,TTP,DIC,恶性肿瘤,恶性高血压,子痫/HELLP 综合征,机械性心脏瓣膜,感染性血管修复术
- 诊断:红细胞碎片 ± 血小板减少 ± 特定疾病相关异常,如 DIC 时PT↑,HUS 时 Cr↑,HELLP 时 LFTs↑
- 治疗:治疗原发疾病;TTP 时紧急血浆置换

脾功能亢进

- 脾大→红细胞截留停滞于脾脏→巨噬细胞损伤红细胞细胞膜,引起红细胞表面的再塑形→球形红细胞增多→溶血

脾大的原因

原因	注解
RE 系统增生	溶血性贫血,镰形细胞病,重症地中海贫血
免疫过度	感染(HIV,EBV,TB,疟疾,黑热病,鸟分枝杆菌复合物),自身免疫性疾病(SLE,RA,Felty 综合征),结节病,血清病
充血	肝硬化,CHF,门脉/脾静脉血栓形成,血吸虫病
浸润(非恶性)	溶酶体贮存病(Gaucher,Niemann-Pick),糖原贮存疾病,组织细胞增多症 X,脾囊肿
恶性增生	MPN(CML、PMF、PV、ET),CMML,急性白血病,淋巴瘤(NHL,HL,毛细胞白血病,CLL,PLL,Waldenstrom 病),胸腺依赖性大颗粒淋巴细胞性白血病,多发性骨髓瘤,淀粉样变

凝血障碍

出血性疾病的临床特征

特征	血小板/血管缺陷	凝血障碍
部位	皮肤、黏膜表面	深部组织(肌肉、关节)
损害	瘀点、瘀斑	关节积血,血肿
出血	小伤口后:出血 手术后:即刻出血,轻度出血	小伤口后:不常见 手术后:延迟出血,严重出血

紫　癜

- 紫色或红色皮损,压之不褪色,由于 RBC 外渗进入真皮
- 不高出皮面(斑点状;直径≤3mm 为瘀点;>3mm 为瘀斑)
  血小板异常:血小板减少,血小板功能障碍

血栓栓塞：DIC，TTP，胆固醇或脂肪栓塞

外伤或血管脆性增加（脂肪样变，Ehlers-Danlos 病，坏血病）

- 略高出皮面（丘疹）

血管炎：皮肤白细胞破碎性血管炎，HSP，PAN，RMSF

感染性菌栓：脑膜炎球菌血症，细菌性心内膜炎

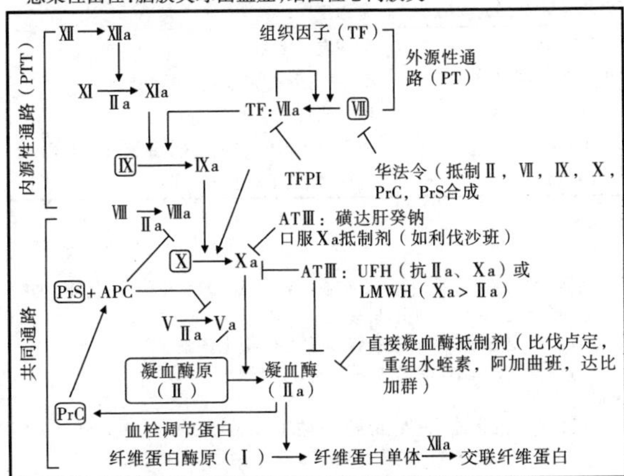

图 5-3　凝血级联反应

凝血因子以数字代表；APC，活化蛋白 C；AT，抗凝血酶；PrC，C 蛋白；PrS：S 蛋白；TF：组织因子；TFPI，组织因子抑制物（NEJM，2008，359：938）

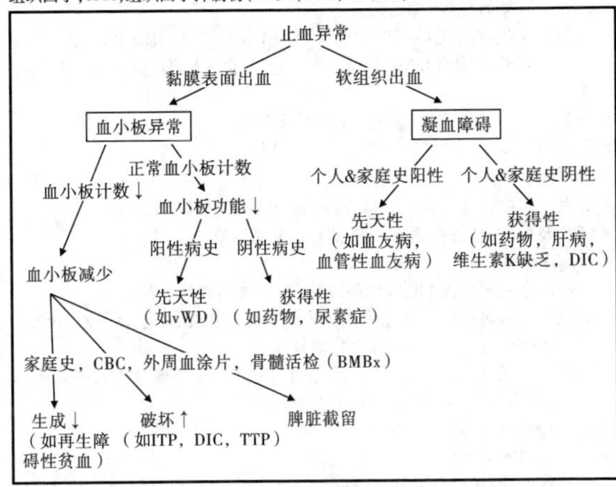

图 5-4　止血异常的途径

血小板疾病

血小板减少(Plt 计数 <150 000/μL)

血小板减少及出血危险度

血小板计数(细胞/μL)	危险度
>100 000	危险度不增加
50 000 ~ 100 000	较大损伤有危险;基本手术可进行
20 000 ~ 50 000	较小损伤或手术有危险
<20 000	自发性出血的危险(少于此数目即 ITP)
<10 000	严重,危及生病的出血危险

病　因

- 生成↓
  - 骨髓细胞减少:再生障碍性贫血(qv),MDS 的少见类型,药物(如噻嗪类,抗生素),酒精,肝硬化
  - 骨髓细胞增加:MDS,白血病,重症巨幼细胞贫血
  - 骨髓替代:骨髓纤维化,血液或实体恶性肿瘤,肉芽肿
- 破坏↑
  - 免疫介导(辨别原发性和继发性破坏;Blood,2009,1132:2386)
    - 原发性(特发性):免疫性血小板减少性紫癜(ITP,见下文)
    - 继发性:感染(HIV,疱疹病毒,HCV),血管胶原纤维异常病(SLE),抗磷脂抗体综合征,淋巴细胞增殖性疾病(CLL,淋巴瘤),药物(肝素,阿昔单抗,奎尼丁,磺胺类药物,万古霉素),同种异体反应(输血后)
  - 非免疫介导:MAHA(DIC,HUS,TTP),噻氯匹定/氯吡格雷,血管炎,先兆子痫/HELLP 综合征,心肺分流术,CVVH,IABP,海绵状血管瘤
- 分布或集中异常:脾脏滞留,稀释,体温较低
- 不明原因:埃里希体病,巴贝丝虫病,RMSF

诊断标准

- 病史及体格检查:药物,感染,潜在病因,脾大,淋巴结,出血
- CBC 及分类:单独的血小板减少 vs. 多系累及
- 外周血涂片:
  - 破坏↑→寻找大 plt,红细胞碎片(见于外周血涂片插页)
  - 生成↓→血小板单系生成减少少见→寻找原始细胞,多形核中性粒细胞分叶过多,幼红白细胞增多
  - 排除由于血小板聚集所致假性血小板减少(血小板计数需要在不含 EDTA 的试管,如黄盖含枸橼酸盐试管)
- 血小板减少的途径(图 5-5)
- 其余实验室指征
  - 若贫血:网织红细胞计数,LDH,结合珠蛋白,胆红素用于检测溶血
  - 若溶血性贫血:PT,PTT,纤维蛋白原,D-二聚体,Coombs,ANA
  - BM 活检可应用于难以解释的血小板减少,特别是合并脾大

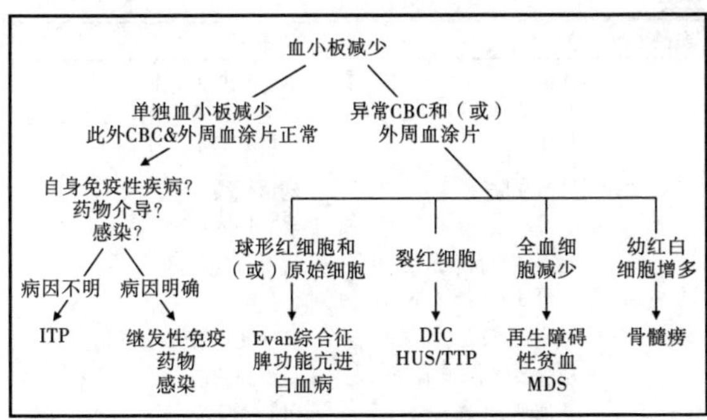

图 5-5 血小板减少的途径

原发性免疫性血小板减少性紫癜(ITP)(Blood,2010,115:168)

- 原发性 ITP:由于免疫介导的血小板破坏所致单独的血小板减少(继发性 ITP 与原发疾病或药物暴露相关;治疗潜在性疾病)
- 原发性 ITP 为排除性诊断;无有力的临床或实验室参数,但有以下典型特征:

  CBC:单独 plt↓(<100 000/μL);10% ITP 同时有 AIHA,即 Evans 综合征

  外周血涂片:大血小板

  骨髓活检:巨核细胞↑;多在>60 岁人群中进行以排除 MDS

  排除其他原因:病毒血清学(HIV,HCV,HBV,EBV),幽门螺杆菌抗体,ANA,妊娠测试,APLA,促甲状腺激素,细小病毒,&CMV PCR。抗血小板抗体测试无意义
- 临床表现:隐袭起病,皮肤黏膜出血;女:男=3:1
- 治疗:目标依据个人病情决定

  当PLT>50 000/μL,若无出血、外伤/手术、抗凝药物、并发症较少指示原发性 ITP

  初步治疗主要使用类固醇,IVIg 及脾脏切除,而 TPO 受体激动剂(如罗米司亭,艾曲波帕)多用于进一步治疗

成人原发性 ITP 的治疗

途径	治疗	备注
一线治疗	类固醇:泼尼松 0.5~2mg/kg·d PO,逐渐减量 4w Vs 地塞米松 40mg PO 4d	70%~90% 初始即有反应 20% 持续缓解 ↓巨噬细胞 Fc 受体 & ↓抗 PLT 抗体
	抗 RhDIg 75μg/kg·d IV	用于 Rh(D)阳性的脾脏病变者 抗体封闭 RBCs 抑制巨噬细胞 Fc 受体

续表

途径	治疗	备注
	IVIg（1g/kg · d IV，2 ~ 3d），在需要 PLT 迅速↑时使用	高达 80% 初期即有反应 巨噬细胞 Fc 受体封闭，↓抗 PLT 抗体
二线治疗	脾脏切除	病情持续 >6 个月 65% 长期缓解
	利妥昔单抗（抗 CD20 抗体）± 地塞米松	抗 B 细胞抗体
	罗米司亭或艾曲波帕	TPO 受体激动剂→PLT 生成↑
	硫唑嘌呤，环磷酰胺	免疫抑制剂
	达那唑，长春新碱	PLT 清除↓
出血	氨基己酸	抑制纤溶酶活化
	甲基泼尼松龙 1g/d IV，3d	见上文
	IVIg	见上文
	输血小板	同时给予 IVIg 或抗 Rh（D）药物
复发	罗米司亭或艾曲波帕	见上文
	自体 HSCT	数据有限，研究中

NEJM，2006，355：1672 & 2007；357：2237；Lancet，2008，371：395 & 2009；373：641；Blood，2010，115：168

肝素诱发血小板减少症的概述

特征	Ⅰ型	Ⅱ型
机制	肝素直接作用（非免疫机制）	免疫（抗体）介导 IgG 抗血小板因子 4（PF4）——肝素复合体
发病率	10% ~20%	肝素 1% ~3%，LMWH 0 ~0.8%
起病	肝素治疗 1 ~ 4d 后	治疗 4 ~10d 后；但若此前 100d 内已处于暴露（持续的 Ab），可以在 24h 内发病；术后危险度最高；可出现在肝素停药后
血小板最低值	>100 000/μL	60 000/μL，↓ >50%
后遗症	无	30 % ~50% 发生血栓事件（HITT），出血并发症少见
处理	可继续肝素治疗并观察	停止使用肝素 选择其他抗凝治疗

NEJM，2001，344：1286；Chest，2008，133：340S & 2009；135：1651

- 病理生理（Ⅱ型）：抗体与肝素 PF4 结合→与 PLT 结合的免疫复合物→PLT 活化，进一步释放 PF4→PLT 聚集并自循环中清除→血小板减少；

PLT 释放的促凝物质，及 HIT 抗体破坏内皮细胞释放的组织因子→易栓状态

- 诊断：需要满足临床及病理标准（单独的 HIT 抗体阳性≠HIT）
  - 临床：PLT < 100 000 或相对基础↓50%；或者静脉（深静脉血栓，肺栓塞）或动脉（肢体缺血，CVA，心肌梗死）血栓（4∶1 比例）；或肝素引起的皮肤损伤（可能显示肝素抵抗↑）
  - 病理：用 PF4 - 肝素 ELASA 检测阳性 HIT 抗体（敏感度 90%，若高度怀疑可重复检测）与血小板凝集功能（5 - 羟色胺释放）试验（特异度 > 90%）可确证
- Ⅱ型 HIT 的治疗（NEJM，2006，355：809；Chest，2008，133：340S）
  - 停止使用肝素（包括冲洗，使用 LMWH 预防，肝素浸渍线）
  - 若非活动性出血，避免输注 PLT（有研究称与血栓形成事件相关联）
  - 若不考虑血栓形成，行非肝素抗凝治疗（阿加曲班，重组水蛭素，比伐卢定）；PLT > 150 000 时，开始使用华法林，共同使用≥5d（显色 Xa 滴定阳性）
  - 血栓形成（HITT）：抗凝≥3 ~ 6 个月
  - 无血栓形成（单独的 HIT）：筛查下肢深静脉血栓形成（LE DVT）；后继抗凝持续时间尚未达到共识（至少直到 PLT 计数恢复，若无凝血多为 2 ~ 3 个月）
- HIT 病史时肝素的使用：若 PF4 抗体阴性（典型者多为诊断后 > 100d）→合理性重新使用 UFH（如用于手术）；HIT 复发率低（NEJM，2001，344：1286；Chest，2008，133：340S）

溶血尿毒症综合征（HUS）与血栓性血小板减少性紫癜（TTP）

- 定义：血管阻塞性疾病伴全身性（TTP）或肾内 PLT 聚集（HUS）→血小板减少与 RBCs 机械损伤（MAHA）（NEJM，2002，347：589）
  - HUS 三联征 = 血小板减少 + MAHA + 肾衰竭
  - TTP 五联征 = 血小板减少 + MAHA ± 神经精神症状 ± 肾衰竭 ± 发热
- 病理生理：多数 HUS 患者发病机制与 TTP 不同（NEJM，1998，339：1578）
  - HUS：志贺毒素结合 & 激活肾脏内皮细胞 &PLT→肾内血栓
  - TTP：ADAMTS13 蛋白酶活性↓→内皮表面持续存在大 vWF 多聚体→流经 PLT 黏附聚集→血栓形成
- 临床及相关表现
  - HUS：多见于儿童；由出血性大肠埃希杆菌所致，血性腹泻的前驱症状
  - TTP：多见于成人；自发性，药物（CsA，吉西他滨，丝裂霉素 C，噻氯匹定，氯吡格雷，奎宁），HIV，妊娠，HSCT，自身免疫疾病，家族性
- 诊断：不可解释的血小板减少（典型者 < 20 000）+ MAHA→足以诊断
  - 裂红细胞阳性（ > 2 ~ 3/hpf），Coombs 试验阴性，正常 PT/PTT & 纤维蛋白原，ADAMTS13 ↓↓，LDH ↑↑（组织缺血 + 溶血），间接胆红素↑，结合珠蛋白↑↑，肌酐↑（特别是 HUS 患者）
  - 活检：微血管充满血小板透明血栓
  - 鉴别诊断：DIC，血管炎，恶性高血压，先兆子痫/HELLP 综合征
- 治疗：对所有怀疑 TTP-HUS 的成人行紧急血浆置换 ± 糖皮质激素；若血浆置换延迟则使用 FFP
  - 输血小板的禁忌→↑微血管血栓

弥散性血管内凝血(DIC):见"凝血障碍"

血小板功能障碍

血小板功能异常的机制和原因

功能	遗传性	获得性
黏附	巨血小板综合征;vWD	尿毒症;获得性 vWD
聚集	纤维蛋白原缺乏症 格兰兹曼血小板功能不全	噻氯匹定,氯吡格雷,糖蛋白 GPⅡb/Ⅲa 异常蛋白血症(骨髓瘤)
颗粒释放	Chediak-Higashi 综合征 Hermansky-Pudlak 综合征	药物(ASA,NSAIDs);肝病;MPN;心肺分流术

血小板功能检测

- 出血时间:整体筛查血小板功能;可靠性低且较少使用
- 血小板聚集试验:测试血小板对激动剂(如 ADP)的聚集反应

von Willebrand 病(vWD)(NEJM,2004,351:683)

- 血管性血友病因子(vWF)功能 = 血小板黏附 &Ⅷ因子的血浆载体
- vWD 是最常见的遗传性出血性疾病
  - Ⅰ型(常染色体显性遗传;85%病例):部分 vWF 数量缺陷
  - Ⅱ型(常染色体显性遗传;15%病例):vWF 质量缺陷
  - Ⅲ型(常染色体隐性遗传;罕见):vWF 近完全缺陷
- 获得性 vWD:与很多疾病相关联(恶性肿瘤,自身免疫性疾病,甲状腺功能减低,药物),由不同机制所致(抗 vWF 抗体,清除率↑,合成↓)
- 诊断:vWF:Ag↓,vWF 活性↓(由瑞斯托菌素辅因子分析法测定),Ⅷ因子↓,±PTT↑,±血小板↓;由 vWF 多聚体检验确诊
- 临床状况,因子Ⅷ水平及瑞斯托菌素辅因子分析法指导治疗决策
- 治疗:去氨加压素(dDAVP,IV/IN)→内皮细胞释放 vWF↑,不同类型疗效不同,故药物使用需在后发出血或后继操作前有阳性反应;vWF 替代治疗:冷凝沉淀物,因子Ⅷ浓缩物富含 vWF,重组 vWF

尿毒症性出血

- 尿毒症:血小板功能障碍,包括凝集功能↓,黏附功能受损
- 治疗:dDAVP,冷凝沉淀物,纠正贫血(通过提高 PLT 与内皮相互作用来提高 PLT 聚集和黏附能力),考虑保持抗血小板试剂

凝血功能障碍

遗传性和获得性凝血疾病筛查试验异常

PT	PTT	因子	遗传性	获得性
↑	↔	Ⅶ	因子Ⅶ缺乏	维生素 K 缺乏;肝病;因子抑制
↔	↑	Ⅷ或Ⅸ	血友病,vWD	抗磷脂抗体;因子抑制
↑	↑	Ⅰ,Ⅱ,Ⅴ或Ⅹ	纤维蛋白原,因子Ⅱ或Ⅴ缺陷	DIC;肝病;因子抑制

其他凝血试验

- 血浆纠正试验:在 PT 或 PTT 增加时有效;患者血浆与正常血浆为 1:1 混合并重新检测 PT/PTT 正常→因子缺乏;PT/PTT 仍较高→因子抑制物
- 凝血因子水平:在血浆纠正试验指示因子缺乏时有效
  DIC→所有因子消耗;所以因子Ⅴ和Ⅷ↓
  肝病→所有因子除外因子Ⅷ↓;所以因子Ⅴ↓,因子Ⅷ正常
  维生素 K 缺乏→因子Ⅱ,Ⅶ,Ⅸ,Ⅹ(及蛋白质 C,S)↓;所以因子Ⅴ和Ⅷ正常
- DIC 筛查:纤维蛋白原(消耗),纤维蛋白降解产物(FDPs,由于强烈溶血而阳性),D-二聚体(检测 X 连锁纤维蛋白降解较 FDP 试验特异性更高)

血友病(NEJM,2001,344:1773)

- X 连锁因子Ⅷ(血友病 A)或因子Ⅸ(血友病 B)缺乏
- 分类:轻度(5% ~25% 正常因子活性)、中度(1% ~5%)或重度(<1%)
- 临床表现:血肿、关节积血、青紫、出血(黏膜、GI、GU)
- 诊断:PTT↑(血浆混合试验可纠正),PT & vWF 正常,因子Ⅷ或Ⅸ↓
- 治疗:纯化或重组因子Ⅷ或Ⅸ浓缩物,去氨加压素(轻度疾病),氨基己酸;若因子抑制,使用重组因子Ⅶa,冷凝沉淀物(仅含因子Ⅷ)

凝血因子抑制

- 原因:血友病(用因子替代法治疗);产后;淋巴细胞增殖性疾病及其他恶性肿瘤;自身免疫性疾病;最常见的为抗Ⅷ因子抗体
- 诊断:PTT↑(血浆混合试验不可纠正);Bethesda 定量分析
- 治疗:滴定度高→重组Ⅶa 因子,猪因子浓缩物,活化凝血酶原复合物;其他→高纯度人因子,血浆置换,免疫抑剂合并类固醇,环磷酰胺,和(或)利妥昔单抗(Curr Opin Hematol,2008,15:451)

弥散性血管内凝血(DIC)(NEJM,1999,341:1586)

- 原因:外伤、休克、感染、恶性肿瘤(特别是 APL)、产科综合征
- 病理:凝血反应剧烈,活化超过调控机制
  微血管内血栓形成→缺血+微血管病性溶血性贫血
  急性消耗凝血因子和血小板→出血
  慢性 DIC→凝血因子和血小板可恢复→血栓形成
- 诊断:PT↑,PTT↑,纤维蛋白原↓(在急性期可能正常),FDP/D-二聚体阳性,PLT↓,裂红细胞阳性,LDH↑,结合珠蛋白↓;慢性 DIC:FDP/D-二聚体阳性,PLT 数量可变,其他实验室指标正常
- 治疗:治疗潜在过程;用 FFP、冷凝沉淀物(纤维蛋白原>100mg/dL)、血小板支持治疗;在严重败血症时考虑活化蛋白 C

维生素 K 缺乏

- 原因:营养不良,吸收↓(抗生素抑制肠道菌群生成维生素 K 或吸收不良),肝病(储存↓),华法林

抗凝物 & 纤溶物的性质和解毒

抗凝物	半衰期($t_{1/2}$)	实验室指标	过度剂量合并严重出血*的治疗
UFH	60~90s,RES	PTT↑	鱼精蛋白Ⅳ 1mg/100U UFH(最大剂量 50mg);静脉输液,每小时给予 2×UFH 逆转
比伐卢定	25s,K	PTT↑	透析
重组水蛭素	80s,K	PTT↑	透析
阿加曲班	45s,L	PTT↑	? 透析
伊诺肝素,加替肝素	2°~7°,K	抗 Xa	? 鱼精蛋白(不完全逆转)
璜达肝奎钠	24°,K	抗 Xa	? 透析
华法林	36°,L	PT↑	无出血:若 INR 6~10,给予维生素 K 2.5mg PO(优于 SC,相当于Ⅳ 24h)或不治疗;若 INR > 10,相当于给予 5mg (Archives,2003,163:2469;Annals,2009,150:293) 出血:维生素 K 10mg Ⅳ + FFP 2~4 单位Ⅳ/6°~8°
纤溶物	20~90s,LK	纤维蛋白原↓ FDP↑	冷凝沉淀物,FFP,±氨基己酸

* 初始步骤是迅速停用抗凝物;K:肾脏;L:肝脏;RES:网状内皮细胞

高凝状态

疑似患者在年轻时即有静脉或动脉血栓,或异常部位有血栓形成,重复血栓形成或不良孕史,或家族史阳性

遗传性高凝状态

危险因素	患病率	VTE	注　解
Leiden 因子 V	3%~7%	4.3×	APC 抵抗
凝血酶原变异	2%	2.8×	G20210A 变异→凝血酶原水平↑
高同型半胱氨酸血症	5%~10%	2.5×	遗传性或获得性
蛋白 C 缺乏	0.02%~0.05%	11×	华法林有导致皮肤坏死的危险性
蛋白 S 缺乏	0.01%~1%	32×	
抗凝血酶Ⅲ(ATⅢ)缺乏	0.04%	17.5×	可能为相对肝素抵抗

高加索人患病率中研究;(NEJM,2001,344:1222;Hematology ASH Educ Prog,2007,127)

遗传性和获得性高凝状态对血管床的影响

	静脉	静脉和动脉
遗传性	Leiden 因子V 凝血酶原变异 蛋白 C、S 或 ATⅢ↓	? Leiden 因子 V + 吸烟 高同型半胱氨酸血症(遗传性或获得性) 异常纤维蛋白原血症
获得性	血液阻滞:制动,手术,CHF 恶性肿瘤 激素:OCPs,HRT,他莫昔芬,妊娠 肾病综合征	血小板障碍:骨髓增殖性疾病,HIT,PNH(尽管静脉>动脉) 高黏血症:真性红细胞增多症,Waldenstroöm 病,巨球蛋白血症,镰形细胞,急性白血病 血管壁病变:血管炎,外伤,异物 其他:抗磷脂综合征,IBD

诊断标准

- APC 抵抗筛查;凝血酶原 PCR 试验;蛋白 C、S,ATⅢ功能分析;同型半胱氨酸水平;Ⅷ因子水平;抗心磷脂和狼疮抗凝物抗体;也考虑肾病综合征,PNH(特别是有肠系膜血栓时)
- 若怀疑骨髓增殖性疾病,特别是合并布-加综合征时,考虑 *JAK2* 突变筛查
- 急性血栓形成及抗凝治疗可影响蛋白 C、S 及 ATⅢ水平
  所以上述蛋白水平最好在完全抗凝疗程≥两周评估
- 年龄相关恶性肿瘤筛查(12% 特发性 DVT 阳性;Annals,1996,125:785)

治　疗

- 无症状但具有遗传性危险因素:考虑预防性抗凝治疗;若病情发展可有获得性危险因素
- 血栓形成并有遗传性危险因素:见"静脉血栓栓塞"

抗磷脂综合征(APS)(NEJM,2002,346:752)

- 定义:诊断需要≥1 项临床表现与≥1 项实验室指标
  临床表现:血栓形成(任意)或妊娠并发症(≥3 次妊娠 10 周前自发性流产或≥1 次 10 周后胎儿死亡或 34 周前早产)
  实验室指标:中~高 ACL 滴定度,LA 或 β2-GP-I 抗体,至少分隔 12 周≥2 次阳性
- 临床表现:DVT/PE/CVA,反复流产,血小板减少,溶血性贫血,网状青斑;"灾难性 APS"=广泛的微血管病性急性血栓形成合并多器官内脏损伤→高死亡率
- 抗磷脂抗体(APLA)
  若:SLE,年龄<40 岁 & 动脉血栓,反复静脉血栓,自发流产
  ACL:抗心磷脂抗体,心磷脂是一种线粒体磷脂;IgG 较 IgM 更为特异
  LA:抗体可延缓磷脂依赖性凝血反应,故患者 PTT↑,血浆混合试验不可纠正,但过量磷脂或血小板可纠正;由于反应消耗更多磷脂,PT 未被影响

β2-GP-I:抗 β2-糖蛋白-I 抗体,IgG 或 IgM
VDRL 假阳性:RPR 测试,心磷脂是抗原复合物的组成部分
不同致病抗体的临床意义不确定
随抗磷脂抗体滴定度升高,血栓栓塞的危险性也可能升高

- 原因:由于自身免疫综合征(如 SLE)、恶性肿瘤、感染、药物反应所致
  原发性(特发性)或继发性抗磷脂综合征
- 治疗:UFH/LMWH→血栓栓塞事件后使用华法林(大多数患者需终身服用)
  抗凝强度存在争议(Arthritis Rheum,2007,57:1487)
  初次静脉血栓形成,使 INR 2~3(NEJM,2003,349:1133;J Thromb Haemost,2005,3:848)
  初次动脉血栓形成或在使用华法林基础上反复静脉血栓形成,使 INR 3~4
  对于高危险性但无症状的患者(如 SLE),考虑 ASA 预防

白细胞疾病

中性粒细胞增多(>7 500~10 000/μL)

感染	多为细菌感染;±中毒颗粒,Döhle 小体
炎症	烧伤,组织坏死,MI,PE,胶原血管病
药物和毒物	皮质类固醇,β 激动剂,锂,G-CSF;吸烟
应激	释放内源性糖皮质激素及儿茶酚胺
骨髓刺激	溶血性贫血,免疫性血小板减少
无脾	手术,获得性(镰形细胞),先天性(右位心)
肿瘤	可为原发性(MPN)或副肿瘤综合征(如肺癌,胃肠道肿瘤)
白血病样反应	>50 000/μL+白细胞核左移,并非由于白血病;与 CML 不同,LAP↑

淋巴细胞增多(>4 000~5 000/μL)

感染	多为病毒感染;单核细胞增多症有"异型淋巴细胞" 其他:百日咳,弓形虫病
超敏反应	药物诱导,血清病
应激	心脏急症,外伤,癫痫持续状态,脾切除后
自身免疫病	RA(大颗粒淋巴细胞),恶性胸腺瘤
肿瘤	白血病(ALL,CLL,其他),淋巴瘤

单核细胞增多(>500/μL)

感染	多为 TB,SBE,李斯特菌,布氏杆菌,立克次体,真菌,寄生虫
炎症	IBD,结节病,胶原血管病
肿瘤	霍奇金病,白血病,MPD,恶性肿瘤

嗜酸性细胞增多（>500/μL）

感染	多为寄生虫（蠕虫）感染
过敏	药物；哮喘，花粉症，湿疹；ABPA
胶原血管病	RA，Churg-Strauss 综合征，嗜酸性筋膜炎，结节性多动脉炎（PAN）
内分泌	肾上腺功能不全
肿瘤	霍奇金淋巴瘤，CML，蕈样霉菌病，恶性肿瘤，肥大细胞增多症
动脉粥样硬化栓塞疾病	胆固醇栓塞综合征
高嗜酸细胞性综合征	多器官系统受累，包括心脏，CNS，与 FIP1L1-PDGFRA 融合相关（NEJM，2003，348：1201） D 816kit 阳性系统性肥大细胞增多症（Lancet，2003，362：535）

嗜碱性细胞增多（>150/μL）

肿瘤	MPD，霍奇金病
骨髓或网状内皮细胞室改变	溶血性贫血，脾脏切除
炎症或过敏反应	IBD，慢性气道炎症

淋巴结病

病毒	HIV，EBV，CMV，HSV，VZV，肝炎病毒，麻疹病毒，风疹病毒
细菌	全身性（布氏杆菌，钩端螺旋体病，TB，非典型分枝杆菌，梅毒） 局部性（链球菌，葡萄球菌，猫爪病，兔热病）
真菌及寄生虫	组织胞浆菌病，球孢子菌病，类球孢子菌病，弓形虫病
免疫学	胶原血管病，药物超敏反应（如苯妥英），血清病，组织细胞增多病 X，Castleman 病及川崎病
肿瘤	淋巴瘤，白血病，淀粉样变，转移癌
其他	结节病；脂肪储积症
活检指征	年龄（>40 岁），大小（>2cm），位置（锁骨上多不正常），持续时间（>1 个月） 质地（硬 vs 橡胶样 vs 软）& 触痛并不可靠

输血治疗

血液产品及适应证

PRBCs	用于急性失血或器官失血终末期时增加携氧能力；危急情况下，目标 Hb 7～9g/dL 足够；若冠脉缺血考虑 Hb 10～12g/dL（NEJM，1999，340：409 & 2001，345：1230） 1 U PRBC→Hb↑1g/dL；大量输入 PRBC→Ca↓，K↑，PLT↓，凝血因子↑（可能需要同时输注 PLT & FFP）

续表

血小板	PLT <10 000/μL 或 <20 000/μL 合并感染或出血危险↑或 <50 000/μL 合并活性出血或术前。6U 混合供体血小板≈单供体单采血小板 1U(减轻同种异体免疫)→PLT 计数↑30 ~ 60 000/μL。禁忌证:TTP/HUS,HELLP,HIT。难治性:↑ < 5000/μL 输血后 30 ~ 60min;提示同种异体免疫→输注 ABO 血型匹配 PLT;若仍为难治性,利用 HLA 特异性检测(PRA)评价组织相容性白细胞抗原(HLA)匹配的 PLTs 的有效性
FFP	含所有凝血因子;用于由于多种凝血因子缺乏所致出血(如 DIC,TTP/HUS,肝病,华法林过度使用,稀释性出血)或术前 PT >17s
冷凝沉淀物	富含纤维蛋白原,vWF,Ⅷ和 XⅢ;用于 vWD,因子 XⅢ缺乏症或纤维蛋白原 <100mg/dL 所致出血
辐射照射后血液制品	防止供者 T 细胞增殖;在有输血相关 GVHD 危险(如 HSCT,血液恶性肿瘤,先天性免疫缺陷)时使用
CMV 阴性	源于 CMV 阴性供者;用于 CMV 血清阴性的妊娠妇女,移植候选者/接受者,SCID,AIDS 患者
IVIg	多效价 IgG 来源于超过 1 000 个供体;用于暴露后预防(如 HAV),确定的自身免疫疾病(如 ITP,吉兰 - 巴雷综合征,MG? CIDP),先天性或获得性低丙种球蛋白血症(CVID,CLL)
血浆置换及细胞单采法	利用血浆置换清除患者体内 Ig(如冷球蛋白血症,Goodpasture 综合征,吉兰 - 巴雷综合征,高黏滞综合征,TTP)或从血液中分离细胞(如合并高白细胞血症的白血病,血小板增多症的症状,镰形细胞)

输血并发症

非感染性	危险度(每单位)	感染性	危险度(每单位)
发热	1:100	CMV	常见
过敏	1:100	肝炎病毒 B	1:220 000
延迟溶血	1:1 000	肝炎病毒 C	1:1 600 000
急性溶血	<1:250 000	HIV	1:1 800 000
致命性溶血	<1:100 000	细菌(PRBCs)	1:500 000
TRALI	1:5 000	细菌(血小板)	1:12 000

NEJM,1999,340:438;JAMA,2003,289:959

输血反应

- 对于所有反应(除外轻微过敏反应):停止输血;将剩余血液产品及新鲜血液样本送回血库
- 急性溶血:输血后 <24h 出现发热、低血压、腰痛、肾衰竭

由于 ABO 不相容→已形成的抗供者 RBCs 抗体

治疗:IVF,使用利尿剂、甘露醇或多巴胺维持 UOP

- 延迟溶血:较急性溶血严重度轻;输血后 5 ~ 7d

  由于未被检出的抗次要抗原的同种异体抗体→记忆反应

  治疗:多不需要特异治疗;诊断对以后输血较重要

- 非溶血性发热:输血后 0 ~ 6h 出现发热和寒战

  由于抗供者 WBC 抗体和血液品中细胞释放的细胞因子所致

  治疗:对乙酰氨基酚 ± 哌替啶;排除感染和溶血

- 过敏反应:荨麻疹;少见,超敏反应:支气管痉挛,喉头水肿,低血压

  对输入蛋白质的反应;过敏反应见于 IgA 缺乏合并抗 IgA 抗体患者

  治疗:荨麻疹→苯海拉明;超敏反应→肾上腺素 ± 糖皮质激素

- TRALI:非心源性肺水肿

  由于供者抗体与受者 WBC 结合,然后聚集在肺内脉管系统内并释放介质导致毛细血管通透性↑;治疗可见"ARDS"

骨髓增生异常综合征(MDS)

骨髓肿瘤概述(Blood,2009,114:937)

- 骨髓肿瘤根据骨髓形态、临床特征和基因学划分为 5 类(WHO 2008 系统)

WHO 2008 骨髓肿瘤分类

急性髓样细胞白血病	髓系干细胞(SC)恶性克隆性疾病,合并骨髓及外周血中≥20% 原始细胞
骨髓增生异常综合征	髓系干细胞异常增生克隆性疾病→白细胞减少; <20% 原始细胞,但有转化为白血病的危险
骨髓增生性肿瘤	非异常增生的多能髓系干细胞克隆性疾病
MDS/MPN	同时具有 MDS & MPN 的特征(如 CMML,非典型 CML)
髓样/淋巴样恶性肿瘤合并嗜酸性粒细胞及 PDGFR 或 FGFR1 变异	对重组 FDGFR 考虑伊马替尼治疗

骨髓增生异常综合征(MDS)概述(NEJM,2009,361:1872)

- 获得性干细胞克隆性疾病→无效造血→血细胞减少

  异形血细胞及前体,转化为白血病的危险性大小不等

- 流行病学:年发生例数 <100/10^6;中位年龄为 65 岁;男性为主(1.8 倍)
- 特发性或继发于烷化剂,拓扑异构酶 Ⅱ 抑制剂治疗;辐射、苯酚接触后,发病危险性↑
- 临床表现:贫血(85%),中性粒细胞减少(50%),血小板减少(25%)
- 诊断:外周血涂片(椭球细胞,假性 Pelger-Huet 畸形)及骨髓(≥10% 发育异常合并原始细胞 ± 环状铁粒幼细胞细胞)(多为多系)
- 细胞遗传学异常:多数为 MDS 的特征并有预后意义[如,5 号染色体长臂缺失[del(5q)],7 号染色体单体,7 号染色体长臂缺失[del(7q)],8

号染色体三体,20 号染色体长臂缺失[del(20q)]

- MDS 诊断前:需排除 AML(原始细胞≥20%)及 CMML(单核细胞计数 > 1×10^9/L);排除由于维生素 B_{12}、叶酸、铜缺乏所致继发性骨髓变化;病毒感染(如 HIV);化疗;酒精滥用;锂或砷毒性作用

WHO 2008 MDS 分类系统

分类	骨髓特征
难治性血细胞减少伴有单系发育异常(RCUD):包括难治性贫血、难治性中性粒细胞减少或难治性血小板减少	≥10% 单系髓样发育异常细胞 <5% 原始细胞;<15% RS 细胞
难治性贫血伴有环形铁粒幼细胞(RARS)	<5% 原始细胞,≥15% RS 细胞
难治性血细胞减少伴有多系发育异常(RCMD)	≥10% 增生异常≥2 系 <5% 原始细胞,有或无 RS 细胞
MDS 合并单纯 del(5q)	<5% 原始细胞,del(5q)
难治性贫血伴有原始细胞增多 - 1 型(RAEB-1)	5% ~9% 原始细胞,无棒状小体
难治性贫血伴有原始细胞增多 - 2 型(RAEB-2)	10% ~19% 原始细胞,± 棒状小体
不可分类 MDS(MDS-U)	<10% 发育异常 + <5% 原始细胞 + 异常细胞遗传学

临床上不再使用 FAB 分类;RAEB-T 重新归为 AML 合并多系发育异常,而 CMML 重归为 MDS/MPN;存在细胞遗传学异常,如 t(15;17),t(8;21),inv 16,t(16;16) 或 MLL 重组,不考虑骨髓原始细胞计数、环铁粒幼细胞,分类为 AML

- 治疗:根据危险分级、年龄、身体状态(PS)综合考虑治疗强度
  - PS 差,任意危险级别→支持监护,即输血、G-CSF、epo,若有需要可使用抗生素
  - 低/中危→EPO(特别是若 epo 水平 <500);来那度胺(特别是对于 5q 综合征;NEJM,2005,352:549);DNA 去甲基药物(氮杂胞苷或地西他宾)
  - 中/高危→DNA 去甲基药物,联合化疗(类似与 AML 治疗),若年龄 <55 岁行同种异体 HSCT(HLA 匹配的同胞供者优先,对于年龄 55 ~75 岁考虑降低预处理强度的移植)
  - 低增生性 MDS(罕见)→可考虑免疫抑制治疗(CsA、ATG、泼尼松)
- 预后:IPSS 与生存率和进展为 AML 的风险相关

国际预后评分系统(IPSS)

	分数				
	0	0.5	1	1.5	2
母细胞(%)	<5	5~10	-	11~20	21~30
核型	好	中	差	-	-
血细胞减少	0或1	2或3	-	-	-

危险分组	总体分数	中位生存年份
低	0	5.7年
中1	0.5~1	3.5年
中2	1.5~2	1.2年
高	≥2.5	0.4年

Blood,1997,89:2079) LDH可进一步增加传统IPSS评分的预后值(Leukemia,2005,19:2223

骨髓增生性肿瘤(MPN)

概述(NEJM,2006,355:2452;Nat Rev Clin Oncol,2009,6:627)

- 源于多能造血干细胞克隆性扩增
- 髓系肿瘤的一种类型(见于"MDS分类")
- 与MDS不同点在于细胞并非发育异常(即,正常增生)
- MPN的8种分类:PV;ET;PM;CML,BCR-ABL1阳性;慢性中性粒细胞性白血病;慢性嗜酸性粒细胞白血病,非特指型;肥大细胞增多症;骨髓增生性肿瘤,未分类
- 多数MPN病例存在Janus激酶基因(*JAK2*)功能增加的变异(PV100%,ET50%,PMF50%;NEJM,2005,352:1779),所有CML患者均有*BCR-ABL*融合;所有肥大细胞增多症有*KIT*基因变异;*MPL*及*TET2*突变发生率较低;基因损伤是有用的克隆标志及诊断工具

真性红细胞增多症(PV)

定　义

- 缺少生理刺激状况下,RBC↑±粒细胞和血小板↑

红细胞增多的原因

- 相对RBC↑(血浆↓):脱水;"应激性"红细胞增多症(Gaisbock综合征)
- 绝对RBC↑:原发性(PV,其他MPD)或继发于低氧;碳氧血红蛋白血症;过量epo生成(肾、肝、大脑肿瘤);Cushing综合征

临床表现(多位于PV及ET之间)

- 症状→多称作"血管舒缩症状"

  高黏滞度(红细胞增多症):头痛,眩晕,耳鸣,视物模糊

  血栓形成(高黏滞度,血小板增多症):一过性视力障碍(黑蒙,眼性偏头痛);布-加综合征;红斑性肢痛病=由于微血管性血栓所致强烈灼烧感,疼痛及肢端红斑;DVT、MI、休克危险性↑;血栓形成

的风险与 PV 级 ET 的 WBC 升高程度相关(见下文)
出血(PLT 功能异常):易出现青紫,鼻出血,胃肠道出血
嗜碱性细胞释放组胺↑→瘙痒症,消化性溃疡;尿酸↑(细胞更新)→痛风

- 体征:多血症,脾大,高血压,视网膜静脉充盈

诊断标准

- Hb >18.5g/dL(男性),>16.5g/dL(女性)
- epo 用于排除继发性红细胞增多症;若 epo↓,PV 可能性较大
  若 epo↑,则可测氧饱和度(S_aO_2)或氧分压(P_aO_2),碳氧血红蛋白
- 筛查外周血 *JAK2 V617F* 变异,在 PV95% 阳性,而其余患者则表现为 *JAK2* 外显子 12 变异
- ±WBC、血小板、嗜碱性细胞↑;尿酸、白细胞碱性磷酸酶、维生素 B_{12}↑
- 外周血涂片→无形态异常
- BM 活检→细胞过多,巨核细胞增生,铁↓,Ph 染色体不存在

治 疗

- 对于中度铁缺乏行放血疗法(特别是出现相关症状)→Hct <45%(男性)或 <42%(女性)
- 所有患者均应使用低剂量 ASA(NEJM,2004,350:114)
- 若血栓形成危险度高(年龄≥60 岁,血栓事件史)或已有血小板增多的症状(PLT >1.5 ×10^6/μL)可使用羟基脲
- 支持治疗:别嘌呤(痛风),H_2 阻滞剂/抗组胺药物(瘙痒)

预 后

- 治疗后中位生存年数 9 ~12 岁
- 具有进展转化为急性白血病的危险(见于 2% 未被治疗的患者,化疗前危险度较高)
- PV 后骨髓纤维化(耗竭期)在 15% 病例中发生,多发生于 10 岁后

特发性血小板增多症(ET)

定 义

- 血小板↑(>450 000/μL) ±RBC 及粒细胞↑

血小板增多的原因

- 原发性:ET 或其他 MPN;骨髓增生异常综合征(5q 综合征)
- 继发性:反应性血小板增多症:炎症(RA、IBD、血管炎),感染,急性出血,铁缺乏,脾切除术后,肿瘤(特别是霍奇金病)
- 对于 PLT >10^6/μL 的患者,<1/6 患有 ET

临床表现(见于"真性红细胞增多症")

- 血栓形成合并红斑性肢痛病(患者 WBC >8 700 时血栓形成危险度最高),出血,瘙痒;中度脾大,TIA

诊断标准

- 外周血涂片:大颗粒血小板
- BM 活检:巨核细胞增生,无费城染色体和缺少胶原纤维;正常铁储存
- *JAK2 V617F* 存在 50% ET

- 未达到诊断 CML、PV、PMF 或 MDS 的 WHO 标准

ET 的治疗

危险度	特征	ASA 81mg qd	细胞减灭
低度	年龄<60 岁,无血栓形成病史,PLT<$1.5\times10^6/\mu L$,无 CV 危险因素	考虑血管舒缩症状	无
中度	非低危险度,亦非高危险度	±	PLT>$1.5\times10^6/\mu L$ 时考虑
高度	年龄≥60 岁,或有血栓形成病史,或 PLT>$1.5\times10^6/\mu L$	阳性	羟基脲优于阿那格雷(NEJM,2005,353:33)目标 PLT<400000/μL

预　后

- 整体生存率与对照人群相似,转化进展为 PV、PMF 或急性白血病比例较低;所以低危患者(见上文)无需治疗

原发性骨髓纤维化(PMF)

定　义

- 克隆性骨髓增生合并反应性骨髓纤维化 & 髓外造血
- 之前被认为是原因不明的髓样化生合并骨髓纤维化

骨髓痨的原因(骨髓替代)

- 原发性:原发性骨髓纤维化;PV/ET 后骨髓纤维化
- 继发性:血液学(如白血病、MDS)或转移恶性肿瘤(如乳腺、前列腺)
  胶原血管疾病(如 SLE)
  毒物(如苯酚,辐射)
  感染(如 TB,真菌)或结节病所致肉芽肿
  沉积疾病(如 Gaucher 病)

临床表现(NEJM,2000,342:1255)

- 无效红系造血→贫血;髓外造血→巨脾(腹痛,早饱)±肝大
- 肿瘤体积及↑细胞更新→疲乏,体重降低,发热,出汗

诊断标准(JAMA,2010,303:2513)

- 贫血合并 WBC 和血小板数目不等
- 外周血涂片→"红白血病性"(泪滴形细胞,有核 RBCs,不成熟 WBCs);大异常血小板
- BM 穿刺→干抽;骨髓活检→严重纤维化,被网状纤维与胶原替代
- *JAK2 V617F* 在 50% PMF 中存在;MPL 变异出现在 11% 的 *JAK2* 阴性患者
- 未达到 CML(无 BCR-ABL 转位)、PV、MDS 的 WHO 诊断标准

治　疗

- 若无不利的预后因素(如贫血或相关临床症状)存在→无需治疗
- 同种异体 HSCT 作为潜在治疗方法→考虑在预后不良的年轻患者使用
- 支持监护:输血;有关雄激素或 epo 的有效作用存在争议;对于输血难

治的血细胞数目或脾大所致疼痛行脾脏切除
- 显著白细胞增多或血小板增多可使用羟基脲

并发症及预后
- 中位生存年数约5年;8%/年转化进展为AML
- 若Hb<10g/dL或WBC>30 000/μL或WBC<4 000/μL预后不良

慢性髓细胞性白血病(见"白血病")

白血病

急性白血病

定　义
- 造血祖细胞克隆增生合并分化成熟能力↓→骨髓及外周血原始细胞↑→RBCs、血小板及中性粒细胞↓

流行病学及危险因素
- AML:12 000例/年;中位发病年龄65岁;>80%成人急性白血病病例
- ALL:4 000例/年;中位发病年龄10岁;双峰发病,第二高峰位于老年
- 危险因素:辐射,化疗(烷化剂,拓扑异构酶抑制剂),苯酚,吸烟
- 获得性造血疾病:MDS,MPN(特别是CML),再生障碍性贫血,PNH
- 遗传性:Down综合征与Klinefelter综合征,范可尼贫血,Bloom综合征,共济失调性毛细血管扩张症

临床表现
- 血细胞减少→疲乏(贫血),感染(白细胞减少),出血(血小板减少)
- 更常见于AML
  - 白细胞淤滞症(当原始细胞计数>50 000/μL):微循环阻塞→局部低氧和出血→头痛,视力模糊,TIA/CVA,呼吸困难,低氧;寻找高黏滞性视网膜病(血管充血,渗出,出血)
  - DIC(特别是APL患者)
  - 白血病浸润皮肤、牙龈(特别是单核细胞亚型)
  - 绿色瘤:髓外白血病细胞肿瘤,任意部位
- 更常见于ALL
  - 骨痛,淋巴结肿大,肝脾肿大(也可见于单核细胞型AML)
  - CNS受累(15%):颅神经病变,恶心呕吐,头痛
  - 前纵隔肿块(特别是T细胞):溶瘤综合征

诊断标准(Blood,2009,114:937)
- 外周血涂片:贫血,血小板减少症,WBC计数不定(50%患者WBC↑,50%患者WBC正常或↓)+循环原始细胞(见于>95%患者;AML棒状小体阳性)
- 骨髓:细胞增生合并>20%原始细胞;细胞遗传学,流式细胞计量数
- 存在确定的细胞遗传学异常:如t(15;17),t(8;21),inv(16)或t(16;16),不考虑原始细胞计数足以诊断AML
- 对于肿瘤溶解综合征(急性细胞更新):尿酸(UA)↑,LDH↑,K↑,PO_4↑,Ca↓
- 对ALL及有CNS症状的AML患者行腰穿(同时给予鞘内化疗以避免循环母细胞CSF播散)

- 若患者之前有心脏病史或使用过蒽环类抗生素行 TTE
- HLA 配型相合的患者，同胞和父母均为潜在的同种异体 HSCT 候选人

急性髓细胞性白血病（AML）

分类（FAB 不再用于临床分类；Blood,2009,114:937）

- 用于确定髓系病变并行 AML 亚型分型来指导治疗的特征
  形态：原始细胞，存在颗粒，±棒状小体（嗜酸性针样包涵体）
  细胞化学：髓过氧化物酶阳性和（或）非特异性酯酶
  免疫表型：CD13 与 CD33 是髓系抗原；CD41 阳性与 M7 相关
  细胞遗传学：对于预后较重要，见下文

WHO 2008 AML 分类（Blood,2009,114:937）

4 种主要亚型	举 例
合并常见的遗传异常	t(8;21);inv(16);t(15;17);11q23 异常
合并骨髓异常增生相关改变	与先发生的 MDS 或 MPN 并存或不并存
治疗相关	如，烷化剂或异构酶抑制剂
非特指的	微分化型；未分化型；部分分化型；粒-单核细胞型；单核母细胞/单核细胞型；红白血病；巨核细胞型

AML 遗传学（JCO,2005,23:6285；Blood,2007,109:431 & Grimwade,Blood,2010,epub）

	预后较好	预后较差
核型	APL 中 t(15;17);t(8;21);inv(16);t(16;16)	−5;−7;3q26 畸变，t(6;9);11q23 畸变；复杂核型
基因变异	NPM1;CEBPA	FLT3 ITD;MLL 中部分串联重复；BAALC↑

治疗（Blood,2009,113:1875 & 2010,115:453）

- 诱导化疗，其后进行巩固治疗
- 诱导化疗："3+7"=去甲柔红霉素/柔红霉素×3d + 阿糖胞苷×7d；大剂量柔红霉素（90mg/m^2）优于标准剂量（45mg/m^2）（NEJM,2009,361:1235 & 1249）
- 对于完全缓解（CR）=正常外周血细胞计数，<5% 骨髓原始细胞
  CR≠治愈，所以必须在诱导化疗后行巩固治疗
- 若实现 CR：巩固治疗基于危险分层（年龄，遗传学，病理状态）：化疗或同种异体 HSCT 或自体 HSCT（JAMA,2009,301:2349）
- 若未达到 CR：类似（2+5）或其他用药方案重新诱导化疗
- 若达到 CR 后复发：补救化疗后行同种异体或自体 HSCT
- 支持监护：为预防肿瘤溶解，行水化+别嘌呤或拉布立酶
  输血±G-CSF；发热及中性粒细胞减少予抗生素；对于长期发热与中性粒细胞减少行抗真菌治疗；对白细胞淤滞症用羟基脲±白细胞分离术

预 后

- 在<60 岁患者 70%~80% 可达到 CR，而>60 岁患者 40%~50% 达

到 CR
- 整体生存率与影响预后因素相关：由 50%（<60 岁、无不良预后因素的患者）变化到 <10%（>60 岁、合并不良预后因素的患者）
- 不良预后因素：年龄 >60 岁，不良细胞遗传学变化（见上文），不良表现评分，预先存在 MDS/MPN，治疗相关 AML
- 基因表达谱可能具有指导意义（NEJM，2004，330：1605，1607；JCO，2005，23：6296）

急性早幼粒细胞性白血病（APL）（Blood，2009，113：1875）
- 罕见疾病，在美国（US）仅 600～800 例/年，但生物学变化及临床表现明确
- 血液及骨髓中不典型早幼粒细胞（大颗粒细胞；折痕核）
- 以维 A 酸受体的基因易位为特征：t(15；17)；PML-RARα（>95% 病例）
- 肿瘤急症以 DIC 和出血常见；支持监护措施至关重要
- 对诱导细胞分化的 ATRA 及三氧化二砷（ATO）具有良好的反应；在考虑 APL 时尽早开始 ATRA 治疗具有决定性意义
- 典型诱导化疗为蒽环类 + ATRA ± 阿糖胞苷→90% 患者实现 CR
- 巩固治疗（如，ATO→蒽环类 + ATRA），其后行延长维持治疗[如，ATRA +6 - 巯基嘌呤（6MP）+ MTX]；ATO 在诱导和巩固治疗中具有高度活性，有望作为治疗复发的一线药物
- 对所有 AML 患者的最佳整体预后是 >80% 治愈率；WBC >10 000/μL 是不良预后因素

急性淋巴细胞性白血病（ALL）

分　类
- 淋巴细胞肿瘤可表现为 >20% 骨髓原始细胞的急性白血病（ALL）或占位性病变与 <20% 骨髓原始细胞的淋巴母细胞淋巴瘤（LBL）；ALL 和 LBL 被认为是具有不同临床表现的相同疾病
- 形态：无颗粒（颗粒见于髓系）
- 细胞化学：末端脱氧核苷酸转移酶（TdT）在 95% ALL 中阳性
- 细胞遗传学（JCO，2005，23：6306）：t(9；22) = 费城染色体（Ph⁺），见于 25% ALL 成人
- 免疫组织化学：3 种主要表型（Burkitt 淋巴瘤多用不同治疗方法）

ALL 的 WHO 免疫表型分类

WHO 分型	成人发病比例	免疫组织化学
B 细胞前体	75%	TdT，CD19 阳性；可变 CD10，CD20
T 细胞前体	20%	TdT，T 细胞抗原（CD2，3，5，7）阳性 CD10，成熟 T 细胞抗原（CD4，8）阴性
Burkitt 淋巴瘤 *	5%	TdT 阴性，表面 Ig 阳性

* Burkitt 淋巴瘤可表现为外周血中出现肿瘤细胞的急性白血病（见于“淋巴瘤”）

治疗（NEJM，2006，354：166）
- 诱导化疗：多种可接受的方案包括蒽环类，长春新碱，类固醇，环磷酰

胺 ± 门冬酰胺酶组合
- CNS 预防：鞘注 MTX/阿糖胞苷 ± 颅内放疗或系统性 MTX
- 缓解后治疗选择：
  巩固/强化化疗（7 个月），其后维持化疗（2～3 年）
  对所有 1 期 CR 患者行高剂量化疗，若有可用供者则行异基因 HSCT
- 若有复发→补救化疗后若有可能，可做同种异体 HSCT
- 费城染色体阳性 t(9;22)→增加伊马替尼或达沙替尼 & 考虑同种异体 HSCT
- MLL-AF4 t(4;11)→考虑同种异体 HSCT

预后
- >80% 成人实现完全缓解
- 若有良好预后因素，治愈率可达 50%～70%；若存在不良预后因素，治愈率为 10～30%
- 良好预后因素：年轻，WBC <30 000/μL，T 细胞免疫表型，缺少费城染色体或 t(4;11)，早期实现 CR
- 基因表达类型可帮助预测化疗耐药性（NEJM，2004，351：1533）

慢性髓细胞性白血病（CML）

定义（Blood，2009，114：937）
- 骨髓增生性肿瘤合并不可分化的造血髓系干细胞克隆性过量产生
- 费城染色体（Ph）= t(9;22)→BCR-ABL 融合→激酶活性不正常↑，CML 诊断需要 BCR-ABL
- "非典型 CML"（BCR-ABL 阴性）目前认为是一种独立疾病并重分类为 MDS/MPN（见于"骨髓异常增殖综合征"）

流行病学和危险因素
- 在美国每年 4 300 个新发病例；中位发病年龄 50 岁；占成人白血病的 15%
- 辐射危险度↑；与细胞毒药物无明显联系

临床表现
- 临床分为 3 期；85% 处于慢性期
- 慢性期：多无明显症状，但常见特征为疲劳、不适、体重减轻、盗汗、腹胀（50% 为脾大）
- 加速期：顽固性白细胞增多，临床症状加重→发热，体重减轻，进行性脾大，骨痛，出血，感染，瘙痒（嗜碱性细胞增多）
- 急变期≈急性白血病→严重全身症状，感染，出血，以及可能的白细胞淤滞症（见于"急性白血病"）

诊断标准
- 外周血涂片：白细胞增多（常大于 100 000/μL），在髓系细胞成熟的各阶段核左移；贫血，血小板增多，嗜碱性细胞增多
- 骨髓：细胞增多，粒－红比↑，白细胞碱性磷酸酶↓
- 慢性期：<10% 原始细胞（外周血或骨髓）
- 加速期：10%～20% 原始细胞，>20% 嗜碱性粒细胞，PLT <100 000，脾脏体积↑，核型进展
- 急变期：>20% 原始细胞（2/3 髓系，1/3 淋巴系），可见髓外白血病

治疗(NEJM,2006,355:2408; Lancet,2007,370:342;NEJM,2007,357:258)

- 酪氨酸激酶抑制剂:慢性期的一线治疗药物;在有反应患者中持续终身治疗
  - 伊马替尼、达沙替尼与尼洛替尼是 BCR-ABL 的选择性抑制剂(Blood,2008,112:4808)
  - 伊马替尼在慢性期、加速期、急变期均有活性(但对疾病进展作用较小)
  - 伊马替尼抗性与 BCR-ABL 变异或扩增相关
  - 达沙替尼及尼洛替尼作为一线治疗较伊马替尼是更有力的 BCR-ABL 抑制剂并可有更高的反应率(NEJM, 2010, 362: 2251 & 2260);二者均对多数伊马替尼耐药突变(除外 T315I)有效(NEJM,2006,354:2531 & 2542)
  - 副作用包括恶心,腹泻,肌肉痉挛,血细胞减少,PO_4↓,CHF 罕见;达沙替尼也与心包 & 胸膜积液相关,尼洛替尼与胆红素 & 脂肪酶↑相关
- 同种异体 HSCT:对有可行供者,处于加速期或急变期患者行此治疗;是伊马替尼治疗后病情顽固或反复的合理选择(特别是 BCR-ABL T315I 变异的患者)

伊马替尼治疗的目标

反　应	定　义	目标时间
血液学	WBC <10 000,PLT <450, <5% 晚幼粒细胞, <20% 嗜碱性细胞,血中无未成熟细胞,髓外无累及	3 个月
细胞遗传学	中期细胞中无费城染色体	12 个月
分子学	定量 PCR 下降 3 个对数值	12 ~ 18 个月

预　后

- CML 慢性期的自然病程(无治疗)会进展为急变期并在 4 ~6 年内死亡
- 伊马替尼治疗慢性期 CML:5y 内整体生存率 89% ,95% 免于 CML 相关死亡,7% 进展为急变期(NEJM,2006,355:2408)
- 伊马替尼治疗加速期 CML:4 年内整体生存率 50% (Cancer,2005,103:2099)
- 不良预后因素:年龄↑,血小板计数↑,脾脏体积↑,原始细胞百分比↑

慢性淋巴细胞性白血病(CLL)

定义(NEJM,2005,352:804;Br J Haematol,2007,139:672)

- 功能不全的成熟 B 淋巴细胞单克隆性扩增
- CLL 与小淋巴细胞性淋巴瘤(SLL)现在被分类为同一种疾病

流行病学和危险因素

- 每年 10 000 新病例;诊断的中位发病年龄为 65 岁;是最常见的成人白血病
- 一级亲属发病率↑;与辐射、化学品、药物的关联尚未可知

临床表现

- 症状:确诊时多无症状,或 CBC 出现淋巴细胞增多;10% ~20% 患者表现为疲乏,不适,盗汗,体重下降(类似淋巴瘤"B 症状")

- 体征:淋巴结肿大(80%)及肝脾肿大(50%)
- 自身免疫性溶血性贫血(AIHA)或血小板减少(ITP)
- 低 γ 球蛋白血症 ± 中性粒细胞减少→感染倾向↑
- 骨髓衰竭
- 5% 患者有单克隆性 γ 球蛋白病
- 侵袭性转化:5% 发展为 Richter 综合征 = 转化为高级别淋巴瘤(多为 DLBCL)及突发临床恶化

诊断标准(见于"淋巴瘤"概述)

- 外周血涂片:淋巴细胞增多(>5 000/μL,成熟外观的小细胞)
  "破碎"细胞是异常淋巴细胞在制作血涂片时由于受剪切力作用损伤所致
- 流式细胞计量术:出现较弱的表面抗原(sIg)的克隆系;CD5 +,CD19 +,CD20 +,CD23 +,CD38 + 或 ZAP70 + 合并未变异 Ig 可变重链区 & 较差预后
- 骨髓:正常细胞数或细胞增多;骨髓小 B 淋巴细胞浸润(≥30%)
- 淋巴结:被小淋巴性或弥漫性小裂细胞浸润 = SLL
- 细胞遗传学:11q22-23 & 17p13 预后不良;12 号染色体三体中立;13q14 预后较好

CLL 分期

Rai 系统		中位生存年数	Binet 系统	
分期	描述		描述	分期
0	仅有淋巴细胞增多	>10 年	<3 个淋巴结	A
Ⅰ Ⅱ	淋巴结肿大 肝脾肿大	7 年	>3 个淋巴结	B
Ⅲ Ⅳ	贫血(非 AIHA) 血小板减少(非 ITP)	1~2 年	贫血或血小板减少	C

治　疗

- 姑息治疗→早期疾病无需治疗
- 治疗指征:Rai 分期Ⅲ/Ⅳ期,Binet 分期 C 期,疾病相关临床表现,进展性疾病,类固醇治疗无效的 AIHA 或 ITP,反复感染
- 治疗选择
  嘌呤类似物:氟达拉滨("F"),喷司他丁("P")
  烷化剂:环磷酰胺("C"),环磷酰胺-长春新碱-泼尼松(CVP),环磷酰胺-柔红霉素-长春新碱-泼尼松(CHOP);老年人使用苯丁酸氮芥
  CD 20 单克隆抗体(利妥昔单抗,"R")或 CD52 单克隆抗体(阿伦单抗),尽管较 F 有较高反应比例,但生存率与单一药物使用相同(NEJM,2000,343:1750)
  联合用药(如 FR,FC,FCR,PCR)优于单药治疗(Lancet,2007,370:230)
- 自体及同种异体 HSCT 的作用尚在研究中
- 局部 SLL 可行单独局部放射治疗,而非化疗
- 支持监护:预防 PCP,HZV,VZV;在接受 CD52 单抗治疗患者中行 CMV

监视；AIHA/ITP→类固醇；反复感染→IVIg；局部病灶合并压迫症状→放疗；脾大合并难治性血细胞减少→脾脏切除

CLL 的预后因素 & 中位生存年数

因素	年数	因素	年数
细胞遗传学		CD38 表达	
17p-	2.5 年	低(<20% ~30%)	8 年
11q-	6.6 年	高(>20% ~30%)	不清楚
12 号染色体三体或正常	9 年	Zap-70 表达	
13q-	11 年	低(<20% ~30%)	24.3 年
IgVH 基因状态		高(>20% ~30%)	9.3 年
变异(>2%) *	>24 年	β_2 微球蛋白:较高水平与疾病分期、肿瘤负荷和较差预后相关	
无变异(<2%) *	<8 年		

* % 不同与种系相关(NEJM, 2004, 351: 893 & 2005, 353: 1793; Blood, 2007, 109: 4679; JCO, 2009, 27: 1637.)

淋巴瘤

定 义

- 淋巴瘤是淋巴细胞的恶性病变,病变部位主要在淋巴组织
- HL 区别于 NHL 之处在于有 RS 细胞

临床表现

- 淋巴系统病变(无触痛的)
  霍奇金淋巴瘤:浅表淋巴结(通常是颈部或锁骨上淋巴结) ± 纵隔淋巴结病;病变通常局限在淋巴结,有规律,对称地播散到邻近淋巴结
  非霍奇金淋巴瘤:病变弥散;结外或淋巴结病变均有,且多为不连续播散;症状(腹胀,骨痛等)反映了病变波及的范围
- 全身症状(B 症状):发热 >38℃,盗汗,体重下降(近 6 个月下降 >10%)
  霍奇金淋巴瘤:周期性,反复发作的 Pel-Ebstein 热;10% ~15% 有瘙痒
  非霍奇金淋巴瘤:B 症状的发生率低于霍奇金淋巴瘤

诊断和分期

- 体格检查:淋巴结,肝/脾大小,Waldeyer 环,睾丸(1% NHL 有病变),皮肤
- 病理:淋巴结活检(避免细针活检,尽量保留周围结构完整),结合免疫表型和细胞遗传学检测;骨髓活检(HL 临床分型ⅠA 和ⅡA 且病变较轻的可不行骨髓活检);若临床上怀疑中枢神经系统受累应行腰穿
- 实验室检查:CBC, BUN/Cr, LFTs, ESR, LDH, UA, Ca, alb; HBV & HCV (若考虑使用利妥昔单抗则必须检测 HBsAg 和 anti-HBc,因为该疗法可导致 HBV 复发);HIV, HTLV, EBV 的血清学检测以及结缔组织病的自身抗体检测
- 影像学检查:胸腔/腹腔/盆腔 CT 检查(对肝/脾受累检出率不高),因此还需 PET 检查
  若有神经系统症状应行头部 CT/MRI;若有骨痛或 ALP 升高应行骨扫描

Cotswolds 修订的 Ann Arbor 分期

分期	特点
Ⅰ	局限于一个淋巴结区域
Ⅱ	≥2 个淋巴结区域,在膈肌同侧
Ⅲ	膈肌两侧都有淋巴结区受累
Ⅳ	病变播散,有一个或多个淋巴结外器官受累
修正:A = 无症状;B = 发热、盗汗或体重下降;X = 巨大病变 = 纵隔肿瘤的最大横径/胸壁的最大直径 > 1/3(在胸腔 X 线片上)或者腹腔肿块最大径 > 10cm;E = 有单个邻近的孤立结外部位受累;H = 肝脏受累;S = 脾脏受累	

霍奇金淋巴瘤

流行病学和危险因素

- 发病率约 8 500 例/年;双峰分布(15 ~ 30 岁, > 50 岁);男性发病率多于女性;可能与 EB 病毒感染相关

病　理

- 在受累淋巴结中可见 RS 细胞 < 1%,背景为非肿瘤性炎性细胞
- 经典的 RS 细胞:双分叶的细胞核,核仁明显,周围有空隙(鹰眼样)。RS 细胞属于 B 细胞系:流式细胞术检测 CD15 +,CD30 +,CD20 –

WHO 对经典霍奇金淋巴瘤的组织学分类

富于淋巴细胞型	5%	大量形态正常淋巴细胞;纵隔受累少见;男性多见;预后好
结节硬化型	60% ~ 80%	胶原带;纵隔受累常见;青年多见;女性多见;诊断时多为Ⅰ/Ⅱ期
混合细胞型	15% ~ 30%	细胞多形性;老年多见;男性多见;就诊时≥50% 为Ⅲ/Ⅵ期;预后一般
淋巴细胞消减型	< 1%	弥漫纤维化,大量 RS 细胞;老年多见;男性多见;诊断时已经播散;HIV 患者中有发病;预后最差

- 非经典型霍奇金淋巴瘤(5%):结节状淋巴细胞为主;周围淋巴结受累;就诊时 80% 在Ⅰ ~ Ⅱ期;可单独放疗或放疗 + 化疗;10 年无进展生存率 80%,总生存率 93%

  考虑利妥昔单抗,原因是大多数 NLP 是 CD20(+)

  Ⅲ ~ Ⅳ期应联合化疗(方案如下)

治　疗

- Ⅰ ~ Ⅱ期经典霍奇金淋巴瘤:ABVD 方案(阿霉素,博来霉素,长春新碱,达卡巴嗪) + 放疗(或局部 6 轮 ABVD 化疗)
- Ⅲ ~ Ⅳ期:6 轮 ABVD 化疗,高危患者采用 BEACOPP 方案(博来霉素,依托泊苷,阿霉素,环磷酰胺,长春新碱,丙卡巴肼,泼尼松)
- 难治/复发病例:挽救性化疗,大剂量化疗 + 自体/异体造血干细胞移植

- 晚期效应：增加第二原发性肿瘤的风险，包括肺癌（放疗与化疗），乳腺癌（放疗），急性白血病/骨髓增生异常综合征，非霍奇金淋巴瘤；心脏病（放疗与蒽环类抗生素）；肺毒性（博来霉素）；甲减（放疗）

国际预后指数（IPS）

不良预后指标	指标总数	5年无进展生存率
白蛋白 <4g/dL	0	84%
Hb <10.5 g/dL	1	77%
男性	2	67%
年龄 >45 岁	3	60%
Ⅳ期	4	51%
WBC≥15 000/μL 淋巴细胞 <600/μL 或未分化淋巴细胞 >8%	≥5	42%

NEJM，1998，339：1506

非霍奇金淋巴瘤（NHL）

流行病学和危险因素

- 每年约 66 000 新发病例；确诊时中位年龄为 65 岁；男性多见；85% 为 B 细胞起源
- 相关疾病：免疫缺陷（HIV，移植后）；自身免疫异常（干燥综合征，RA，SLE）；感染（EBV，HTLV-I，H. pylori）
- Burkitt 淋巴瘤：(1)地区流行或非洲的（下颌肿块，80% ~90% 与 EBV 感染相关）；(2)散发的或美洲的（20% EBV 相关）；(3)HIV 相关

WHO 对恶性淋巴瘤的分类

类型	举例	相关基因异常
成熟 B 细胞型	弥漫大 B 细胞淋巴瘤（DLBCL）	*IGH-BCL2*
	滤泡性淋巴瘤	
	CLL/小淋巴细胞淋巴瘤	*t*(11;14) *BCL* 1-*IgH* 致 cyclin D1 失调
	套细胞淋巴瘤	
	边缘区淋巴瘤［淋巴结，结外（MALT），脾脏］	*AP* 12-*MALT* 1 & BCL-10-Ig 增强子
	Burkitt 淋巴瘤	
	毛细胞白血病（伴乏力，单核细胞减少，巨脾；TRAP 阳性）	8q24，c-*MYC*
成熟 T/NK 细胞型	周围 T 细胞淋巴瘤	有些 *ALK*1(+)
	蕈样真菌病（皮肤淋巴瘤）/Sezary 综合征（LAN +）	
	间变性大细胞淋巴瘤	
	血管免疫母细胞性 T 细胞淋巴瘤	

Blood，2007，110；695；NEJM，2010，362：1417

治 疗

- 治疗和预后取决于组织病理学分类而非疾病的分期
- 惰性：目标是控制症状（大块肿物，血细胞减少，B 症状）；除非 HSCT，否则不可治愈

  可选择的治疗方案有：局部放疗，利妥昔单抗 ± 化疗（CVP，氟达拉滨，苯达莫司汀），单药物化疗（苯丁酸氮芥，环磷酰胺，氟达拉滨）。新型利妥昔单抗放射免疫疗法（RIT）的结合物包括：I^{131}托西莫单抗和 Y^{90}替伊莫单抗

  在复发病例中，利妥昔单抗维持治疗可改善生存期（JNCI，2009，101：248）；利妥昔单抗维持治疗在惰性和侵袭性淋巴瘤的治疗中发挥的作用日益重要（相关临床试验正在进行）
- 侵袭性（DLBCL，30% ~40% NHL）：目标是治愈（JCO，2005，23：6387）

  CHOP-R［环磷酰胺（C），阿霉素 = 羟基柔红霉素（H），长春新碱（O），泼尼松（P），利妥昔单抗（R）］（NEJM，2002，346：235 & 2008，359：613）

  5 年无进展生存率 54%；总生存率 58%（JCO，2005，23：4 117）

  对局限病变或大块肿物可行放疗

  若有鼻旁窦、睾丸、乳腺、眶周或者骨髓受累，则应注意中枢神经系统病变的预防，鞘内或全身使用甲氨蝶呤。≥2 个结外病变部位 + LDH 升高也应警惕 CNS 受累
- 高度侵袭性

  Burkitt：高强度短间歇期的化疗（Blood，2004，104：3009）

  低危定义为：LDH 正常，且单中心病变≤10cm；其余均为高危

  低危病例疗法：CODOX-M（环磷酰胺，长春新碱，阿霉素，大剂量甲氨蝶呤 ± 利妥昔单抗）（Leuk Lymph，2004，45：761）

  高危病例疗法：CODOX-M/IVAC（同上 + 异环磷酰胺，依托泊苷，大剂量的阿糖胞苷）

  所有病例都需：预防 CNS 受累及肿瘤溶解综合征

  淋巴母细胞性淋巴瘤（B 或 T 细胞型）：治疗同 ALL（见“急性白血病”）

预 后

- 惰性：对化疗不敏感，但中位生存期较长

滤泡性淋巴瘤国际预后指数（FLIPI）

因素：年龄 >60，Ⅲ/Ⅳ期，Hb <12 g/dL，>4 个淋巴结区受累，LDH 大于正常

因素个数	5 年总生存率	10 年总生存率
0 ~ 1	90%	71%
2	78%	51%
≥3	52%	35%

Blood，2004，104：1258

- 侵袭性:治愈概率相对较高,但总体预后更差

侵袭性非霍奇金淋巴瘤国际预后指数(IPI)

因素:年龄>60,Ⅲ/Ⅳ期,≥2个结外部位受累,体力状态≥2,LDH大于正常

因素个数	完全反应	5年总生存率
0~1	87%	73%
2	67%	51%
3	55%	43%
4~5	44%	26%

对行CHOP-R方案患者修正的IPI预后情况

因素个数	确诊时概率	4年总生存率
0	10%	94%
1~2	45%	79%
3~5	45%	55%

NEJM,1993,329:987;Blood,2007,109:1857

HIV相关的NHL(Blood,2006,107:13;www.nccn.org)

- HIV阳性增加60~100倍NHL患病风险
- NHL与卡波西肉瘤、宫颈癌、肛管癌被认为是HIV定义相关的恶性疾病
- 同时进行HAART疗法以及化疗可以改善生存期
- DLBCL和免疫母细胞性淋巴瘤(67%):CD4 <100,EBV相关
  视为免疫正常者治疗(CHOP-R),但若CD4 <100应避免使用利妥昔单抗
- Burkitt和类似Burkitt型(20%):可能CD4>200
  视为免疫正常者治疗,但预后明显较差
  原发性中枢系统系统淋巴瘤(16%):CD4<50,EBV感染相关(在无HIV感染的患者中也可见)
  大剂量甲氨蝶呤+糖皮质激素+放疗
- 原发性渗出性淋巴瘤(<5%):HHV8介导;在其他免疫抑制患者(如实体器官移植,或慢性HBV患者)中亦可见
  用标准CHOP方案治疗(通常CD20-),但预后差

浆细胞病

多发性骨髓瘤(MM)

定义和流行病学

- 浆细胞的恶性增生,分泌单克隆球蛋白=M蛋白
- 美国2009年有20 580个新发病例,10 580个死亡病例;确诊时中位年龄为66岁
- 非洲裔美国人:高加索人=2:1

临床表现

- 贫血(正常细胞型):原因是骨髓受累和自身免疫抗体

- 骨痛和高血钙症:原因是破骨活跃导致的溶骨性病变,以及病理性骨折
- 反复感染:原因是未成熟浆细胞抑制了正常免疫球蛋白,导致血中相对的低丙种球蛋白血症
- 肾脏损害:包括滤过轻链的毒性效应在内的多种机制导致肾衰竭(管型肾病)或Ⅱ型肾小管酸中毒;淀粉样变性或轻链沉积病导致肾病综合征:高血钙症,尿酸肾病,1 型冷球蛋白血症
- 神经系统病变:脊髓压迫,POEMS 综合征(多神经病,器官重大,内分泌异常,M 蛋白,皮肤改变)
- 高黏滞血症:通常在 IgM >4 g/dL,IgG >5 g/dL,或 IgA >7 g/dL 情况下发生
- 凝血功能障碍:抗凝血因子抗体,封闭血小板的抗体
- 淀粉样变性(见"淀粉样变性")

诊断和分期(NCCN Version 3.2010)

- MM 临床诊断标准:血清(通常 >3g/dL)或尿中检出 M 蛋白,骨髓浆细胞增多(通常 >90%)或出现浆细胞瘤,骨髓瘤相关器官或组织受累(ROTI) = 溶骨性骨质损害,Ca > 11.5 g/dL,Cr > 2mg/dL,或 Hb < 10g/dL
- 其他类型
  - 冒烟型 MM:M 蛋白 >3g/dL 或浆细胞增多 >10%,但无症状且无进展为 ROTI 的危险(NEJM,2007,356:2582)
  - 孤立性骨浆细胞瘤:单一部位的溶骨性骨破坏,不伴 M 蛋白,浆细胞增多以及 ROTI
  - 髓外浆细胞瘤:通常在上呼吸道
  - 浆细胞白血病:外周血浆细胞 >2 000/μL
  - 无分泌型 MM:无 M 蛋白,有骨髓浆细胞增生以及 ROTI
- M 成分的鉴别诊断:MM,MGUS(见下),慢性淋巴细胞白血病,淋巴瘤,肝硬化,结节病,类风湿关节炎
- 周围血涂片:缗钱状红细胞;检测 Ca,alb,Cr;阴离子间隙↓;球蛋白↑;ESR↑
- 蛋白电泳和免疫固定电泳
  - SPEP:定量检测 M 蛋白量;80% 患者阳性
  - UPEP:检测到仅排泌轻链(Bence Jones 蛋白)的 20% 患者,轻链很快就从血液中被过滤出去
  - 免疫固定电泳:显示成分的单克隆性质并可鉴别 Ig 的类型:IgG (50%),IgA (20%),IgD (2%),IgM (0.5%),仅有轻链(20%),无分泌型(<5%)
  - 血清游离轻链测定法:对于诊断和治疗效果的监测都有重要意义
- β_2 微球蛋白和 LDH 水平反应肿瘤负荷
- 骨髓活检:较好预后:超二倍体型;较差预后:染色体 17p13 缺失(10% 患者)以及某些染色体易位
- 骨骼检查(平片)用以检测溶骨性骨破坏以及存在病理性骨折危险的区域,骨扫描对于溶骨性骨破坏的检测无用

多发性骨髓瘤分期

期别	ISS 标准	Durie-Salmon 标准	中位生存期
Ⅰ	$β_2$ 微球蛋白 < 3. 5mg/L 且白蛋白 > 3.5 g/dL	符合以下所有条件：Hb > 10 g/dL;Ca ≤12mg/dL;0 ~ 1 个骨损伤;IgG <5g/dL 或 IgA <3g/dL 或尿中轻链 <4 g/24h	61 个月
Ⅱ	不满足Ⅰ期或Ⅲ期的标准		55 个月
Ⅲ	$β_2$ 微球蛋白 > 5.5mg/L	符合以下条件中任一条：Hb < 8. 5g/dL; Ca > 12mg/dL; 大于 5 处骨损伤; IgG > 7g/dL 或 IgA > 5g/dL 或尿中轻链 > 12 g/24h	ⅢA:30 个月 ⅢB:15 个月
根据血肌酐 Scr 的亚型划分:A <2mg/dL;B ≥2mg/dL			

治疗(NEJM,2004,351:1860;Lancet,2009,374:324;NEJM,2009,360:2645)

- 以下疗法不适用于冒烟型 MM 以及无症状的Ⅰ期 MM
- 总体来讲，患者分为两种：有移植指征的和没有移植指征的
- 不能进行移植：全身化疗(延长中位生存期，但不可治愈)
  化疗方案：美法仑 + 泼尼松 + 沙利度胺/来那度胺(Lancet,2007,370:1209);对高危患者使用蛋白酶抑制剂(硼替佐米;NEJM,2008,359:906);对复发/难治性 MM 使用来那度胺 + 地塞米松(NEJM,2007,357:2123,2133)
- 可以进行移植：大剂量化疗 + 自体 HSCT。不能治愈，但可提高生存率
  配合传统化疗(NEJM,2009,360:2645)适用于 70 岁以下且体力状态良好者
  很多临床应用的化疗方案均为：沙利度胺或来那度胺 + 地塞米松，硼替佐米 + 地塞米松，长春新碱/阿霉素/地塞米松等
  双次/串联自体移植可提高生存率(NEJM,2003,349:2495), + 沙利度胺可提高反应率，但不能提高总生存率(NEJM,2006,354:1021)
- 对孤立和髓外的浆细胞瘤用局部放疗
- 辅助疗法
  骨：双磷酸盐(NEJM,1996,334:488;& JCO,2007,25:2464),对骨损伤行 X 线放疗
  肾：避免使用非甾体类抗炎药物和造影剂；对于急性肾衰考虑血浆置换
  高黏滞综合征：血浆置换
  感染：对反复感染者考虑静脉输注免疫球蛋白
- 疗法毒性：美法仑 + 泼尼松→骨髓抑制，感染；沙利度胺→血栓栓塞，心动过缓，周围神经病变，嗜中性粒细胞减少症，皮疹(Blood,2008,111:3968);硼替佐米→周围神经病变

意义不明的单克隆丙种球蛋白病(M-GUS)

定义和流行病学(NEJM,2006,355:2765)

- M 蛋白 <3g/dL,尿中无 Bence Jones 蛋白,骨髓浆细胞增生 <10%,无 ROTI
- 在大于 50 岁人群中患病率 3%,大于 70 岁人群中患病率 5%,大于 85 岁人群中患病率 7.5%(NEJM,2006;354:1362)

治　疗

- 用免疫固定技术检测 CBC,Ca,Cr,SPEP 和 UPEP,以排除 MM
- 密切观察:6 个月后重复 SPEP,如果稳定则之后每年测一次 SPEP

预后(NEJM,2002:346:564)

- 每年有 1% 的危险度,终身有 25% 的危险度变为:MM,WM,淀粉样变,恶性的淋巴组织增生性疾病
- 游离血清轻链比例升高:提示进展为 MM 的可能性更高(Blood,2005;105:8 12)

Waldensrom 巨球蛋白血症(WM)

定义(JCO,2005,23:1564;Blood,2007,109:5096)

- B 细胞肿瘤(浆细胞淋巴瘤)分泌单克隆 IgM
- 无骨损伤证据(IgM M 成分 + 溶骨性骨损伤 = IgM 骨髓瘤)

临床表现

- 由贫血导致的乏力是最常见的症状
- 肿瘤浸润:骨髓(血细胞减少),肝大,脾大,淋巴结肿大
- 血液循环中单克隆 IgM
    - 高黏滞综合征(15%)
        - 神经:视物模糊(眼底镜检查可见视网膜的香肠样损伤),头痛,头晕,精神状态改变
        - 心肺:充血性心力衰竭,肺部浸润
        - Ⅰ型冷球蛋白血症→雷诺现象
        - 血小板功能障碍→黏膜出血
- IgM 沉积(皮肤,肠,肾):淀粉样变性和肾小球病变
- IgM 的自身抗体活性
    - 慢性自身免疫性溶血性贫血(多数为缗钱状红细胞;10% 为 Coombs 实验阳性的 AIHA)
    - 周围神经病变:可能是由于 IgM 抗髓鞘相关的糖蛋白

诊　断

- SPEP + 免疫固定:IgM >3g/dL,24h 尿 UPEP(仅 20% 阳性)
- 骨髓活检:淋浆样细胞↑;$β_2$ 微球蛋白作为预后评价指标
- 血清相对黏滞度:定位为血清黏滞度/H_2O(正常值 1.8),>5 ~6 为高黏滞综合征

治疗(NCCN Version3.2010)

- 高黏滞血症:血浆置换

- 症状(比如不断进展的贫血):全身化疗,使用苯丁酸氮芥、氟达拉滨、克拉屈滨、利妥昔单抗、硼替佐米或联合方案
- 沙利度胺和 HSCT 是正在探索中的治疗

造血干细胞移植(HSCT)

供体多能干细胞移植可以重建受体血细胞系

干细胞移植种类

特　性	异体移植(Allo)	自体移植(Auto)
供者-受者关系	免疫原性不同	供者也是受者
移植物抗宿主病	是	否
移植物抗肿瘤效应	是	否
移植物被肿瘤污染的危险	否	是
复发风险(白血病)	相对低	相对高
移植相关死亡率	相对高	相对低

- Allo HSCT 的类型:分类依据是供者/受者的 6 号染色体上主要 HLA 基因匹配情况(含 3 个血清型主要决定基因:*HLA-A*,*-B*,*&-DR*;各含 2 个等位基因,共 6 个位点)
  完全吻合组织型(6 个主要抗原基因完全匹配的兄弟姐妹):GVHD 风险最低;是优先选择的供者
  亲缘 HLA 配型不合(比如有 1/6 的抗原不匹配)或者半数相同(3/6 抗原不匹配):容易找到,增加 GVHD 风险,所以首先需要清除 T 细胞
  无关供者:增加 GVHD 的风险,所以需 8 个 HLA 等位基因匹配来降低风险
  脐带血:出生时取得 HSC 并进行处理、储存;降低 GVHD 风险;可以容忍 HLA 不匹配
- 移植物抗宿主病(GVHD):Allo HSCT 的不良反应
  基因型相异的 T 细胞将宿主细胞识别为异物;无关供者或 HLA 不匹配会增加 GVHD 概率
- 移植物抗肿瘤效应(GVT):Allo HSCT 希望达到的结果
  基因型相异的 T 细胞攻击宿主的肿瘤细胞

适应证(NEJM,2006,354:1813)

- 恶性疾病
  Auto HSCT 可再活化造血系统,因此允许大剂量的化疗(用于淋巴瘤,MM,睾丸癌)
  Allo HSCT 可产生 GVT 效应,以及再活化造血系统(用于 AML,ALL,CML,CLL,MDS,淋巴瘤)
- 良性疾病
  Allo HSCT 可用来自供者的正常系统取代不正常的淋巴造血系统(比如免疫功能障碍,再生障碍性贫血,自身免疫疾病,血红蛋白病)
- 移植过程
  移植前准备:化疗/免疫抑制处理
  清髓性(传统方式):化疗和(或)全身放疗。目的在于彻底清除

宿主基础疾病

非清髓性（“小移植”）：降低强度的用药方案，以降低毒性使得年长以及有并发症的患者可以耐受 HSCT。目的在于在疾病缓和的阶段进行移植，使患者获得 GVT 同时耐受 GVHD

- 干细胞来源：
  - BM：是 HSCT 的原始来源，在现在比 PBSC 使用得少了
  - PBSC：更容易收集，是最常用的来源
  - UCB：对 HLA 配型的要求更为宽松，但来自个体供者的细胞数量有限（通常是两个供者的细胞联合使用），移植物的植入相对较慢
- 植入：
  - 嗜中性粒细胞恢复至 >500/μL，PBSC 需 2 周，BM 需 3 周，UCB 需 4 周。G-CSF 可以使得恢复过程加快 3 ~ 5d（对各种来源的干细胞均如此）
  - 移植物植入综合征：发热，皮疹，非心源性肺水肿，肝功异常，急性肾损伤，体重增加
  - 诊断需要排除感染，GVHD；静脉注射激素处理

并发症

- 原因有二：移植前处理相关的直接放化疗，供着和受者免疫系统间的相互作用

HSCT 非感染性并发症的时间和机制

时间	<30d	30 ~ 90d	>90d
治疗相关	全血细胞减少 黏膜炎，皮质，脱发 恶心，呕吐，腹泻 周围神经病变 出血性膀胱炎 静脉闭塞性疾病		生长不良 性腺功能减退/不生育 甲减 白内障 非血管源性骨坏死 第二肿瘤
	间质性肺炎	间质性肺炎	
免疫相关	急性 GVHD	急性 GVHD	慢性 GVHD
	原发性移植物无功能	继发性移植物无功能	继发性移植物无功能

- 血窦闭塞综合征（SOS；发病率 10%，死亡率 30%）
  - 之前称为静脉闭塞病（VOD）
  - 机制：肝小静脉受到直接的细胞毒损伤导致原位血栓形成
  - 症状：有触痛的肝大，腹水，黄疸，液体潴留；若伴严重疾病则导致肝衰竭，脑病，肝肾综合征
  - 诊断：ALT/AST↑，总胆红素↑；严重疾病 PT↑；超声多普勒可能显示门静脉血流反向；肝楔压↑；肝活检异常
  - 治疗：支持性治疗；熊去氧胆酸预防；去纤苷
- 特发性间质性肺炎（ⅡP，70% 死亡率；Curr Opin Oncol，2008，20：227）
  - 机制：毒性造成的肺泡损伤→发热，低氧，弥漫肺部浸润
  - DAH：ⅡP 的亚型
  - 诊断：支气管镜排除感染；DAH 可见大量血样灌洗液

治疗:大剂量皮质类固醇(数据有限)

- 急性 GVHD(移植后 3 个月内;Lancet,2009,373:1550)
  临床分期Ⅰ～Ⅳ,分期的依据是皮肤(斑丘疹的严重程度);肝(胆红素水平);胃肠道(腹泻量);活检结果可以支持诊断
  预防:免疫抑制(MTX + CsA 或他克莫司)或移植物的 T 细胞清除
  治疗:Ⅰ级不治疗;Ⅱ～Ⅳ级与生存期降低相关,因此采用免疫抑制治疗(皮质类固醇,CsA,他克莫司,西罗莫司,利妥昔单抗,霉酚酸酯)
- 慢性 GVHD(移植后 3 个月后发生,可持续存在)
  临床表现:面颊皮疹,干燥综合征,关节炎,闭塞性支气管炎,胆管退行性变及胆汁淤积。PBSC 移植较 BM 移植更常见
  治疗:免疫抑制治疗同上;光分离置换法
- 移植物无功能
  原发性:持续的嗜中性粒细胞减少症,没有移植物植入的证据
  继发性:在移植后出现延迟的全血细胞减少;可以是免疫介导的宿主免疫细胞攻击移植物造成的(移植物排斥),也可以是非免疫介导的(比如 CMV 感染)
- 感染性并发症
  由于治疗造成的全血细胞减少和免疫抑制造成
  自体 HSCT 受者不需要免疫抑制,因此只在移植前和移植后的很短时间内感染风险较高
  原发感染或再次感染都可能发生(比如 CMV,HSV,VZV)

异体 HSCT 后感染性并发症

<table>
<tr><td></td><td colspan="3">移植后时间以及相关危险因素</td></tr>
<tr><td rowspan="2">病因类型以及相关预防措施</td><td>0～30d</td><td>30～60d</td><td>>90d</td></tr>
<tr><td>黏膜炎
器官功能障碍
中性粒细胞减少</td><td>急性 GVHD
细胞免疫↓</td><td>慢性 GVHD
细胞和体液免疫↓</td></tr>
<tr><td rowspan="4">病毒
使用阿昔洛韦到 365d(HSV/VZV);若 CMV 阳性则使用缬更昔洛韦或更昔洛韦(保持 100d 监测或直到免疫抑制解除为止)</td><td colspan="3">呼吸道及肠道病毒</td></tr>
<tr><td>HSV *</td><td colspan="2">CMV *,HHV 6 & 7</td></tr>
<tr><td rowspan="2"></td><td colspan="2">EBV 相关淋巴瘤</td></tr>
<tr><td></td><td>VZV *,BK/JC</td></tr>
<tr><td>细菌
中性粒细胞减少时使用抗生素(比如氟喹诺酮)</td><td colspan="2">G⁺球菌(凝固酶阴性金黄色葡萄球菌,草绿色链球菌)
G⁻杆菌(肠杆菌,假单胞菌,军团菌,嗜麦芽窄食单胞菌)</td><td>有荚膜的细菌</td></tr>
<tr><td rowspan="2">真菌
对念珠菌应使用 75d 氟康唑或者泊沙康唑(NEJM,2007,356:335)</td><td colspan="2">念珠菌属</td><td></td></tr>
<tr><td colspan="3">曲霉菌属</td></tr>
</table>

续表

	移植后时间以及相关危险因素		
寄生虫 对卡氏肺孢虫性肺炎应使用 180d TMP-SMX（或直到免疫抑制解除为止）		刚地弓形虫 卡氏肺孢子虫 粪类圆线虫	刚地弓形虫 卡氏肺孢子虫

* 针对移植前血清检测阳性的患者

肺　癌

病理学和遗传学（NEJM，2008，359：1367）

- 非小细胞肺癌（NSCLC，85%）
  腺癌：多为周边型；肿瘤细胞有 *KRAS*，*EGFR*，*p*53，*LKB*1 基因变异，*EML4-ALK* 融合蛋白
  鳞癌：多为中央型；肿瘤细胞有 *p*53，*MET*，*LKB*1 基因变异和（或）*EGFR*，*MET*，*PIK*3*CA* 过表达
  大细胞癌：多为周边型
  细支气管肺泡癌：沿着气道分布，可有多个原发病灶
- 小细胞肺癌（SCLC，15%）：多为中央型；*P*53 和 *MET* 基因变异

流行病学和危险因素

- 美国最常见的癌症相关死因，男女均是
- 吸烟：85% 的肺癌发生于吸烟者；患病危险与吸烟支数和年限呈正比，戒烟或减少吸烟量后危险下降，但仍高于不吸烟者（JAMA，2005，294：1505）
  鳞癌和小细胞癌几乎都发生于吸烟者中
  腺癌是不吸烟者中最常见的肺癌类型
  支气管肺泡癌的相关因素包括：女性，不吸烟者，EGFR 变异
- 石棉：可与吸烟协同作用，增加肺癌患病风险
- 氡：与肺癌患病率的关系尚不清楚

临床表现

- 10% 在诊断时无症状，由于影像学检查而偶然发现
- 原位肿瘤的支气管内生长：咳嗽，咯血，呼吸困难，哮鸣音，阻塞性肺炎，鳞癌和小细胞肺癌多见（中央型）
- 局部播散
  胸腔积液，心包积液，声音嘶哑（喉返神经麻痹），吞咽困难（食管压迫），喘鸣（气管阻塞）
  Pancoast 综合征：肺上沟肿瘤→累及臂丛（C8，T1，T2）→Horner 综合征，肩痛，肋骨破坏，手部肌肉萎缩
  SVC 阻塞综合征（NEJM，2007，356：1862）：中央型肿瘤→SVC 阻塞→脸或臂肿胀（>80%），颈部或胸壁静脉曲张（60%），呼吸困难/咳嗽（50%），HA；治疗 = 皮质醇 & 利尿剂，放疗 ± 化疗；组织学诊断后，对于症状严重的可做 SVC 支架，如有血栓形成给予纤维蛋白溶解剂 + 抗凝剂
- 胸腔外转移：脑，骨，肝，肾上腺，皮肤
- 副肿瘤综合征
  内分泌：ACTH（SCLC）→库欣综合征；ADH（SCLC）→SIADH
  PTH-rP（鳞状细胞癌）→高钙血症

骨骼:杵状指(非小细胞肺癌),肥大性肺性骨关节病(腺癌)=全身多发性关节炎以及长骨的增生性骨膜炎

神经(通常是小细胞肺癌):Lambert Eaton 综合征,周围神经病变,小脑退行性病变

皮肤:黑棘皮症,皮肌炎

血液:高凝状态(腺癌),DIC,消耗性心内膜炎

筛查(NEJM,2005,352:2714)

- 尚无证据证明胸部 X 线检查或痰细胞学检测对提高生存率有益,在高危患者中也如此
- 胸部 CT 筛查对提高生存率的益处存在争论(NEJM,2006,355:1763;JAMA,2007,297:953),有待 RCTs 证实

诊断和分期(AJCC Cancer Staging Manual,7th ed,2010)

- 影像学:CXR,胸部 CT(包括肝和肾上腺)
- 组织学

  支气管镜(对中央型)或 CT 介导下的穿刺活检(对周围型或可达到部位的可疑转移灶)

  纵隔镜(淋巴结活检),VATS(评价胸膜周边的病变),胸腔穿刺(用于细胞学检查),痰细胞学(对中央型)
- 分期

  胸腔内:纵隔镜或 VATS;若有胸水行胸腔穿刺

  胸腔外:PET 检查或 PET-CT 检查,对纵隔肿瘤、远处转移以及骨转移的敏感性高于单独的 CT 检查(NEJM,2000,343:254;2003,348:2500;2009,361:32)

  对于所有患者都应进行脑部 MRI 扫描,有局部症状或实验室检查异常的患者行骨扫描,外周血涂片异常的患者行骨髓穿刺
- 若治疗方案预计切除肺,应行带定量 V/Q 比值的肺功能测试;术后应至少保留正常肺功能的 30%

NSCLC 的 TNM 分期

	N 分期	N0	N1	N2	N3
T/M 分期	定义	无淋巴结转移	同侧肺门淋巴结转移	同侧纵隔淋巴结转移	对侧或锁骨上淋巴结转移
T1	T≤2 cm(T1a)或 T >2~3 cm(T1b)	ⅠA	ⅡA		
T2	T≤5 cm (T2a)或 T 5~7 cm (T2b)	ⅠB/ⅡA	ⅡA/B		
T3	T>7cm 或侵袭胸壁,膈,纵隔胸膜,心包	ⅡB	ⅢA		
T4	侵袭纵隔、心脏、大血管、气管、食管、椎体、同一叶出现多个病灶				ⅢB
M1a	对侧肺叶出现病灶、胸膜结节或恶性胸腔积液			Ⅳ	
M1b	远处转移				

NSCLC 治疗(NCCN Clinical Practice Guidelines in Oncology, www.nccn.org)

- Ⅰ & Ⅱ期:手术切除+辅助化疗(对ⅠB-Ⅱ期)(NEJM,2004,350:351 & 2005;352:2589);基因检测可以发现复发风险更高的早期NSCLC患者,这类患者可以从更积极的化疗方案中获益(NEJM,2006,355:570)
- Ⅲ期:化疗是主要治疗方案,ⅢA被认为是具有潜在的切除可能性(Lancet,2009,374:379),ⅢB被认为是不可切除的,新辅助化疗可能将不可切除的情况转化为可切除的
- Ⅳ期:化疗可以提高生存率,同时给予最佳的支持治疗
  标准方案是以铂为基础的两药联合方案(比如卡铂+紫杉醇)
  没有某种方案被认为是显著优于其他的(NEJM,2002,346:92)
  姑息性的放疗可用于控制由肿瘤和转移引起的局部症状
  孤立的脑转移:手术切除+全脑放疗可以提高生存率
- 生物治疗(对于ⅢB/Ⅳ期)
  将抗VEGF单克隆抗体(贝伐单抗)加入化疗方案中,可以将中位生存期延长2个月;同时也会提高出血的风险,所以避免用于脑转移和鳞癌(咯血)患者(NEJM,2006,355:2542)
  EGFR抑制剂(吉非替尼,厄洛替尼,西妥昔单抗)作为一线治疗药物可以提高生存率,也用于化疗后疾病继续进展的情况(NEJM,2005,353:123;2009,361:947 & 2010,362:2380;Lancet,2009,373:1525);靶向治疗针对有EGFR基因突变的患者(在亚裔,女性,非吸烟者,细支气管肺泡癌患者中更常见)
  ALK抑制剂用于EML4-ALK阳性的NSCLC

NSCLC 分期、治疗及5年生存率

分期	诊断时%	定义	治疗	5年生存率%
Ⅰ	10~20	孤立病变	手术+化疗	>60
Ⅱ	10~20	肺门淋巴结转移	手术±放疗±化疗	40~50
ⅢA	15	纵隔播散,可切除	放化疗±手术切除	25~30
ⅢB	15	不可切除	放化疗±生物治疗±手术切除(某些病例)	10~20
Ⅳ	40	转移	化疗±生物治疗/支持性治疗姑息性放疗	1

NSCLC 预后

- 基因表达可帮助预后的判断(NEJM,2006,355:570 & 2007;356:11)
- EGFR基因突变预示NSCLC预后更好(Lancet,2008,372:1809)

SCLC 治疗(NCCN Clinical Practice Guidelines in Oncology, www.nccn.org)

- SCLC通常在发现时已经播散,但对于放化疗非常敏感
- 化疗(铂类+依托泊苷)是首选治疗方案

- 病变局限时,在化疗的基础上行胸部放疗可提高生存率
- 病变局限且肿瘤 CR 时,预防性的颅部放疗(PCI)可提高总生存率(NEJM,1999,34 1:476)

SCLC 分期和治疗

分期	诊断时%	定义	治疗	中位生存期
局限	30~40	局限于同侧的半侧胸腔,只有一个病灶中心	放疗+化疗±PCI	1~2年
弥漫	60~70	多于一个病灶中心	化疗±PCI	约1年

乳腺癌

流行病学和遗传学(Risk assessment tool:www.cancer.gov/bcrisktool/)

- 美国女性最常见的癌症,世界范围内妇女死亡率第二位的肿瘤
- 年龄:随年龄增长发病率上升,绝经后发病率下降
- 遗传学(NEJM,2007,357:154 & 2008;359:2143):15% ~20% 患者家族史阳性。患病危险取决于一级亲属患者数以及患病年龄,45% 的家族性病例与已知的基因变异相关

  BRCA1/2:终身有 35% ~85% 危险度患乳腺癌,患卵巢癌概率升高;罹患结肠癌和前列腺癌的风险可能更高;乳腺癌预后与无基因变异者无差异(NEJM,2007,357:115);BRCA2:增加男性乳腺癌及胰腺癌风险,罕见的 CHEK2 或 TP53 变异与家族性乳腺癌相关(JAMA,2006,295:1379)
- 雌激素:月经初潮早,绝经晚,生育年龄晚,未经产都会增加患病危险(NEJM,2006,354:270);患病风险随 HRT 的延长而增加(5.6 年后 RR =1.24,JAMA,2003,289:3243);口服避孕药不会增加患病风险(NEJM,2002,346:2025)
- 乳腺良性疾病:伴有不典型增生的良性病变(导管或小叶的不典型增生)以及具有增殖性的特征改变(导管增生,乳头状瘤,放射性瘢痕,硬化性腺病)会增加乳腺癌的患病风险。囊肿、纤维腺病、细胞的柱状变不会增加乳腺癌风险
- 霍奇金淋巴瘤胸部放疗的病史会增加患病风险

临床表现

- 乳腺肿块(硬,形状不规则,固定,无触痛),乳头溢液(单侧,单个导管,血性,与肿块相关,这些因素预示乳腺癌风险更高)
- 特殊类型:Paget 病→单侧乳头湿疹样病变+乳头溢液

  炎性乳腺癌→皮肤红斑,水肿(橘皮样变)
- 转移:淋巴结,骨,肝,肺,脑

筛　查

- SBE:没有确切证据显示其可以降低死亡风险(JNCI,2002,94:1445);不推荐
- CBE:独立于乳腺钼靶的作用尚未被证实
- 乳腺钼靶检查(mammo):降低 20% ~30% 的乳腺癌死亡率(对于 <50 岁的女性来说益处少一些)(Lancet,2001,358:1340 & 2002,359:909;Annals,2002,137:347;Lancet,2006,368:2053);75% 临床发现异常的病例检查结果为良性;怀疑:微小钙化,点状钙化,随访发现

增大;在此基础上增加超声检测可以提高敏感性,但会降低阳性预测值(JAMA,2008,299:3151)

- ACS/NCI 推荐从 40 岁起每年进行一次 mammo + CBE,USPSTF 推荐从 50 岁起两年一次检查(Annals,2009,151:7 16),该方案存在争议(NEJM,2009,361:2499)
- 高危人群:更早进行 mammo 和 CBE 筛查(BRCA1/2 携带者应从 25 岁起开始筛查,在最早家族史前 5~10 年开始筛查,胸部放疗后 8~10 年开始筛查,从诊断为良性疾病开始筛查)
- MRI:在高危人群中优于 mammo;若终身患病风险 >20% 应考虑每年检查一次(比如强家族史,*BRCA1/2*,胸部放疗史)(NEJM,2004,351:427;Lancet,2005,365:1769 & 2007;370:485)
- 有强家族史的女性应该考虑基因检测

诊 断

- 可触及的乳腺肿块
  - <30 岁→观察 1~2 个月经周期
  - <30 岁,不消退的肿块→超声→若不是单纯囊肿需穿刺检查
  - >30 岁或超声显示的实性肿块或血性抽吸物或抽吸后复发→mammo(检测其他病变)以及芯针活组织检查或细针抽吸活检

  体格检查癌症可能性大或针刺活检结果无法确定→切除活检
- Mammo 检查结果可疑,但体格检查结果正常:立体定向引导的组织活检
- MRI:在近期诊断为乳腺癌但 mammo 显示对侧乳腺正常的患者中,MRI 检出了 3% 的对侧乳腺癌(但阳性预测值只有 21%)(NEJM,2007,356:1295);是否应常规使用 MRI 尚不清楚

分 期

- 解剖学:肿瘤大小,是否侵袭胸壁,腋窝淋巴结转移(决定肿瘤预后的最主要因素)
- 组织学:类型(与预后关系很小)& 级别;淋巴/血管浸润
  - 原位癌:未侵袭周围基质
  - DCIS:增加同侧乳腺浸润癌的风险(10 年内 30%)
  - LCIS:增加两侧乳腺浸润癌的风险(每年增加 1%)
  - 浸润癌:浸润导管癌(70%~80%);浸润小叶癌(5%~10%);其他(1%~2%)
  - 炎性乳腺癌(见上):不是某个单一的组织学类型,反应的是肿瘤侵袭皮肤淋巴系统;预后非常差
  - Paget 病:导管癌侵袭到乳头表皮 ± 相关的肿物
- 生物标志物:对浸润乳腺癌,决定着雌激素,孕激素受体(ER/PR)以及 HER2/neu 状态
- 复发可能的评价以及依据肿瘤类型的风险评价 DX21 基因分析(ER 阳性,淋巴结无转移患者)(NEJM,2004,351:2817;2006:355:560)

简化的乳腺癌评级标准

分期	特征	描述	5 年生存率
Ⅰ	肿瘤直径≤2cm	可手术,病变局限	90%
ⅡA	肿瘤直径 >2cm 或腋窝淋巴结肿块可推动		80%
ⅡB	肿瘤直径 >5cm		65%

续表

分期	特征	描述	5年生存率
ⅢA	胸廓内淋巴结转移或固定的腋窝淋巴结肿块	局部进展	50%
ⅢB	直接侵袭至胸壁或皮肤	无法手术	45%
ⅢC	锁骨下或锁骨上淋巴结转移	病变局限	40%
Ⅳ	远处转移	转移	15%

治疗

- 局部控制:手术和放疗
  - 保乳手术=肿块切除 + 乳腺放疗 + 腋窝淋巴结切除(ALND)与全乳房切除术+ALND的效果相同(NEJM,2002,347:1227,1233);保乳手术的禁忌证为:多点病灶,弥散的微小钙化点,化疗史,怀孕,肿瘤直径>5cm是可能的禁忌证
  - 若无可触及的腋窝淋巴结,ALND之前最好先进行前哨淋巴结活检
  - 放疗在全乳切除术,>4个阳性淋巴结,肿瘤直径>5cm或手术边缘有病灶的情况下可以降低局部复发风险并提高生存率(Lancet,2005,366:2087)
- 全身治疗:对Ⅰ~Ⅲ期的患者都应进行,除非肿瘤直径<1cm(需要进行综合风险评估);http://www. adjuvantonline . com/index. jsp可以指导化疗或者激素治疗
- 化学治疗(Lancet,2008,371:29)
  - 在辅助治疗时通常以蒽环类为基础(比如阿霉素+环磷酰胺)。连续使用紫杉醇类(比如多西他赛)可提高生存率,与闭经时间的关系尚不明确(NEJM,2007,357:1496 & 2010;362:2053)
- 生物治疗
  - 曲妥珠单抗(赫赛汀;抗HER2/neu的单克隆抗体)可以提高HER2+肿瘤的生存率(15%~20%),但与蒽环类药物合用会增加心脏毒性(NEJM,2007,357:39,1673;Lancet,2007,369:29)
  - 通常在蒽环类化疗方案完成后使用或者与紫杉醇类方案同时使用
  - 拉帕替尼(HER2的酪氨酸激酶抑制剂);肿瘤转移情况下,可在曲妥珠单抗无效的时延缓肿瘤的进展(NEJM,2006,355:2733)
  - 贝伐单抗(VEGF抗体):肿瘤情况下,可延缓进展(NEJM,2007,357:2666)
- 激素治疗(对于ER/PR阳性或者未知的患者适用)
  - 他莫昔芬:对绝经后妇女可将复发率降低41%,死亡率降低34%(Lancet,2005,365:1687)
  - 芳香酶抑制剂(AI)(阿纳托唑,来曲唑,依西美坦):复发率降低18%,与他莫昔芬在绝经后患者的比较(Lancet,2005,365:60;NEJM,2005,353:2747)
  - 二线药物:对绝经前患者用LHRH激动剂(戈舍瑞林)卵巢消融或行卵巢切除术;对绝经后患者用单纯抗雌激素药物(氟维司群)
  - 卵巢消融+AI或者他莫昔芬对绝经前妇女的疗效尚在研究中
  - PARP1抑制剂可抑制*BRCA1/2*缺陷的乳腺癌(NEJM,2009,361:189)

乳腺原位癌和浸润癌的治疗

LCIS	密切监测 ± 化疗预防;是否应行预防性的双侧乳房切除尚不明确
DCIS	保乳手术或全乳切除术 + 放疗;没有指征认为 ALND 是必要的;± 化疗预防(NEJM,2004,350:1430)
Ⅰ	手术 + 放疗
Ⅱ	+ 对高危患者行辅助化疗(肿瘤 >1cm,有淋巴结转移,ER/PR 阴性)行辅助性化疗(Lancet,1998,352:930) + 行激素治疗,若 ER/PR(+)(或情况未知)(Lancet,2009,374:2055) + 曲妥珠单抗,若 HER2(+)且肿瘤 ≥1cm 或有淋巴结转移
Ⅲ	新辅助化疗→手术 + 放疗 ± 辅助化疗 + 行激素治疗,若 ER/PR 阳性(或情况未知) + 曲妥珠单抗,若 HER2 阳性
Ⅳ	ER/PR(+):激素疗法 ± 化疗 ER/PR(-):HER2(+)→化疗 + 曲妥单抗;HER2(-)→化疗 骨转移:双磷酸酯↓骨骼并发症(NEJM,1998,339:357)

预　防

- 选择性雌激素受体调节剂(SERMs)
  - 他莫昔芬:作为辅助治疗可降低对侧乳腺癌风险;作为高危人群的一级预防:降低侵袭性乳腺癌的风险,但增加深静脉血栓和子宫内膜癌的风险,是否会造成死亡率的增加有待研究(Lancet,2002,360:817)
  - 雷洛昔芬:降低侵袭性乳腺癌和椎骨骨折的风险,增加中风和 DVT/PE 的风险(NEJM,2006,355:125);他莫昔芬在预防乳腺癌的同时可以降低 DVT/PE 的风险,并有减少子宫癌发病率的趋势(JAMA,2006,295:2727)
- BRCA1/2 携带者:如上所述,应加强监测。预防性双侧乳房切除术可以降低 90% 的患病风险,双侧输卵管 - 卵巢切除术可以降低卵巢癌和乳腺癌发病风险

前列腺癌

流行病学和危险因素(NEJM,2003,349:366)

- 美国男性中最常见的癌症,男性癌症死亡率中排第二位
- 诊断为前列腺癌的风险为 16%,死于前列腺癌的风险为 3%
- 随年龄的增长发病率增加(<45 岁前很少患病),非洲裔美国人,有家族史者患病率高

临床表现(就诊时通常无症状)

- 梗阻症状(在前列腺增生患者中更为常见):排尿不畅,尿流变细,尿潴留,夜尿增多
- 刺激症状(亦见于前列腺炎):尿频,排尿困难,尿急
- 前列腺周围播散:血尿,血性精液,新近的勃起困难

• 转移病变：骨痛，脊髓压迫，血细胞减少

筛查（NEJM，2009，360：1351）

• 筛查是否能减少死亡率尚不明确，近期有研究表明筛查可减低 20% 死亡率，无其他益处（NEJM，2009，360：1310 & 1320）
• 肛门指检（DRE）：病变大小，硬度，损伤情况
• PSA：>4 ng/mL，超过该值对疾病的诊断既不敏感也不特异，前列腺癌、急性尿潴留、活检、经尿道前列腺切除术、射精等也可导致 PSA 升高（在肛门指检和膀胱镜检查后无明显升高）；15% 的 >62 岁的男性，PSA <4 ng/mL，但经肛门指检诊断为 T1 前列腺癌（NEJM，2004，350：2239）
• 美国癌症协会为 50 岁以上（若存在高危因素则 45 岁以上）、预期寿命≥10 年的男性提供 PSA + DRE 检查；USPSTF 对 >75 岁的人群不建议进行 PSA 检查，而对 <75 的人群没有提供 PSA 检查方面的建议

诊断和分期

• TRUS 介导下的活检：取得 6～12 个位点的标本
• 组织学：Gleason 分级（2～10；≤6 低级），分化程度评分（1：分化最佳，5：分化最差），以上两者是活检最常用的评价指标，且预后相关
• 影像学检查：用于评价前列腺外的播散情况
  骨扫描：用于 PSA >10ng/mL、Gleason 高级别或者临床高度进展的肿瘤
  腹部－盆腔 CT：对于检测包膜外的转移和淋巴结转移不准确
  直肠内螺旋 MRI：可更好地评价包膜外播散

前列腺癌的 TNM 分期和治疗

分期	肿瘤情况	淋巴结转移	治疗
Ⅰ	T1a：不可触及，影像学检查不可见	N0，M0 Gleason 2～4	密切监测（若预期寿命 <10 年） 放疗（外部或短期；NEJM，2006，355：1583）
Ⅱ	T1/T2：病变局限于前列腺	N0，M0	前列腺根治术[若术中发现高危因素，应考虑放疗和（或）激素治疗]。微创手术可减少住院时间，但会增加补救治疗的风险（JCO，2008，26：2278）。
Ⅲ	T3：侵袭前列腺囊	N0，M0	放疗 ± 药物去势治疗（见下）（Lancet，2009，373：30 1）
Ⅳ	T4：侵犯周围结构	N0，M0	放疗（对 M0） 药物去势治疗（NEJM，2009，360：25 16）
	任何 T	N1，M0	GnRH 类似物（亮丙瑞林，戈舍瑞林）
	任何 T	任意 N，M1 *	抗雄激素药物（氟他胺，比卡鲁胺） 二线药物：雄激素合成抑制剂（甲酮康唑，氨鲁米特），抗雄激素撤退治疗，若难治性，应结合化疗（多西他赛 + 泼尼松）

* 对骨转移患者使用双磷酸盐化合物（阿伦磷酸盐，唑来膦酸），并给予姑息性放疗

预　后

- PSA 水平、Gleason 分期、年龄都是转移癌的预测因素
- 若病变局限于前列腺，术后 5 年无复发生存率 >90%；若穿过包膜则 75% 生存率，若有前哨淋巴结侵犯则生存率 40%
- 与密切监测相比，手术能降低前列腺癌的致死率和小于 75 岁患者的总死亡率(NEJM,2005,352:1977)，手术治疗与化疗的比较尚在研究中
- 转移病变：中位生存期在 24 ~ 30 个月，均进展为雄激素非依赖型(15% ~20% 病例撤除抗雄激素药物后，反而出现 PSA 的下降)
- 抗雄激素药物的长期效果包括骨质疏松

预　防

- 非那雄胺和度他雄胺可以降低通过活检查出的前列腺癌总数，但会增加 Gleason 高级别前列腺癌的数量(NEJM,2003,349:215 & 2010;362:1192)

结直肠癌(CRC)

流行病学和危险因素

- 在美国的男性和女性癌症发病率中均居第 4 位，在癌症导致的总死亡率中居第 2 位
- 40 岁前罕见，90% 病例发生在 50 岁之后，70% 为散发
- 家族史：25% 患者有家族史，患病危险取决于一级亲属的患者数和患病年龄；5% 有可检测的生殖系突变

  FAP：抑癌基因 APC 突变所致→年轻时即有数千个息肉→100% 终身患病危险，甲状腺癌、胃癌、小肠癌患病风险也增高

  HNPCC：DNA 错配修复基因的变异所致→促进肿瘤进展→80% 终身患病概率，绝大多数为右半结肠肿瘤；子宫内膜癌、卵巢癌、胃癌、小肠癌的患病概率也会增加

  阿姆斯特丹标准：≥3 个家庭成员有 HNPCC 相关的肿瘤，至少 1 个在 50 岁之前确诊，影响连续两代家族成员
- 炎性肠病：随病变范围扩大的时间延长癌变风险增大
- 其余的 CRC 相关因素：高脂饮食；吸烟、糖尿病和肥胖也可能增加 CRC 的危险
- ASA 和 NSAIDS 可以降低腺瘤的风险，包括 COX-2 类药物(NEJM,2006,355:873,885)，但 COX-2 增加出血和心血管事件的概率；长期使用 ASA 会降低表达 COX-2 的 CRC 概率(NEJM,2007,356:2131 & Lancet,2007,369:1603)；目前不推荐使用 (Annals,2007,146:361)

病理学和遗传学

- 腺瘤→癌症的发展过程基因序列反应中出现一系列有序基因突变的积聚，大的(>2.5cm)、绒毛状的、无蒂的腺瘤有更高的恶变概率
- 通常在腺瘤发生 10 年后出现癌变(散发的或家族性的都如此)
- 散发 CRC 的基因变异：*APC*(80%)，*KRAS*(50%)，*TP*53(50% ~70%)，*DCC* 或 *SMAD*4，基因组不稳定性(大多数)或错配修复功能障碍(10% ~15%)
- 在诊断前的基因型检测可以指导用药(比如 KRAS 如下)

筛查(NEJM,2009,361:1179)

- 平均危险：强烈推荐从 50 岁开始每 10 年进行 1 次结肠镜检查

- 增加风险的因素:更早开始或者更加频繁的检查,有阳性家族史:从40岁开始或者从家族史中最早的10年前开始检查,之后每5年1次。炎性肠病患者:诊断后8~10年开始检查,每1~2年检查1次。怀疑或者确定的家族综合征:基因咨询或很早开始筛查(比如20~25岁),每1~2年1次
- 结肠镜:是检查整个结肠的手段,对于>1cm的损害有90%的敏感性,弯曲乙状结肠镜敏感性差,但进行此项检查是有益的。(NEJM,1992,326:653)如果发现息肉存在,3~5年应再次检查
- 便潜血检查(FOBT):可以降低死亡率(NEJM,1993,328:1365 & 2000,343:1603);3张试纸的家庭自检比DRE/FOBT有更高的敏感性(24% vs. 5%)(Annals,2005,142:81),每年重复一次
- 粪便DNA检查:与FOBT相比特异性相同,敏感性更高,但敏感性不如结肠镜(NEJM,2004,351:2704)
- CT结肠镜(CTC):与结肠镜相比,对于≥1cm的损伤有90%的敏感性,但对于更小的病变敏感性显著下降(NEJM,2008,359:1207)。对于≥6mm的病变,CTC后进行结肠镜与单独的结肠镜对于进展期肿瘤的诊断率相似,但其中有8%需要结肠镜检查(NEJM,2007,357:1403)。在患病的高危人群中,CTC对≥6mm的晚期病变敏感性为85%(JAMA,2009,301;2453),在正常人群(无结直肠癌或息肉个人史或家族史)或在不能行结肠镜的患者中是否应进行CTC尚有待研究

分期(AJCC Cancer Staging Manual,7th ed,2010)

- TNM分期:原发肿瘤的大小和深度(T),局部淋巴结转移(N),远处转移(M)。复杂的分期是建立在病理结果与观察到的生存数据之间关系的基础上
- 结肠镜+活检/结肠息肉切除术+术中情况和病理分期对于评价结肠外的转移至关重要
- 胸部CT和腹部/盆腔CT(无法准确判断疾病侵袭的深度和淋巴结转移情况)
- 对已经诊断为CRC的患者应检查基线CEA,这是重要的预后指标,也是治疗是否有效的评价指标和检测复发的指标;CEA检查不能作为筛查

结直肠癌的治疗方案
(基于TNM分期和修正的Dukes分期)

TNM	Dukes	病理标准	5年生存率	治疗
Ⅰ	A	侵袭黏膜下层或固有肌层	94%~97%	单纯手术治疗(切除以及分析≥12个淋巴结)
ⅡA	B	侵袭浆膜层	83%	手术;辅助化疗对结肠癌的作用尚不明确*直肠癌应行术前放疗或5FU同步放化疗,术后化疗(FOLFOX)
ⅡB	B	侵袭脏腹膜	74%	
ⅡC	B	直接侵犯周围器官	56%	

续表

TNM	Dukes	病理标准	5 年生存率	治疗
ⅢA	C	≤6mm,有淋巴结转移	86%	手术+化疗* 5-FU+亚叶酸+奥沙利铂=FOLFOX(NEJM,2004,350:2343) 直肠癌应行术前放疗或者术前放化疗(NEJM,2006,355:1114)
ⅢB	C	不同程度的淋巴结转移和局部浸润	51%~77%	
ⅢC	C		15%~47%	
Ⅳ	D	远处转移	5%	化疗(NEJM,2005,352:476) FOLFOX, FOLFIRI 或 CapeOX±贝伐珠单抗或西妥昔单抗(无KRAS突变的患者获益有限)±手术切除孤立的远处转移(5年生存率30%) 如出现穿孔,梗阻或出血,应考虑原发肿瘤切除

NCCN Clinical Practice Guidelines in Oncology,www. nccn. org 直肠癌和结肠癌的 5 年生存率的平均值基本相同,并附有 TNM 分期及亚型划分,数据来源是 SEER (JCO,2010,28:256,264)。* 对于高危的Ⅱ期病变应考虑辅助化疗,高危指的是:有梗阻,穿孔,周围组织的粘连,淋巴结检查结果不充分,淋巴及血管的浸润,低分化型。贝伐珠单抗是抗 VEGFA 的单克隆抗体(NEJM,2004,350:2335),西妥昔单抗是抗 EGFR 的单克隆抗体 (NEJM,2004,351:337)

胰腺癌

病理学和遗传学(Annu Rev Pathol,2008,3:157;Genes Dev,2006,20:1218)

- 组织学类型:腺癌(85%),腺泡细胞癌,内分泌肿瘤,囊性肿瘤(比如IPMN,见下文),转移到胰腺的肿瘤较少(肺癌,乳腺癌,肾癌)
- 腺癌占胰腺癌的绝大部分(85%)
- 肿瘤发生部位:60% 胰头,15% 胰体,5% 胰尾;20% 整个胰腺弥漫
- 类腺癌中的基因突变:*KRAS*(>90%),*p*16(80%~95%),*p*53(50%~75%),*SMAD*4(55%)

流行病学和危险因素

- 胰腺癌在美国男性和女性的癌症死亡原因中均居第四位
- 80% 的胰腺腺癌发生在 60~80 岁
- 获得性危险因子:吸烟(RR1.5)、肥胖、慢性胰腺炎、糖尿病与胰腺癌的关系尚有待研究
- 遗传性危险因素:5%~10% 的病例与基因的易感性相关
  遗传性慢性胰腺炎:阳离子胰蛋白酶原基因的变异相关(*PRSS*1)
  家族性肿瘤综合征以及增加肿瘤风险的基因变异:家族非典型性多痣样黑色素瘤(*CDKN2A/p*16),家族性乳腺癌和卵巢癌综合征

(BRCA2),Peutz-Jeghers 综合征(*LKB* 1),共济失调毛细管扩张(*ATM*);还可能与遗传性结直肠癌相关(*HNPCC* 和 *FAP*),但不明确

临床表现

- 无痛性黄疸(胰头癌多见),疼痛(放射至背部),体重下降
- 近期发生的不典型糖尿病,原因不明的吸收不良和胰腺炎
- 游走性血栓性静脉炎(Trousseau 症)
- 检查:腹部肿块,无触痛,可触及的胆囊肿大(Courvoisier 征,更多见于胆管癌);肝大;腹水;左侧锁骨上淋巴结(Virchow)以及直肠指诊"搁架征"(两者均为非特异性的癌症转移标志)
- 实验室检查:胆红素↑,Aϕ↑,贫血

诊断和分期

- 胰腺 CT 检查(若阳性应该进行增强 CT)
- 若没有看到病变→EUS,ERCP,MRI/MRCP 可能显示肿物或导管狭窄
- EUS 介导下的细针穿刺活检(FNA)活检胰腺病变(倾向于在可能手术的患者中采用)或 CT 介导下的活检(播散可能性)或转移病变的活检
- 肿瘤标志物:CA19-9(肝衰竭中会假性升高);在术后监测中可能发挥作用

胰腺腺癌的临床(放射学)分期以及预后

诊断时的分期	标准	中位生存期
可切除的,15%~20%	无胰腺外病变或大块淋巴结病变 SMV 和门静脉清晰显影,腹腔干和 SMA 不受累	10~20 个月(肿瘤<3cm,分化良好,病变边缘无浸润提示,以上提示更好的预后) 无淋巴结转移者 5 年生存率 30%,有淋巴结转移者 5 年生存率 50%
局部晚期(不可切除),40%	门静脉/SMV 受累,腹腔干或 SMA 受累	8~12 个月
转移的,40%	通常是肝脏或腹膜转移,偶有肺部转移	3~6 个月

胰腺腺癌的治疗(NEJM,2010,362:1605)

- 可切除的:手术±辅助治疗(新辅助治疗或术后治疗)
  - 胰十二指肠切除=Whipple 手术=切除胰头、十二指肠、胆总管和胆囊±部分胃切除
  - 辅助治疗:可以提高生存率,但治疗方案的选择存在争议(单用化疗 vs. 同步化放化疗和吉西他滨 vs. 5FU;NEJM,2004,350:27 13;JCO,2005,23:4532;JAMA,2007,297:267)
- 局部晚期:最佳治疗策略仍存在争议,吉西他滨单药(Ann Oncol,2008,19:1592;Br J Cancer,2007,96:1183;JCO,2009,27:2269);吉西他滨+放疗(JCO,2008,26:214s)
- 转移性腺癌:吉西他滨单药(JCO,1997,15:2403);合并厄洛替尼(JCO,2005,23:16S,1)或卡培他滨(JCO,2009,27:5513)可能有一定益处

- 姑息性和支持性治疗

  梗阻性黄疸或胃出口的梗阻:内镜植入支架或手术建立旁路

  疼痛:阿片类药物,腹腔神经丛阻滞,放疗

  体重减轻:胰酶的替代治疗,营养支持,临终前谈话

胰腺的囊性肿瘤(NEJM,2004,351:1218;The Oncologist,2009,14:125)

- <10%的胰腺肿瘤,通过CT,ERCP,MRCP或EUS诊断
- 浆液性囊腺瘤:通常良性,影像学检查有中央瘢痕或蜂窝状征象
- MCN:通常是年轻女性发病;在胰体和胰尾部的多病灶点肿瘤,有卵巢样基质,富含黏蛋白液体,CEA升高,是癌前病变
- IPMN:起源于胰腺的主导管或主导管一个分支的肿瘤;与导管扩张相关,有黏液样物质分泌。进展为癌症的情况不明确(5~20年)。根据肿物的大小、位置和生长异常的情况选择是否手术

肿瘤急症

发热与中性粒细胞减少(FN)

定　义

- 发热:单次口腔温度≥38.3℃(101°F)或者口腔温度≥38℃(100.4 F)超过1 h
- 中性粒细胞减少:绝对计数<500/μL或者<1 000/μL,但可预测的最低值<500/μL

病理生理学和微生物学

- 易感因素:导管,皮肤损伤,GI黏膜炎症,梗阻(淋巴系统,胆管,消化道,尿道),肿瘤相关的免疫缺陷
- 多数情况的原因是:消化道菌群随血流播散
- 中性粒细胞减少性的小肠结肠炎(盲肠炎):右下腹痛,水样/血性腹泻,盲肠壁增厚
- G^-杆菌(尤其铜绿假单胞菌)在以往的病例中最常见
- G^+感染近期有增多的趋势(在目前鉴别出的致病菌中占60%~70%)
- 真菌的二次感染通常是由中性粒细胞减少和抗生素使用导致
- 不典型微生物感染和细菌性脑膜炎少见

预　防

- 左氧氟沙星(500mg qd)可减少化疗相关的低中性粒细胞减少患者发生细菌感染事件和发热,不能降低死亡率(NEJM,2005,353:977,988)

诊　断

- 体格检查:皮肤,口咽部,肺,肛周,手术和插管部位,避免肛门指检
- 实验室检查:全血细胞计数和分类,血液生化检查,BUN/Cr,LFTs,U/A
- 微生物学:血(外周血和每个内置导管的位置)、尿和痰培养;有局部症状/体征→粪便检查(艰难梭菌培养),腹水检查,脑脊液检查(少用)
- 影像学检查:胸部X线检查;有局部症状/体征→CNS、鼻窦、胸部、腹部/盆腔影像学检查
- 预警状况:中性粒细胞减少→炎症反应障碍→体格检查和影像学检查可能只发现轻微改变;革兰染色中没有发现中性粒细胞并不能排除感染

危险分级(降低危险的因素)

- 病史:年龄<60岁,无症状,无严重并发症,肿瘤在消退期,实体肿瘤,无真菌感染病史或者近期没有进行过抗真菌治疗
- 体格检查:体温<39℃,无呼吸急促,无低血压,无精神状态改变,无脱水
- 其他检查:中性粒细胞计数>100/μL,预期粒细胞减少<10d,胸部X线检查正常

初始抗生素治疗(Clin Infect Dis,2002,34:730)

- 经验性治疗方案中应当包括一种抗假单胞菌药物
- 口服抗生素可用于低危患者:环丙沙星+阿莫西林克拉维酸(NEJM,1999,34 1:305)
- 静脉注射抗生素:没有明确的最优方案;使用单种药物或者两种药物合用
  单药方案:头孢他啶,头孢吡肟,亚胺培南,美罗培南
  两药方案:氨基糖苷类+抗假单胞菌的β内酰胺类
  青霉素过敏:左氧氟沙星+氨曲南或氨基糖苷类
- 在特殊病例中应加入万古霉素(低血压,内置导管,严重的黏膜炎症,MRSA菌群定植,喹诺酮类预防用药),病原菌培养结果阴性48h后停止用药

初始用药方案的调整

- 低危无发热的患者在3~5d后可改为口服抗生素
- 若持续发热超过3~5d或者疾病进展,应改变经验性用药方案(比如加入万古霉素)
- 如粒细胞减少性发热超过5d需要加入抗真菌药物
  脂质两性霉素B、卡泊芬净、米卡芬净、阿尼芬净、伏立康唑、泊沙康唑都是可选方案

疗　程

- 来源已知:完整的标准疗程(比如,对于菌血症治疗两周)
- 来源未知:持续使用抗生素直到不再发热且中性粒细胞数>500/μL
- 不再发热而中性粒细胞仍减少的情况下,何时停止抗生素使用尚无明确标准

造血生长因子的作用(JCO,2005,23:4 198 & 2006,24:3187)

- 粒细胞集落刺激因子(G-CSF)与粒细胞-巨噬细胞集落刺激因子(GM-CSF)可作为一级预防措施,在FN可能性>20%的情况下使用;亦可作为FN之前发生后的二级预防(对可治愈的肿瘤保持一定的剂量浓度)。CSF可以降低FN发生率,但目前没有证据表明CSF可降低死亡率
- 集落刺激因子在FN的高危患者中可以作为辅助治疗

脊髓压迫

临床表现

- 肿瘤转移至椎体导致硬膜外脊髓压迫
- 前列腺癌、乳腺癌、肺癌最常见,其次是肾细胞癌、NHL、骨髓瘤
- 病变部位:胸椎(70%),腰椎(20%),颈椎(10%)

- 症状和体征:疼痛(96%,在神经症状之前发生),无力,自主神经功能紊乱(尿潴留,肛门括约肌张力下降),感觉丧失

诊 断

- 对于实体肿瘤患者出现的背痛要给予充分注意
- 不要等出现神经系统体征再考虑诊断和治疗,在开始治疗前神经系统异常的持续时间和严重程度是评价预后的最重要标准
- 紧急的全脊椎 MRI 是可以考虑的,如果无法进行 MRI 可行 CT 脊髓造影

治 疗

- 地塞米松(10mg IV →4mg IV 或 PO q6h)
  如果有背痛 + 神经系统障碍则立即用药,同时等待影像学的检查结果
- 如果确定有压迫或神经系统障碍,立即进行放疗或手术消除压迫
- 对实体肿瘤来说,手术 + 放疗比单独放疗对神经系统的恢复更有益(Lancet,2005,366:643)
- 如果是病理性骨折导致的压迫应手术治疗,不能手术者放疗

肿瘤溶解综合征

临床表现

- 肿瘤负荷很大或者生长速度很快→自发的或者化疗导致的细胞内电解质与核苷酸的释放
- 最常见于治疗中的高级别淋巴瘤(Burkitt)和白血病(ALL,AML,CML 处于原始细胞危象时);实体肿瘤少见;很少由于肿瘤自身裂解造成
- 电解质紊乱:↑K,↑尿酸,↑PO_4→↓Ca
- 肾衰竭(尿酸性肾病)

预 防

- 别嘌醇用量:300mg qd 至 bid PO 或者 200~400mg/m^2 IV(根据肾功能调整);在放化疗开始之前水化
- 拉布立酶(复合尿酸氧化剂)0.15mg/kg 或 6mg 固定用量(肥胖患者除外);在放化疗开始之前水化

治 疗

- 避免静脉造影剂和 NSAIDS 的使用
- 别嘌醇 + 大量静脉补水 ± 利尿剂以增加 UOP
- 考虑用等渗的碳酸氢钠碱化尿液以增加尿酸的溶解性并降低尿酸性肾病的风险[此疗法存在争议,有观点认为可能导致代谢性碱中毒或 $Ca_3(PO_4)_2$ 沉积]
- 对于尿酸严重升高的患者应使用拉布立酶[(0.15~0.2)mg/kg·d×(3~7)d],在快速进展的肿瘤中尤其必要;尿酸水平的测定需要在冰上进行,以抑制体外活性酶的作用(JCO,2003,2 1:4402;Acta Haematol,2006,115:35)
- 纠正高钾血症、高磷血症及有症状的低钙血症
- 某些患者可能需要血液透析;对于肾功能不全或者急性肾衰竭的患者应进行提早肾内科的会诊

原发部位未知的肿瘤

原发部位未知的肿瘤的评价

病理	可能来源	标志物	影像学	其他病理检查
腺癌	结肠,上 GI,胰腺	CEA,CA19-9	内镜/EUS	CDX 1,CK7/20
	HCC	AFP	腹部/盆腔 CT	
	乳腺	CA－15－3	乳房造影	ER/PR,GCDFP
	卵巢,前列腺	CA125,PSA	盆腔超声检查	CA 125,PSAP
	肺		胸部 CT	TTF1,CK7
鳞癌	肺	无	胸部 CT	TTF1,CK7
	头颈部		喉镜	
	食管		内镜	
	宫颈,肛门			
低分化癌	生殖细胞	hCG,AFP	睾丸超声检查	PLAP,isochrom 12p
	淋巴瘤	LDH	PET	LCA,流式细胞术,细胞遗传学检查
	甲状腺	甲状腺球蛋白	甲状腺超声检查	甲状腺球蛋白
	GIST,肉瘤		腹部/盆腔 CT	c-KIT,desmin,vimentin
	神经内分泌肿瘤			NSE,嗜铬粒蛋白,均应考虑 EM

骨转移:乳腺癌,肺癌,甲状腺癌,肾癌,前列腺癌

肺　炎

肺炎的病原学

发病场所和宿主状态	病因
社区获得性(CID, 2007,44:527)	肺炎链球菌 支原体、衣原体、病毒(好发于青年健康人群) 流感嗜血杆菌、卡他莫拉菌(好发于 COPD 患者) 军团菌(好发于老年、吸烟、免疫低下者) 肺炎克雷白杆菌等 GNR(好发于酗酒或误吸者) 金黄色葡萄球菌(常见于病毒感染后) 甲、乙型流感病毒等(参见"呼吸道病毒感染") (40% ~60% 病例未检出病原体)
医院获得性	GNR,包括铜绿假单胞菌、肺炎克雷白杆菌、大肠杆菌、肠杆菌、沙雷菌、不动杆菌、金黄色葡萄球菌(包括 MRSA) 胃液酸度下降可能增加患肺炎的危险(JAMA,2009,301:2120)
免疫低下宿主	以上病因 + PCP、真菌、诺卡菌、非典型支原体、CMV、HSV
吸入性(NEJM,2001,334:665)	化学性肺炎,由吸入胃内容物导致 细菌性肺炎,发生于吸入口咽部定植菌后≥24 ~72h 门诊患者:典型菌群(肺炎链球菌、金黄色葡萄球菌、厌氧菌) 住院患者或慢性病患者:GNR、金黄色葡萄球菌

临床表现

- "典型":急性起病,发热、咳嗽、咳脓痰、呼吸困难,胸片表现为实变影
- "非典型"(原称培养阴性):隐匿起病,干咳、肺外表现(恶心呕吐、腹泻、头痛、肌痛、咽痛),胸片表现为斑片状间质性改变,军团菌肺炎者可出现转氨酶↑和钠↓
- 症状、体征和影像学检查无法可靠地鉴别"典型"(肺炎链球菌、流感嗜血杆菌)和"非典型"(支原体、衣原体、军团菌、病毒)

诊　断

- 痰革兰染色:应用价值存在争议。是否为合格标本(即痰液或唾液)?→鳞状上皮细胞应 < 10 个/低倍视野。是否为脓性标本? →PMNs 应 > 25个/低倍视野
- 痰细菌培养:标本应在采集后 1 ~2h 内送至实验室。少数情况下考虑病毒检测(DFA 或 PCR),极少使用病毒培养
- 血培养(使用抗生素前):阳性率 10% ,与病原体有关
- CXR(后前位和侧位;参见影像学插图)→如果胸腔积液宽度 > 5cm 或重症肺炎,应行诊断性胸穿

- 其他实验室检查：SaO_2或 PaO_2、CBC、电解质、BUN/Cr、血糖、肝功能试验；动脉血 pH（如果考虑重症肺炎）
- 其他微生物学检测（双份血清学检测可用于多数非典型病原体）：
  - 支原体：使用抗生素前，行喉拭子、痰或 BAL 标本 PCR
  - 军团菌：尿抗原（检测嗜肺军团菌 1 型，占军团菌肺炎的 60% ~70%）
  - 尿肺炎链球菌抗原（敏感性 50% ~80%，特异性 >90%）
  - MTb：诱导痰标本行抗酸染色或分枝杆菌培养（在除外 MTB 前应行经验性呼吸道隔离）；如果考虑 TB，应避免使用喹诺酮类抗生素；如果染色阳性，应行快速 DNA 探针检测
  - HIV 阳性或↓细胞免疫者应诱导排痰，查 PCP；15 ~ 54 岁患者应查 HIV
- 支气管镜：可用于免疫低下、重症、治疗无效或慢性肺炎患者。也可用于怀疑 TB 但痰标本收集不满意，或临床高度怀疑 PCP 但无法诱导排痰或临床上高度怀疑但痰液检查阴性者
- 初始治疗失败的原因
  - 疗程不足：可能需要≥72h 才能好转
  - 药物剂量不足：例如，万古霉素 <15 ~ 20mg/mL（穿透肺组织的最低浓度）
  - 耐药病原体（或二重感染）：例如，MRSA、铜绿假单胞菌；考虑行支气管镜
  - 诊断错误：真菌/病毒性肺炎、化学性肺炎、PE、CHF、ARDS、DAH、ILD；考虑行 CT
  - 肺炎旁胸腔积液/脓胸：常见于肺炎链球菌、A 族链球菌；如果 CXR 阴性，考虑行 CT（如果存在胸腔积液，尤其是局限性胸腔积液，应行诊断性胸穿 ± 胸腔置管引流）
  - 播散性感染（心内膜炎、脑膜炎、关节炎），脓肿

预后（也可参见 PORT 评分）

- 肺炎和流感是美国的第八大死因
- 低危患者抗生素改口服后即可出院（CID，2007，44:527）
- 大多数患者的 CXR 在患病后 6 周恢复正常；考虑复查 CXR 以除外肿瘤或其他诊断
- 目前推荐使用新的评分标准取代肺炎严重度指数（PSI，aka PORT 评分）；新标准较简单，操作类似，但是未得到充分验证
  - CURB-65（Thorax，2003，58:377）：意识障碍（Confusion），尿素血症（Uremia），RR≥30，BP <90/60，年龄≥65
  - SMART-COP（CID，2008，47:375）：SBP <90，多肺叶浸润（Multilobar infiltrates），白蛋白（Alb）<3.5 g/dL，RR≥30，心动过速（Tachycardia）（心率 >125 次/分），意识障碍（Confusion），动脉血氧饱和度（O_2 sat）<90%，动脉血 pH <7.35

PORT 评分、预后及治疗场所

分类	评分	死亡率	治疗场所
Ⅰ	年龄<50,无并发症	<1%	门诊治疗
Ⅱ	≤70	<1%	门诊治疗
Ⅲ	71~90	2.8%	短期住院治疗
Ⅳ	91~130	8.2%	住院治疗
Ⅴ	>130	29.3%	住 ICU
变量	分数		
人口学	男性(年龄,以 y 为单位),女性(年龄-10),居住于疗养院(+10)		
并发症	肿瘤(+30),肝病(+20),CHF(+10),CVA(+10),肾病(+10)		
查体	意识障碍(+20),RR≥30(+20),SBP<90(+20),体温<35°/>40°(+15),HR>125(+10)		
实验室检查	pH<7.35(+30),BUN>30(+20),Na<130(+20),血糖>250(+10),Hct<30(+10),PaO_2<60 或 SaO_2<90(+10),胸腔积液(+10)		

(NEJM,1997,336:243)

治　疗

临床情况	经验性治疗指南*
门诊治疗的患者	近期未使用抗生素:大环内酯类或多西环素 近期曾使用抗生素:[大环内酯类+(大剂量阿莫西林±克拉维酸或二代头孢)]或呼吸 FQ
社区获得性,住院患者	(三代头孢+大环内酯类)或呼吸 FQ
社区获得性,住 ICU 患者	(三代头孢或氨苄西林/舒巴坦)+(大环内酯类或呼吸喹诺酮类)(如无铜绿假单胞菌感染危险因素)
医院获得性,有感染多耐药病原体的危险	(抗假单胞菌的 PCN 或头孢菌素或碳氢霉烯类)+[FQ 或(庆大霉素+阿奇霉素)]+万古霉素
免疫低下宿主	以上药物±复方新诺明±糖皮质激素,以覆盖 PCP
吸入性	(三代头孢或氟喹诺酮类)±(克林霉素或甲硝唑)

续表

临床情况	经验性治疗指南*
给药方式	住院患者应先行静脉注射治疗 临床改善且能够耐受口服者可改为口服

*尽量根据体外药敏结果或当地微生物耐药特点使用针对病原体的治疗。除铜绿假单胞菌等非发酵 GNR 感染以外，呼吸机相关肺炎的治疗疗程 8d≈15d（JAMA，2003，290：2588；AJRCCM，2005，171：388；CID，2007，44：527）

预　防

- 多价肺炎链球菌疫苗：建议 >65 岁或患高危基础疾病者接种
- 呼吸机相关肺炎的预防：床头抬高 >30°，氯己定漱口；高危患者防止误吸

呼吸系统病毒感染

病原学和流行病学

- 典型病原体：病程短，症状轻 = 鼻病毒、冠状病毒；病程长，症状重或复杂 = 流感病毒、副流感病毒、RSV、腺病毒
- 季节性流感：美国住院患者 365 000 例/年，死亡 51 000 例/年；多数患者 >65 岁（NEJM，2008，359：2579）
- 2009 年 H1N1 大流行：中青年患者病情更严重（JAMA，2009，302：1896）

诊　断

- 主要根据临床表现诊断：咳嗽、发热、肌痛、关节痛、流涕、咽炎（病毒性支气管炎表现为咳嗽 ± 低热；常呈良性、自限性病程）
- 取鼻腔冲洗或痰/BAL 标本，用于呼吸系统病毒检测试剂盒（流感病毒、副流感病毒、RSV、腺病毒）
- 取鼻咽拭子查快速流感病毒试验：敏感性 50% ~70%（流感大流行时降低），特异性 >95%
- DFA（敏感性 85%）和 RT-PCR（金标准）可用于检测流感病毒（PCR 可明确病毒类型）

治　疗

- 季节性流感：M2 抑制剂（金刚烷胺、金刚乙胺）仅作用于甲型流感病毒；神经氨酸酶抑制剂（奥司他韦、扎那米韦）对甲、乙型均有效，但已存在耐药性
- H1N1 流感大流行：将近 100% 患者对奥司他韦敏感，不能口服的重症患者考虑予帕拉米韦 IV 治疗（目前在美国为急诊用药）；对金刚烷胺耐药
- 奥司他韦 75mg PO bid × 5d，出现症状 48h 内开始使用有效，但是可随时用于免疫低下患者，以及重症流感或有重症流感危险因素的患者
- 免疫低下（例如，骨髓移植、肺移植）患者可选用吸入利巴韦林治疗 RSV；成人的临床研究数据不足

预　防

- 灭活流感疫苗：季节性流感和部分大流行流感，包括 H1N1。>50 岁者、易出现并发症者、医务人员以及高危患者的护理者推荐接种；如供应充足，可全民接种

- 强烈建议对住院患者实施隔离和飞沫防护
- 与明确的流感传染源发生接触的高危者可予预防性治疗：奥司他韦每天 75mg PO × 10d

真菌感染

念珠菌

- 病原学：GI 正常菌群；白色念珠菌与非白色念珠菌（如果曾使用唑类抗真菌药或非白念珠菌感染，应考虑唑对类抗真菌药耐药；近平滑念珠菌常对棘白菌素类抗真菌药耐药）
- 危险因素：粒细胞减少、免疫低下、应用广谱抗生素、静脉置管（尤其是全肠外营养）、静脉吸毒、腹部手术、糖尿病、肾衰竭
- 临床表现

  皮肤黏膜：皮肤（例如，对摩擦部位的红色、浸渍性病变）；鹅口疮（渗出、红斑或萎缩性病变；如果不能解释，需除外 HIV）；食管（吞咽痛；± 鹅口疮）；阴道炎、包皮炎

  念珠菌尿：多由于使用广谱抗生素和（或）留置尿管引起定植

  念珠菌菌血症（院内血流感染的第四大原因）：除外视网膜受累（因其需强化治疗）；心内膜炎罕见，但后果严重（尤其是非白念珠菌感染和有人工瓣膜的患者）

  肝脾：来源于门静脉、腔静脉；见于急性白血病

  血行播散至肺、脑、脑膜等

经验性治疗

皮肤黏膜	克霉唑、制霉菌素、氟康唑、伊曲康唑
念珠菌尿	有症状、严重免疫低下者或拟行泌尿生殖道操作前，予氟康唑或膀胱灌注两性霉素 B
念珠菌菌血症伴或不伴粒细胞减少	棘白菌素、氟康唑、两性霉素 B
发热伴粒细胞减少	棘白菌素（如，米卡芬净）或两性霉素 B
拔除静脉置管（CID，2009，48：503）	

组织胞浆菌病

- 流行病学：在美国中部和东南部呈高度区域性（尤其是在鸟和蝙蝠粪便多的区域），在东北部等地的河岸边也时有发生
- 临床表现

  急性肺部感染：多呈亚临床性，但可能呈轻至重度 ± 空洞形成

  慢性肺部感染：进行性加重的咳嗽、咳痰，伴消瘦、盗汗、浸润、空洞形成

  播散性（见于免疫低下者）：发热、消瘦、肝脾大、淋巴结肿大、口腔溃疡、皮损
- 治疗：伊曲康唑；重症或播散性感染患者予两性霉素 ± 糖皮质激素（CID，2007，45：807）

球孢子菌病

- 流行病学:美国西南部(圣华金或“河谷”热)
- 临床表现
  急性肺部感染:多呈亚临床性;胸痛、咳嗽、发热、关节痛
  慢性肺部感染:咳嗽、咯血、发热、盗汗、消瘦
  慢性播散性(见于免疫低下、妊娠、糖尿病患者):发热、乏力,肺部弥漫性病变,骨骼、皮肤、脑膜受累
- 播散性感染或高危原发肺部感染的治疗:氟康唑或伊曲康唑,重症患者予两性霉素(CID,2005,41:1217)

芽生菌病

- 流行病学:美国中部、东南部和中西部
- 临床表现:多无症状,急性肺炎,慢性肺炎
  肺外表现:疣状、溃疡性皮损,骨骼、泌尿生殖系统受累, CNS
- 治疗:伊曲康唑;重症或免疫低下患者予两性霉素 B(CID,2008,46:1801)

曲霉菌(Chest,2002,121:1988;CID,2008,46:327;NEJM,2009,360:1870)

- ABPA;过敏性肺炎:见“间质性肺病”
- 曲霉球:多发于已有的空洞(TB 等);多无症状,但可导致咯血;<50%患者痰培养阳性;CT 示不固定的空洞内结节,伴新月征
  治疗:抗真菌药效果不确定;持续咯血患者予栓塞或手术治疗
- 坏死性气管炎:呈白色坏死性假膜,见于 AIDS 或肺移植患者
- 慢性坏死:见于 COPD、轻度免疫低下患者;亚急性咳嗽、咳痰、发热、消瘦;
  CT:浸润 ± 结节 ± 胸膜增厚;肺组织活检示侵袭性病变;治疗:伏立康唑 > 两性霉素 B
- 侵袭性/播散性:见于免疫低下患者(粒细胞减少、移植术后、糖皮质激素治疗、AIDS,尤其是使用糖皮质激素或粒细胞减少的 AIDS 患者);肺炎的症状和体征,伴胸痛、咯血;CT:结节、月晕征、新月征;诊断不明确时行肺组织活检;治疗 = 伏立康唑 > 两性霉素 B

接合菌(如毛霉、根霉)

- 流行病学:糖尿病(70%)、血液系统恶性肿瘤、移植术后、长期使用糖皮质激素、使用去铁胺或铁过载
- 临床表现:鼻脑型:眶周/前额痛(较眼眶蜂窝织炎范围广),± 发热(初期可无中毒症状)、突眼、眼球运动减少,可累及颅神经(Ⅴ > Ⅶ);鼻甲 ± 黑色焦痂;诊断:细致的耳鼻喉检查 + 活检
- 治疗:多次清创、两性霉素。即使治疗,死亡率仍较高

隐球菌(CID,2010,50:291)

- 流行病学:免疫低下患者(尤其是 AIDS 患者)易感,但可感染健康宿主
- 临床表现
  CNS(脑膜炎):头痛、发热、脑膜刺激征、ICP,± 昏迷。诊断:腰穿和脑脊液隐球菌抗原
  其他表现:肺、泌尿系统、皮肤、CNS 隐球菌性肉芽肿。如果考虑隐球菌病,需行腰穿以除外 CNS 感染
- 治疗

CNS 感染(或免疫低下者的非 CNS 感染):

HIV 阳性:诱导:两性霉素[两性霉素 B 0.7~1.0 mg/kg·d、脂质两性霉素 B 3~4 mg/kg·d 或两性霉素 B 脂质复合体(ABLC)5 mg/kg·d],如无骨髓抑制,应联合氟胞嘧啶(100 mg/kg·d,分4次)≥2 周;巩固:氟康唑 800 mg/d ≥8 周;维持:≥12 个月抗真菌治疗,经抗反转录病毒治疗后免疫力恢复者可停药

移植术后:诱导:脂质两性霉素 B 和氟胞嘧啶≥2 周;巩固:氟康唑 400 mg/d ≥8 周;维持:免疫抑制减轻者予氟康唑治疗 6~12 个月,未减轻者延长疗程

腰穿放脑脊液或脑脊液引流治疗颅高压;少数患者需行脑室腹腔分流术

免疫正常患者的非 CNS 感染:根据临床具体情况选择氟康唑治疗或观察

真菌感染的诊断

- 培养:念珠菌在血/尿培养中生长良好,其他真菌(如,隐球菌、组织胞浆菌)在真菌分离血培养中生长良好。血培养对球孢子菌不灵敏
- 抗体检测:组织胞浆菌、芽生菌、球孢子菌、曲霉菌。敏感性不同
- 抗原检测
  - 尿/血清组织胞浆菌抗原:播散性疾病的尿抗原敏感性 90%(血浆抗原 80%);与其他真菌感染的交叉反应导致特异性较低
  - 1,3-β-D-葡聚糖:对多种真菌感染有较高的敏感性(念珠菌、曲霉菌、组织胞浆菌、球孢子菌、镰刀菌、肺孢子菌、孢子菌;但对隐球菌、芽生菌、毛霉、根霉不灵敏);不特异
  - GM:对曲霉菌较特异,但敏感性 <50%
  - 隐球菌抗原(血清、CSF):侵袭性感染的血清抗原敏感度和特异性 >90%,仅肺部感染者较低
- 组织病理检查(注意,如果怀疑接合菌,则不可研磨组织)

易感宿主的感染性疾病

概　述

- 多种免疫表型、药物使用或系统性疾病可能为易感因素
- 下表虽有遗漏,但总结了常见的感染病因
- 很多患者可被归入一种以上的分类(如,DM、ESRD、儿童、老年)

易感因素	常见感染病因
体液免疫低下(如 CVID、骨髓瘤)	有荚膜的细菌:肺炎链球菌、流感嗜血杆菌、脑膜炎奈瑟菌 其他细菌:大肠杆菌等 GNRs
粒细胞减少(包括 DM、ESRD 导致的功能障碍)	细菌:革兰阳性:凝固酶阴性葡萄球菌、金黄色葡萄球菌、草绿色链球菌、肺炎链球菌等链球菌;棒状杆菌、芽孢杆菌;革兰阴性:大肠杆菌、克雷白杆菌、假单胞菌 真菌:酵母菌:白念珠菌等念珠菌属;真菌:曲霉菌、毛霉菌等(同时需要细胞免疫)

续表

易感因素	常见感染病因
CMI 低下（如，HIV、长期使用糖皮质激素、移植术后、DM、终末期肾病）	细菌：沙门菌、弯曲杆菌、李斯特菌、耶尔森菌、军团菌、红球菌、奴卡菌及 TB 等分支杆菌 真菌：念珠菌、隐球菌、组织胞浆菌、球孢子菌、曲霉菌和其他真菌、肺孢子菌 病毒：HSV、VZV、CMV、EBV、JC 病毒、BK 病毒 寄生虫：原虫：弓形虫、隐孢子虫、等孢子球虫、巴贝虫；蠕虫：类圆线虫
器官功能障碍	脾切除术：肺炎链球菌、流感嗜血杆菌、脑膜炎奈瑟菌（推荐术前接种针对以上 3 种细菌的疫苗）；二氧化碳嗜纤维菌、巴贝虫 肝病（尤其是肝硬化）：弧菌、有荚膜的细菌 ESRD：粒细胞功能和细胞免疫功能低下 铁过载（或去铁胺治疗）：耶尔森菌、毛霉
生物制剂（如，TNF 抑制剂、抗 B 细胞治疗）	细菌：全身感染和 TB 等分枝杆菌 真菌：肺孢子菌、组织胞浆菌、球孢子菌及其他地方性真菌 病毒：JC 病毒（PML）、EBV、HSV、VZV、HBV 寄生虫：类圆线虫再活化

尿路感染（UTI）

定 义

- 解剖

  下尿路：尿道炎、膀胱炎（膀胱表浅感染）

  上尿路：肾盂肾炎（肾间质炎症）、肾或肾周脓肿、前列腺炎

- 临床

  简单：无结构或神经源性疾病、免疫功能正常的未妊娠期女性的膀胱炎

  复杂：女性上尿路感染、男性或孕妇 UTI、结构性疾病或免疫低下患者 UTI

病原学

- 简单 UTI：大肠杆菌（80%）、变形杆菌、克雷白杆菌、腐生葡萄球菌（CID，2004，39：75）
- 复杂 UTI：大肠杆菌（30%）、肠球菌（20%）、假单胞菌（20%）、表皮葡萄球菌（15%）等 GNR
- 导管相关 UTI：酵母菌（30%）、大肠杆菌（25%）及其他 GNR、肠球菌、表皮葡萄球菌
- 尿道炎：沙眼衣原体、淋球菌、解脲支原体、阴道毛滴虫、生殖支原体、HSV
- 金黄色葡萄球菌：在未留置导管或近期未接受操作的原发尿路感染患者中不常见；考虑菌血症及血行播散

临床表现

- 膀胱炎：尿痛、尿急、尿频、血尿、尿色/味改变、耻骨上痛；一般无发热

- 尿道炎:可与膀胱炎相同,但可出现尿道分泌物
- 前列腺炎
  慢性:与膀胱炎相似,但有梗阻症状(排尿踌躇、尿流细弱)
  急性:会阴痛、发热、前列腺压痛
- 肾盂肾炎:发热、寒战、胁肋或背痛、恶心、呕吐、腹泻
- 肾脓肿(肾内或肾周):与肾盂肾炎相同,但合理抗生素治疗后仍持续发热

诊断方法

- 尿检:脓尿 + 菌尿 ± 血尿 ± 亚硝酸盐
- 尿培养(清洁中段尿或导管标本)
  细菌计数:无症状女性≥10^5CFU/mL,男性≥10^3CFU/mL,有症状或留置导管患者≥10^2CFU/mL(水化可能稀释计数)
  脓尿与尿培养阴性:无菌性脓尿→尿道炎、肾炎、肾结核、异物
- 孕妇与泌尿系统手术:筛查无症状菌尿
- 血培养:发热和复杂 UTIs
- 高危或无菌性脓尿患者行沙眼衣原体/淋球菌 DNA 检测/培养
- 怀疑前列腺炎患者行清洁中段晨尿标本、挤压前列腺分泌物、前列腺按摩后尿液标本
- 脓尿患者如果 72h 后未退热,应查腹部 CT 以除外脓肿
- 男性反复 UTIs 应行尿路检查(泌尿系 B 超 + 残余尿量测定、腹部 CT、排尿膀胱镜)

UTIs 治疗

临床类型	经验性治疗指南 *
膀胱炎	FQ 或复方新诺明口服 3d(简单)或 10 ~ 14d(复杂) 孕妇无症状菌尿或泌尿系手术前→抗生素 3d
留置导管患者	以上抗生素并拔除或更换导管
尿道炎	同时治疗淋球菌和衣原体 淋球菌:头孢曲松 125 mg 肌注 × 1 衣原体:多西环素 100 mg 口服 bid × 7d 或阿奇霉素 1g 口服 × 1
前列腺炎	FQ 或复方新诺明口服 14 ~28 d(急性)或 6 ~ 12 周(慢性)
肾盂肾炎	门诊患者:FQ 或头孢口服 × 14d 住院患者:头孢曲松 IV、FQ 口服、氨基糖苷或氨苄西林/舒巴坦 × 14d(症状改善或退热 24 ~ 48h 后静脉输液改口服,并完成 14d 疗程)
肾脓肿	引流 + 抗生素(同肾盂肾炎)

* 根据体外药敏、既往微生物资料或当地耐药性使用针对病原体的疗法

软组织与骨骼感染

蜂窝织炎

深层、浅层真皮和皮下脂肪感染

病原学(NEJM,2004,350:904;CID,2005,41:1373)

- 主要为链球菌和葡萄球菌,包括 MRSA;糖尿病和免疫低下患者可能感染 GNRs
- 社区获得性 MRSA(CA-MRSA,NEJM,2005,352:1485 & 2006,355:666):
  - 75%的化脓性皮肤/软组织感染,不同感染部位有差异(比例迅速增长)
  - 临床上难以与 MSSA 鉴别,但是可能更具侵犯性,易形成脓肿
  - 高危人群:运动队、军队、监狱、同性恋以及有 MRSA 感染的社区
  - 多数对复方新诺明敏感;部分对克林霉素敏感(实验室药敏可能呈假阳性,需要 D 试验以确认;NEJM,2007,357:380)
- 特殊病例:猫咬伤→多杀巴斯德菌;狗咬伤→多杀巴斯德菌、二氧化碳嗜纤维菌;穿透伤→假单胞菌;园艺→孢子丝菌;盐水→创伤弧菌(常源于生牡蛎)、丹毒丝菌;淡水→气单胞菌

临床表现

- 红肿热痛
- ±淋巴管炎(近端红线)和区域淋巴结肿大
- 多杀巴斯德菌→急性起病;二氧化碳嗜纤维菌→全身感染,脾切除等免疫低下患者伴对称、周围性坏疽;创伤弧菌→出血性大疱与全身感染(尤其是肝硬化患者);孢子丝菌→溃疡性结节
- 中毒性休克综合征可见于链球菌或葡萄球菌感染。发热、头痛、呕吐、肌痛、咽痛、腹泻、全身脱屑性皮疹。低血压、休克。血培养可能阴性

诊 断

- 主要依靠临床诊断:血培养阳性率低(单纯蜂窝织炎敏感性 <5%),但有意义
- 从疖或疱中抽吸脓液可能有助于诊断

治 疗

- 抗生素:耐酶青霉素或一代头孢;若有 MRSA 感染风险:住院患者→万古霉素;门诊患者→复方新诺明 + 抗链球菌抗生素(如,青霉素、阿莫西林、克林霉素)或多西环素(对 MRSA + 链球菌有效)
- 抬高患肢(开始抗生素治疗时,其杀菌作用导致的炎症可能加重皮肤发红)
- 血管供血不足、水肿、免疫低下、耐药菌或深部感染者预后不良

其他皮肤感染

定 义

- 脓疱:表浅化脓性病变,常见于面部/肢体,±大疱,±黄痂
- 丹毒:突出皮面的红斑,与正常皮肤分界清楚
- 毛囊炎:毛囊的表浅炎症,局限于表皮
- 疖:累及真皮的毛囊炎症(多个疖融合:痈)

病原学和治疗(CID,2005,41:1373)

- 脓疱:链球菌或葡萄球菌;治疗:外用莫匹罗星等抗菌药通常可治愈
- 丹毒:主要是A族链球菌;治疗:若无可疑葡萄球菌感染,可使用青霉素
- 毛囊炎/疖:金黄色葡萄球菌、假单胞菌(“热水浴毛囊炎”);治疗:热敷±切开引流;抗生素的使用有争议,可用于合并蜂窝织炎、淋巴管炎、全身症状或免疫低下的患者

糖尿病足

足部感染性神经性溃疡

病原学

- 轻度(表浅,无关节骨骼受累):常为金黄色葡萄球菌或需氧链球菌感染
- 截肢或致命风险:深部、骨骼/关节受累、全身中毒症状、肢体缺血
  单一病原体或需氧+厌氧多重病原体
  需氧:葡萄球菌、链球菌、肠球菌、GNR(包括假单胞菌)
  厌氧:厌氧链球菌、拟杆菌、梭菌(少见)

临床表现

- 周边红肿的溃疡±脓液
- 神经病变可能导致无压痛
- ±捻发音(提示气体产生,GNR与厌氧菌或梭菌的混合感染)
- ±骨髓炎
- ±全身中毒症状(发热、寒战、白细胞增多、高血糖)
- 糖尿病患者住院的最常见原因;美国非创伤截肢的最常见原因

诊断方法

- 溃疡表面拭子无意义(仅提示表面定植菌)
- 伤口组织培养(清创术后刮取溃疡基底组织)可增加敏感性
- 所有患者应行血培养,阳性率10%~15%
- 应除外骨髓炎(影像学检查见下)
  通过溃疡/窦道探测骨骼的特异性较高,敏感性较低;骨活检最有意义

治疗(NEJM,1994,331:854,CID,2004,39:885)

- 卧床休息,抬高患肢,避免负重,护理伤口,抗生素

感染严重程度	经验性抗生素
轻度	耐酶青霉素或一代头孢(可疑MRSA感染予复方新诺明)
慢性,无截肢或致命风险	(FQ+克林霉素)、氨苄西林/舒巴坦、替卡西林/克拉维酸、(头孢曲松+克林霉素)或厄他培南;可疑MRSA感染者加用万古霉素、复方新诺明或多西环素
致命性	万古霉素+以下抗生素的一种:亚胺培南、哌拉西林/他唑巴坦或氨曲南+甲硝唑

- 手术:早期、积极和多次手术清创;可能需要再血管化或截肢

坏死性筋膜炎

定 义

- 浅筋膜、皮下脂肪和深筋膜感染和坏死(皮下脂肪层动脉和神经坏死→坏疽)
- 福耳尼埃坏疽:男性生殖器的坏死性筋膜炎(也可用于描述男性或女性会阴受累)

流行病学

- 糖尿病、周围血管疾病、酗酒、静脉吸毒、免疫低下、肝硬化患者风险增加
- 可见于健康患者

病原学

- Ⅰ型(常发生于腹部/会阴手术或创伤后):多重病原体(厌氧+兼性厌氧+GNR);常合并糖尿病、外周血管疾病等
- Ⅱ型(常见于肢体部位):化脓链球菌±葡萄球菌;常见于健康患者,且无明显侵入口;多达一半患者出现TSS。CA-MRSA很少引起单一病原体坏死性筋膜炎

临床表现

- 常见部位:肢体、腹壁、会阴,但可见于任何部位
- 界限不清的蜂窝织炎性皮肤改变+迅速扩散+全身中毒症状
- 疼痛重于蜂窝织炎;初期皮肤感觉过敏,后期麻痹
- 大疱(浆液性→出血性);皮肤颜色加深,变为蓝灰色→皮肤坏疽±捻发音或影像学上可见的气体

诊断方法

- 无特异性体征,故需要高度临床警惕性
- 抽吸坏死中心;血培养;革兰染色;查CK明确有无组织坏死
- 影像检查:MRI→组织对比度最好;平片→软组织内出现气体;CT→明确感染范围、可见软组织内出现气体
- 临床诊断后即可急诊手术探查
- 革兰染色和外科标本培养明确病原学诊断

治 疗

- 坏死组织清创术和筋膜切开术是明确有效的治疗方法
- Ⅰ型:根据宿主、既往住院史、既往用药和革兰染色结果决定覆盖GNR的范围;如,碳氢霉烯类或[三代头孢+氨苄西林+(克林霉素或甲硝唑)]
- Ⅱ型:青霉素+克林霉素。如果考虑社区获得性MRSA感染,加用万古霉素。TSS加用大剂量IVIG
- 高压氧:辅助疗法,但不可延误手术

预 后

- 不治疗者基本死亡;文献报道死亡率20%~50%

气性坏疽

定 义

- 致命的爆发性骨骼肌梭菌感染
- 常见于肌肉创伤(穿透伤或挤压伤)+ 梭菌孢子污染伤口

- 产气荚膜梭菌最常见;腐败梭菌与肿瘤(消化系统、血液系统)相关,可无创伤

临床表现

- 潜伏期 6h 到 2～3d
- 急性起病,表现为沉重感或疼痛,常见于创伤或手术部位,迅速加重并出现全身中毒
- 皮肤呈青铜色,张力性大疱,血清、血性或深色液体,伴坏死
- 可有轻微捻发音(肌肉内气体),可能被水肿所掩盖

诊断方法

- 大疱液革兰染色:Ig,两端圆钝的革兰阳性杆菌,很少有多重感染,约 15% 有菌血症
- 平片:肌肉间出现气体

治　疗

- 手术探查和清创、筋膜切开术,必要时截肢
- 抗生素:大剂量青霉素 G 24 MU 静脉输液 q2～3h + 克林霉素 900 mg 静脉输液 q8h
- ? 高压氧

骨髓炎

血行播散或邻近感染灶扩散导致的骨骼感染

病原学(NEJM,1997,336:999)

- 血源性:金黄色葡萄球菌;椎体的分枝杆菌感染:Potter 病(脊柱结核)
- 邻近感染灶(急性或慢性)
  开放性骨折、骨科手术等:金黄色葡萄球菌和表皮葡萄球菌
  + 血管供血不足(如,糖尿病足):多重病原体(需氧 + 厌氧 GPC 和 GNR)

临床表现

- 周围软组织损伤 ± 皮肤瘘管
- ± 发热、乏力、盗汗(血源性比邻近感染灶扩散更常见)
- 椎体骨髓炎(见于 50 岁以上患者):不易缓解、背痛,常伴发热(NEJM,2010,362:1022)

诊断方法(JAMA,2008,299:806)

- 确定病原体最重要
- 组织(手术标本/穿刺活检)培养,溃疡/瘘管拭子无意义
- 血培养(急性血行播散性骨髓炎患者常阳性)
- ESR > 70 强烈提示骨髓炎(JAMA,2008,299:806)
- 影像
  平片:早期正常;2～6 周后溶解性病变
  MRI:可早期发现(总体敏感性 90%,特异性 82%;Archives,2007,167:125)
  CT:可发现骨膜反应,骨皮质和骨髓破坏
  CT 与 MRI 敏感度高,但特异性稍低;如果邻近感染灶伴骨膜反应、Charcot 关节病变可出现假阳性
  放射性核素显像:敏感性高,不特异(软组织炎症提示假阳性)

治疗

- 抗生素(根据培养结果)4～6周
- 以下情况需要手术:急性骨髓炎药物治疗无效者、慢性骨髓炎、化脓性椎体骨髓炎并发症(如,骨髓压缩的早期征象、脊柱不稳定、硬膜外脓肿)或假体感染

硬膜外脓肿

病因

- 血行播散(2/3):皮肤感染、软组织(牙龈脓肿)或心内膜炎
- 直接扩散(1/3):椎体骨髓炎、骶部褥疮性溃疡、椎管内麻醉或手术、腰穿
- 危险因素:糖尿病、肾衰竭、酗酒、IVDU、免疫低下
- 金黄色葡萄球菌是最常见的病原体

临床表现

- 背痛(中线等部位均不易缓解),常有发热±神经根或脊髓损伤体征

诊断方法

- MRI
- 抽吸脓液查革兰染色,培养或手术标本革兰染色培养
- 血培养(常阴性)

治疗

- 抗生素,药物治疗无效或出现脊髓压缩的早期症状体征(伴椎体骨髓炎和硬膜外脓肿者可在出现体征48～72h后发生截瘫)应行手术(减压性椎板切除术和清创术)

神经系统感染

急性细菌性脑膜炎

定义

- 蛛网膜下腔细菌感染

成人脑膜炎的病原体

病因	注释
肺炎链球菌 (30%～60%)	寻找远处感染灶(如,奥斯勒三联征:脑膜炎、肺炎、心内膜炎) DRSP: 40%对青霉素耐药(即使是中介耐药性也对治疗造成困难) <10%对三代头孢耐药 疫苗可降低侵袭性疾病的发生率
脑膜炎奈瑟菌 (10%～35%)	主要见于儿童和青年人;可伴出血点或紫癜。终末补体缺陷者易出现反复脑膜炎球菌血症,脑膜炎较少见 青少年、住宿的大一学生、新兵、脾切除术后或C5～9缺乏者推荐接种疫苗
流感嗜血杆菌 (<5%)	2型流感嗜血杆菌疫苗降低了儿童患病率。成年患者需寻找危险因素(如,脑脊液漏、近期神经外科手术、创伤、乳突炎)

续表

病因	注释
单核细胞增多性李斯特菌(5% ~10%)	见于老年人、酗酒者,或肿瘤、免疫低下、铁过载患者。暴发见于污染的牛奶、奶酪、凉拌卷心菜、生蔬菜。虽然病名提示单核细胞增多,但是脑脊液常以多种细胞增多为主
GNRs(1% ~10%)	常发生于院内或操作后,或见于老年、免疫低下者
葡萄球菌(5%)	见于 CSF 分流(表皮葡萄球菌)、神经外科术后或头颅创伤(金黄色葡萄球菌)
混合感染	考虑脑膜旁感染灶或 CSF 漏

临床表现(NEJM,2006,354:44)

- 发热(77%)
- 头痛(87%)、颈强直(83%)和光过敏
- 意识障碍(69%)(定义为 GCS <14)、癫痫(5%)
- 95% 患者出现四种症状中的两种(发热、头痛、颈强直、意识障碍)
- 老年、免疫低下者的临床表现可能不典型(如嗜睡不伴发热)

反复性脑膜炎

- 细菌性:考虑 CSF 漏、皮下窦道,或先天性/获得性解剖缺陷
- 病毒性:HSV-2(莫拉雷脑膜炎的主要病原体)
- 无菌性(见下):来自有皮样/表皮样成分的囊肿/肿瘤/病变的渗漏,自身免疫性疾病(如, SLE、白塞病),药物

体格检查

- 颈项强直(敏感性 30%)、Kernig 征(患者仰卧,髋关节屈曲 90°,膝关节屈曲 90°,被动伸膝困难为阳性)、Brudzinski 征(患者仰卧,肢体伸直;被动屈颈→不自主髋/膝关节屈曲)
- 注意只有 5% 患者 Kernig 征和 Brudzinski 征(+)(CID,2002,35:46)
- ± 局灶神经损害(30%;偏瘫、失语、视野缺损、颅神经麻痹)
- ± 眼底病变:视盘水肿、静脉搏动消失
- ± 皮疹:斑丘疹、出血点或紫癜

诊断方法

- 使用抗生素前抽血培养
- WBC 计数:83% 细菌性脑膜炎 >10 000
- 如果有高危因素(年龄 >60 岁、免疫低下、CNS 病史、新发癫痫、意识障碍、局灶神经损害表现、视盘水肿),应在腰穿前考虑头颅 CT,以除外占位效应;但是,有占位效应的患者不行腰穿也可能发生脑疝,行腰穿也不一定发生脑疝(NEJM,2001,345:1727)
- 腰穿(NEJM,2006,355:e12)
  CSF 革兰染色敏感性 60% ~90%;使用抗生素前的 CSF 培养敏感性 70% ~85%
  有效抗生素治疗 48h 后无改善,应复查腰穿
- 2s 原则:CSF WBC >2 000,葡萄糖 <20 和总蛋白 >200 诊断细菌性脑

膜炎的特异性 >98%

脑膜炎的典型 CSF 表现

疾病	外观	压力 (cm H_2O)	WBC/mm^3 主要类型	葡萄糖 (mg/dL)	总蛋白 (mg/dL)
正常	清亮	9~18	0~5 个 淋巴细胞	50~75	15~40
细菌性	混浊	18~30	100~10000 个 多核细胞	<45	100~1000
结核性	混浊	18~30	<500 个 淋巴细胞	<45	100~200
真菌性	混浊	18~30	<300 个 淋巴细胞	<45	40~300
无菌性	清亮	9~18	<300 个多核→淋巴细胞	50~100	50~100

- CSF 检查:抗酸染色涂片和培养、印度墨汁染色、隐球菌抗原、真菌培养、VDRL、PCR(如,HSV、VZV、肠道病毒)、细胞学

脑膜炎的治疗

临床情况	经验性治疗指南*
正常成年人	头孢曲松 2 g IV q12h + 万古霉素 15~20 mg/kg IV q12h(注意耐青霉素肺炎链球菌感染应使用头孢曲松;耐头孢曲松肺炎链球菌应使用万古霉素,其 CSF 透过率较低) 如 >50 岁或酗酒: + 氨苄西林 2 g IV q4h 抗李斯特菌 β 内酰胺过敏者予复方新诺明 + 万古霉素
免疫低下	氨苄西林 + 头孢他啶 2 g IV q8h + 万古霉素 + 阿昔洛韦
CSF 分流、近期神经外科手术或头颅创伤	万古霉素 + 头孢他啶 2 g IV q8h(NEJM, 2010,362:146)
应尽快开始经验性抗生素治疗。如果考虑 ICP,应查血培养→开始经验性抗生素治疗→查头颅 CT→LP(若无禁忌证);开始抗生素治疗,如果 4h 内对 CSF 检查结果无影响	
糖皮质激素:地塞米松 10 mg IV q6h × 4 d →肺炎链球菌感染且 GCS 8~11 患者的神经残疾和死亡率降低 50%。所有细菌性脑膜炎均应在明确病原体前先考虑使用糖皮质激素。必须在第一剂抗生素治疗前或同时开始使用糖皮质激素(NEJM,2002,347:1549)	
预防性治疗:与脑膜炎球菌患者密切接触者使用利福平(600 mg PO bid × 2 d)、环丙沙星(500 mg PO × 1)或头孢曲松(250 mg IM × 1)	
隔离:除外脑膜炎奈瑟菌前应实施飞沫隔离	

*尽量根据药敏或当地耐药性进行针对病原体的治疗

预　后

- 社区获得性肺炎链球菌感染的死亡率 19% ~37%;30% 有长期神经系统后遗症

无菌性脑膜炎

定　义

- 病原学检查阴性,CSF 细胞增多,血和 CSF 培养阴性(无菌性脑膜炎可出现中性粒细胞增多,但较少见)
- 成为细菌性的可能性很小,但可能为感染性或非感染性

病因(Neurology,2006,66:75)

- 病毒:肠病毒(最常见)、HIV、HSV(2 型 >1 型)、VZV、腮腺炎、淋巴细胞性脉络膜脑膜炎病毒、脑炎病毒、腺病毒、脊髓灰质炎病毒、CMV、EBV
- 脑膜旁感染灶(如,脑脓肿、硬脑膜脓肿、硬脑膜静脉窦感染性血栓性静脉炎、硬膜下积脓)
- TB、真菌、螺旋体(莱姆、梅毒、钩端螺旋体)、立克次体、柯克斯体、埃立克体
- 未治愈的细菌性脑膜炎
- 药物:复方新诺明、NSAIDs、IVIg 和抗淋巴细胞球蛋白、青霉素、异烟肼
- 系统性疾病:SLE、结节病、白塞病、干燥综合征、类风湿关节炎
- 肿瘤:颅内肿瘤(或囊肿)、淋巴瘤或癌性脑膜炎(CSF 细胞学或流式细胞学有提示意义,明确诊断可能需要脑膜活检)

经验性治疗

- 考虑病毒感染不应使用抗生素(细胞数 <500,淋巴细胞 >50%,总蛋白 <80% ~100 mg/dL,葡萄糖正常,革兰染色阴性,非老年/免疫低下);或开始经验性抗生素治疗,等待培养结果
- 分枝杆菌:抗分枝杆菌治疗 + 地塞米松(NEJM,2004,351:1741)
- 真菌:两性霉素 B 或脂质制剂,± 氟尿嘧啶

病毒性脑炎

定　义

- 脑实质病毒感染导致神经系统功能障碍

病因(Lancet,2002,359:507;Neurology,2006,66:75;CID,2008,47:303)

- HSV -1(9%):可见于各年龄段/季节;MRI:颞叶病变/水肿;EEG:颞叶病灶
- VZV(9%):原发或再活化;± 疱疹;可见于各年龄段(老年人常见)、各季节
- 虫媒病毒(9%):东部/西部马脑炎病毒、西尼罗河病毒、圣路易斯病毒、日本病毒、波瓦森病毒
  西尼罗河病毒(NEJM,2005,353:287):传播媒介为蚊子;宿主为鸟;发热、HA、软瘫、皮疹
- 肠病毒(柯萨奇、埃可病毒):病毒综合征;夏末秋初高发
- 其他:CMV、EBV、HIV、JC 病毒(PML)、麻疹病毒、腮腺炎病毒、风疹病毒、狂犬病毒、流感病毒、腺病毒

- 与病毒性脑炎表现类似的疾病：细菌性心内膜炎、脑脓肿、弓形虫病、TB、中毒、血管炎、血液系统恶性肿瘤、硬膜下血肿、脑脊髓炎（如ADEM）、副肿瘤综合征、癫痫、线粒体病

临床表现

- 发热、头痛、意识障碍，±癫痫和局灶神经损害表现（后者在病毒性脑炎中不典型）

诊断方法（仅25%患者可明确病因）

- 腰穿：淋巴细胞增多为主；PCR可用于HSV（2～3 d的敏感性和特异性95%）、VZV、CMV、EBV、JC、腺/肠病毒、西尼罗河病毒（敏感性 < 60%）；CSF西尼罗河病毒IgM敏感性80%
- MRI（无MRI时可行CT）；西尼罗河病毒表现为丘脑高信号
- EEG（用于除外癫痫；脑炎的EEG表现不特异）
- 散瞳眼底检查
- 血清学；疫苗接种史，鼻或呼吸道拭子的ELISA或DFA以明确呼吸道病毒感染

治　疗

- HSV、VZV：阿昔洛韦 10 mg/kg IV q8h（经验性治疗通常按照HSV/VZV的给药频率）
- CMV：更昔洛韦±膦甲酸；其他病因主要靠支持治疗

贝尔麻痹

定义与病因

- 急性、特发性、单侧面神经麻痹（Ⅶ颅神经周围型麻痹）
- 多数人认为由Ⅶ颅神经的HSV-1再活化引起

临床表现

- 单侧面肌瘫痪，听觉过敏，味觉/流泪/流涎减少

诊　断

- 排除性诊断：除外脑干损伤、莱姆病、带状疱疹（包括无疱型带状疱疹）、HIV/AIDS、肉瘤

治疗（NEJM，2007，357：1598 & JAMA，2009，302：985）

- 约80%患者9个月内自愈（糖尿病患者不易自愈）
- 出现症状72 h内予糖皮质激素（泼尼松龙 25 mg PO bid × 10 d）提高治愈率（注意：糖尿病、免疫低下患者无可靠数据）
- 无可靠数据支持应用阿昔洛韦或伐昔洛韦，但是临床经常使用

带状疱疹

定义与病因

- 带状疱疹：急性、单侧、疼痛、沿皮节分布的皮疹
- 潜伏于后根神经节的VZV在周围神经中再活化

临床表现

- 沿皮节分布的神经痛，随后出现沿皮节分布的簇状皮疹（疱疹 > 丘疹/脓疱 > 斑疹），可见各阶段的皮疹
- 可见连续多个皮节受累；免疫低下患者受累范围更广
- 面神经V1支病变需要急诊眼科评估

- 疱疹后神经痛(PHN):病后严重疼痛持续>90 d;可持续数月至一年,常见于老年人或抗病毒治疗延误者

诊断

- 皮疹的外观;最灵敏的方法是破溃疱疹刮片的 DFA,Tzanck 试验不能鉴别 HSV 或 VZV,培养对 VZV 不灵敏(与 HSV 不同)

治疗

- 正常人应在皮损出现 72 h 内开始治疗,免疫低下者无论何时,均应开始治疗
- 正常人予伐昔洛韦或泛昔洛韦 7 d;播散或高危患者(基础疾病、免疫低下、V1 带状疱疹伴眼部症状体征等)予阿昔洛韦 10 mg/kg IV q8h
- 预防:>60 岁患者应接种疫苗(终生患病风险从 20% 降至 10%,同时减轻 PHN)

细菌性心内膜炎

定义

- 心内膜(包括瓣膜)感染
- 急性(ABE):毒性强的病原体感染正常瓣膜(如,金黄色葡萄球菌、A 族或其他乙型溶血链球菌、肺炎链球菌)
- 亚急性(SBE):毒性较弱的病原体侵犯异常瓣膜,导致惰性感染(如,草绿色链球菌)

易患体质

- 常异瓣膜
  - 高危:既往心内膜炎、风湿性瓣膜病、主动脉瓣(AoV)疾病(包括二叶瓣)、复杂性发绀型心脏病、人工瓣膜(年患病风险 0.3% ~1%)
  - 中危:二尖瓣疾病(包括 MR 或 MVP)、HCMP
- 菌血症危险因素:静脉吸毒、留置静脉导管、牙列不良、血透、糖尿病、心脏内装置(如,起搏器、ICD)

改良的 Duke 标准

主要	次要
• 持续血培养阳性,均为同一典型的心内膜炎致病微生物(或 1 次血培养或血清学检查提示柯克斯体感染)* • 心内膜受累的证据:超声心动图异常(赘生物、脓肿、人工瓣开裂)或新出现的瓣膜反流	• 易患体质(见上) • 发热 • 血管现象:感染性动脉栓塞或肺栓塞、细菌性动脉瘤、ICH、Janeway 损害 • 自身免疫现象:RF(+)、肾小球肾炎、Osler 结节、Roth 斑 • 血培养(+)但不符合主要标准
确诊(即高度可疑):2 项主要标准或 1 项主要标准 + 3 项次要标准,或 5 项次要标准疑诊:1 项主要标准 + 1 项次要标准或 3 项次要标准	

敏感性 90%,特异性>95%。阴性预测值≥92%(CID,2000,30:633)。*血培养(-)心内膜炎的其他典型致病微生物的血清学或分子生物学试验尚未进入主要标准,但可帮助诊断

心内膜炎的致病微生物

病因	NVE		PVE	
	非静脉吸毒	静脉吸毒	早期（术后≤60d）	晚期（术后>60d）
草绿色链球菌等链球菌	36%	13%	<5%	20%
肠球菌	11%	5%	8%	13%
金黄色葡萄球菌	28%	68%	36%	20%
表皮葡萄球菌	9%	<5%	17%	20%
GNR	<5%	<5%	6%	<5%
其他	<5%	<5%	10%	10%
培养(－)	11%	<5%	17%	12%
培养(－)：营养缺陷链球菌、HACEK（副流感嗜血杆菌和嗜沫嗜血杆菌、放线杆菌、心杆菌、艾肯菌、金氏杆菌）、巴通体、柯克斯体、衣原体、军团菌、布氏杆菌				

JAMA,2007,297:1354;Annals,2007,147:829;Archives,2009,169:463

临床表现

- 持续菌血症：发热(80%～90%)、寒战、盗汗、食欲缺乏、消瘦、疲劳
- 瓣膜或瓣膜周围感染：CHF、传导异常
- 感染性栓塞：体循环栓塞（如，外周、CNS、肾、脾或关节）、卒中、肺栓塞（右心受累）、细菌性动脉瘤、急性 MI（冠状动脉栓塞）
- 免疫现象：关节炎、肾小球肾炎、RF(＋)、↑ESR

体格检查

- 头颈耳鼻喉(HEENT)：Roth 斑（视网膜出血 ＋ 中心苍白），出血点（结膜、腭）
- 心脏：杂音(85%)，新出现的瓣膜反流(40%～80%)±震颤（瓣膜穿孔或腱索断裂），人工瓣声音低沉。需动态监测杂音变化
- 腹部：脾大，无压痛
- 肌肉骨骼：关节炎，脊柱压痛
- 肢体（常见于 SBE，ABE 不常见）
  Janeway 损害（感染性栓塞→手掌或足底的出血性斑疹，无压痛）
  Osler 结节（免疫复合物→指/趾腹结节，有压痛）
  甲床近端线性出血(8%～15%)；出血点(33%)；杵状指（趾）
- 神经系统：意识障碍或局灶神经功能损害
- 医疗器械：留置导管部位红肿、压痛或分泌物，起搏器/ICD 植入部位压痛

诊断方法

- 血培养（使用抗生素前）：从不同部位抽取至少 3 套（需氧和厌氧），间隔≥1h。开始有效抗生素治疗后抽取血培养（至少 2 套），以记录病原微生物的清除；每 24～48 h 重复一次，直到转阴
- CBC（ABE 常有 WBC↑；贫血见于 90% SBE），ESR，RF，BUN/Cr，尿常

规或尿培养

- ECG(入院时,并定期复查)以监测新发传导异常
- 超声心动图:临床可能性较小者行 TTE; TEE 用于:①中到高度可能性者;②高危患者(人工瓣、IE 病史、先天性心脏病);③TTE 未确诊;④TTE 阴性但高度怀疑心内膜炎;⑤考虑存在进行性或侵袭性感染(如,持续菌血症或发热、新发传导异常、心内分流等)(Circ,2005,111:e394)

哮喘分级治疗

方法	敏感性		
	NVE	PVE	脓肿
经胸(TTE)	50% ~65%	36% ~69%	28% ~36%
经食管(TEE)	>90%	90%	80% ~87%

EHJ,1999,20:232;J Am Soc Echo,2003,16:67;Heart,2004,90:614

- 培养阴性心内膜炎:可能原因为在抽取血培养前使用抗生素。详细病史:动物接触史、旅游、食用未经巴氏消毒的奶制品等。咨询感染科医师(Med,2005,84:162;NEJM,2007,356:715)。

治　疗

- 首先抽取血培养
  - ABE→获得血培养标本后立即开始抗生素治疗
  - SBE→血流动力学稳定者可待获取足够血培养标本后再开始抗生素治疗,尤其是先前使用过抗生素的患者
- 推荐的经验性疗法(Circ,2005,111:394)
  - 自体瓣膜 ABE:万古霉素 ± 庆大霉素
  - 自体瓣膜 SBE:头孢曲松(肠球菌可用氨苄西林;如,老年男性或妇产科疾病)+庆大霉素
  - PVE:早期(≤60 d):万古霉素 + 头孢吡肟 + 庆大霉素;中期(60 ~365 d):万古霉素 + 庆大霉素;晚期(>1 年):万古霉素 + 头孢曲松 + 庆大霉素
  - 自体或人工瓣膜,培养阴性:根据宿主和流行病学资料,并咨询感染科医师
- 根据瓣膜种类(NVE 或 PVE)、病原体和药敏结果调整抗生素种类和疗程
- 每天重复血培养,直到患者退热且血培养转阴;通常为 2 ~3 d
- 在有效抗生素治疗下,发热可能持续至开始治疗后 1 周,但也有可能为感染播散导致
- 全身抗凝增加脑栓塞继发出血的风险,故一般禁用(但如有需要抗凝的并发症且无脑栓塞的患者可继续抗凝)
- 监测心内膜炎并发症(CHF、传导阻滞、新发栓塞等)和抗生素不良反应(间质性肾炎、肾衰、粒细胞减少等)
- 疗程:通常为 4 ~6 周。NVE 且病程 <3 个月→抗生素疗程 4 周;病程 >3 个月→≥6 周。单纯右心 NVE→2 周可达到相同疗效。应用氨基糖苷类药物治疗自然瓣膜肠球菌感染 2 ~3 周,可能和 4 周疗效相同(CID,2002,34:159)

手术指征(EHJ,2009,30:2369;Circ,2010,121:105 & 1141)

- 抗生素的使用应达到足够疗程,以减少人工瓣的反复感染,并提高人

工瓣周围组织的完整性

- 严重瓣膜功能不全→难治性 CHF:难治性心源性休克(即 ICU 治疗无效)应急诊手术;持续难治性心衰应限期手术(几天内);无症状的严重 AI、MR 或 PVE 开裂应择期手术(几周内)
- 感染无法控制(几天内手术):瓣周脓肿(10% ~40% NVE,60% ~100% PVE),瘘,传导异常加重,赘生物增大,或持续全身感染[如,有效抗生素静脉输液治疗 1 周,且无可引流的感染灶或其他病因,血培养仍阳性(? 或发热)];考虑金黄色葡萄球菌、真菌或多耐药病原体感染
- 体循环栓塞(20% ~50%):左心受累,且在有效抗生素治疗下仍反复栓塞,或发生过栓塞且赘生物 >10 mm,或赘生物 >15 mm;第 1 周栓塞风险 4.8/1000,此后 1.7/1 000;脑栓塞并非手术禁忌,除非为脑出血(最好延迟 1 个月)或严重卒中
- PVE,尤其是伴瓣膜功能不全或开裂,或金黄色葡萄球菌或 GNR 感染者

预 后

- NVE:非静脉吸毒者感染金黄色葡萄球菌→死亡率 30% ~45%;静脉吸毒者感染金黄色葡萄球菌(多为右心受累)→死亡率 10% ~15%;SBE→死亡率 10% ~15%
- PVE→死亡率 23%
- 主动脉瓣受累较二尖瓣受累预后差

心内膜炎的预防性治疗

心脏情况	人工瓣膜;既往 NVE 病史;CHD,包括未修复或未完全修复的发绀型 CHD(姑息性分流术或导管置入),人工材料完全修复 CHD 后 6 个月;患瓣膜病的心脏移植受者(预防性治疗不再用于获得性瓣膜功能不全、AoV 二叶瓣、MVP 伴瓣叶增厚或反流、HCMP)
操作*	口腔:涉及牙龈组织或牙根尖周或导致口腔黏膜破损的操作(如,拔牙、牙周操作、牙种植、根管治疗术、洗牙) 呼吸系统:呼吸道黏膜的切开或活检 (预防性治疗不再用于消化道或泌尿生殖道操作患者)
治疗	口服:阿莫西林 2 g 提前 30 ~60 min 不能 PO 者:氨苄西林 2 g IM/IV,头孢唑林或头孢曲松 1 g IM/IV 青霉素过敏:克林霉素 600 mg PO/IM/IV

*患者同时符合两项适应证(心脏情况和操作)才需要预防性治疗(Circ,2007,116:1736)

菌血症

病 因

- 原发感染由直接血行感染引起,常与血管内导管相关。导管相关性血流感染:外周血培养和导管尖端培养或从导管抽取的血培养提示相同病原体(CID,2009,49:1)
- 继发感染来自其他部位(如,泌尿系、肺、胆管、皮肤)感染的播散

病原微生物

- 原发感染/留置导管(CID,2004,39:309):凝固酶阴性葡萄球菌(包括表皮葡萄球菌等)31%,金黄色葡萄球菌20%,肠球菌9%,念珠菌9%,大肠杆菌6%,克雷白杆菌5%
- 继发感染:取决于感染源

菌血症的危险因素(JAMA,1992,267:1962)

- 患者:发热、寒战、静脉吸毒、严重并发症、免疫低下、留置导管
- 病原微生物
  高危:金黄色葡萄球菌、乙型溶血链球菌、肠球菌、GNR、肺炎链球菌、奈瑟菌
  低危:凝固酶阴性葡萄球菌(10%)、类白喉菌、丙酸菌(0%)
- 生长时间:<24 h →高危,>72 h →低危(除HACEK等生长缓慢的细菌以外)
- 用于确诊的培养标本:病情稳定的患者应在使用首剂抗生素前抽取
- 出现以下因素应怀疑心内膜炎:未发现感染灶的严重菌血症,清除或引流局部感染灶后菌血症仍持续,有心内膜炎危险的宿主,或IE的典型致病微生物(Duke标准);栓塞

治 疗

- 原发:根据革兰染色/培养结果选择抗生素;根据药敏调整抗生素
  GPC的经验性治疗:等待药敏结果的同时使用万古霉素覆盖凝固酶阴性葡萄球菌和MRSA

短期中心静脉导管相关性血流感染*(CID 2009;49:1)

金黄色葡萄球菌	菌血症患者发生心内膜炎的风险:25%(JACC,1997,30:1072) 拔除/更换导管,TEE以除外心内膜炎;如果超声心动(-)且无免疫低下或血管内装置,应在血培养转阴后继续治疗2周。如果未查超声心动,治疗4~6周 推荐抗生素:MSSA →萘夫西林或苯唑西林;MRSA →万古霉素
凝固酶阴性葡萄球菌	可保留导管。保留导管不会妨碍菌血症的缓解,但是增加复发风险(CID,2009,49:1187) 保留导管者应治疗10~14d,并考虑抗生素封管疗法(在管腔内灌注高浓度抗生素数小时至数天) 拔除/更换导管者治疗5~7d
肠球菌	拔除/更换导管并治疗7~14d
GNR	拔除/更换导管并治疗7~14d。根据药敏选择抗生素
真菌	拔除/更换导管,血培养转阴后继续治疗14d

*伴化脓性血栓性静脉炎、骨髓炎或心内膜炎的复杂感染需要延长疗程

- 继发感染:评估并治疗原发感染。控制原发灶对于治愈和预防感染复发很关键
- 持续血培养(+):拔除/更换导管,考虑感染播散、感染性血栓形成或人工材料(关节、血管、起搏器等)感染

结核病

流行病学

- 美国:1 000 ~ 1 500 万人感染(在美国以外的国家出生或少数种族者感染风险增加 10 倍);全世界:约 20 亿
- 经过 1984—1992 年的再次流行后,美国发病率已下降,但未达到 CDC 的目标
- 患结核病的危险因素:
  高发人群(易接触或感染结核杆菌者):来自高发地区的移民、无家可归或医疗条件差者、监狱的犯人或工作人员、结核病院的医务人员、活动性结核患者的密切接触者
  高危人群(感染后易出现活动性疾病者):HIV(+)等免疫低下、慢性肾衰竭、糖尿病、器官移植、静脉吸毒、酗酒、营养不良、肿瘤、胃切除、使用生物制剂(如,TNF 抑制剂、利妥昔单抗)

病原学

- 结核分枝杆菌通过小颗粒气溶胶(飞沫核)传播
- 感染正常宿主后,90% 无明显症状,10% 有明显症状
- 局部病变:愈合、钙化或原发型结核(在感染部位)进展
- 血行播散型:潜伏感染 ± TB 再活化,或原发型 TB 播散
- 美国有明显症状的患者中 2/3 由再活化引起

筛查既往感染史

- 筛查对象:高发和高危人群(HIV 阳性患者应在初始评估阶段查 PPD,并每年复查)
- 筛查方法:结核菌素试验(即纯蛋白衍生物或 PPD)
  皮内注射 5 - TU(0.1 mL)PPD →硬结;48 ~ 72 h 后观察
- PPD 结果判读:触摸并测量硬结最大径

硬结直径	试验阳性者
> 5 mm	HIV(+)或免疫低下者(如,泼尼松 15 mg/d × >1 个月)与活动性结核患者密切接触者;胸片提示肺尖纤维化
> 10 mm	高危或高发人群近期转阳(2 年内增加 > 10 mm)
> 15 mm	所有人
假阴性	技术误差,免疫反应(包括活动性 TB),急性 TB(2 ~ 10 周后转阳),急性非结核分枝杆菌感染,肿瘤
假阳性	结果误读,与 NTM 交叉反应,BCG 疫苗(但成年后通常 <10 mm)
增强反应	既往致敏的患者(TB、NTM 感染或 BCG)第 1 次皮试为阴性,重复第 2 次试验中硬结增大,出现阳性结果。但不意味着近期感染,第 2 次试验的结果才是真实的基线水平。增强反应可持续到第 1 次试验后 1 年

NEJM,2002,347:1860

- IFN-γ 释放试验(IGRA):(抗原刺激患者 T 细胞释放 IFN-γ):与 PPD 的适用范围相同;可能提高特异性,尤其是对于接种过 BCG 的患者

(Annals,2008,149:177)。取决于宿主免疫功能,故在免疫低下患者中敏感性较低。因无诊断潜伏 TB 感染的金标准,故影响敏感性/特异性的评价(J Clin Epi,2010,63:257)。快速检测,但远比 PPD 贵

临床表现

- 原发型结核性肺炎:中叶或下叶实变,±渗出,±空洞
- 结核性胸膜炎:可见于原发感染或再活化。肉芽肿裂解,其内容物播散至胸膜腔并引起局部炎症。渗出性胸膜炎±心包和腹腔积液(结核性多浆膜腔积液)
- 继发型肺结核:肺尖浸润±肺体积减小±空洞
- 粟粒性 TB:急性或隐匿起病;由广泛血行播散引起;常见于免疫低下、糖尿病、酗酒、老年或营养不良患者。中毒症状(发热、盗汗、消瘦)常较突出。60%~80%粟粒性 TB 患者的胸片或胸部 CT(后者更敏感)提示肺部弥漫的小粟粒样结节(2~4 mm)
- 肺外 TB:淋巴结炎、心包炎、腹膜炎、脑膜炎、肾炎±无菌性脓尿、骨髓炎(椎体:Pott 病)、肝炎、关节炎以及脾、皮肤受累
- TB 和 HIV:HIV 感染及免疫低下者感染 TB、原发感染进展以及 TB 再活化的风险均增加。感染后发病的风险>每年8%~19%。可在任何 CD4 水平发生,但 CD4 水平低时更易播散。临床需要重视再感染(包括耐药菌株),尤其是在流行地区
- 多重耐药(MDR)TB:对异烟肼(INH)和利福平(RIF)耐药
- 泛耐药(XDR)TB:对 INH、RIF、喹诺酮及二线注射用药耐药

活动性 TB 的诊断方法(关键在于临床怀疑!)

- 抗酸染色(快速诊断)和培养(敏感性提高,且可提供药敏试验结果),标本包括痰、支气管镜肺泡灌洗、胸膜等;如果考虑 TB 可能性,应避免使用氟喹诺酮类,因为该类药物降低检出率
- PCR:与涂片相比,敏感性94%~97%;与培养相比,特异性40%~77%(JAMA,2009,301:1014)
- CXR:再活化的典型表现为肺尖纤维化和空洞,原发 TB 表现为中叶和下叶实变,但是不易据此鉴别,且 HIV 阳性者无论何时检查,常无肺尖病变(JAMA,2005,293:2740)
- ADA:用于检测肺外 TB,检测腹水最有效

预防性治疗(JAMA,2005,293:2776;Annals,2009,150:ITC6-1)

- 有效的预防性治疗可将发病率降低65%~75%
- 以上筛查试验阳性或 HIV 阳性的暴露者应接受预防性治疗
- 开始使用 INH 前,应在有可疑症状体征的患者中除外活动性 TB。HIV 阳性者应常规询问是否咳嗽、发热或盗汗;有以上症状者行痰涂片、胸片、CD4 检查(NEJM,2010,362:707)

临床情况	方案
INH 敏感可能性大	INH 300 mg PO qd + 维生素 B_6 25 mg PO qd ×6~9 mo
HIV(+)	INH 300 mg PO qd + 维生素 B_6 25 mg PO qd ×9 mo
接触 INH 耐药菌株者	RIF × 4 mo

续表

临床情况	方案
接触确诊或可疑 MDR TB 者	无确定的方案:? PZA + EMB,? PZA + FQ

INH:异烟肼;RIF:利福平;PZA:吡嗪酰胺;EMB:乙胺丁醇;FQ:氟喹诺酮

- 监测肝功:转氨酶超过正常值的 5 倍(风险随年龄增加;Chest,2005,128:116)或有症状→停用或更换抗结核药并重新评估

活动性结核的治疗(JAMA,2005,293:2776;Annals,2009,150:ITC6-1)

- 隔离
- 联合使用敏感药物(见下);开始经验性治疗 MDR-TB 前应咨询感染科医师(考虑抗结核用药史、MDR-TB 高发地区居留史、可疑 MDR-TB 患者接触史、治疗依从性差或? HIV)
- 提高治疗依从性;直接监督依从性差的患者用药是经济而高效的
- 每月查痰涂片/培养,直到连续两次检查阴性
- 每月评估治疗反应和药物不良反应
- 开始抗结核治疗者筛查 HIV;必要时同时开始 HIV 治疗(NEJM,2010,362:697)
- 开始治疗后症状可能加重。在肺外 TB(如,结核瘤、淋巴结结核)中更常见,可能原因为对杀菌的过敏反应。在免疫重建患者(如,开始抗反转录病毒治疗的 HIV 阳性患者、停用免疫抑制剂的患者等)中更常见或更严重。必须除外治疗失败(重复培养、影像等检查)

抗结核药

药物	剂量	不良反应 *
INH	300 mg PO qd	肝损、周围神经病(同时补充维生素 B_6 可降低风险)、狼疮样综合征
RIF	600 mg PO qd	尿/泪呈橘黄色,胃肠反应、肝损、过敏、发热
PZA	25 mg/kg PO qd	肝损、高尿酸血症、关节炎
EMB	15 ~ 25 mg/kg PO qd	视神经炎
SM	15 mg/kg IM qd	耳毒性、肾毒性
AMK	15 mg/kg IM qd	耳毒性、肾毒性
喹诺酮(莫西沙星)	400 mg PO qd	胃肠反应

* 肝病病史者出现肝损的风险增加。中到重度肝病患者的用药应咨询感染科医师,并考虑暂时不使用或替换 PZA 或 INH

结核病的治疗方案*

临床情况	治疗方案
在社区，肺结核中≥40%对INH耐药（包括大部分美国社区）	获得药敏结果前，INH+RIF+PZA+（EMB） 对INH和RIF敏感→INH+RIF+PZA×2个月，→INH+RIF×4个月 耐药则见下行
耐药TB（INH耐药、RIF耐药或MDR/XDR）	咨询感染科医师（NEJM，2008，359:636）
肺外TB	咨询感染科医师
HIV（+）	咨询感染科医师

*根据宿主、疾病类型和临床/病原学改善情况个体化地决定疗程

HIV/AIDS

定 义

- AIDS：HIV + CD4计数<200/mm^3，或OI，或恶性肿瘤

流行病学

- 美国约100万人感染HIV；25~44岁年龄组的第6大死因
- 全世界约3 340万人感染
- 传播途径：性传播（男传男的风险为0.3%，男传女0.2%，女传男0.1%），静脉吸毒，输血，针刺（0.3%），垂直传播（无抗反转录病毒治疗者15%~40%）
- 暴露后（感染风险0.3%）预防：两种核苷类反转录酶抑制剂（NRTIs）[高危者加用蛋白酶抑制剂（PI）或非核苷类反转录酶抑制剂（NNRTI）]×4周

急性反转录病毒综合征（ARS）

- 40%~90%患者于感染后2~6周出现；±ELISA，病毒（+）（感染后两周）
- 单核细胞增多症样综合征（皮肤黏膜和神经系统表现较EBV或CMV多发）

诊断方法

- HIV-1抗体ELISA：急性感染后1~12周（+）；敏感性>99%；首选的筛查试验
- Western印迹法：HIV基因组不同区域的≥两个条带提示（+）；特异性>99%；加之（+）ELISA，则可确认
- 快速初筛试验：检测4种抗体；标本可为唾液、血浆、全血或血清；敏感性99%，特异性96%~99%（Annals，2008，149:153）；阳性预测值在低患病率人群中为50%
- PCR（病毒载量）：检测血浆HIV-1 RNA；检测范围48~100 000 000拷贝/毫升
- 假阳性率2%，但通常拷贝数较少；而原发感染的病毒载量应很高（>75万）
- 进行ELISA、Western和PCR前需签署知情同意书
- 推荐所有医疗机构对所有患者进行HIV筛查（MMWRSept 22, 2006）
- CD4计数：不是诊断试验，因为HIV（+）者CD4计数可能正常，非HIV（+）者CD4计数可能减少；很多疾病影响CD4计数

HIV(+)患者的处理

- 明确 HIV 感染(如果没有明确诊断 HIV,重复诊断试验)
- 病史和查体(皮肤黏膜、神经认知功能、机会感染、恶性肿瘤、STDs);记录所有抗反转录病毒药物(ARVs)等用药史

AVRs

药物		不良反应
NRTI	阿巴卡韦(ABC;Ziagen) 去羟肌苷(ddl;Videx) 恩曲他滨(FTC;Emtriva) 拉米夫定(3TC;Epivir) 司坦夫定(d4T;Zerit) 替诺福韦(TDF;Viread) 齐多夫定(AZT;Retrovir)	该类药物:GI 反应常见(3TC、ABC、TDF 较少);脂肪萎缩(3TC、ABC、FTC、TDF 较少);乳酸酸中毒(3TC、ABC、FTC、TDF 较少) ABC:过敏(3%),与 HLA-B * 5701 相关 AZT:骨髓抑制(尤其是巨幼细胞贫血) ddl 和 d4T:周围神经病和胰腺炎 ddl 和 ABC:MI(Lancet,2008,371:1417) TDF:急性或慢性肾功能不全
NNRTI	德拉韦定(DLV;Rescriptor) 依非韦伦(EFV;Sustiva) 依曲韦林(ETR;Intelence) 奈韦拉平(NVP;Viramune)	该类药物:皮疹、肝损、混合性 CYP450 诱导/抑制作用 EFV:CNS 反应(包括抑郁) ETR:少见过敏 NVP:皮疹和过敏[危险因素为女性、CD4 > 250,妊娠(应避免)]
PI	安普那韦(APV;Agenerase) 阿扎那韦(ATV;Reyataz) 地瑞那韦(DRV;Prezista) 膦沙那韦(FPV;Lexiva) 茚地那韦(IDV;Crixivan) 洛匹那韦/利托那韦(LPV/r;Kaletra) 奈非那韦(NFV;Viracept) 利托那韦(RTV;Norvir) 沙奎那韦(SQV;Invirase) 替拉那韦(TPV;Aptivus)	该类药物:GI 反应 抑制 CYP450(慎用辛伐他汀和洛伐他汀) 2 型糖尿病 肝毒性 向心性肥胖;高脂血症(ATV 较少) 急性心梗(NEJM,2007,356:1723) IDV、AVT:尿结晶→肾结石 DRV:皮疹(10%)DRV 和 TPV:可能与磺胺交叉反应
Fi	恩夫韦肽(T20;Fuzeon)	注射部位反应
EI	马拉维若(MVC;Selzentry)	头晕、肝毒性
II	雷特格韦(RAL;Isentress)	胃肠反应、CPK 升高

NRTI,核苷类反转录酶抑制剂;NNRTI,非核苷类反转录酶抑制剂;PI,蛋白酶抑制剂;FI,融合抑制剂;EI,侵入抑制剂(CCR5 拮抗剂);II,整合酶抑制剂

- 实验室评估:CD4 计数、病毒载量、HIV 基因型、CBC、Cr、电解质、肝功、空腹血糖和血脂;PPD 或 IGRA、梅毒血清学检查;弓形虫和 CMV IgG;HAV、HBV 和 HCV 血清学检查;衣原体和淋病筛查;基线胸片;女性查宫颈涂片
- AVRs 应在 HIV 专家的指导下使用,因为用药方案不断改变,而且耐药性和不良反应可能难以控制
- 开始 AVRs 治疗的指征(2009 年 12 月 1 日的 DHHS 指南;http://aidsinfo.nih.gov)

  AIDS 或 CD4 < $350/mm^3$(也推荐用于 350 ~ $500/mm^3$, NEJM, 2009, 360:1815)、妊娠、HIV 相关肾病、共感染 HBV 且需要治疗,或 HIV 相关症状(全身、神经认知功能、皮肤黏膜等)
- 在美国,所有患者在开始 ARV 治疗前均应查耐药基因型
- 初治患者的方案(2009 年 12 月 1 日的 DHHS 指南;http://aidsinfo.nih.gov)

  NNRTI + 2 种 NRTI,或 PI(±小剂量利托那韦) + 2 种 NRTI,或 II + 2 种 NRTI

  依非韦伦 + 替诺福韦 + 恩曲他滨(NEJM, 2006, 354:251; 2008, 358:2095; 2009, 361:2230)

  包含利托那韦强化的阿扎那韦 + 替诺福韦 + 恩曲他滨

  包含利托那韦强化的地瑞那韦 + 替诺福韦 + 恩曲他滨

  雷特格韦 + 替诺福韦 + 恩曲他滨(NEJM, 2008, 359:339; Lancet, 2009, 374:796)
- 马拉维若(EI)用于初治和经治患者的研究正在进行中,已完成 CCR5 受体向性分析(NEJM, 2008, 359:1429)
- 病毒载量应在开始治疗 2 ~ 8 周降低 1 log 拷贝/毫升,治疗 12 ~ 24 周后转阴
- 开始 AVR 治疗后,因为免疫反应增强,短期内可能出现机会感染的加重(免疫重建炎症综合征或 IRIS)
- 如果需要中断治疗,停用所有 AVRs 以降低耐药发生率
- 方案失败:病毒载量未转阴,病毒载量增加,CD4 计数减少,或临床表现加重(病毒载量未转阴者应考虑查基因型或表型)

OI 预防性治疗(MMWRMarch 24, 2009)

OI	指征	一级预防
结核	PPD 阳性(≥5 mm)、IGRA 或高危接触	INH + 维生素 B_6 × 9 mo
耶氏肺孢子菌	CD4 计数 < $200/mm^3$,或 CD4% < 14%,或鹅口疮	复方新诺明 DS 或 SS qd 或 DS tiw 氨苯砜 100 mg qd 阿托伐醌 1500 mg qd 喷他脒 300 mg inh q4wk
弓形虫	CD4 计数 < $100/mm^3$ 且弓形虫血清学检查(+)	复方新诺明 DS qd 氨苯砜 50 mg qd + 乙胺嘧啶 50 mg qd + 亚叶酸 25 qwk

续表

OI	指征	一级预防
鸟分枝杆菌(MAC)	CD4 计数 < 50/mm^3	阿奇霉素 1200 mg qwk 克拉霉素 500 mg bid
接受 ARVs 治疗者 CD4 高于治疗指征 >3 ~6 个月,可停止一级预防		
临床缓解或稳定且 CD4 高于治疗指征 3 ~6 个月,可停止二级预防(即当前 OI 的维持治疗;不同 OI 的用药和剂量不同)		

HIV/AIDS 并发症

CD4 计数	并发症
< 500	全身中毒症状 皮肤黏膜:卡波西肉瘤;脂溢性皮炎;口腔毛状白斑;淋巴瘤;口腔、食管及反复阴道念珠菌病;HSV;VZV 反复细菌感染 结核病(肺结核和肺外结核)
< 200	PCP、弓形虫、巴尔通体 隐球菌、组织胞浆菌、球孢子菌
< 50 ~100	CMV、MAC 侵袭性曲霉菌病、杆菌性血管瘤病(巴尔通体播散) CNS 淋巴瘤、PML

发 热

- 病因(Infect Dis Clin North Am,2007,21:1013)
  感染(82% ~90%):MAC、TB、CMV、PCP 早期、组织胞浆菌、隐球菌、球孢子菌病、弓形虫、心内膜炎
  非感染:淋巴瘤、药物热
- 诊断:根据 CD4 计数、症状体征、流行病学和接触史
  CBC、血生化、肝功、血培养、胸片、尿常规、分枝杆菌和真菌培养、用药史,? 胸腹 CT
  CD4 < 100 ~200 →血清隐球菌抗原、腰穿、尿组织胞浆菌抗原、CMV PCR 或抗原血症
  肺部症状体征→胸片;ABG;痰细菌培养、PCP、AFB;支气管镜
  腹泻→粪便白细胞、培养、虫卵和寄生虫、抗酸染色;内镜
  肝功异常→腹部 CT、肝活检
  血细胞减少→骨髓活检(包括骨穿培养)

皮 肤

- 脂溢性皮炎;嗜酸性毛囊炎;HSV 和 VZV 感染;结节性痒疹;疥疮;皮肤念珠菌病;湿疹;银屑病;药疹
- 皮肤真菌感染:近端甲下甲癣(起始于甲床的甲癣)是 HIV 的特征性病变
- 传染性软疣(痘病毒):2 ~5 mm 的珍珠状丘疹,中央脐状凹陷

- 卡波西肉瘤(KSHV 或 HHV8):紫红色结节,压之不褪色
- 杆菌性血管瘤病(巴尔通体播散):紫色易破的血管性丘疹
- 疣(HPV 感染)
- 皮肤和软组织感染 MRSA 的风险增加

眼部

- CMV 视网膜炎(CD4 计数常 < 50);治疗:更昔洛韦、缬更昔洛韦、更昔洛韦眼部插入剂、膦甲酸钠或西多福韦(也用于 HZV、VZV)

口腔

- 阿弗他溃疡
- 鹅口疮(口腔念珠菌病):典型表现为烧灼感和疼痛。分类:
  渗出性(表面毛糙的苔藓样斑点),
  红斑性(无渗出的红斑),
  萎缩性
- 口腔毛状白斑:乳头无痛性增生。由 EBV 引起但并非癌前病变;附着于舌的白膜,常见于舌两侧
- 卡波西肉瘤

心脏

- 扩张型心肌病;肺动脉高压;蛋白酶抑制剂→心梗风险增加(NEJM,2007,356:1723;JID,2010,201:318)

肺部

哮喘分级治疗

影像学表现	常见病因
正常	PCP 早期
弥漫间质性浸润	PCP、TB、病毒或真菌播散性肺炎
局部实变或肿物	细菌或真菌性肺炎、TB、卡波西肉瘤
空洞	TB、曲霉菌等真菌性肺炎 细菌性肺炎(包括 MRSA、诺卡菌和红球菌)
胸腔积液	TB、细菌或真菌性肺炎 卡波西肉瘤、淋巴瘤

- 耶氏肺孢子菌(PCP)肺炎(CD4 < 200)
  全身中毒症状、发热、盗汗、劳力性呼吸困难、干咳
  胸片示间质性病变,↓PaO_2,↑A-a 梯度,↑LDH,痰 PCP 染色(+),β 葡聚糖(+)
  PaO_2 >70:复方新诺明(TMP-SMX),TMP 15~20 mg/kg,分 3 次,单次剂量 = DS 2 片 PO tid,或(TMP 5 mg/kg PO tid + 氨苯砜 100 mg PO qd),或(克林霉素 + 伯氨喹),或阿托伐醌
  PaO_2 < 70 或 A-a 梯度 >35:泼尼松(40 mg PO bid,5d 后减量;在使用复方新诺明前开始;NEJM,1990,323:1444);TMP-SMX,TMP 15~20 mg/kg IV,分三次 q8h,或(克林霉素 + 伯氨喹),或喷他脒,或(三甲曲沙 + 亚叶酸)

消化系统

- 食管炎:念珠菌、CMV、HSV、阿弗他溃疡、药物性
  无鹅口疮且对经验性抗真菌疗法无反应者行胃镜
- 肠炎
  细菌性(常为急性):沙门菌、志贺菌、弯曲菌、耶尔森菌、艰难梭菌
  原虫(常为慢性):贾地鞭毛虫、肠阿米巴、隐孢子虫、等孢子虫、微孢子虫、环孢子虫
  病毒(CMV、腺病毒);真菌(组织胞浆菌);MAC;AIDS 肠病
- 消化道出血:CMV、卡波西肉瘤、淋巴瘤、组织胞浆菌
- 直肠炎:HSV、CMV、衣原体(性病淋巴肉芽肿),淋病奈瑟菌

肝 胆

- 肝炎:HBV、HCV、CMV、MAC、药物性
- AIDS 胆管病:常与 CMV、隐孢子菌或微孢子虫相关

肾 脏

- HIV 相关性肾病(塌陷性 FSGS);肾毒性药物

血液系统

- 贫血:慢性病贫血,感染或肿瘤浸润骨髓,药物毒性,溶血
- 白细胞减少
- 血小板减少:骨髓受累或免疫性血小板减少症
- ↑球蛋白

肿 瘤

- 非霍奇金淋巴瘤:发病率升高,与 CD4 计数无关,但发病率随 CD4 计数减少而增加
- CNS 淋巴瘤:CD4 计数 < 50,与 EBV 相关
- 卡波西肉瘤(HHV-8):任何 CD4 水平均可发生,但发病率随 CD4 计数减少而增加
  常见于男同性恋
  皮肤黏膜:紫红色结节
  肺部:结节、浸润、渗出、淋巴结肿大
  消化系统:消化道出血、梗阻、梗阻性黄疸
  治疗:局部病变→维 A 酸凝胶、放疗、冷冻或病变内注射长春碱;全身性病变→化疗
- 宫颈癌
- 肛管癌
- 肝癌(与 HBV、HCV 相关)、胃癌和肺癌发病率增加(Lancet,2007,370:59;CID,2007,45:103)

内分泌/代谢

- 性腺功能减退
- 肾上腺功能减退(CMV、MAC 或 HIV 相关)
- 消耗综合征
- 脂肪代谢障碍和代谢综合征:向心性肥胖、肢体脂肪萎缩、血脂异常、高血糖(胰岛素抵抗)
- 乳酸酸中毒:恶心呕吐、腹痛;? AZT、d4T、ddl 的线粒体毒性所致,其他 NRTI 较少见

神经系统

- 脑膜炎:隐球菌(头痛、意识障碍、脑神经麻痹等脑膜炎症状体征;根据CSF诊断;血清隐球菌抗原敏感性90%;氟康唑治疗;高颅压者每天重复腰穿),细菌(包括李斯特菌),病毒(HSV、CMV、HIV血清转化),结核,淋巴瘤,组织胞浆菌病、球孢子菌病
- 神经梅毒:脑膜炎,脑神经麻痹,痴呆
- 占位性病变:可出现头痛、局灶神经损害或意识障碍
  诊断:MRI;非弓形虫感染[弓形虫血清学(+)]或2周试验性抗弓形虫病治疗无反应可考虑立体定位脑活检(治疗反应50%出现于3 d内,86%出现于7 d内,91%出现于14 d内;NEJM,1993,329:995)

病因	影像表现	诊断方法
弓形虫病	病变强化,常见于基底节(可多发)	弓形虫血清学(+)(敏感性85%)
CNS淋巴瘤	病变环形强化(60%单发)	EBV阳性(CSF PCR) SPECT或PET阳性
进行性多灶性白质脑病(PML)	多发白质病灶,不强化	JC病毒阳性(CSF PCR)
其他:细菌性脓肿、诺卡菌病、隐球菌、结核、CMV、HIV	多样	活检

- AIDS痴呆综合征:失忆、步态异常、肢体痉挛
- 骨髓病:感染(CMV、HSV)、脊椎压迫(硬膜外脓肿、淋巴瘤)、空泡性脊髓病(HIV)
- 周围神经病:药物、HIV、CMV、脱髓鞘

鸟分枝杆菌复合物播散(DMAC)

- 临床表现:发热、盗汗、消瘦、肝脾大、腹泻、全血细胞减少。CD4 < 100~150者可能出现肠炎和肠系膜淋巴结炎,CD4 < 50者常出现菌血症
- 治疗:克拉霉素+乙胺丁醇±利福平

巨细胞病毒(CMV)

- 常由病毒再活化引起
- 临床表现:视网膜炎、食管炎、结肠炎、肝炎、神经病、脑炎
- 治疗:缬更昔洛韦、更昔洛韦、膦甲酸钠或西多福韦

蜱传播疾病

蜱传播疾病的特征表现

疾病	皮疹	↓WBC	贫血	↓Plts	↑肝功
莱姆病	游走性红斑	–	–	–	–
RMSF	手掌/足底出血点	–	–	+++(晚期)	+
埃里克体	–	+	–	++	++
巴贝虫	–	–	++(溶血性)	++	+

莱姆病

病原学

- 伯氏疏螺旋体感染(需考虑有无合并埃里克体、巴贝虫感染)
- 蜱传播(硬蜱、鹿蜱);动物宿主为鹿、鼠
- 感染一般发生于蜱附着 >36 ~38 h

流行病学

- 美国最常见的虫媒传播疾病;发病高峰在夏季(5 ~8 个月)
- 多数病例发生于纽约、新泽西、康涅狄格、罗德岛、威斯康星、宾夕法尼亚、马萨诸塞、缅因、新汉普郡、密西根、马里兰、德拉华和加利福尼亚北部
- 人类常在森林周围的矮灌木丛接触到蜱

临床表现

时期	临床表现
第一期 (早期皮肤损害) 感染后数周	螺旋体的局部作用引起。全身表现:类似流感。皮肤(80%):游走性红斑(EM) = 中心苍白的红斑,6 ~38cm;区域淋巴结肿大
第二期 (早期播散) 感染后数周到数月	螺旋体血症和免疫反应引起 全身表现:疲劳、乏力、LAN、HA;发热不常见 皮肤:多发(1 ~100 个)环形皮损≈ EM 关节损害(10%):游走性关节痛(膝、髋)和肌痛 神经系统(15%):颅神经病(尤其是Ⅶ颅神经),无菌性脑膜炎,多发单神经炎(±神经痛),横贯性脊髓炎 心脏(8%):传导阻滞、心肌心包炎
第三期 (晚期持续) 感染后数月到一年	慢性感染或自身免疫反应引起 皮肤:慢性萎缩性肢端皮炎、脂膜炎 关节(60%):关节痛,大关节反复单关节或多关节炎(常见于膝),滑膜炎 神经系统:亚急性脑脊髓炎、多神经病、痴呆

Lancet,2003,362: 1639;CID,2006,43:1089;NEJM,2007,357:1422

诊断方法

- 主要通过临床诊断,但需要确证实验以确诊(遵照 IDSA)
- 血清学(临床表现符合时):ELISA 筛查,假阳性由其他螺旋体感染、SLE、RA、EBV、HIV 等导致;假阴性由早期或感染 6 周内使用抗生素治疗导致

  用 Western 印迹法(↑特异性)确证 ELISA 阳性结果
- 考虑神经系统受累应行腰穿:$(IgG_{CSF}/IgG_{serum})/(alb_{CSF}/alb_{serum}) > 1$ 提示鞘内抗体(+)

治疗(NEJM,2006,354:2794)

- 预防性治疗(最好的预防措施是避免接触蜱):着装防护,蜱叮咬后 24 h内将其去除,驱蚊胺

多西环素 200 mg PO × 1 的药物预防仅用于符合以下全部条件时：

1. 肩突硬蜱附着≥36 h
2. 当地蜱携带莱姆病的比例≥20%（新英格兰、亚特兰大中部、明尼苏达、威斯康星州的高峰季节）
3. 可在 72 h 内使用抗生素
4. 无多西环素禁忌证（如，妊娠、过敏、年龄 <8 岁）

如果符合以上条件，仍需治疗 40 ~ 150 人才能预防 1 例莱姆病（NEJM，2001，345：79）

除预防性治疗外，应监测发热、流感样症状、皮疹（游走性红斑）× 30 d

- 抗生素：用于有临床表现且血清学（+）者（？非流行地区需有蜱咬伤史）
  局部或早期播散期，无神经系统或心脏受累：多西环素 100 mg PO bid × 2 周（10 ~ 21 d）；不能使用多西环素者（如，妊娠、过敏）：阿莫西林 500 mg PO tid 或头孢呋辛 500 mg PO bid ×14 ~ 21 d
  神经系统受累（除单发 VII 颅神经麻痹），心脏受累，慢性关节炎：头孢曲松 2 g IV × 2 ~ 4 周；不能使用头孢曲松者（如，β 内酰胺类严重过敏）：多西环素 100 ~ 200 mgPO bid × 2 ~ 4 周
- 症状严重/难治，持续发热或血细胞减少者应考虑合并其他感染

落基山斑点热（RMSF）

病原学与流行病学

- 立氏立克次体（革兰阴性，专性胞内）感染
- 变异革蜱、安氏革蜱传播
- 亚特兰大中部沿海、新英格兰、美国中西部、西北部、东南部、加拿大、墨西哥、中美、南美
- 发病高峰为春季和初夏

临床表现（常在接触蜱 1 周内出现）

- 发热、头痛、意识障碍、肌痛、恶心呕吐，偶有腹痛
- 皮疹（发病后 2 ~ 5 d）：向心性：始于踝、腕→躯干、手掌、足底；从斑疹到斑丘疹，再到瘀点
- 严重病例出现血管炎，低灌注/休克，靶器官损伤
- 未治疗者死亡率高达 75%，治疗者死亡率 5% ~ 10%（尤其是治疗延误者）（NEJM，2005，353：55 1）

诊 断

- 主要为临床诊断；为避免延误治疗，需要尽早考虑该病可能性
- 急性期可行皮肤活检，查立克次体（敏感性 70%）
- 发病后 7 ~ 10d，血清学（间接荧光抗体试验）转阳

治 疗

- 多西环素 100 mg PO bid（临床怀疑该病时可予经验性治疗）

埃立克体病/无形体病

病原学

- 专性胞内革兰阴性菌感染
- HME

- HGA
- 传播:HME 经美洲钝眼蜱、变异硬蜱传播;HGA 经硬蜱传播

流行病学

- HGA 多见于罗德岛、明尼苏达、康涅狄格、纽约、马里兰
- HME 多见于美国东南部、中南部和亚特兰大中部
- 发病高峰为春季和初夏

临床表现(常于接触蜱 3 周内出现)

- 发热、肌痛、乏力、头痛,偶有咳嗽、呼吸困难;常急性起病
- 实验室检查:白细胞减少,血小板减少,肾衰,转氨酶、LDH、碱性磷酸酶升高

诊　断

- 临床怀疑该病即可开始治疗;但是,确诊需要确证试验
- 急性期:外周血涂片可见白细胞内桑葚体(少见);PCR;后期血清学阳性

治　疗

- 多西环素 100 mg PO bid(常 ×10 d);应在 48 h 内好转,否则考虑其他病因

巴贝虫病

病原学和流行病学

- 寄生虫感染,微小巴贝虫(美国),分歧巴贝虫(欧洲)
- 硬蜱传播
- 欧洲和美国(马萨诸塞、纽约、罗德岛、康涅狄格州的沿海地区和邻近岛屿较常见)
- 发病高峰为春夏

临床表现

- 可无症状,也可出现发热、多汗、肌痛,更严重者出现头痛、重度溶血性贫血、血红蛋白尿,甚至死亡(寄生虫血症的严重程度与症状的严重程度有一定相关性)
- 重症危险因素包括无脾,细胞免疫低下,老年,妊娠

诊　断

- 临床综合征 + 血涂片见红细胞内寄生虫;PCR;血清学(后期阳性)

治　疗

- 阿托伐醌 + 阿奇霉素(一线),或克林霉素 + 奎宁(用于重症患者)
- 寄生虫血症 >10%、严重溶血或 SIRS 患者行血浆置换

兔热病

病原学

- 土拉弗朗西斯菌通过接触动物组织、蜱/虫叮咬、? 气溶胶感染

临床表现(常于感染 2 ~ 10d 内出现)

- 急性起病,发热、头痛、恶心;溃疡叮咬处出现黑痂;淋巴结肿大;肺炎

诊断和治疗

- 培养时存在危险。第 2 周血清学(+)
- 链霉素或庆大霉素 ×7 ~ 14 d

不明原因发热(FUO)

定义

- 体温多次 >38.3℃(101 ℉)
- 发热时间持续≥3 周
- 经≥1 周详细检查仍未明确诊断

病因

- 病因很多,但下表包括了免疫功能低些患者的常见病因
- 多为常见疾病的不典型表现,少数为少见疾病
- HIV 患者:>75% 为感染性,很少由 HIV 本身引起
- 多达 30% 病例无法诊断,其中多数自行缓解

分类	FUO 的病因
感染 30%	结核:播散型或肺外结核的 CXR、PPD、痰抗酸染色可正常;80% ~90% 粟粒性结核病可通过活检(肺、肝、骨髓)检出肉芽肿 腹腔内脓肿:肝、脾、膈下、胰腺、肾周、盆腔、前列腺脓肿,或前列腺炎、阑尾炎 心内膜炎:考虑 HACEK、巴通体、军团菌、柯克斯体 骨髓炎、牙齿脓肿、鼻窦炎、椎旁脓肿、CMV、EBV、莱姆病、疟疾、巴贝虫、阿米巴、真菌、伤寒
结缔组织病 30%	巨细胞动脉炎:头痛、头皮痛、张口受限、视力下降、肌痛、关节痛、↑ESR 成人 Still 病(幼年型类风湿关节炎):发热伴躯干易消散皮疹、咽炎、淋巴结肿大,铁蛋白极高 结节性多动脉炎等血管炎 RA、SLE、银屑病关节炎、反应性关节炎
肿瘤 20%	淋巴瘤:淋巴结肿大,肝脾大,↓Hct 或 plt,↑LDH;白血病、骨髓异常增生 肾细胞癌:镜下血尿,↑Hct 肝细胞肝癌、胰腺癌、结肠癌、肉瘤 心房黏液瘤:梗阻、栓塞、中毒症状
其他 20%	药物、伪热 DVT、PE、血肿 甲状腺炎或甲状腺危象、肾上腺功能不全、嗜铬细胞瘤 肉芽肿型肝炎(多种病因)、结节病 家族性地中海热(髓系细胞热蛋白突变;间歇热、腹膜炎、胸膜炎;发病时↑WBC & ESR);其他自然免疫缺陷

Archives,2003,1 63:545;Medicine,2007,86:26

诊断

- 病史:详细采集病史、系统回顾、既往史和个人史,了解热型(考虑停用退热药),询问接触史,是否外出,是否养宠物,以及职业、用药和结核

病史

- 全面查体,注意皮肤黏膜、淋巴结、心脏杂音、肝脾大、关节炎
- 实验室检查

  CBC、电解质、BUN、Cr、肝功、ESR、CRP、ANA、RF、冷球蛋白、LDH、CK、SPEP

  3 套血培养(停抗生素;必要时行 HACEK、RMSF、Q 热、布氏杆菌培养),尿常规、尿培养,PPD 或 IGRA,HIV 抗体 ± PCR,嗜异性抗体(阴性者行 EBV 血清学检查),CMV 抗原血症,肝功异常者行肝炎病毒血清学检查
- 停用不必要的药物(药物性 FUO 中仅 20% 有嗜酸性粒细胞增多或皮疹),停药或换药 1 ~ 3 周重新评估
- 影像检查:CXR,胸腹 CT(口服和静脉对比剂),? 标记 WBC 或镓显像,? FDG PET,? 超声心动,? 下肢多普勒超声
- 对以上检查异常者做一步检查(如,活检、MRI 等以明确诊断,不用于筛查)
- 心内膜炎的 Duke 诊断标准在 FUO 患者中的敏感性和特异性较高
- ESR ↑ 且年龄 >60 岁可考虑颞动脉活检,尤其是有相关症状者
- ? 骨穿 + 活检(尤其是有骨髓浸润表现者)或肝活检(尤其是碱性磷酸酶升高者):即使无局部症状体征,检出率可达 24%(病理和培养;Archives,2009,169:2018)
- 以下情况更易明确诊断:持续发热,持续 <180d,ESR/CRP/LDH ↑,白细胞减少,血小板减少,胸部 CT 异常,或 FDG-PET 异常

治 疗

- 禁用经验性抗生素治疗(除粒细胞减少患者外)
- 禁用经验性糖皮质激素治疗,除强烈怀疑风湿免疫疾病者
- 5% ~15% 的 FUO 无法明确诊断,数周到数月后自行缓解

垂体疾病

垂体功能减退

全垂体功能减退症

- 病因
  原发:手术、放射线、肿瘤(原发或转移)、感染、浸润(结节病、血色素沉着症)、自身免疫、缺血(包括产后垂体梗死所致的 Sheehan 综合征)、颈动脉瘤、海绵窦血栓、创伤
  继发(下丘脑功能低下或垂体柄破坏):肿瘤(包括颅咽管瘤)、感染、浸润、放射线、手术、创伤
- 临床表现
  激素相关:急性→乏力、易疲劳、低血压、多尿多饮
  慢性→心动过缓、性功能减退、腋毛及阴毛减少、体重下降、闭经
  占位效应:头痛、视野缺损、颅神经麻痹、溢乳
  垂体卒中(垂体出血或梗死,常合并隐匿的垂体腺瘤):突发头痛、恶心呕吐、视野缺损、颅神经麻痹、假性脑膜炎、神志改变、低血糖、低血压
- 诊断
  激素
  慢性:靶腺体激素↓ + 营养垂体激素↓或正常
  急性:靶腺体激素水平可能正常
  部分垂体功能减退症比全垂体功能减退症更常见
  垂体后叶素 MRI
- 治疗
  靶腺体激素替代治疗
  住院患者最需要注意和治疗的是肾上腺及甲状腺功能减退;若两者均出现,则先补充糖皮质激素,再补充甲状腺激素,以免诱发肾上腺危象

ACTH↓

- 与原发性肾上腺功能减退症类似(见“肾上腺疾病”),除外:
  无嗜盐或低钾血症(因为醛固酮的作用)
  无色素沉着(因为 ACTH/MSH 并未↑)

TSH↓

- 中枢性甲减与原发性甲减类似(见“甲状腺疾病”),但无甲状腺肿
- 诊断:游离 T_4 以及 TSH,TSH 可能降低或“不恰当”地正常

PRL↓

- 无法分泌乳汁

GH↓

- 骨质疏松的长期风险↑,乏力,体重增加
- 诊断:给予适当刺激 GH 无↑(如,胰岛素耐量试验、胰高血糖素刺激)
- 成人患者是否给予 GH 替代治疗有争议

FSH & LH↓

- 临床表现:性欲↓,性无能,月经减少或闭经,不育
- 查体:睾丸大小↓;腋毛、阴毛及体毛减少
- 诊断:晨起睾酮或雌二醇↓,FSH/LH↓或正常(急性疾病中所有水平均↓,不适用于住院患者的评估)

- 治疗：睾酮或雌激素替代治疗与潜在病因的纠正

ADH↓（下丘脑或垂体柄疾病）：尿崩症

- 临床表现：严重多尿，轻度高钠血症（若水摄入↓可出现重度高钠血症）
- 诊断：见“钠平衡紊乱”

垂体功能亢进

垂体肿瘤

- 病理生理：腺瘤→分泌过量促激素（若肿瘤有功能，但30%~40%无功能）及由于压迫作用而可能导致其他促激素缺乏
- 临床表现：由于激素分泌过量导致的症状（见下文）
- ±占位效应：头痛，视力受损，复视，颅神经病变
- 检查：MRI，激素水平，±视野检查，需考虑除外MEN1（见下）
  若<10mm，无占位效应，无产生激素作用，随诊3~6个月

高催乳素血症（NEJM，2010，362：1219）

- 病因
  催乳素瘤（50%为垂体腺瘤）
  非催乳素瘤造成的垂体柄压迫→抑制性多巴胺↓→PRL↑（轻度）
- 生理：PRL促进泌乳及抑制GnRH→FSH与LH↓
- 临床表现：闭经，溢乳，不育，性欲↓，性功能减退
- 诊断：PRL↑，但PRL在很多情况下可升高，应除外妊娠或外源性雌激素，甲状腺功能低下，多巴胺拮抗剂（精神药物、止吐药），肾衰竭（清除↓），肝硬化，精神紧张，高碳水化合物饮食
  MRI用以评估肿瘤，若MRI提示视交叉受压则进行视野检查
- 治疗
  若无症状（无头痛或无性腺功能减退症状）及微腺瘤（<10mm），则遵循MRI结果
  若有症状或大腺瘤（≥10mm）则可选择：
    药物：多巴胺拮抗剂，例如溴隐亭（成功率70%~100%）或卡麦角林（耐受性更好）；副作用包括恶心呕吐、体位性低血压、鼻黏膜充血
    手术：经蝶窦手术（主要手术指征：药物治疗无效，同时分泌GH，或神经症状未改善）；复发率10%~20%
    放疗：若药物和手术治疗无效或无法耐受

肢端肥大（GH↑；占腺瘤的10%；NEJM，2006，355：2558）

- 生理：促进类胰岛素生长因子1（IGF-1）分泌
- 临床表现：软组织↑，关节痛，下颌增大，头痛，腕管综合征，巨舌症，声嘶，睡眠呼吸暂停，闭经，性无能，糖尿病，棘皮症，出汗↑，高血压/心肌病，结肠息肉
- 诊断：鉴于GH脉冲式分泌，测量随机GH水平无意义
  IGF-1↑（生长介素C）；±PRL↑；垂体MRI评估肿瘤
  口服葡萄糖耐量试验→2h内GH不被抑制至<1（更新的检测方法<0.3）ng/mL
- 治疗：手术，奥曲肽（长效和短效制剂），多巴胺拮抗剂（若同时分泌PRL），培维索孟（GH受体拮抗剂），放疗
- 预后：若不治疗则死亡率增加2~3倍，同时存在垂体功能不全及结肠癌的风险

库欣综合征(ACTH↑)

占腺瘤10%~15%;见“肾上腺疾病”

中枢型甲状腺功能亢进(TSH↑,α 亚基↑)

非常罕见;见“甲状腺疾病”

FSH&LH↑

通常无功能,由于压迫效应表现为垂体功能减退

多发内分泌系统疾病

MEN 综合征

类型	表现
1 (*MENIN* 基因失活)	甲状旁腺增生/腺瘤→高钙血症(外显率约100%) 胰岛细胞瘤(胃泌素、VIP、胰岛素、胰高血糖素) 垂体腺瘤(有功能或无功能)
2A (*RET* 原癌基因)	MTC 嗜铬细胞瘤(50%) 甲状旁腺增生→高钙血症(15%~20%)
2B (*RET* 原癌基因)	MTC 嗜铬细胞瘤(50%) 黏膜及胃肠道神经瘤

PGA 综合征

类型	表现
Ⅰ(儿童)	黏膜皮肤念珠菌感染,甲状旁腺功能减退,肾上腺功能不全
Ⅱ(成人)	肾上腺功能不全,甲状腺自身免疫性疾病,1型糖尿病

甲状腺疾病

甲状腺疾病的诊断方法

检测	备注
TSH	原发性甲状腺功能低下或亢进最敏感的检测方法 中枢型疾病中可能“不恰当”地正常 多巴胺,类固醇,严重疾病可使之↓
T_3 和 T_4 免疫测定	检测血清总浓度(受 TBG 影响)
FT_4	游离 T_4,不受 TBG 影响,应用逐渐广泛
TBG	TBG↑(T_4↑):雌激素、OCP、妊娠、肝炎、阿片类物质、遗传 TBG↓(T_4↓):雄激素、糖皮质激素、肾炎综合征、肝硬化、肢端肥大症、烟酸、遗传

续表

检测	备注
反 T_3	无活性,低 T_3 综合征时↑
甲状腺抗体	TPO 抗体见于桥本甲状腺炎(高滴度)、无痛性甲状腺炎和 Grave 病(低滴度) TSI 和 TBII 见于 Grave 病
甲状腺球蛋白	↑见于甲状腺肿、甲状腺功能亢进和甲状腺炎 ↓见于人工服用甲状腺激素 甲状腺全切术和放射性碘治疗后甲状腺癌的肿瘤标志物
RAIU 扫描	用于甲状腺功能减退病因的鉴别诊断 摄取量↑ 均质:Grave 病 不均质:多结节性甲状腺肿 单病灶集中摄取而其余腺体受抑制:热结节 无摄取:亚急性痛性或静息性甲状腺炎、外源性甲状腺激素、卵巢甲状腺肿、近期碘负荷或抗甲状腺药物

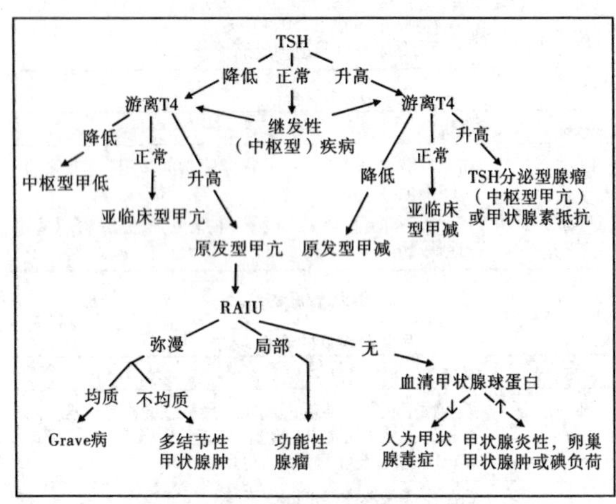

图 7-1 甲状腺疾病诊断流程图

甲状腺功能减退症

病 因

- 原发(占所有甲减 >90%;游离 T_4↓,TSH↑)

  甲状腺肿型:桥本甲状腺炎,甲状腺炎痊愈后,缺碘,锂,胺碘酮

  非甲状腺肿型:手术破坏,放射性碘治疗或放疗后,胺碘酮

- 中枢型(游离 T_4↓,TSH 低/正常或轻度升高):下丘脑或垂体受损(TSH 水平↓或"正常",尽管异常糖基化无活性但仍可轻度↑)

桥本甲状腺炎

- 自身免疫破坏造成淋巴细胞片状浸润
- 与其他自身免疫病相关,可能为Ⅱ型 PGA 综合征的一部分
- 抗甲状腺过氧化物酶(抗 TPO)抗体和抗甲状腺球蛋白(抗 Tg)抗体阳性率>90%

临床表现(Lancet,2004,363:793)

- 早期:乏力,疲劳,关节痛,肌痛,头痛,抑郁,怕冷,体重增加,便秘,月经过多,皮肤干燥,头发粗脆,脆甲症,腕管综合征,深部腱反射减弱,舒张性高血压,高脂血症
- 晚期:语速慢,声音嘶哑,外 1/3 眉毛脱落,黏液性水肿(非可凹性水肿,由于黏多糖↑),眶周水肿,心动过缓,胸腔、心包腔及腹腔积液,动脉粥样硬化
- 黏液性水肿昏迷:体温过低,低血压,低通气量,神志改变

诊断方法

- FT_4↓;原发性甲低中 TSH↑;桥本甲状腺炎中抗甲状腺抗体阳性
- 可出现低钠血症,低血糖,贫血,LDL↑,HDL↓,以及 CK↑
- 妊娠妇女建议筛查

显著甲低的治疗

- 左甲状腺素(1.5~1.7 μg/kg·d),每 5~6 周复查 TSH,调整剂量直至甲状腺功能正常;症状在治疗数月后才缓解;若有缺血性心脏病风险则应降低初始剂量(0.3~0.5μg/kg·d);建议患者服用同种剂型的甲状腺素;以下情况,剂量需↑:妊娠(8 周时升至 30%),开始雌激素替代治疗,胃肠道吸收差(同时补 Fe 或 Ca,服用 PPI 或硫糖铝,腹腔疾病,IBD)
- 黏液性水肿昏迷:负荷剂量 $T_4$5~8 μg/kgIV,之后 50~100 μg/d;由于外周转换受损,若心动过缓或体温过低(T_3 更易致心律失常)致使临床情况不稳定,则可静脉给予 T_3 5~10 μg q8h;由于黏液性水肿昏迷时肾上腺激素储备↓,因而须先予经验性的肾上腺激素替代治疗

亚临床型甲减(NEJM,2001,345:260)

- TSH 轻度↑和游离 T_4 正常,轻度或无伴随症状
- 若抗甲状腺素抗体滴度↑,则发展为临床甲减的概率为每年 4%
- 治疗上的争议:对于轻度症状或血脂异常者,应规律随访还是治疗有争议;若 TSH>10mU/L、甲状腺肿、妊娠或不育,通常应开始治疗

甲状腺功能亢进

病因学(Lancet,2003,362:459)

- Graves 病(占甲状腺毒症的 60%~80%)
- 甲状腺炎:亚临床型甲状腺炎或无痛性(淋巴细胞型)甲状腺炎(甲状腺毒症期)
- 毒性腺瘤(单发或多发甲状腺肿)
- 分泌 TSH 的垂体肿瘤或垂体对甲状腺激素抵抗(TSH↑,游离 T_4↑)
- 其他:胺碘酮,碘诱导,医源性甲状腺毒症,卵巢甲状腺肿(占卵巢上皮

样肿瘤及畸胎瘤的3%),hCG分泌型肿瘤(如绒毛膜癌),转移性滤泡样甲状腺癌

Grave 病(NEJM,2008,358:2594)

- 女:男为(5~10:1),大多数患者确诊时为40~60岁
- 甲状腺抗体阳性:TSI 或 TBII(80%阳性),抗TPO,抗甲状腺球蛋白;ANA
- 除甲亢之外的临床表现:

  甲状腺肿:弥漫,无触痛,伴有血管杂音

  甲状腺眼病(NEJM,2009,360:994):50%可见;若经正规检查则发生率可上升至90%

  眶周水肿,眼睑挛缩,眼球突出,结膜炎,复视(眼外肌浸润);与吸烟相关。凝视和眼睑滞后见于任何类型的甲亢

  胫前黏液性水肿(3%):浸润性皮肤病变

甲亢的临床表现

- 坐立不安,大汗,震颤,皮肤温湿,毛发正常,心动过速,AF,体重下降,大便次数↑,月经不调,反射亢进,骨质疏松,凝视及眼睑滞后(交感神经过度兴奋)
- 淡漠型甲状腺毒症:多见于老年人,嗜睡可为其唯一的症状
- 甲状腺危象(非常罕见):精神错乱,发热,心动过速,收缩型高血压但脉压大且MAP↓,胃肠道症状;死亡率20%~50%

实验室检查

- FT_4 和 FT_3 均↑;TSH↓(分泌TSH的肿瘤除外)
- RAIU扫描对于鉴别病因十分有价值
- 除妊娠外一般不需检测自身抗体(妊娠:评估胎儿Grave病的风险)
- 可见高钙尿症±高钙血症,碱性磷酸酶↑,贫血

治 疗

- β受体拮抗剂:控制心动过速(普萘洛尔也会使 $T_4 \rightarrow T_3$ 转换↓)
- Grave 病:抗甲状腺药物或放射性碘(NEJM,2005,352:905)

  甲巯咪唑:1年后复发率70%;副作用包括瘙痒、皮疹、关节痛、发热、恶心呕吐,0.5%出现粒细胞缺少症。PTU:二线药物(肝细胞坏死风险;给药TID;起效慢)。两者均需检测基线及随访中的LFTs,WBC,TSH

  RAI:存在心血管疾病或老年患者,需在放疗前使用抗甲状腺药物以防止放疗时甲状腺毒性↑;放疗前3d停用以保证RAI的摄取,超过75%的患者治疗后发展为甲低

  手术:Grave病一般不需要,通常适用于有压迫症状的甲状腺肿或甲状腺眼症患者
- 毒性腺瘤或毒性多结节性甲状腺肿:RAI或手术(手术治疗前及部分患者RAI前使用甲巯咪唑)
- 甲状腺危象:β受体拮抗剂,PTU,使用PTU后>1h使用碘番酸或碘化物(Wolff-Chaikoff效应),±类固醇($T_4 \rightarrow T_3$↓)
- 甲状腺眼病:RAI后可加重,高危患者给予泼尼松预防;可用放疗或眼眶减压手术治疗

亚临床型甲亢(NEJM,2001,345:512)

- 轻度 TSH↓,游离 T_4 正常,伴随症状轻微或无
- 15%可两年内发展为临床甲亢;AF 与骨质疏松的风险↑
- 治疗有争议:若 TSH <0.1mU/L 且心血管病或骨质减少的风险↑则考虑治疗

甲状腺炎(NEJM,2003,348:2646)

- 急性:细菌性感染(除外术后感染外,在美国非常罕见)
- 亚急性:一过性甲状腺毒症→一过性甲低→甲状腺功能正常
  痛性(病毒性、肉芽肿性或 de Quervain's):发热,ESR↑;治疗:NSAIDs、ASA、类固醇
  静息性(产后,自身免疫,或淋巴细胞性):无痛性,TPO 抗体阳性;若产后出现,则再次妊娠时可再次发病
  其他:胺碘酮,触诊性甲状腺炎,放疗后
- 慢性:桥本(甲低),里德尔(特发性纤维化)

非甲状腺性疾病(正常甲状腺病态综合征)

- 严重非甲状腺性疾病患者可出现 TFT 异常(急性病患者,仅在考虑甲状腺疾病可能性较高时,才检测 TFTs);可能有获得性一过性中枢型甲减
- 危重病患者如怀疑有甲状腺功能异常,单独检测 TSH 并不可靠;必须同时检测总 T_4,FT_4 及 T_3
- 轻症者:T_4→T_3 转换↓,rT_3↑→T_3↓;重症者:TBG 和白蛋白↓,rT_3↑↑→T_3↓↓,T_4 降解↑,中枢型 TSH↓→T_3↓↓,T_4↓↓,FT_4↓,TSH↓
- 恢复期:TSH↑,随后 T_4 和 T_3 相继恢复正常
- 对于 T_3 和 T_4↓的重症患者,甲状腺素替代疗法无效,不推荐使用,除非有其他甲减的症状体征

胺碘酮与甲状腺疾病

剂量越低则甲状腺功能减退的风险越低

治疗前检测 TSH,服药时每 4 个月检测一次,停药 1 年后复查

甲状腺功能减退症(发病率 10%;富碘区域更常见)

- 病理生理学
  (1) Wolff-Chaikoff 效应:大量碘负荷导致 I^- 吸收↓,有机化作用↓,T_4 和 T_3 释放↓
  (2) 抑制 T_4→T_3 转化
  (3)? 直接/免疫介导的甲状腺破坏
- 正常个体:T_4↓;然后出现 Wolff-Chaikoff 逃逸效应,T_4↑,T_3↓,TSH↑;随后 TSH 恢复正常(1~3 个月后)
- 易感个体(如亚临床型桥本甲状腺炎,检测抗 TPO)不会出现逃逸效应
- 治疗:甲状腺素以使 TSH 恢复正常;所需剂量比平时大

甲状腺功能亢进症(服用胺碘酮者发生率为 3%;10%~20%患者来自缺碘区域)

- 1 型:存在潜在多结节甲状腺肿或有自主功能的甲状腺组织

病理生理:Jod-Basedow 效应(碘负荷→自主组织 T_4 和 T_3 合成↑)
诊断:多普勒超声甲状腺血流↑;治疗:甲巯咪唑

- 2 型:破坏性甲状腺炎
  病理生理:已生成的 T_4 和 T_3 释放↑→甲亢→甲低→痊愈
  - 诊断:多普勒超声甲状腺血流↓;治疗:类固醇
- 1 型和 2 型通常较难鉴别,起始治疗应该同时涵盖两种疾病类型(JCEM,2001,86:3)

甲状腺结节

- 患病率 5% ~10%(在美国超声筛查发病率为 50% ~60%),5% 为恶性
- 恶变风险↑的因素:年龄 <20 岁或 >70 岁,男性,颈部放疗史,结节质硬且活动性差,碘摄取试验显示冷结节,体积大,预示不良结果的超声发现(低回声,实性,不规则边界,微小钙化,中央血流),LAN
- 提示良性可能性大的因素:自身免疫甲状腺疾病或甲状腺肿家族史,甲减或甲亢表现,痛性结节
- 对以下患者推荐超声筛查:MEN2 或甲状腺髓样癌家族史,颈部放疗史,可触及的结节,多结节性甲状腺肿
- FNA 适应证:结节 >10mm(若边界不规整则 >8mm),微小钙化,或中央型血管;有颈部放疗史或 MEN2/MTC 家族史的患者一旦出现结节均需 FNA

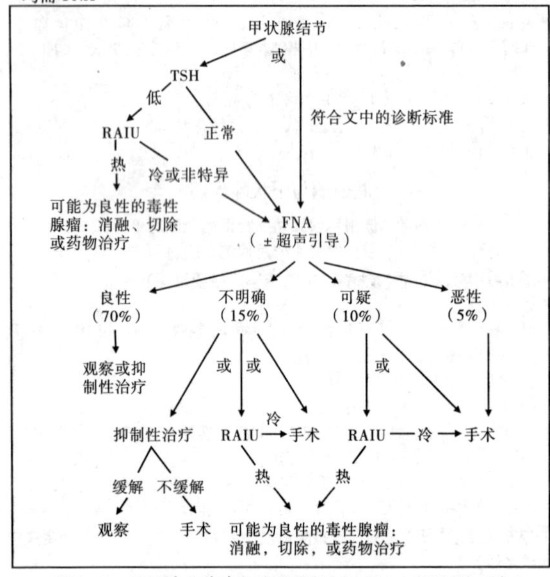

图 7－2　甲状腺结节诊断流程图(EndocrPract,2006,12:63)

肾上腺疾病

库欣综合征(皮质醇增多症)

定　义

- 库欣综合征:皮质醇增多
- 库欣病:垂体 ACTH 分泌过多造成继发性库欣综合征

皮质醇增多症的病因学

- 最常见的病因是由外源性糖皮质激素所致的医源性库欣综合征
- 库欣病(60% ~70%):垂体腺瘤(通常为微腺瘤)或增生
- 肾上腺肿瘤(15% ~25%):腺瘤或癌(罕见)
- 异位 ACTH(5% ~10%):小细胞肺癌,类癌,岛细胞肿瘤,甲状腺髓样癌,嗜铬细胞瘤

临床表现

- 非特异:葡萄糖耐量异常或 DM,HTN,肥胖,月经减少,骨质疏松
- 较特异:向心性肥胖伴四肢消瘦,颈背部脂肪垫("水牛背"),"满月脸"
- 最特异:自发性淤斑,肢体近端肌肉病变,紫纹,低钾血症
- 其他:抑郁,失眠,精神疾病,认知障碍,多血质外貌,痤疮,多毛症,色素沉着(若 ACTH↑),皮肤真菌感染,肾结石,多尿

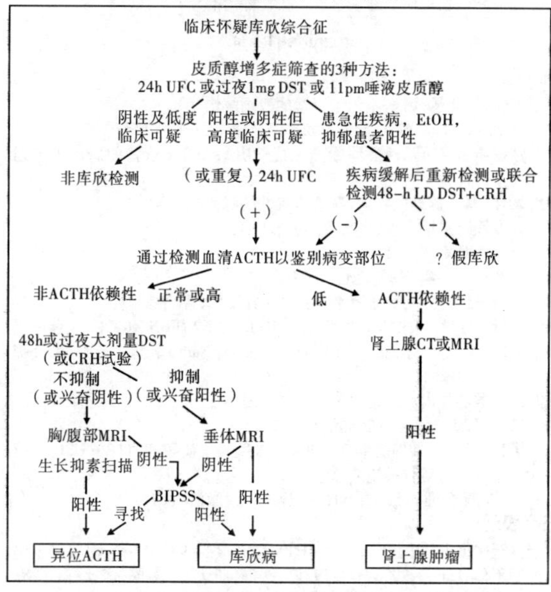

图 7-3　疑似库欣综合征诊断流程图

CRH:促皮质醇释放激素;DST:地塞米松抑制试验;UFC:尿游离皮质醇

过夜 1mg DST:11pm 给 1mg;8am 检测血清皮质醇(若 < 1.8μg/dL);1% ~ 2% 假阳性(主要用于评估肾上腺"意外瘤"中的亚临床型库欣综合征)(JCEM,2008,93:1526)

11 pm 唾液皮质醇:若水平 ↑ 则异常;24h UFC:若水平 ↑ 则异常,> 4 × 正常上限可诊断

48 h LD DST + CRH = 0.5mg q6h × 2d,2h 后 IV CRH;15min 后检测血清皮质醇(> 1.4μg/dL 为阳性)

48 h LD DST:0.5mg q6h × 2d;初始及后 24h 地塞米松过程中检测 24h UFC(若 < 10% 初始值则为抑制)

48h HD DST:2mg q6h × 2d;检测 24h UFC 同小剂量 DST

过夜 HD DST:11pm 给 8mg;9am 检测血清皮质醇(若 < 32% 基线值则抑制)

CRH 试验:1μg/kg IV;检测皮质醇及 ACTH(若 ACTH > 35% ↑ 或皮质醇 > 20% ↑ 基线值则兴奋阳性)

BIPSS,双侧岩下窦采样;测定岩下窦与外周 ACTH 比值(阳性:初始为 2,CRH 后 > 3)(Endo &MetabClin North Am,2005,34:385)

库欣综合征的治疗

- 手术切除垂体腺瘤、肾上腺肿瘤或异位 ACTH 分泌肿瘤
- 若经 TSS 不成功→垂体放疗,米托坦药物肾上腺切除术,或双侧肾上腺外科手术切除;酮康唑(± 美替拉酮)以 ↓ 皮质醇
- TSS 后糖皮质激素替代治疗 × (6 ~ 36) 个月(若药物或手术肾上腺切除则应终生糖皮质激素 + 盐皮质激素替代治疗)

醛固酮增多症

病　因

- 原发性(肾上腺疾病,不依赖肾素的醛固酮增多)
  - 肾上腺增生(70%),腺瘤(Conn 综合征,25%),癌(5%)
  - 糖皮质激素可治性醛固酮增多症(GRA;ACTH 依赖的启动子序列重排催化)
- 继发性(肾上腺外的疾病,肾素依赖性的醛固酮 ↑)
  - 原发性肾素增多症:肾素分泌肿瘤(罕见)
  - 继发性肾素增多症
    - 肾血管疾病:RAS,恶性高血压
    - 水肿伴有效动脉血容量 ↓:CHF,肝硬化,肾病综合征
    - 低血容量,利尿剂,2 型糖尿病,Bartter 综合征(Na/K/2Cl 转运体受损≈接受袢利尿剂),Gitelman 综合征(肾 Na/Cl 转运体受损≈接受噻嗪类利尿剂)
- 非醛固酮性盐皮质激素过多类似高醛固酮症
  - 11β - HSD 缺陷(→皮质醇灭活减少)
  - 黑甘草(甘草酸抑制 11β - HSD),极度高皮质醇症(11β - HSD 负荷过重),外源性盐皮质激素
  - Liddle 综合征(肾远端小管 Na 通道持续激活/过表达)

临床表现

- 轻度至中度 HTN(其中 11% 的 HTN 患者接受 3 种降压药物后血压仍控制不佳;Lancet,2008,371:1921),头痛,肌无力,多尿,多饮;由于 Na 潴留存在"逃逸"现象因而无周围性水肿;恶性 HTN 罕见
- 典型表现为低钾血症(但通常正常),代谢性碱中毒,轻度高钠血症

诊 断

- 占 HTN 患者 5% ~10%;HTN + 低钾血症、肾上腺占位或顽固性 HTN 应筛查
- 筛查:醛固酮(>15 ~20ng/dL)和血浆醛固酮:肾素(原发性则 >20)
- 取 8 am 配对值(停螺内酯和依普利酮 6 周);敏感性与特异性 >85%
- ACEI/ARB、利尿剂、CCB 可↑肾素活性→PAC/PRA 比例↓以及 βBs 可↑PAC/PRA 比例;诊断过程中一般使用 α 受体拮抗剂以更好地控制 HTN
- 利用 Na 抑制试验验证(Na 负荷后醛固酮不受抑制)

  口服盐负荷(+KCl) ×3 d,检测 24h 尿液(当 Na >200mEq/d 而 aldo > 12μg/d 则阳性);或 2L NS 4h 以上,灌输末期检测醛固酮(若 aldo > 5ng/dL 则为阳性)

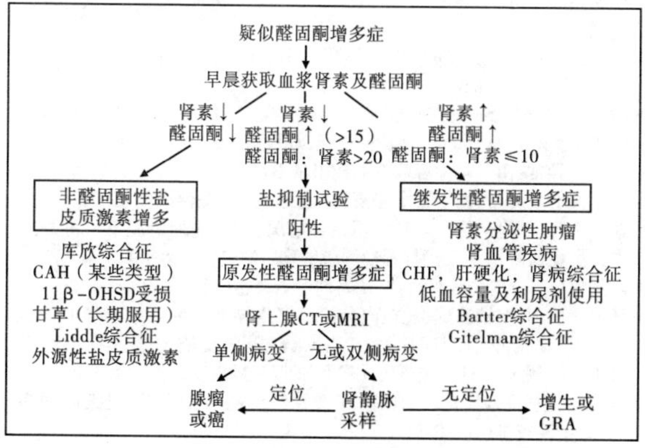

图 7-4 疑似醛固酮增多症诊断流程图

引自 Trends in Endocrine Metabolism,1995,5:97

治 疗

- 腺瘤或癌→手术
- 增生→螺内酯或依普利酮;GRA→糖皮质激素 ± 螺内酯

肾上腺功能不全

病 因

- 原发 = 肾上腺皮质疾病 = Addison 病

  自身免疫:孤立性或与 PGA 综合征相关

  感染:TB,CMV,组织胞浆菌病

  血管:出血(通常在败血症情况下),血栓,以及外伤

  转移性疾病:(90% 肾上腺被破坏时才会出现功能不全)

  沉积性疾病:血色沉着病,淀粉样变,结节病

  药物:甲酮康唑,依托咪酯(即便是使用单剂量后),利福平,抗惊厥药

- 继发 = 垂体无法分泌 ACTH(由于 RAA 轴的作用,醛固酮未受影响)
  - 任何可导致原发性或继发性的垂体功能不全症的原因(见“垂体疾病”)
  - 糖皮质激素治疗(可在使用“抑制剂量”激素超过两周后发生;剂量效应关系不恒定;每日 <10mg 泼尼松长期服用可出现抑制作用)
  - 甲地孕酮(一种含有糖皮质激素活性的孕酮)

临床表现(NEJM,1996,335:1206)

- 原发或继发:乏力易疲劳(99%),厌食(99%),体位性低血压(90%),恶心(86%),呕吐(75%),低钠血症(88%)
- 仅原发(由于醛固酮缺乏及 ACTH↑引起的症状体征):显著的体位性低血压(因为容量减少),色素沉着(见于皮肤皱褶,黏膜,压力性区域,乳头),高钾血症
- 仅继发:±垂体功能不全症其他表现(见“垂体疾病”)

诊 断

- 清晨血清皮质醇:<3μg/dL 可诊断;≥18μg/dL 可排除(除严重败血性休克外——见下文)
- 标准(250μg)合成促皮质素刺激试验(检测 ACTH→皮质醇↑的能力)
  - 正常:予 ACTH 60min 后皮质醇≥18μg/dL
  - 原发异常:由于肾上腺病变而输出量不足
  - 慢性继发异常:由于肾上腺萎缩而无法应答(急性继发可能正常:由于肾上腺仍然可以应答,但这种情况少见;这种情况下可测量清晨皮质醇水平来代替测量刺激试验后的皮质醇水平)
- 低剂量(1μg)皮质醇兴奋:? 比高剂量更敏感(尚有争议)
- 其他评估 HPA 轴的试验(在内分泌学家指导下):胰岛素诱导的低血糖(检测血清皮质醇应答);美替拉酮(阻断皮质醇合成从而刺激 ACTH,检测血浆 11-脱氧皮质醇和尿 17-羟皮质类固醇水平)
- 其他实验室检查异常:低血糖,嗜酸性粒细胞增多症,淋巴细胞增多症,±中性粒细胞减少
- ACTH:原发性↑,继发性↓或正常低值
- 影像学检查
  - 垂体 MRI 以检测解剖学异常
  - 肾上腺 CT:自身免疫中肾上腺小且无钙化,转移性疾病、出血、感染或沉积性疾病中增大(尽管形态可能正常)

肾上腺功能不全与危重急症(NEJM,2003,348:727;JAMA,2009,301:2362)

- 尽快对怀疑有绝对性肾上腺功能不全的低血压患者行 ACTH 刺激 ASAP
- 早期用皮质类固醇:在行 ACTH 刺激试验前每日用地塞米松 2~4mg IV q6h + 氟氢可的松 50μg;试验结束后改用氢化可的松 50~100mg IV q6~8h
- 相对性肾上腺功能不全的治疗尚有争议(见“败血症”)

治 疗

- 急性功能不全:用生理盐水 + 氢化可的松 IV(同上)进行容量恢复
- 慢性功能不全

氢化可的松:20~30mg PO qd(上午服 2/3,下午服 1/3)或泼尼松 5mg PO qam

氟氢可的松(继发性肾上腺功能不全不需要):0.05~0.1mg PO qam

地塞米松 4mg IM 预装注射器备用,紧急情况下可使用

嗜铬细胞瘤

临床表现

- 血压(高血压,50%阵发性,严重且对治疗反应差)
- 疼痛(头痛,胸痛)
- 心悸(心动过速,震颤,体重下降,发热)
- 出汗(大汗淋漓)
- 苍白(发作性血管收缩)
- "10 的规律":肾上腺外 10%(称为副神经节瘤),儿童 10%,多发或双侧 10%,复发 10%(副神经节瘤中↑),恶性 10%(副神经节瘤中↑),家族性 10%,意外瘤 10%
- 情绪紧张不会诱发急性发作,腹部操作可引发儿茶酚胺释放;有报告显示静脉对比剂可诱发急性发作
- 与 MEN 2A/2B、Von Hippel Lindau、1 型神经纤维瘤病、家族性副神经节瘤相关(琥珀酸脱氢酶基因 B、C 和 D 发生突变)

诊　断

- 24 h 尿分馏甲氧基肾上腺素与儿茶酚胺:敏感性 90%,特异性 98%(JCEM,2003,88:553)

  可作为低危人群的筛查试验(假阳性与危重病,肾衰竭,OSA,使用拉贝洛尔,TCAs,拟交感神经活性药物相关)
- 血浆游离甲氧基肾上腺素:敏感性 99%,特异性 89%(JAMA,2002,287:1427)。可作为高危人群的筛查试验,但低发病率人群的假阳性率↑
- 肾上腺 CT 或 MRI;若 CT/MRI 阴性,考虑使用 MIBG 扫描,PET 可用于非肾上腺病变的定位,但这些病变通常易于被发现
- 特定情况下考虑基因检测(双侧,年轻患者,家族史阳性,肾上腺外肿瘤)

治　疗

- 首先 α 受体拮抗剂(通常为苯氧苄胺) ± β 受体拮抗剂(通常为普萘洛尔)→手术

肾上腺意外瘤

流行病学

- 4% 的患者为腹部 CT 时意外发现肾上腺占位;随着年龄增长发病率↑

鉴别诊断

- 无功能性占位:腺瘤,囊肿,脓肿,肉芽肿,出血,脂肪瘤,髓脂肪瘤,原发或转移性恶性肿瘤
- 功能性占位:嗜铬细胞瘤,腺瘤(皮质醇、醛固酮、性激素),非经典 CAH,其他内分泌肿瘤,癌
- 非肾上腺占位:肾脏,胰腺,胃,伪影

诊断流程(NEJM,2007,356:601)

- 排除亚临床型库欣综合征:所有患者使用1mg过夜地塞米松抑制试验(特异性91%)。如结果异常需要行确诊试验
- 排除高醛固酮症:若有高血压查血浆醛固酮与肾素(见上)
- 排除嗜铬细胞瘤:所有患者(鉴于未治疗嗜铬细胞瘤的死亡率较高)使用24h尿分馏甲氧基肾上腺素与儿茶酚胺或血浆游离甲氧基肾上腺素
- 根据病史或CT引导下的活检排除转移性肿瘤和感染(有癌症病史的患者50%的肾上腺意外瘤为恶性)
- CT和MRI上特点可提示腺瘤与癌症

  良性表现:大小 <4cm;边缘光滑,低密度且密度均一;平扫CT <10Hounsfield或增强CT对比剂10min廓清率 >50%,此类意外瘤可定期扫描随访

  恶性表现:大小 >4cm或复查时体积较前增大;边缘不规则,密度不均一,高密度,或有血管;恶性肿瘤病史或年龄较轻(意外瘤不常见)。此类意外瘤应予FNA活检,3个月后重复扫描或手术切除

钙代谢疾病

钙代谢疾病实验室结果

Ca	PTH	疾病	PO_4
↑	↑↑	甲状旁腺功能亢进(原发性和三发性)	↓
	↑或正常	家族性低尿钙高钙血症	↓
	↓	恶性肿瘤	不定
		维生素D过量	↑
		乳碱综合征,噻嗪类	↓
		骨转化↑	↑
↓	↑↑	假性甲状旁腺功能减退	↑
	↑	维生素D缺乏	↓
		慢性肾衰竭(继发性甲状旁腺功能亢进)	↑
	不定	急性钙螯合	不定
	↓	甲状旁腺功能减退	↑

检测钙的注意事项

- 具有生理活性的钙是游离或离子化的(ICa)。血清钙反映了总钙(结合+非结合),受白蛋白(主要钙结合蛋白)影响
- 修正Ca(mg/dL):检测Ca(mg/dL)+{0.8×[4-白蛋白(mg/dL)]}
- 碱中毒会导致更多Ca与白蛋白结合(总Ca可能正常但ICa↓)
- 最好能直接检测离子化钙

高钙血症

高钙血症的病因

种类	病因
HPT	原发性:腺瘤(85%),增生(15% ~20%;自发性 vs. MEN 1/2A),癌(<1%) 三发性:长期继发性甲状旁腺功能亢进后(如肾衰竭)→形成自主性结节,需要手术 锂→PTH↑
FHH	甲状旁腺和肾脏中的 Ca 敏感受体发生失活突变→Ca 调定点↑;±PTH↑(比原发性甲旁亢↑少) 获得性:产生针对钙敏感受体的自身抗体(罕见) FEca[(24h Uca/血清 Ca)/(24h Ucr/血清 Cr)] <0.01
恶性肿瘤	PTH 相关肽(PTHrP)→体液 Ca↑(如,鳞状细胞癌、肾癌、乳腺癌、膀胱癌) 细胞因子 &1,25-$(OH)_2D_3$↑(如,血液恶性肿瘤) 局部骨溶解(如,乳腺癌、骨髓瘤)
维生素 D 过量	肉芽肿(结节病、TB、组织细胞、韦格纳肉芽肿)→1-OH↑→1,25-$(OH)_2D$ 维生素 D 中毒
骨转化↑	甲状腺功能亢进,制动+Paget 病,维生素 A
其他	噻嗪类;含 Ca 制剂的抑酸药或摄入大量钙质(乳碱综合征);肾上腺功能不全
高钙血症患者中:45% 为癌症,25% 为原发性 HPT,10% CKD→三发性 HPT	

JCEM,2005,90:6316

临床表现

- 高血钙危象(通常当 Ca>13~15):多尿,脱水,神志改变
  Ca 对肾小管有毒性→抑制 ADH 活性,导致血管收缩,以及 GFR↓→多尿但 Ca 重吸收↑→血清 Ca↑→肾毒性及 CNS 症状
- 骨质疏松、骨折及纤维囊性骨炎(后者仅见于严重甲旁亢→破骨活性↑→囊肿,纤维结节,X 线显示"椒盐状"改变)
- 肾石病,肾实质钙化症,肾源性 DI
- 腹痛,厌食,恶心,呕吐,便秘,胰腺炎,PUD
- 疲劳,乏力,抑郁,意识模糊,昏迷,DTRs↓,QT 间期缩短
- 原发性 HPT:80% 无症状,20% 出现肾石病,骨质疏松等
- 钙化防御(钙化尿毒性动脉病):表皮及皮下脂肪的小动脉到中动脉的中膜钙化→缺血和皮肤坏死(NEJM,2007,356:1049)
  与尿毒症有关,PTH↑,Ca↑,PO_4↑,(Ca×PO_4)产物↑。需活检确诊
  治疗:积极伤口处理,维持 Ca&PO_4正常(目标<55),避免维生素 D 和 Ca 补充

IV 硫代硫酸钠和甲状旁腺切除术尚有争议
总的来说预后较差

诊 断

- 甲旁亢与恶性肿瘤占高钙血症的 90%
  无症状或慢性高钙血症则甲旁亢可能性大
  急症或有症状则恶性肿瘤可能性大；恶性肿瘤通常一起病或几个月内便发展成为高钙血症
- Ca, alb, ICa, PTH（原发性甲旁亢与 FHH 中可能出现“不恰当”地正常），PO_4；根据结果考虑检测 PTHrP, 25-(OH) D, 1,25-$(OH)_2$D, Aφ, Uca, SPEP, UPEP, ACE, CXR/CT, 乳房 X 线

高钙血症的急性治疗

治疗	开始治疗	疗程	备注
生理盐水（4～6L/d）	h	治疗期间	尿钠增多→肾脏 Ca 排泌↑
±呋塞米	h	治疗期间	仅在容量过多时使用
双磷酸盐	1～2d	不定	抑制破骨，恶性肿瘤有效；肾衰竭慎用；存在下颌骨坏死风险
降钙素	h	2～3d	迅速出现快速耐药性
糖皮质激素	数天	数天	？某些恶性肿瘤、肉芽肿性疾病及维生素 D 中毒时使用

NEJM, 2005, 352:373

无症状原发性 HPT 的治疗（JCEM, 2009, 94:335）

- 手术适应证：年龄 <50 岁；血清 Ca >1mg/dL > ULN；CrCl <60mL/min，DEXA T 评分 < −2.5
- 若非手术候选者：每年检测血清 Ca 与 Cr，每 1～2 年检测 BMD 1 次
- 尚无数据支持使用双磷酸盐类、雌激素、SERMs 或拟钙剂

低钙血症

低钙血症的病因

种类	病因
甲状旁腺功能低下（NEJM, 2008, 359:391）	散发；家族性（PGA1，Ca 敏感受体活化突变）；医源性（甲状腺手术，癌症手术，颈部放疗）；Wilson 病，血色病；低 Mg 血症（PTH 分泌和效应↓）；活化 Ca 敏感受体的自身抗体
假性甲状旁腺功能低下	Ia 和 Ib：PTH 作用的靶器官抵抗（血清 PTH↑） Ia：骨骼异常，身高矮，智力低下 假-假性甲状旁腺功能低下：具有 Ia 症状但 Ca 与 PTH 正常

续表

种类	病因
维生素 D 缺乏或抵抗	营养/日照缺乏;GI 疾病/脂肪吸收不良;药物(抗惊厥药、利福平、酮康唑、5 - FU/甲酰四氢叶酸);基因(1α - 羟化酶,VDR 突变)
慢性肾衰竭	1,25-$(OH)_2D$ 生成↓,PO_4↑(由于清除↓)
加速净骨形成	甲状旁腺切除术后,治疗严重维生素 D 缺乏或 Paget 病时(NEJM,2006,355:593),成骨细胞转移酶
钙螯合 输血后	胰腺炎,枸橼酸盐过量 急性 PO_4↑(ARF、横纹肌溶解、溶瘤),双磷酸盐制剂

临床表现

- 神经肌肉兴奋性:口周感觉异常,肌肉痉挛,Chvostek 征阳性(轻叩面神经→面部肌肉收缩),Trousseau 征阳性(血压计袖袋加压→腕部肌肉痉挛),喉痉挛;易激惹,抑郁,精神异常,ICP↑,癫痫,QT↑
- 佝偻病和(或)骨软化症:慢性维生素 D↓→Ca↓,PO_4↓→骨/软骨↓矿化作用,发育不良,骨痛,肌无力
- 肾性骨营养不良(肾衰竭时维生素 D↓,PTH↑):骨软化症[Ca 和 1,25-$(OH)_2D$↓导致骨矿化↓],纤维囊性骨炎(由于 PTH↑)

诊 断

- Ca, alb, ICa, PTH, 25-(OH)D, 1,25-$(OH)_2D$(若肾衰竭或佝偻病), Cr, Mg, PO_4, Aφ, Uca

治疗(同时治疗维生素 D 缺乏症)

- 有症状者:静脉葡萄糖酸钙(1 ~ 2g IV 20min 以上) + 骨化三醇(急性低钙血症最有效,但需几小时起效) ± Mg(50 ~ 100 mEq/d)
- 无症状和(或)慢性者:口服 Ca(1 ~ 3g/d)与维生素 D[如钙化醇 50 000 IU PO q wk × (8 ~ 10)周]。慢性甲旁减中,需使用骨化三醇,也可考虑噻嗪类
- 慢性肾衰竭:磷酸盐结合剂、口服 Ca、骨化三醇或类似物(可能需拟钙剂以防止高钙血症)

糖尿病

定义(Diabetes Care,2003,26:S33 & 2009,32:1327)

- 空腹血糖≥126 mg/dL × 2;随机血糖≥200 mg/dL × 2 或 × 1 伴严重高血糖和急性失代偿;或口服 75g 葡萄糖耐量试验(OGTT)2h 血糖≥200 mg/dL(不推荐常规 OGTT)
- 血糖高于正常,但未达糖尿病标准("糖尿病前期",见于 40% 美国人群)
  空腹血糖受损(IFG):100 ~ 125 mg/dL
  糖耐量异常(IGT):75 g 葡萄糖负荷后 2h 血糖 140 ~ 199 mg/dL
  预防进展为 DM:控制饮食,锻炼(58%↓),二甲双胍(31%↓),TZD

(60%↓)

- ↑Hb_{A1C}(尚无普遍认可的标准,国际专家委员会推荐≥6.5%)

分 类

- 1 型糖尿病:胰岛细胞损伤;胰岛素绝对不足;不使用胰岛素时易发生酮症

  患病率 0.4%;通常在儿童期发生,但也可以在成年后任何时期出现;有家族史者风险↑;HLA 相关;抗 GAD、抗胰岛细胞和抗胰岛素自身抗体

- 2 型糖尿病:胰岛素抵抗 + 胰岛素相对不足

  患病率 8%;通常较晚发病;有家族史者风险↑↑;HLA 不相关

  高危因素:年龄,家族史,肥胖,静息的生活方式

- 表现为糖尿病酮症酸中毒的 2 型糖尿病("有酮症倾向的 2 型糖尿病"):多见于非白人,±抗 GAD 抗体,最终可以不依赖胰岛素(Endo Rev,2008,29:292)
- 青少年的成年发病型糖尿病(MODY):胰岛素分泌基因缺陷导致的常染色体显性遗传的糖尿病;遗传上和临床上均具有异质性(NEJM,2001,345:971)
- 继发性糖尿病:外源性糖皮质激素,胰高血糖素瘤(3D:糖尿病,深静脉血栓,腹泻),胰腺来源(胰腺炎,血色病,囊性纤维化,胰腺切除),内分泌疾病(Cushing 病,肢端肥大症),妊娠,药物(蛋白酶抑制剂,非典型抗精神病药物)

临床表现

- 多尿,多饮,多食,伴无原因的体重下降;也可以无症状

糖尿病治疗选择

饮食	1 型:计算饮食中碳水化合物的含量;2 型:减肥饮食 + 锻炼
二甲双胍	↓肝糖异生,↓Hb_{A1C} 1.5% 体重无影响,恶心和(或)呕吐,腹泻,乳酸性酸中毒少见 禁忌证:肾脏(如 Cr>1.5)或肝脏衰竭 所有 Hb_{A1C}≥7% 的 2 型糖尿病的一线治疗,结合生活方式的改变
磺脲类(SU)	↑胰岛素分泌,↓Hb_{A1C} 1.5%。低血糖,体重增加
噻唑烷二酮类(TZD)($PPAR_{\gamma}$ 激动剂)	↑脂肪细胞和肌肉对胰岛素的敏感性。↓Hb_{A1C} 1% 体重增加,肝毒性,水钠潴留和慢性肾衰竭,骨折 联用罗格列酮时可能↑心肌缺血(NEJM,2007,356:2457;Lancet,2009,373:2125),但和吡格列酮联用无此效应(JAMA,2007,298:1180) 禁忌证:肝脏疾病和 NYHA 分级为Ⅲ~Ⅳ级,监测 LFT

续表

Glinides	↑胰岛素分泌，↓Hb_{A1C} 1.5% 低血糖（较与SU联用少见），体重增加
Exenatide	↑血糖以来的胰岛素分泌（GLP-1激动剂），↓Hb_{A1C} 0.5% 体重下降，腹泻（30%～45%），胰腺炎（少见）
α－糖苷酶抑制剂	↓肠内CHO吸收，↓Hb_{A1C} 0.5%～0.8%。 胃肠不适（积气）
Pramlintide	胃排空延迟以及↓胰高血糖素，↓Hb_{A1C} 0.5% 与胰岛素联用，为1型和2型糖尿病的辅助治疗
DPP－4抑制剂	阻断GLP－1和GIP的分解→↑胰岛素。↓Hb_{A1C} 0.5%
胰岛素 （1型糖尿病的额外选择：胰岛素泵、胰腺或胰岛细胞移植）	低血糖，体重增加 对于所有1型患者，通常联用中效/长效胰岛素（NPH或甘精胰岛素）和短效/速效胰岛素（标准或赖脯胰岛素） 对2型患者，当口服单药控制不佳时（尤其是Hb_{A1C}↑很高时）考虑开始使用胰岛素，联合口服用药仍控制不佳需使用胰岛素

JAMA，2002，287：360，373；Diabetes Care，2009，32：193

胰岛素制剂

制剂	起效时间	达峰时间	作用时程	副作用/建议
赖脯胰岛素	5～15 min	60～90 min	2～4 h	餐前即刻使用
标准	30～60min	2～4h	5～8h	餐前30min使用
NPH	1～2h	4～8h	12～18h	可能引起鱼精蛋白抗体产生
甘精胰岛素	2h	没有峰值	20～24h	每日1次（上午或下午）

NEJM，2005，352：174

并发症

- 视网膜疾病

  非增生性："点和斑"以及视网膜积血，棉絮样/蛋白渗出

  增生性：血管再生，玻璃体积血，视网膜脱落，失明

  治疗：激光凝固法，手术
- 肾病：微量蛋白尿→蛋白尿±肾病综合征→肾衰竭

弥漫性肾小球基底膜增厚/结节硬化型(Kimmelstiel-Wilson 病)
常伴有视网膜病;若无视网膜病则提示存在其他病因
治疗:使用 ACEI(NEJM,1993,329:1456 & 35:1941; Lancet,1997,349:1787)或 ARB(NEJM,2001,345:851, 861)严格控制血压,低蛋白饮食,透析,移植

- 神经疾病
  外周对称性:远端感觉对称性丧失,感觉异常,±运动功能丧失
  自主神经:胃轻瘫,便秘,神经源性膀胱,勃起障碍,体位性低血压
  单一神经病:突然发作的外周或中枢神经功能缺失(足下垂,颅神经Ⅲ>Ⅵ>Ⅳ)
- 加速动脉粥样硬化:冠状动脉,脑动脉,外周动脉床
- 感染:泌尿道感染,足部骨髓炎,念珠菌病,毛霉菌病,坏死性外耳炎
- 皮肤病:糖尿病类脂质渐进性坏死,脂肪代谢障碍,黑棘皮病

门诊患者筛查和治疗目标(Diabetes Care,2009,32:193 & S1:S13)

- Hb_{A1C}每3~6个月检测一次,对多数患者目标<7%(NEJM,2008,358:2545, 2560);通过严格的血糖控制可使1型(NEJM,1993,329:997 & 2005,353:2643)和2型(Lancet,1998,352:837; NEJM,2008,359:1577; Lancet,2009,373:1765; Annals,2009,151:394)糖尿病患者的小血管或大血管并发症↓
- 每年筛查微量白蛋白尿和次尿微量白蛋白与 Cr 比值,目标<30mg/g
- 血压<130/80;LDL<100,TG<150,HDL>40;即使没有明显冠状动脉疾病,他汀类也有效(Lancet,2003,361:2005 & 2004,364:685);若年龄男性>50、女性>60 或有其他心血管风险因素使用阿司匹林(Circ,2010,121:2694)
- 每年检查视网膜;每年进行全面足部检查(Diabetes Care,2009,32:51, 513)

住院患者高血糖管理

- 找出可逆的病因或恶化因素(静脉输注葡萄糖,糖皮质激素,手术后,饮食中碳水化合物↑)
- 诊断研究:测定指端血糖(空腹、每次餐前、每次睡前;若禁食则每6h 1次),测定 Hb_{A1C}
- 治疗目标:避免低血糖和过度高血糖(>180 mg/dL)
- 对原先门诊治疗方案的调整:
  1 型糖尿病不能停止基本的胰岛素使用(否则可能引起糖尿病酮症酸中毒)
  2 型糖尿病:通常停止口服糖尿病药物以避免低血糖和药物相互作用(除非是短时间住院,门诊血糖控制非常理想,没有计划使用静脉对比剂,正常饮食者)
- 住院患者的胰岛素使用:可以以门诊治疗方案为指导;若未使用过胰岛素:
  每日胰岛素总量=体重(kg)÷2(为起始用量);根据需要调整
  给予每日胰岛素总量1/2的长效胰岛素作为基本胰岛素用量,以达到目标空腹血糖
  给予另1/2用量的短效制剂(固定餐前使用且如血糖超标时可用其进行纠正)
- 出院方案:尽量沿用与入院前类似的降糖方案,除非之前门诊患者血

糖控制较差或者有强有力的理由认为需要改变治疗方案。尽早安排胰岛素和血糖测试仪使用的教育,敦促门诊患者随诊

糖尿病酮症酸中毒

诱　因

- 胰岛素不足(如,无法摄取足量胰岛素);医源性(糖皮质激素)
- 感染(肺炎,泌尿道感染)或炎症(胰腺炎,胆囊炎)
- 缺血或梗死(心肌,脑,肠道);解毒(酒精,药物)

病理生理

- 出现于1型糖尿病和有酮症倾向的2型糖尿病;↑血糖和↓胰岛素
- 高血糖来源:↑糖原异生,↑糖原分解,↓细胞摄取葡萄糖
- 酮症原因:胰岛素不足→脂肪酸动员和氧化,酮体合成的底物↑,肝脏生成酮体↑,酮体清除↓

临床表现(Diabetes Care,2003,26:S109)

- 多尿,多饮,以及脱水→↑心率,低血压,黏膜干燥,皮肤弹性↓
- 恶心,呕吐,腹痛(可以由腹腔内病变或酮症酸中毒引起),肠梗阻
- Kussmaul 呼吸以代偿代谢性酸中毒,呼吸有丙酮气味
- 神志改变→昏睡,意识不清,昏迷;即使在三级医疗中心,病死率1%

诊断性研究

- AG 升高的代谢性酸中毒:由于尿中酮体的丢失(与 HCO_3 等量)和含有氯离子的液体复苏,之后可能发展为非 AG 升高的酸中毒
- 酮症:尿酮和血清酮体阳性(硝普盐反应法主要检测乙酰乙酸,酮体主要成分为β-羟基丁酸;空腹正常的患者尿中酮体也可能阳性)
- 血清葡萄糖↑;BUN 和 Cr↑(脱水±酮体干扰某些检测方法所致)
- 假性低钠血症:纠正后的钠含量=测得钠+[2.4×(测得血糖-100)/100]
- ↑或↓钾含量(但即使血清钾升高,体内总钾含量通常显著下降);↓体内总磷含量
- 白细胞增多,↑淀粉酶(即使无胰腺炎)

典型糖尿病酮症酸中毒"流程图"

生命体征(VS)	UOP	pH	HCO_3	AG	Ketones	Glc	K	PO_4	IVF	Insulin

注意:主要产生的酮体是β-羟基丁酸(βOHB),但通过硝普盐反应法测得的酮体是乙酰乙酸(Ac-Ac)。当酮症酸中毒治愈后,βOHB→Ac-Ac,可以出现 AG 下降而测得的酮体增多

糖尿病酮症酸中毒的治疗

排除其他可能的诱因	感染,腹腔内疾病,心肌梗死等
积极补水	生理盐水 10~14mL/kg/h,根据脱水和心血管情况调整

续表

胰岛素	10 U IV,随后 0.1U/kg/h 继续滴注直到 AG 正常 若血糖 <250 但 AG 仍然很高→加用静脉葡萄糖,并继续胰岛素输注以代谢酮体 若AG 正常→皮下注射胰岛素(IV 和 SC 需重叠使用 2 ~ 3h)
电解质饱和	K:若血清 K <4.5,IV 20 ~ 40mEq/L 胰岛素促进 K 进入细胞→↓血清 K 肾衰竭患者补 K 应谨慎 HCO_3:? pH <7 或心脏不稳定补充 PO_4:如 <1,予补充

高渗性高血糖状态

定义、诱因、病理生理(Diabetes Care,2003,26:S33)

- 2 型糖尿病出现严重高血糖(无酮症酸中毒) + 高渗状态 + 神志改变(通常为老年人)
- 与酮症酸中毒的诱因相同,但还包括脱水和肾衰竭
- 高血糖→渗透性利尿→脱水→肾前性氮质血症→↑血糖等

临床表现和诊断[Diabetes Care,2006,29(12):2739]

- 脱水和神志改变?
- 血清葡萄糖↑(通常 >600mg/dL)且血清渗透压测量值↑(320 mOsm/L)有效渗透压 = 2 × Na(mEq/L) + 血糖(mg/dL)/18
- 无酮症酸中毒;通常 BUN↑和 Cr↑;钠浓度取决于高血糖和脱水状态

治疗(排除可能的诱因;诱发因素导致 15% 致死率)

- 积极补液:起始给予生理盐水,之后给予 1/2 浓度(0.45%)生理盐水,平均液体丢失量可达 8 ~ 10L
- 胰岛素(如,IV 10U,随后 0.05 ~ 0.1 U/kg · h)

低血糖

糖尿病患者低血糖病因

- 胰岛素过量,口服降糖药,未进食,肾衰竭(↓胰岛素和磺脲类清除)
- β 受体拮抗剂可能掩盖低血糖症状

非糖尿病患者低血糖病因

- ↑胰岛素:外源性胰岛素,磺脲类,胰岛素瘤,抗胰岛素抗体
- ↓葡萄糖生成:垂体功能低下,肾上腺功能不全,胰高血糖素不足,肝功能衰竭,肾衰竭,慢性心衰,酗酒,脓毒症
- ↑IGF-II:非胰岛肿瘤
- 餐后低血糖,尤其是胃切除后或胃旁路手术:对葡萄糖负荷:过度反应
- 无症状低血糖可能是正常的

临床表现(血糖 <55mg/dL)

- CNS:头痛,视力改变,神志改变,乏力,癫痫发作,意识丧失(低血糖神经功能障碍症状)
- 自主神经系统:出汗,心悸,震颤(交感神经兴奋症状)

非糖尿病患者的评估(J ClinEndocrinolMetab,2009,94:709)

- 有合并其他临床情况者:采取措施以避免低血糖复发;检查 BUN、Cr、肝功、甲功;必要时计算 IGF-I/IGF-II 比值
- 除低血糖以外无其他疾病者:禁食 72h,监测血糖;若出现低血糖神经功能障碍症状则停止
- 低血糖发作时:查胰岛素、C 肽(胰岛素瘤和使用磺脲类时↑,外源性胰岛素时↓)、β-羟基丁酸,磺脲类药物浓度
- 空腹前,静脉给予 1mg 胰高血糖素并在进食前检测血浆葡萄糖反应

治　疗

- 可经口进食者,葡萄糖片剂、糖酱、果汁是一线治疗
- 若有静脉通路,给予 25~50g 的 D_{50}(50% 葡萄糖)
- 若无静脉通路,可肌内或皮下给予胰高血糖素 0.5~1mg[副作用:恶心和(或)呕吐]

脂代谢疾病

检　测

- 脂蛋白=脂质(胆固醇酯 & 甘油三酯)+磷脂+蛋白质
  包括:乳糜微粒,VLDL,IDL,LDL,HDL,Lp(a)
- 禁食后 12h 检测;LDL 计算值=TC-HDL-(TG/5)(若 TG>400,则进行直接检测 LDL,因为计算所得 LDL 不准确)。ACS 及其他急性疾病后脂质水平 24h 保持稳定,然后↓,可能需 6 周恢复正常水平
- 代谢综合征(≥以下 3 项):腰围≥101cm(男性)或≥89cm(女性);TG≥150;HDL<40mg/dL(男性)或<50mg/dL(女性);血压≥130/85mmHg;空腹血糖≥100mg/dL(Circ,2009,120:1640)

继发性血脂障碍

种类	疾病
内分泌病	2 型糖尿病(TG↑,HDL↓) 甲低(LDL↑,TG↑);甲亢(LDL↓) 库欣综合征与外源性类固醇(TG↑)
肾脏疾病	肾衰竭(TG↑);肾病综合征(LDL↑)
肝脏疾病	胆汁淤积,PBC(LDL↑);肝衰竭(LDL↓);急性肝炎(TG↑)
生活方式	肥胖(TG↑,HDL↓);静息生活方式(HDL↓);酒精(TG↑,HDL↑);烟草(HDL↓)
药物	噻嗪类(LDL↑);β 受体拮抗剂(TG↑,HDL↓) 雌激素(TG↑,HDL↓);蛋白酶抑制剂(TG↑)

原发性血脂障碍

- 家族性高胆固醇血症(FH,1:500):LDL 受体受损;胆固醇↑↑,TG 正常;CAD↑
- 家族性 apoB100 缺乏症(FDB,1:1000):与 FH 类似
- 家族性复合高脂血症(FCH,1:200):多基因性;胆固醇↑,TG↑,HDL↓;CAD↑
- 家族性异常 β 脂蛋白血症(FDBL,1:10,000):apoEε2/ε2+DM,肥胖,

肾病等;胆固醇及 TG↑;结节疹性黄色瘤,掌皱纹黄色瘤;CAD↑

- 家族性高甘油三酯血症(FHTG,1:500):TG↑,±胆固醇↑,HDL↓,胰腺炎

查体结果

- 肌腱黄色瘤:见于跟腱、肘部和手;提示 LDL>300mg/dL
- 结节疹性黄色瘤:伸肌表面丘疹样病变;提示 TG>1 000mg/dL
- 扁平黄色瘤:眼睑黄色条纹,见于各种血脂障碍
- 角膜弓:老年人常见,青年患者则提示高脂血症

治 疗

- 在伴有或不伴有 CAD 的人群中,LDL 每↓1mmol (39mg/dL)→主要心血管事件(CV 死亡,MI,卒中,血运重建)↓21%(Lancet,2005,366:1267);健康个体伴 LDL<130mg/dL 且 hs-CRP>2,瑞素伐他汀→CVD/MI/卒中↓47%(NEJM,2008,359:2195)
- 尽管相关临床数据很少,但将 TG<400 及 HDL>40 作为次要目标也是合理的

NCEP 指南

临床风险	LDL 目标
高:CHD,CVD,PAD,AAA,DM,或≥2 项危险因素 &10 年风险>20%	<100mg/dL 或若极高危则<70 (ACS,CAD+多项危险因素或+met 综合征)
中高:≥2 项危险因素 &10 年风险 10%~20%	<130mg/dL(选择性<100mg/dL)
中:≥2 项危险因素 &10 年风险<10%	<130mg/dL
低:0~1 项危险因素	<160mg/dL

危险因素:男性≥45 岁或女性≥55 岁,吸烟,HTN,FHx(+),HDL<40. 若 HDL>60,则减去 1 项危险因素。Framingham10 年 CHD 风险评分见 www.nhlbi.nih.gov/guidelines/cholesterol.(JAMA,2001,285:2486; Circulation,2004,110:227)

药物治疗

药物	LDL↓	HDL↑	TG↓	副作用/备注
他汀	20%~60%	5%~10%	10%~25%	转氨酶↑0.5%~3%;用药前、用药后 8~12 周及之后每 6 个月检查 LFTs;风险与剂量相关 肌痛<10%(CK 不总是↑),肌炎 0.5%,rhabdo<0.1%,风险与剂量相关 剂量加倍→LDL 进一步↓6%
依折麦布	15%~20%	—	—	耐受好;常与他汀共用

续表

药物	LDL↓	HDL↑	TG↓	副作用/备注
贝特类	5%~15%	5%~15%	35%~50%	与他汀共用时肌病风险↑。消化不良,胆结石
烟酸	10%~25%	30%	40%	脸色潮红(与 ASA 合用),瘙痒,血糖↑,痛风,恶心,严重肝炎(罕见)
树脂	20%	3%~5%	?↑	胃胀,与其他药物相结合
Ω-3 脂肪酸	5%↑	3%	25%~30%	消化不良,腹泻

关节炎概述

关节痛的诊断思路

- 病史：鉴别关节痛与软组织痛，炎性与非炎性疼痛
  提示炎性疼痛的特征：特定关节的肿胀（除外外伤史），持续数天至数周，晨僵，活动后疼痛、僵硬减轻，NSAIDs 或糖皮质激素治疗有效
- 查体（见下表）：定位并判断体征提示炎性疼痛（关节炎、滑囊炎、肌腱炎）还是非炎性疼痛（关节痛、肌筋膜痛）
- 骨关节炎可有骨性肥大或骨摩擦音，伴或不伴非炎性积液

关节痛的查体要点

查体	关节		软组织		
	关节炎	关节痛	滑囊炎	肌腱炎	肌筋膜痛
视诊					
肿	有	无	有	有	无
红	可有	无	有	常有	无
触诊					
热	有	无	有	常有	无
压痛	可有	可有	滑囊部位	肌腱部位	有
活动度*					
活动度	受限	正常或受限	正常	正常，常因疼痛受限	正常
主动或被动活动下出现疼痛	均出现	均出现	不定	主动 > 被动	均出现

* 关节或与关节相关的滑囊或肌腱的活动度（ROM）

处理关节炎

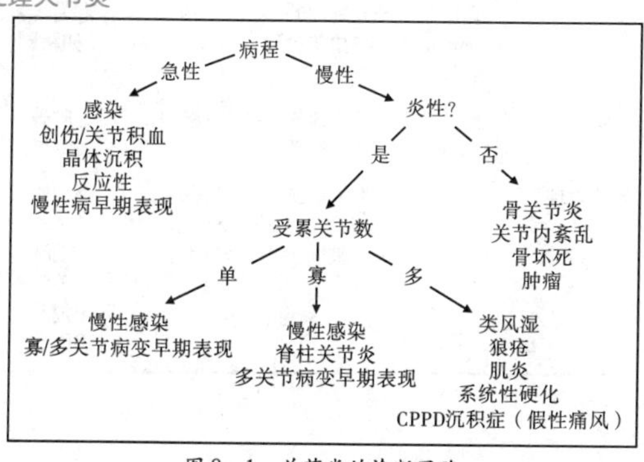

图 8－1　关节炎的诊断思路

不同关节的关节炎病因

肩	OA、钙盐沉积(密尔沃基肩)、感染、CPPD 沉积
肘	感染、脊柱关节炎、幼年特发性关节炎(常见的非炎性关节痛包括鹰嘴滑囊炎和肱骨外上髁炎)
腕	RA、CPPD 沉积、感染、痛风、成人 Still 病
第-CMC	OA
MCP	RA、CPPD 沉积、银屑病、痛风
PIP	OA、RA、银屑病、痛风
DIP	OA、银屑病、痛风
髋	OA、感染、脊柱关节炎、骨坏死
膝/踝	OA、RA、痛风、CPPD 沉积、银屑病、感染、莱姆病、脊柱关节炎、结节病
趾	痛风、OA、脊柱关节炎、银屑病

常见关节炎的比较

特征	OA	RA	痛风	脊柱关节炎
起病	慢性	慢性	急性	急性或慢性
炎症	否	是	是	是
病理	退行性变	血管翳	微小痛风石	肌腱端炎
受累关节数	多	多	单至多	寡或多
受累关节种类	小或大	小	小或大	大
受累部位	髋、膝、脊柱 第1 CMC DIP、PIP	MCP、PIP 腕 足、踝	跖趾关节 足、踝 膝	骶髂 脊柱 外周大关节
特殊关节表现	Bouchard 结节 Heberden 结节	尺侧偏斜 天鹅颈畸形 纽扣花畸形	尿酸盐结晶	脊柱融合 附着点炎(如跟腱)
骨病变	骨赘	骨质疏松 骨质破坏	骨质破坏	骨质破坏 强直
关节外表现		类风湿结节 肺 心脏 脾大	痛风石 鹰嘴滑囊炎 肾结石	葡萄膜炎 结膜炎 主动脉瓣关闭不全 银屑病 IBD

续表

特征	OA	RA	痛风	脊柱关节炎
实验室检查	正常	类风湿因子(+) 抗CCP抗体(+)	尿酸↑	

关节液分析

检测	正常	非炎性	炎性	感染性
外观	清亮	清亮、色黄	清亮至浑浊 黄白色	浑浊
白细胞/mm^3	<200	<2000	>2000	>2000 通常>50000
多个核细胞	<25%	<25%	≥50%	≥75%
培养	(-)	(-)	(-)	(+)
疾病		OA 关节内紊乱	RA、晶体性 CTD 脊柱关节炎	感染

类风湿关节炎(RA)

定义与流行病学

- 慢性、消耗性、破坏性的对称性多关节炎,受累关节出现滑膜组织的炎性增生(血管翳)
- 遗传因素:MHC Ⅱ DRB1 与 DR4 有共同表位者发病率升高
- 环境因素:吸烟、矽尘接触史
- 遗传和环境因素相互作用导致具有共同表位且吸烟者的患病风险升高(Ann Rheum Dis,2010,69:70)
- 患病率:成人1%;女性:男性=3:1;发病年龄35~50岁;无地域性

临床表现(Lancet,2001,358:903)

- 关节痛、肿、功能障碍,伴晨僵≥1h,常见于PIPs、MCPs、腕、膝、踝、MTPs和颈椎
- 75%为多关节炎(60%为小关节受累,30%为大关节受累,10%为同时受累),25%为单关节炎(膝、肩、腕)
- 关节活动受限,肌肉缩短,骨、软骨破坏,关节畸形:
  尺侧偏斜、天鹅颈畸形(MCP屈曲、PIP过伸、DIP屈曲)、纽扣花畸形(PIP屈曲、DIP过伸)、cock-up畸形(脚趾)
- C1~C2不稳定→脊髓病变;故择期气管插管前应行颈椎屈/伸位X线检查
- 类风湿结节(20%~30%;常见于血清学阳性患者):伸肌表面沿腱鞘分布或滑囊内的皮下结节;亦见于肺、心脏及巩膜

- 全身症状:发热、体重下降、乏力
- 眼:巩膜炎、巩膜外层炎、干燥性角结膜炎(与干燥综合征相关)
- 肺(20%早于关节表现)
  ILD:COP、纤维化、结节、Caplan 综合征(尘肺+类风湿结节)
  胸膜受累:胸膜炎、胸腔积液(胸水葡萄糖常降低)
  肺动脉高压
  气道受累:阻塞(环杓关节炎)、细支气管炎、支气管扩张
- 心脏:心包炎(1/3 血清学阳性患者有心包积液),心肌炎,类风湿结节可致瓣膜和(或)传导障碍;心血管疾病死亡风险高于普通人群(Rheum,2009,48:1309)
- 血液:慢性病性贫血、白血病、淋巴瘤
- 血管:甲襞微梗死、紫癜、白细胞碎裂性血管炎
- 肾:肾小球肾炎(膜性、系膜增生性、膜增生性);AA 型淀粉样变继发的肾病综合征;医源性肾损伤,包括 NSAIDs(急性间质性肾炎、膜性肾小球肾炎)、MTX、金制剂
- 持续血清学阳性的侵蚀性 RA:
  Felty 综合征(1%):粒细胞减少、RF(+)、脾大;非霍奇金淋巴瘤风险升高;
  大颗粒淋巴细胞综合征:粒细胞减少,外周血/骨髓淋巴细胞增多
- 受累关节可出现重复感染

实验室与影像学检查

- RF(抗 IgGIgM 抗体):85%患者(+);非特异,亦见于其他风湿病(SLE、干燥综合征)、慢性感染(亚急性细菌性心内膜炎、肝炎、结核)、Ⅱ型冷球蛋白血症及 5%的健康人群
- ACPA(抗瓜氨酸肽抗体)或抗 CCP 抗体(抗环瓜氨酸肽抗体):与 RF 相比,敏感性相近(80%),特异性更高(90%),尤其对早期 RA 特异度较高(Arth Rheum,2009,61:1472)
- ESR、CRP ↑;约 15%患者 ANA(+);活动期球蛋白↑;贫血
- 手、腕部 X 线检查:关节旁骨质疏松、骨质破坏及畸形

ACR/EULAR 分类标准(Arth Rheum,2010,62:2569)

- 适用于≥1 个关节滑膜炎且无法用其他疾病解释的患者
- 总分≥6 诊断 RA

受累关节	分数	急性期反应物	分数
1 个中-大关节	0	ESR 及 CRP 均正常	0
2~10 个中-大关节	1	ESR 或 CRP 升高	1
1~3 个小关节	2	**症状持续时间**	**分数**
4~10 个小关节	3	<6 周	0
>10(≥1 个小关节)	5	≥6 周	1
血清学	**分数**	每项评分相加得到总分。小关节不包括第 1MTP 及第 1CMC;中大关节指肘、肩、髋、膝、踝。血清学低效价(+)指<3 倍正常值	
RF 及 ACPA 均(-)	0		
RF 或 ACPA 低效价(+)	2		
RF 或 ACPA 高效价(+)	3		

处理(Lancet,2009,373:659)

- 早期诊断、治疗,密切随访,必要时升级治疗→降低疾病活动度,控制影像学进展,改善运动功能,提高生活质量
- 初始疗法:非选择性 NSAIDs(? 心血管不良事件增加)或 COX-2 抑制剂(部分患者心血管不良事件增加):用于控制症状;糖皮质激素(关节注射或小剂量口服):快速缓解炎症;理疗
- 诊断明确且炎症活动者应在 3 个月内开始 DMARDs 治疗(Annals,2007,146:406);此类药物起效时间≥1 个月

DMARDs

分类	药物	不良反应
抗代谢类	MTX 来氟米特 AZA	胃肠反应、骨髓抑制、肝毒性。MTX 需补充叶酸
生物制剂	抗TNF:依那西普,英夫利昔单抗,阿达木单抗,赛妥珠单抗,戈利木单抗	结核、带状疱疹等感染,故用药前应筛查结核 ? 肿瘤 ? 抗 TNF 制剂导致慢性心衰及中枢神经系统脱髓鞘疾病
	IL -1 受体拮抗剂:阿那白滞素	
	CTLA4 - Ig:阿巴西普	
	IL -6 受体抗体:托珠单抗	
	抗 CD - 20:利妥昔单抗	
其他	HCQ	视网膜病、斑丘疹
	SAS	过敏反应。需补充叶酸
	金制剂	
	米诺环素	
	环孢素	肾毒性、HTN、牙龈增生

NEJM,2005, 353: 1114 & 2006, 350: 2572; Arth Rheum,2008,11: 3319; Lancet,2008,371: 987 & 2009, 374: 210

- 治疗方案(Lancet,2008,372:375 & 374:459;Ann Rheum Dis,2010,69;976 & 987)
  - 单药 MTX(死亡率较低;Lancet,2007,359: 1173),柳氮磺胺吡啶、来氟米特或羟氯喹
  - 联合用药:DMARD + 糖皮质激素或抗 TNF 制剂(Arth Rheum,2005,52:3360 & 3371),例如,MTX + 抗 TNF 制剂与单用 MTX 相比提高缓解率(Lancet,2008,372:375)
  - 升级治疗→加用药物(常为生物制剂)或更换 DMARD。例如,MTX 治疗反应不佳者,加用抗 TNF 制剂,优于改用 SAS 和 HCQ
  - 生物制剂:不能同时使用两种生物制剂

复发性多软骨炎

定义与流行病学

- 软骨的炎性破坏
- 耳、鼻或喉气管软骨中两处软骨炎；或以上部位中一处软骨炎 + 两项其他表现（Annals，1986，104：74）
- 40%合并自身免疫性疾病（如，RA、SLE、血管炎、干燥综合征）、癌症或骨髓异常增生综合征
- 平均诊断年龄 47 岁，男女发病率相当

临床表现（Curr Opin Rheumatol，2004，16：56）

- 亚急性起病，软骨红、肿、痛；最终引起软骨萎缩、畸形
- 复发－缓解型病程
- 软骨受累发生率：外耳（89%），游走性、非对称性、非破坏性关节病（72%），巩膜外层炎/巩膜炎（59%），喉气管症状（55%），内耳（28%），鼻软骨、鞍鼻畸形（25%），皮肤（25%），喉气管狭窄（23%），肾（22%），心瓣膜（12%），主动脉瓣关闭不全 > 二尖瓣反流
- 鉴别诊断：感染（如假单胞菌性外耳道炎）、韦格纳肉芽肿、炎性肠病软骨炎、外伤

诊　断

- 通过检查发现各部位软骨炎症来明确临床诊断
- 实验室检查：ESR↑，CRP↑，外周血 WBC↑、嗜酸性粒细胞↑，慢性病性贫血
- 活检（非诊断所必需）：蛋白多糖减少，软骨周围炎症伴肉芽组织形成和纤维化；免疫荧光示 Ig 与 C3 沉积

评估与治疗

- 筛查呼吸系统（肺功能、胸片/CT，± 支气管镜）和心脏（ECG、TTE）受累情况
- 根据疾病活动度和严重程度确定治疗方案：激素为一线疗法；NSAIDs、氨苯砜用于关节痛的对症治疗和轻症患者；激素减量时加用 MTX 或 AZA；环磷酰胺用于严重脏器受累患者

晶体沉积性关节炎

痛　风

定义与病理学（Lancet，2010，375：318）

- MSU 结晶沉积于关节及其他组织
- 激活 Cryopyrin 炎性小体→IL－1β→炎症（Nature，2006，440：237）

流行病学

- 男性较女性高发（9：1）；发病高峰为 40～50 岁
- 30 岁以上男性关节炎的最常见病因
- 绝经前女性罕见（雌激素促进肾脏排泄尿酸盐）
- 危险因素：代谢综合征相关的 UA 升高，高血压，慢性肾脏病，过多摄入肉类、海产品及酒精（Lancet，2004，363：1277；NEJM，2004，350：1093）

病　因

- UA 为嘌呤代谢的终产物，通过肾脏排泄

	尿酸生成过多	尿酸排泄减少
原发性高尿酸血症	特发性 遗传性酶(HGPRT、PRPP)缺乏,少见 常见:遗传变异(Lancet,2008,372:1953)	特发性
继发性高尿酸血症	过多摄入肉类、海产品、酒精 髓系、淋巴系增生性疾病 慢性溶血性贫血 细胞毒性药物、银屑病 肌肉过度疲劳	脱水 肾功能不全 药物:利尿剂、吡嗪酰胺、乙胺丁醇、水杨酸类、环孢素 A 酮症或乳酸酸中毒

Lancet,2004,363:1277; NEJM,2004,350:1093; Annals,2005,143:499

临床表现

- 急性关节炎:起病急骤(夜间易犯)的单关节痛
  部位:第 1 MTP(足痛风)、足、踝、膝;偶可累及多关节
  表面皮肤张力增高,皮温升高,呈暗红色;可伴发热
  诱因:短期内尿酸迅速升高;高嘌呤饮食;手术;感染;利尿剂、脱水
  住院患者中较为常见
  缓解:3 ~ 10d 内消退;间歇期 = 两次发作间关节痛缓解的时期
- 痛风石:尿酸盐结晶沉积于皮下组织及关节;常见于指间关节、腕、膝;亦见于耳廓、跟腱及受压部位,如前臂尺侧
- 滑囊炎:鹰嘴、髌骨(需与关节积液鉴别)
- 慢性痛风性关节炎:痛风石形成引起的破坏性关节炎→疼痛、关节破坏
- 肾:尿酸结石;尿酸性肾病(沉积于肾间质)
- 无症状性高尿酸血症:血清 UA >6.8 mg/dL 而无临床表现

诊断方法

- 不能根据 UA 升高诊断:尽管在有些情况下 95% 患者发作期 UA >7.5 mg/dL,但也有研究发现 25% 患者在急性发作时血清尿酸可以正常;WBC 和 ESR↑
- 关节穿刺
  注意穿刺应避开感染区域,以防将感染引入关节腔
  偏光显微镜→针状负性双折光结晶(轴线平行方向呈黄色),胞内或胞外(胞外特异度较低)
  WBC,多个核细胞 >50%
  急性发作可伴感染,故应常规查 Gram 染色和培养
- X 线
  早期:软组织肿胀;可除外软骨钙沉积症与感染性病变
  后期:骨质破坏伴边缘突出,痛风石内见软组织钙化

急性痛风性关节炎的治疗

药物	机制	说明
NSAIDs	减轻炎症	胃炎;肾功能不全者减量
秋水仙碱 (PO 或 IV)	抑制微管聚合→抑制趋化作用和吞噬作用	恶心、呕吐、腹泻 IV 和大剂量 PO→骨髓抑制、肌病、神经病变 肾功能不全者减量
糖皮质激素 (PO、IA 或 IV) 或促肾上腺皮质激素 (SC、IM 或 IV)	减轻炎症	初始治疗效果≈NSAIDs 对顽固病例非常有效 用药前除外关节感染

NEJM,2003, 349: 1647; Lancet,2008, 371: 1854

慢性期治疗

- 减少肉类、海鲜摄入,降低尿酸生成(注意高嘌呤蔬菜也增加风险);增加低脂乳制品摄入;减少饮酒(尤其是啤酒);控制体重
- 避免脱水或使用诱发高尿酸血症的药物(如,噻嗪类和袢利尿剂)
- 频繁发作且开始抗尿酸治疗者应予预防性治疗:
  每日服用小剂量秋水仙碱(急性发作风险降低50%;J Rheum,2004,31:2429)或 NSAIDs(治疗效果的证据较少;Ann Rheum Dis,2006,65: 1312)
- 抗尿酸治疗用于出现痛风石、肾结石或频繁发作者;目标 UA < 6 mg/dL。但是,必须在急性发作 2 ~4 周后开始治疗,且联合预防性治疗,因为血清 UA 下降可诱发发作
  别嘌醇(黄嘌呤氧化酶抑制剂);副作用:过敏、皮疹、腹泻、消化不良、头痛、肾衰竭、骨髓抑制、肝损;监测血常规及肝功能;同时服用 AZA 的患者需调整剂量
  非布索坦(非嘌呤类黄嘌呤氧化酶抑制剂):别嘌呤不耐受(治疗无效)或慢性肾脏病患者考虑使用;副作用:肝功异常、皮疹、关节痛、恶心;监测肝功能(Arth Rheum,2008, 59: 1540);同时服用 AZA 的患者需调整剂量
  丙磺舒(排尿酸药)用于尿酸排泄减少者(尿 UA <600 mg/24h)

CPPD 沉积症

定 义

- CPPD 结晶沉积于肌腱、韧带、关节囊、滑膜和软骨
- 假性痛风:CPPD 沉积于关节内引起的急性炎症
- 软骨钙沉积症:X 线片可见的软骨钙化,由 CPPD 在关节软骨、纤维软骨或半月板的沉积引起

流行病学

- 多发于老年人:在尸检中 60 岁以上人群中 20% 存在膝关节软骨钙沉积症

病 因

- 多为特发性,但应考虑有无存在基础疾病,尤其是青年患者
- 代谢性:3H:血色病(hemochromatosis)、甲减(hypothyroidism)、甲旁亢

(hyperparathyroidism);糖尿病、低镁血症、碱性磷酸酶缺乏症、家族性低尿钙性高钙血症、痛风、Gitelman 综合征,X 连锁低磷血症性佝偻病

- 关节创伤(包括手术);关节注射透明质酸可诱发
- 家族性软骨钙沉积症(常染色体显性遗传病)

发病机制

- 软骨细胞因受到刺激或遗传缺陷水解 ATP 增多,引起滑液和关节液无机焦磷酸盐水平升高,诱发 CPPD 结晶生成,并在软骨基质中沉积
- 结晶激活 Cryopyrin 炎性小体→IL-1β→炎症(Nature,2006,440:237)

临床表现

- 假性痛风:急性单关节炎或非对称性寡关节炎,只能通过滑液检查与痛风鉴别
  部位:膝、腕及掌指关节
  诱因:手术、创伤、重症
- "假性 RA":慢性多关节炎伴晨僵;±RF
- 早发 OA:关节软骨破坏和骨质增生→关节退行性变

诊断性检查

- 关节穿刺
  注意穿刺应避开感染区域,以防将感染引入关节腔
  偏光显微镜→菱形弱正性双折光结晶(轴线垂直方向呈黄色,平行方向呈蓝色)
  WBC,多个核细胞>50%
  急性发作可伴感染,故应常规查 Gram 染色和培养
- 确诊时应筛查相关的代谢病:钙、镁、TSH、铁、糖、UA
- X 线:非诊断 CPPD 病所必需,但软骨钙沉积症表现为关节软骨、半月板、腕三角纤维软骨、指关节、耻骨联合内的点状和线状高密度影

治疗

- 急性假痛风的治疗:同痛风,但秋水仙碱的效果较差
- 慢性期治疗:控制诱因
- 每天服用小剂量秋水仙碱的预防性治疗对部分患者有效

血清阴性脊柱关节炎

概述

定义(Annals,2002,136:896)

- 一组以关节炎为主的全身炎症性疾病,主要累及脊柱、肌腱端、骶髂关节和外周关节;患病率 0.5% ~2%
- 5 种类型:强直性脊柱炎、反应性关节炎、银屑病、炎性肠病相关的关节炎和未分化脊柱关节病(不满足其他类型的诊断标准,临床表现多样)
- 特征为 RF 和自身抗体(-);±ESR↑
- 受累关节滑液呈非感染性炎症

发病机制(Semin Arthritis Rheum,2008,38:83)

- HLA-B27(+)者患病风险↑:50% ~90% 患者(+),但也常见于一般人群(6% ~8%)
- HLA-B27 占已知遗传危险因素的 30%,但不用于诊断
- 其他相关基因:*IL23R*(占已知遗传危险因素的 26%)和 *ARTS1*(9%)
- 环境因素可能为发病的重要因素,尤其是反应性关节炎(如,感染)

强直性脊柱炎

流行病学

- 青春期或 20 ~ 30 岁发病;40 岁后发病者少见;男: 女 =3: 1; 90% 患者 HLA - B27(+)

临床表现

- 隐匿起病,间歇出现的腰背痛和僵直感
- 晨僵、热水浴或活动后缓解
- 进行性颈椎、胸椎和(或)腰椎活动受限
  - 腰椎前屈受限者存在改良 Wright-Schober 试验(+)(在腰骶关节和其上 10cm 做标记,从直立到最大限度前倾时两标记间距离增加 <4 cm)
  - 胸椎活动(后伸)受限和后突的程度通过枕 - 墙距衡量
- 附着点炎:肌腱和(或)韧带附着于骨的部位出现炎症,如跟腱炎、足底筋膜炎、脊柱强直(X 线示竹节样变)
- 可出现外周关节炎,如髋、肩、膝
- 急性前葡萄膜炎(25% ~40% 患者在病程的某阶段出现):表现为单侧视力模糊、流泪和畏光
- 心血管疾病(5%):升主动脉炎、主动脉瓣反流、传导系统异常
- 神经系统并发症:脊柱骨折、C1/C2 半脱位、马尾综合征

影像学检查

- 脊柱 X 线评价疾病进展:
  - 骶髂关节病变伴骨质破坏和硬化
  - 棘韧带钙化伴桥状韧带骨赘("竹节样变")
  - 椎体方形变、整体脱钙、亮角
- 脊柱 MRI 评估骶髂关节炎症,尤其是病程早期

治疗(Lancet,2007, 369: 1379; Curr Opin Rheumatol,2009, 21: 324)

- 支持治疗:理疗、NSAIDs、糖皮质激素注射
- 抗 TNF 制剂有助于缓解症状和恢复功能(Ann Rheum Dis,2006, 65: 423)
- MTX:对外周关节炎有一定效果,但对脊柱症状效果不佳;
  - SAS 可能对无外周关节炎的患者有效(Ann Rheum Dis,2006, 65: 1147)

反应性关节炎

流行病学

- 20 ~40 岁发病;男:女 =5:1;白种人多发

发病机制

- 遗传易感者在泌尿系或肠道感染后出现免疫介导的非感染性滑膜炎
- 与本病相关的细菌
  - 泌尿系感染:衣原体、解脲脲原体
  - 肠道感染:志贺菌、沙门菌、耶尔森菌、空肠弯曲菌、难辨梭状芽孢杆菌

临床表现

- 最早被描述为血清阴性关节炎、非淋菌性尿道炎、非感染性结膜炎三联征(Reiter 综合征)
- 关节炎:感染后 10 ~ 30d→轻微全身症状,腰背痛,以大关节(膝、踝、

足)为主的非对称性单关节炎或少关节炎,附着点炎,骶髂关节炎。可出现腊肠指/趾(指炎)
- 尿道炎/宫颈炎:常为衣原体感染,先于关节炎出现,但痢疾感染后反应性关节炎可出现无菌性尿道炎
- 结膜炎:非感染性,单侧或双侧,±葡萄膜炎、虹膜炎、角膜炎
- 皮肤表现(患者可能未发现)
  旋涡状龟头炎:龟头与尿道口的无痛性浅表溃疡
  溢脓性皮肤角化症:足底、阴囊、手掌、躯干及头皮皮肤的过度角化
  口炎和口腔浅表溃疡
- 消化道:腹泻、腹痛伴或不伴感染
- 心血管:主动脉和瓣膜炎症和瘢痕形成导致主动脉瓣关闭不全;传导异常

影像检查

- 早期:关节周围软组织肿胀和渗出
- 晚期:炎症部位非对称性骨质增生
- 70%患者具非对称性骶髂关节炎

诊断方法

- 尿道或生殖道拭子标本的衣原体PCR、便培养、艰难梭菌毒素试验等,但结果阴性不能排除本病

治疗及预后

- NSAIDs、糖皮质激素注射用于单或少关节炎,炎症持续者可予SAS
- 有活动性或前驱感染证据者予抗生素,因为培养可能阴性
- 关节炎可持续数月至数年,且常复发

银屑病关节炎

流行病学

- 见于20%~30%的银屑病患者(不一定有严重皮肤病变)
- 关节炎可早于皮肤病变数年出现;常伴指(趾)甲病变
- 20%~40%银屑病关节炎患者有脊柱或骶髂关节受累
- 男女发病率相当,30~50岁高发

临床表现

- 多种关节炎表现:
  单关节(少关节)炎(如,大关节、DIP、指炎):最常见的首发症状
  多关节炎(手足小关节、腕、踝、膝、肘):与RA相似但常呈非对称性
  残毁性关节炎:关节严重破坏伴骨质溶解,多侵犯手关节
  脊柱关节病:类似强直性脊柱炎,±外周关节炎
- 附着点炎、肌腱炎
- 指(趾)甲:顶针状凹陷、横沟、甲剥离、甲下角质增生
- 眼炎(30%):结膜炎、虹膜炎、巩膜外层炎、干燥性角结膜炎
- 银屑病皮损

影像检查

- DIP"笔套征",破坏性病变
- 脊柱受累、骶髂关节炎

治　疗

- 控制症状:NSAIDs;关节腔内注射糖皮质激素
- 抗TNF制剂(依那西普、英夫利昔单抗、阿达木单抗)可延缓疾病进展

- 柳氮磺胺吡啶:唯一一种改善症状的 DMARD,但不能延缓疾病进展
- 其他:MTX、来氟米特、CsA、AZA、PUVA、抗疟药、金制剂

肠病性关节炎(IBD 相关)

流行病学

- 见于 20% 的 IBD 患者;克罗恩病较溃疡性结肠炎多见

临床表现

- 外周、游走性、非对称性、非破坏性少关节炎:急骤起病,累及大关节,病程与消化道疾病平行
- 脊柱关节炎:与 HLA - B27 联系紧密,病程与消化道疾病不平行
- 骶髂关节炎
- 结节性红斑,坏疽性脓皮病(= 嗜中性皮病→紫红色边界的痛性溃疡;鉴别诊断包括特发性、炎性肠病、RA、髓系白血病),前葡萄膜炎

治　疗

- 5 - ASA 复合物等治疗 IBD(见 IDB 部分)

感染性关节炎与滑囊炎

感染性关节炎的诊断与经验性治疗

诊　断

- 怀疑本病时应尽早行关节穿刺
- 注意穿刺应避开感染区域,避免将感染引入关节腔
- 穿刺液查细胞计数、革兰染色、细菌培养、晶体

  WBC > 50 000/mm^3且以多个核细胞为主则考虑细菌感染

  (存在晶体不能排除感染性关节炎!)

初始治疗

- 根据革兰染色结果立即开始经验性抗生素治疗
- 如果革兰染色阴性,则予头孢唑啉经验性治疗(如,MRSA、淋球菌感染的低危人群)或万古霉素(静脉吸毒,存在 MRSA 危险因素);老年、免疫低下患者加用头孢吡肟
- 根据培养结果和病程调整抗生素

常见病原体		感染人群	初始抗生素疗法
革兰阳性球菌	金黄色葡萄球菌(最常见)	正常关节 人工关节 病变关节	萘夫西林 考虑 MRSA 可能时予万古霉素(如住院患者)
	表皮葡萄球菌	人工关节 关节操作后	萘夫西林 考虑 MRSA 可能时予万古霉素(如住院患者)
	链球菌	健康成人 脾功能不全	青霉素 G 或氨苄西林
革兰阴性	双球菌:淋球菌	性活跃的青年人	头孢曲松或头孢噻肟
	杆菌:大肠杆菌、绿脓杆菌、沙雷菌	静脉吸毒 消化道感染 免疫低下	头孢吡肟或哌拉西林/他唑巴坦 怀疑静脉吸毒者加用抗假单胞菌的氨基糖苷类

细菌性(非淋球菌性)关节炎

流行病学与危险因素

- 免疫低下宿主(如,糖尿病、HIV、老年人、SLE)
- 病变关节:RA、OA、痛风、创伤、近期手术/人工关节、近期关节穿刺史(少见)
- 细菌播散:
  静脉吸毒、心内膜炎、皮肤感染继发的菌血症
  邻近感染灶直接种植或蔓延(如,蜂窝织炎、感染性滑囊炎、骨感染)

临床表现(Lancet,2010, 375: 846)

- 急性起病的单关节炎(>80%),表现为肿、热、痛
- 部位:膝(最常见)、髋、腕、肩、踝。静脉吸毒者易出现其他部位受累,如骶髂关节、耻骨联合、胸锁关节及胸骨柄关节
- 全身症状:发热、寒战、出汗、乏力、肌痛、周身疼痛
- 感染可迁移,形成瘘、脓肿、骨髓炎
- 感染性滑囊炎应与感染性关节积液相鉴别

其他诊断方法

- 滑液:WBC 通常>50 000(也可<1 000),多个核细胞>90%
  约 75% 的葡萄球菌感染和 50% 的革兰阴性杆菌感染革兰染色(+);>90% 患者培养(+)
- 外周血 WBC 增多,以中性粒细胞为主,±核左移
- >50% 患者血培养(+)
- 早期 X 线通常正常,感染两周后可见骨质破坏,关节间隙变窄,骨髓炎,骨膜反应
- CT 和 MRI 尤其适用于可疑髋关节感染或硬膜外脓肿患者

明确有效的治疗(非人工关节)

- 抗生素(如前述)
- 手术引流(灌洗)适用于多数患者,尤其是大关节
- 预后:死亡率 10% ~50%,取决于病原体毒力、治疗是否及时以及宿主情况

播散性淋球菌感染(DGI)

流行病学

- 性行为活跃的青年人中最常见的感染性关节炎
- 病原体为淋病奈瑟菌
- 健康宿主及补体终末成分缺陷者均易感
- 女:男=4:1。经期、妊娠及产后高发。男性同性恋者高发。40 岁后罕见

临床表现

- 前驱黏膜感染(如,宫颈内口、尿道、咽部),常无症状
- 常表现为下列两种综合征之一
  关节局限型:化脓性关节炎(40%),常见于膝、腕、手、踝
  菌血症型:多关节炎、腱鞘炎、皮损三联征
    前驱症状:发热、乏力、游走性多关节痛(腕、膝、踝、肘)

急性发作的腱鞘炎(60%),见于腕、指、踝、趾

皮疹(>50%):红斑基础上的青铜色脓疱,见于四肢和躯干

- 罕见并发症:Fitz-Hugh-Curtis 综合征(肝周炎)、心包炎、脑膜炎、心肌炎、骨髓炎

其他诊断方法

- 外周血 WBC 增多,以中性粒细胞为主;ESR↑
- 滑液:WBC >50 000(也可<10 000),多个核细胞为主

  25%患者革兰染色(+)

  如在 Thayer Martin 培养基上行厌氧培养,则 50%患者培养(+)

  淋球菌 DNA PCR 可提高敏感性(未广泛开展和标准化)
- 血培养:出现腱鞘炎者阳性率较高;关节局限型阳性少见
- 皮损处革兰染色和培养偶有阳性
- 应在 Thayer Martin 培养基上行宫颈、尿道、咽、直肠标本的培养;查衣原体

治 疗

- 头孢曲松或头孢噻肟 ×7d;针对可能伴发的衣原体感染予多西环素经验性治疗(因耐药性而不推荐氟喹诺酮类)
- 化脓性关节炎患者可考虑关节穿刺或关节镜/灌洗

鹰嘴和髌前滑囊炎

流行病学与危险因素(Infect Dis North Am,2005,19:991)

- 人体有>150 个滑囊;鹰嘴和髌前滑囊最易感染
- 多由创伤、经皮种植或邻近感染灶(如蜂窝织炎)蔓延引起
- 其他危险因素:反复非感染性炎症(如,痛风、RA、CPPD 沉积症),糖尿病
- 金黄色葡萄球菌(80%)最常见,其次为链球菌

诊 断

- 查体:孤立性的滑囊红肿,压痛以滑囊中心为主,无关节活动受限
- 考虑感染时行滑囊穿刺,查穿刺液细胞计数、革兰染色、细菌培养、晶体

  WBC >20 000,以多个核细胞为主提示细菌感染,但 WBC 也常较少(存在晶体不能排除感染性滑囊炎!)
- 查邻近关节的积液,因为其也可能为感染性
- 注意穿刺应避开感染区域,避免将感染引入滑囊

初始治疗

- 立即开始经验性治疗,覆盖葡萄球菌和链球菌:头孢唑林或苯唑西林,考虑 MRSA 者予万古霉素,根据其他危险因素扩大抗菌谱
- 轻症患者可口服抗生素
- 根据革兰染色、培养结果和病程调整抗生素
- 疗程 1~4 周
- 每 1~3 d 行滑囊穿刺,滑囊液无菌或不再增加后停止穿刺
- 手术干预适用于无法穿刺引流,存在异物或坏死,反复或难治性滑囊炎伴可疑邻近结构感染者

结缔组织病

风湿病患者自身抗体阳性率(%)

疾病	ANA及其种类	RF	抗dsDNA	抗Sm	Ro	La	抗Scl-70	抗着丝点	抗Jo	抗RNP
SLE	95~99 D、S、N	20	50~70	30	35	15	0	0	0	30~50
RA	15~35 D	85	<5	0	10	5	0	0	0	10
干燥综合征	>90 D、S	75	<5	0	55	40	0	0	0	15
弥漫皮肤型系统性硬化	>90 N、S、D	30	0	0	5	1	40	<5	0	30
局限皮肤型系统性硬化	>90 S、N、D	30	0	0	5	1	<5	70	0	30
多发性肌炎和皮肌炎	75~95	33	0	0	0	0	10	0	25	0
混合性结缔组织病	95~99 S,D	50	0	0	<5	<5	0	0	0	100

(D:弥漫或均质型,S:斑点型,N:核仁型;Primer on the Rheumatic Di-seases, 12th ed. 2001)

- 不能单凭自身抗体检测来诊断某种结缔组织病,应结合临床表现
- 重叠综合征可能出现多种自身抗体

系统性硬化症与硬皮病

定义与流行病学

- 硬皮病是指皮肤紧张、增厚
- 局限性硬皮病 = 硬斑病(斑片状皮肤纤维化),带状硬皮病(纤维化条带),刀砍状硬皮病(单侧头皮和额部的带状硬皮病,酷似刀砍伤后疤痕)
- 系统性硬化(SSc) = 硬皮病 + 器官受累。包括以下类型:
  - 局限皮肤型 SSc(手、臂、面部):CREST 综合征、肺动脉高压;肾、心脏受累少见
  - 弥漫皮肤型 SSc(包括四肢近端和躯干):快速进展,累及皮肤及一个或多个内脏器官
  - 无硬皮病性 SSc(内脏受累而无皮肤受累,罕见)
- 30~50 岁高发;女性多于男性
- 美国系统性硬化症年发病率 1~2/100 000
- 发病机制:内皮细胞免疫性损伤和氧自由基的产生→持续性氧化应激→血管周围炎症→成纤维细胞活化、纤维化。细胞因子、生长因子、自

身抗体(抗 PDGF 受体、抗内皮细胞、抗成纤维细胞)均参与其中(NEJM,2009,360:1989)

分类标准(一项主要标准或两项次要标准;Se 97%,Sp 98%;Arth Rheum,1980,23:581)

- 主要标准:皮肤改变由近端发展至掌指或跖趾关节
- 次要标准:硬指(皮肤改变仅局限于手指),
  指垫组织萎缩导致指端凹陷性瘢痕,
  双肺底纤维化
- 导致皮肤增厚的其他原因:糖尿病(硬肿病≠硬皮病)、甲减、肾源性系统性纤维化、嗜酸性筋膜炎、淀粉样变、移植物抗宿主病、药物或毒物

诊断方法

- 自身抗体
  抗Scl-70(抗拓扑异构酶1抗体)(+):见于40%的弥漫型与15%的局限型
  抗着丝粒抗体(+):见于60%~80%的局限型,<5%的弥漫型
  ANA(+)(>90%),RF(+)(30%)
- 肾脏受累→BUN 和 Cr↑,蛋白尿
- 肺受累→胸片/CT 间质性病变,肺功能限制性通气功能障碍和(或)弥散减低;超声心动图可发现肺动脉高压
- 无需常规行皮肤活检,但有助于排除其他造成皮肤增厚的病因

系统性硬化症的临床表现

皮肤	四肢、面部、躯干皮肤发紧、增厚(活检非诊断必需) 手肿胀、腕管综合征、硬指 甲褶毛细血管扩张和缺失 僵硬、紧绷、鼠样面容,荷包样口 皮肤钙沉着(皮下钙化) 毛细血管扩张
动脉	雷诺现象(80%);指端或内脏缺血
肾	硬皮病肾危象=骤发的严重高血压、急进型肾小球肾炎、微血管病性溶血性贫血 新月体肾小球肾炎(罕见)伴 p-ANCA(+)(J Rheum,2006,33:1886)
消化道	胃食管反流病、糜烂性食管炎 食管动力障碍→吞咽困难、吞咽痛、误吸 胃动力障碍→早饱、胃出口梗阻 小肠动力障碍→腹胀、腹泻、吸收不良
肌肉骨骼	多关节痛、关节僵硬;肌无力、肌腱摩擦音
心脏	心肌纤维化、心包炎;传导异常
肺部	肺间质纤维化(常出现于发病4年内);肺动脉高压(常出现于发病多年后)。最常见的死因
内分泌	闭经、不孕常见;甲状腺纤维化±甲减

系统性硬化症

	局限型	弥漫型
全身症状		乏力，消瘦
皮肤	增厚仅限于四肢远端及面部	增厚见于四肢（包括指、趾）、面部、躯干
甲襞	毛细血管缺失±扩张	毛细血管缺失和扩张
肺部	肺动脉高压>纤维化	纤维化>肺动脉高压
消化道	胃食管反流病、胃肠动力不足、原发性胆汁性肝硬化	胃食管反流病、胃肠动力不足
肾脏		肾血管性高血压
心脏		限制性心肌病
其他	CREST 综合征=C（软组织钙化），R（雷诺现象），E（食管动力障碍），S（硬指）、T（毛细血管扩张）	雷诺现象
抗体	抗着丝粒抗体（70%）	抗 Scl-70 抗体（40%）
预后	10 年生存率>70%	10 年生存率 40%~60%

治疗（针对受累器官）

- 肺
  纤维化：环磷酰胺（NEJM，2006，354：2653）、糖皮质激素
  肺动脉高压：肺血管扩张剂（见"肺动脉高压"部分）
- 肾：每月监测血压，早期干预以避免高血压危象；查尿蛋白
  ACEIs（不用 ARBs）用于高血压危象（预后差，死亡率 50%）
- 消化道：PPI 和（或）H2 受体阻滞剂治疗胃食管反流病；抗生素治疗吸收不良；甲氧氯普胺或红霉素治疗动力不足；假性肠梗阻时采用保守治疗
- 心脏：NSAIDs 或糖皮质激素治疗心包炎
- 关节炎：对乙酰氨基酚、NSAIDs、理疗
- 肌炎：MTX、AZA、糖皮质激素
- 皮肤：光化学疗法治疗硬斑病。润肤剂、外用或口服糖皮质激素激素治疗瘙痒（慎用口服糖皮质激素，可诱发高血压肾危象，Arthritis Rheum，1998，41：1613）。免疫抑制剂治疗皮肤纤维化的效果有限

炎性肌病

定义和流行病学（Lancet，2003，362：971）

- PM：T 细胞介导的肌肉损伤→骨骼肌炎症、无力
- DM：血管免疫复合物沉积导致补体激活→骨骼肌炎症、无力+皮肤表现
- IBM：T 细胞介导的肌肉损伤，空泡形成伴淀粉样物质沉积→骨骼肌炎症、无力

- 10% 的 PM 和 15% 的 DM 与恶性肿瘤相关(NEJM,1992,326:363)
- PM/DM:多于 40～60 岁起病;女性较男性常见
- IBM:多于 50 岁后起病;男性 > 女性;常误诊为多发性肌炎

临床表现

- 肌无力:慢性进行性对称性近端肌无力,常无肌痛;常见上楼梯、起立、梳头困难;± 受累部位压痛;非对称远端肌无力在 IBM 中较 PM/DM 多见
- 皮肤表现
  - 日晒部位皮肤的红色皮疹:颈部和肩部(披肩征),面部,胸部
  - 上眼睑向阳疹(皮肤变紫) ± 眶周水肿
  - Gottron 疹(特征性):紫色鳞屑性皮疹,多对称性分布于 PIP、MCP、肘、膝关节伸面及内踝
  - 甲下红斑,甲床毛细血管扩张和缺失,表皮毛细血管扩张,技工手(手指皮肤皲裂)
  - 仅有皮肤表现而无肌肉受累 = 无肌病性皮肌炎
- 多发关节痛或多关节炎
- 皮肤、肌肉、消化道和眼部血管炎;雷诺现象(30%,常发生于皮肌炎及合并结缔组织病患者)
- 内脏受累
  - 肺:急性肺泡炎、慢性间质性肺病、呼吸肌无力
  - 心脏(33%):心肌炎、心包炎、心律失常;心衰不常见;CK-MB & Tn ↑(J Rheumatol,2009,36:2711)
  - 消化道:吞咽困难、误吸
- 鉴别诊断:药物性肌病(他汀类、可卡因、糖皮质激素、秋水仙碱);感染(HIV、EBV、CMV);代谢性疾病(甲减、低钾、低钙);神经肌肉疾病(如重症肌无力);糖原贮积病;线粒体肌病;肌肉营养不良症

诊 断

- CK、醛缩酶、SGOT、LDH ↑; ± ESR & CRP ↑
- 自身抗体:ANA(+)(>75%),RF(+)(33%)
  - 抗 Jo-1(+)(25%),常有非破坏性多关节炎、雷诺现象、间质性肺病、技工手
  - 抗 Mi-2(+)(5%～10%),多见于 DM,可能预后较好
  - 抗 SRP(信号识别肽)(+),见于 PM,提示疾病较凶险
- 肌电图:自发电位 ↑,肌肉收缩时波幅 ↓,出现多相波
- 肌活检:均有肌纤维坏死、变性和再生
  - PM:肌内膜炎症细胞(CD8 T 细胞)包绕未坏死的肌纤维,I 类 MHC ↑
  - DM:肌束膜、血管周围炎症(B 细胞和 CD4 T 细胞),血管内补体
  - IBM:与 PM 相同,有嗜酸性包涵体和镶边空泡(EM)

治疗(针对 PM 和 DM,对 IBM 尚无有效治疗)

- 大剂量糖皮质激素,激素治疗 2～3 个月时减量失败者加用 MTX 或 AZA
- 难治性疾病:IVIg(DM ± PM),MMF,利妥昔单抗,CsA,他克莫司,环磷酰胺(尤其适用于间质性肺病或血管炎)
- IVIg 治疗致命的食管或呼吸肌受累

- 筛查潜在恶性肿瘤;肺功能检查监测呼吸肌肌力

肌炎、肌病和肌痛

疾病	肌无力	肌痛	CK↑	ESR↑	活检
DM/PM	+	–	+	±	如上述
IBM	+	–	+	–	如上述
甲减	+	±	+	–	轻度坏死 炎症 萎缩
糖皮质激素性	+	–	–	–	萎缩
风湿性多肌痛	– (受疼痛影响)	+	–	+	正常
纤维肌痛	– (受疼痛影响)	+ (压痛点)	–	–	正常

干燥综合征

定义和流行病学

- 淋巴/浆细胞浸润引起的慢性外分泌腺功能障碍
- 分为原发性和继发性(继发于 RA、硬皮病、SLE、PM、甲减、HIV)
- 女性比男性高发;常于 40 ~60 岁发病

临床表现

- 眼干(干燥性角结膜炎):泪液↓;灼烧、痒痛感
- 口干(口干燥症):说话和(或)吞咽困难;龋齿;气管干燥;鹅口疮
- 腮腺肿大或间歇性肿胀(双侧)
- 其他临床表现:慢性关节炎;间质性肾炎(40%),I 型肾小管酸中毒(20%),血管炎(25%);阴道干燥和(或)性交困难;胸膜炎;胰腺炎
- 淋巴细胞增生性疾病风险增加(原发干燥综合征的淋巴瘤和 Waldenström 巨球蛋白血症的风险增加 50 倍)

诊　断

- 自身抗体:ANA(+)(95%),RF(+)(75%)
  原发干燥综合征:抗 Ro(+)(抗 SSA,56%),抗 La(+)(抗 SSB,30%)
- Schirmer 试验:将滤纸置于眼裂中,评估泪液产生能力
- Rose-Bengal 染色:染色点提示角膜和(或)结膜上皮损伤
- 活检(小唾液腺、唇腺、泪腺或腮腺):淋巴浆细胞浸润

分类标准(满足 6 条中的 4 条,敏感度 94%,特异度 94%;Arthritis Rheum,1993,36:340)

1. 眼干
2. 口干
3. Schirmer 试验或 Rose-Bengal 染色(+)
4. 小唾液腺活检示炎症灶
5. 客观检查示唾液腺功能下降
6. 抗 Ro/SSA 或 La/SSB 抗体

治 疗

- 眼部:人工泪液,环孢素滴眼液
- 口部:无糖口香糖,柠檬糖,人工唾液,饮水,胆碱能药物
- 系统性疾病:NSAIDs,糖皮质激素,DMARDs;治疗原发病(继发性干燥综合征)

混合性结缔组织病(MCTD)

定 义

- MCTD 患者有 SLE、系统性硬化症和(或)多发性肌炎的混合临床表现,常进展为以 SLE 或系统性硬化症表现为主

临床表现

- 雷诺现象为典型症状
- 手水肿:手肿胀,硬指,关节炎类似于类风湿关节炎,但无破坏性
- 肺部受累(85%)包括肺动脉高压、纤维化
- 消化道动力障碍(70%)
- 肾性高血压危象或肾小球肾炎的风险低;如有,则应怀疑 MCTD 的诊断

诊 断

- ANA(+)(95% ~99%),RF(+)(50%)
- MCTD 定义包括抗 U1 - RNP 抗体,但不特异(见于 50% SLE 患者)

治 疗

- 参照上述各种风湿病的治疗

雷诺现象

临床表现(NEJM,2002,347:1001)

- 指(趾)端阵发性可逆性缺血,寒冷或应激可诱发,典型表现为:苍白(缺血)→发绀(小静脉扩张)→变红(缺血解除后的反应性充血);不同颜色常界限分明;累及指、趾、耳、鼻
- 伴随症状包括发凉、麻木和感觉异常→搏动感和疼痛

原发 = 雷诺病(50%;除外所有继发病因)

- 发病年龄 20 ~40 岁,女:男 =5:1
- 临床:阵发性症状,呈轻度、对称性;无周围血管病证据,无组织损伤,甲褶毛细血管检查正常,ANA(-),ESR 正常

继发 = 雷诺现象(50%)

- 常于 35 岁后发病
- 胶原血管病:SSc,SLE,RA,PM-DM,MCTD,干燥综合征(甲褶毛细血管检查异常)

  血管过度反应最终导致组织缺血与损伤
- 动脉疾病:外周动脉粥样硬化,血栓闭塞性脉管炎(脉搏异常)
- 血液:冷球蛋白血症,Waldenström 巨球蛋白血症,抗磷脂综合征
- 创伤(震动或重复动作导致损伤)和药物(麦角生物碱)

治 疗

- 所有患者:指(趾)和身体的防寒保暖;避免吸烟、药物和创伤
- 轻至中度:长效 CCB,α 受体拮抗剂,外用硝酸盐,小剂量 ASA
- 中至重度:西地那非,波生坦(尤其适用于合并肺动脉高压者);考虑指

(趾)交感神经切除术

- 指(趾)坏死风险:前列腺素 IV,指(趾)交感神经切除术
- 其他:ARBs,鱼肝油(仅适用于原发性雷诺现象;Am J Med,1989,86:158)

系统性红斑狼疮

多系统受累的自身免疫性炎症性疾病,其临床表现多样,与 ANA 的产生有关

流行病学

- 患病率 15~50/100 000;10~40 岁女性显著高发
- 女:男=8:1,美国黑人:白种人=4:1
- 遗传,有些与 HLA 有关,少数为 c1q 与 c2 缺乏

SLE 分类标准及其他临床表现

器官系统	美国风湿病学会标准	其他表现
全身症状(84%)		发热、乏力、食欲缺乏、消瘦
皮肤(81%)	1. 颧部红斑(不累及鼻唇沟) 2. 盘状红斑(红色丘疹伴角质性鳞屑和毛囊栓塞) 3. 光过敏(皮疹、发热、恶心呕吐) 4. 口腔和(或)鼻咽部溃疡	脱发 血管炎 亚急性皮肤狼疮表现 脂膜炎(深部狼疮) 荨麻疹
骨骼肌肉系统(85%~95%)	5. 非侵蚀性关节炎:阵发游走性对称性少关节炎	关节痛、肌痛 缺血性骨坏死
心肺(33%)	6. 浆膜炎:胸膜炎(37%)或胸腔积液、心包炎(29%)或心包积液	肺炎、IPF、肺萎缩、肺动脉高压、DAH 心肌炎、冠心病(NEJM,2003,349:2399, 2407) Libman-Sacks 心内膜炎
肾(77%)	7. 蛋白尿[>500 mg/dL 或尿常规(+++)]或尿细胞管型	肾病综合征 狼疮肾炎(ISN/RPS): Ⅰ=系膜轻微病变性 Ⅱ=系膜增殖性 Ⅲ=局灶(活动性/慢性)增殖性 Ⅳ=弥漫增殖性 Ⅴ=膜性 Ⅵ=终末硬化性
神经系统(54%)	8. 无其他病因的癫痫或精神症状	器质性脑病综合征,PML 颅神经或周围神经病

续表

器官系统	美国风湿病学会标准	其他表现
胃肠道（30%）		浆膜炎（腹膜炎、腹水） 血管炎（出血、穿孔） 腹痛 肝炎、胰腺炎
血液系统	9. 溶血性贫血［DAT（+）］或白细胞减少（<4000/mm^3），或淋巴细胞减少（<1500/mm^3），或血小板减少（<100000/mm^3）	慢性病贫血 抗磷脂综合征［深静脉血栓伴 ACL 抗体或 LAC（+）］ 脾大 淋巴结肿大
其他		干燥综合征 结膜炎或巩膜外层炎 雷诺现象（20%） 甲褶毛细血管改变
血清学	10. ANA（+） 11. 抗 ds-DNA、抗 Sm 或抗磷脂抗体（+）	补体↓（活动期），ESR↑，CRP↑，抗 Ro 或抗 RNP（+），RF（+），抗 CCP（+）

符合 11 项标准中的 4 项或以上者诊断 SLE 的敏感度和特异性均 >95%。但是，SLE 患者在某一阶段符合的标准可不足 4 项（Lancet，2007，369：587）

诊断方法

- 详细的病史和查体，评估症状和体征
- 自身抗体：如果 ANA（+），查抗 ds-DNA，抗 Sm，抗 Ro，抗 La，抗 U1-RNP
- 电解质、BUN、Cr、尿常规、尿沉渣，24 小时尿肌酐清除率，24 小时尿蛋白
- CBC，Coomb's 试验，部分凝血酶原时间（PTT），APLA（抗心磷脂或狼疮抗凝物，阳性率 20%～40%），C3，C4

SLE 的自身抗体

自身抗体	阳性率（近似值）	临床相关性	出现时间
ANA	活动期 95%～99% 缓解期 90% 均质型或斑点型	任意一种或所有临床表现 敏感但不特异	可在发病前数年出现
抗 Ro 抗 La	15%～35% ANA（-）的 SLE 有抗 Ro（+）	SLE 合并干燥综合征 新生儿狼疮 光过敏 亚急性狼疮皮肤表现	

续表

自身抗体	阳性率(近似值)	临床相关性	出现时间
抗 ds-DNA	70%;对 SLE 非常特异 效价与疾病活动度相关,尤其是肾病	狼疮肾炎 血管炎	发病前数月或发病时
抗 Sm	30%;对 SLE 非常特异	狼疮肾炎	
U1-RNP	40%	MCTD;雷诺现象 患者常无肾炎	
抗组蛋白	SLE 80%,DLE 90%	轻度关节炎和浆膜炎	发病时

NEJM,2003,349:1526

SLE 的治疗

药物	指征	副作用
NSAIDs	关节痛/关节炎、肌痛、轻度浆膜炎	胃炎、上消化道出血、肾衰竭
羟氯喹	合并浆膜炎、关节炎、皮肤改变的轻度疾病	视网膜损伤 Stevens-Johnson 综合征 肌病
糖皮质激素	轻度疾病时使用小剂量 肾、血液、CNS 等重要脏器损害时使用大剂量	肾上腺抑制、骨质疏松、缺血性骨坏死、肌病
霉酚酸酯	肾炎[诱导和(或)维持];NEJM,2004,350:971 & 2005,353:2219)	骨髓抑制 免疫抑制/感染、致畸
环磷酰胺	严重肾炎、血管炎或 CNS 受累(诱导 ± 维持)	骨髓抑制 骨髓增生性疾病 免疫抑制/感染 出血性膀胱炎、膀胱癌 不育、致畸
硫唑嘌呤(AZA)	轻度肾炎(二线) 激素减量时加用	骨髓抑制 肝毒性 淋巴细胞增生性疾病
甲氨蝶呤(MTX)	皮肤和关节病 浆膜炎	骨髓抑制 肝毒性 肺炎 ± 肺纤维化 脱发、口炎
环孢霉素(CsA)	肾病	牙龈增生、高血压 多毛 肾损伤、贫血

续表

药物	指征	副作用
利妥昔单抗	? ITP 或 AIHA	B 细胞耗竭;PML(?)
贝利单抗	难治性 SLE;试验性用药(Arth Rheum,2010,62:201)	B 细胞耗竭

预后

- 5 年生存率 >90%,10 年生存率 >80%
- 致残和死亡的主要原因:感染、肾衰竭、神经系统病变、心血管事件;血栓并发症(Medicine,2003,82:299)

药物性狼疮(DLE)

- 药物:普鲁卡因胺、肼屈嗪、青霉胺、米诺环素、异烟肼、甲基多巴、奎尼丁、氯丙嗪、地尔硫卓、抗 TNF 制剂
- 临床:临床表现较轻,以关节炎和浆膜炎为主
- 实验室检查:抗组蛋白(+)(95%),抗 ds-DNA 与抗 Sm(-);补体水平正常
- 病程:通常停药后 4~6 周好转

血管炎

大血管炎

大动脉炎("无脉症")

- 系统性肉芽肿性血管炎,累及主动脉及其分支;最常累及锁骨下动脉和无名动脉(>90%),也常可累及颈动脉、肾动脉和肺动脉(~50%)
- 好发于亚洲人和育龄青年女性
- 临床表现

  Ⅰ期:炎症期出现发热、关节痛、体重下降

  Ⅱ期:血管疼痛和压痛,肢体脉搏减弱,双侧脉搏不对称,血管杂音,间歇性跛行,肾血管性高血压(>50%),神经源性晕厥。主动脉受累者可出现主动脉瘤和主动脉瓣关闭不全

  Ⅲ期:炎症消退,纤维化期
- 诊断:ESR↑(75%),CRP↑;动脉造影→闭塞、狭窄、不规则改变及动脉瘤;颈动脉超声;MRI/MRA;病理→局灶性全层动脉炎,炎症细胞浸润,可见肉芽肿和巨细胞。MRI 有利于监测
- 分类标准(符合 6 项中 3 项的诊断敏感性 90.5%,特异性 97.8%;Arth Rheum,1990,33:1129)
  1. 发病年龄≤40 岁
  2. 肢体间歇性跛行
  3. 肱动脉搏动减弱
  4. 双上臂收缩压差 >10mmHg
  5. 锁骨下动脉或主动脉杂音
  6. 动脉造影异常(主动脉及其一级分支或四肢大动脉近端)

- 治疗：糖皮质激素，MTX，抗血小板治疗，手术/再血管化介入治疗（Circ,2008,69:70）

巨细胞动脉炎（GCA）（NEJM,2003,349:160）

- 累及主动脉弓分支动脉的血管炎，尤其是颞动脉（因此也称作颞动脉炎），也可累及主动脉
- 90%患者>60岁，<50岁者少见；女:男=2:1
- 临床表现（JAMA,2002,287:92）
  - 全身症状：低热、乏力、体重下降、肌痛、食欲缺乏
  - 头痛、头皮和颞动脉触痛，颞动脉搏动消失
  - 眼动脉（20%）→视神经炎、复视、一过性黑蒙、失明
  - 面动脉→间歇性下颌运动障碍
  - 雷诺现象；四肢间歇性运动障碍；胸主动脉瘤
- 诊断方法：ESR↑（但5%患者开始治疗前ESR<40）；CRP↑，贫血（ESR与血浆纤维蛋白原和球蛋白有关；>100考虑以下疾病：恶性肿瘤，尤其是多发性骨髓瘤、淋巴瘤；GCA或其他血管炎；终末期肾病；心内膜炎、TB、骨髓炎）
- 分类标准（符合5项中3项的诊断敏感性93.5%，特异性91.2%，Arth Rheum,1990,33:1122）
  1. 发病年龄≥50岁
  2. 新出现的头痛
  3. 颞动脉压痛或搏动减弱
  4. ESR↑>50 mm/h
  5. 活检→血管炎与肉芽肿
- 风湿性多肌痛（见于50% GCA患者，15% PMR患者出现GCA）
  - 尚无公认的诊断标准；诊断根据经验性的指南：
    - 发病年龄≥50岁；ESR>40 mm/h[和(或)CRP升高]
    - 以下3个部位中的2个出现双侧疼痛和晨僵（>30min×≥1个月）：颈部或躯干，肩部或上肢近端，髋部或下肢近端；疼痛以夜间为著
    - 除外其他疾病（如RA）；CK正常
- 治疗：糖皮质激素（如有失明风险，勿待病理结果即可开始治疗）；GCA予4～60mg/d；PMR予10～20mg/d；监测临床表现和ESR±CRP

中等血管炎

结节性多动脉炎（"经典的"PAN）（JAMA,2002,288:1632）

- 急性或慢性系统性坏死性血管炎，好发于肾脏等内脏动脉，无肉芽肿形成
- 多见于男性；平均发病年龄50岁；与HBV感染密切相关
- 临床表现（Cupps and Fauci. The Vasculitides. Philadelphia: WB Saunders, 1981）
  - 全身表现：体重下降、发热、乏力
  - 骨骼肌肉（64%）：肌痛、关节痛、关节炎
  - 肾（60%）：活动性尿沉渣、高血压、肾衰竭
  - 神经系统（51%）：周围神经病、多发单神经炎、卒中
  - 消化系统（44%）：腹痛、消化道出血/梗阻、胆囊炎；泌尿生殖系统

(25%):卵巢或睾丸痛
皮损(43%):网状青斑、紫癜、结节、雷诺现象
心脏(36%):冠状动脉炎、心肌病、心包炎
若肺受累,应考虑其他血管炎

- 诊断方法:ESR 与 CRP↑,WBC↑,嗜酸性粒细胞增多少见,30% 患者 HBsAg(-)30% 患者,±补体↓,ANCA(-)
  - 血管造影(肠系膜或肾血管)→小动脉瘤和血管节段性狭窄
  - 可通过 CTA 诊断;MRA 不如血管造影或 CTA 敏感
  - 活检(腓肠神经、皮肤或受累器官)→中小动脉炎,伴纤维素样坏死,无肉芽肿
- 分类标准(符合 10 项中 3 项的诊断敏感性 82%,特异性 87%;Arth Rheum,1990,33:1088)
  1. 体重下降≥4kg
  2. 网状青斑
  3. 睾丸疼痛或压痛
  4. 肌痛、无力、下肢压痛
  5. 单发或多发神经炎
  6. 舒张压≥90mmHg
  7. BUN >40mg/dL 或 Cr >1.5mg/dL
  8. 乙型肝炎病毒
  9. 动脉造影异常(内脏动脉瘤或闭塞)
  10. 活检→中小动脉炎
- 治疗:糖皮质激素,环磷酰胺;HBV 相关性 PAN 予抗病毒治疗

ANCA 相关小血管炎

疾病	肉芽肿	肾	肺	哮喘	ANCA 类型*	ANCA(+)
韦格纳肉芽肿	+	80%	90%	—	c-ANCA(抗 PR3)	90%
显微镜下多血管炎	—	90%	50%	—	p-ANCA(抗 MPO)	70%
Churg-Strauss 综合征	+	45%	70%	+	p-ANCA(抗 MPO)	50%

* 主要 ANCA 类型;p-或 c-ANCA 均可见于三种疾病(NEJM,1997,337:1512)

ANCA 的鉴别诊断

- c-ANCA(抗 PR3):韦格纳肉芽肿,Churg-Strauss 综合征,显微镜下多血管炎
- p-ANCA(抗 MPO):显微镜下多血管炎,Churg-Strauss 综合征,韦格纳肉芽肿,药物性血管炎,非血管炎性风湿病
- 非典型 ANCA 分布:药物性血管炎,非血管炎性风湿病,溃疡性结肠炎,原发性硬化性胆管炎,心内膜炎,囊性纤维化

韦格纳肉芽肿

- 系统性坏死性肉芽肿性血管炎,常累及上、下呼吸道和肾
- 任何年龄均可发病,青、中年发病率↑

- 临床表现

  肺(90%):

    上呼吸道:鼻窦炎、耳炎(成人少见)、鼻炎、黏膜溃疡、鞍鼻

    下呼吸道:胸膜炎、肺浸润、肺部结节、出血、咯血

  肾(80%):血尿、急进型肾小球肾炎(寡免疫复合物)

  眼部(50%):巩膜外层炎、葡萄膜炎、眶内肉芽肿导致眼球突出、角膜溃疡

  神经系统:颅神经和周围神经病、多发性单神经炎

  血液系统:活动期 DVT/PE 发病率↑(20 倍)(Annals,2005,142:620)

- 诊断方法:90% ANCA(+)(80% ~95% 为 c-ANCA,其余为 p-ANCA)

  胸片或 CT →结节、浸润、空洞;鼻窦 CT →鼻窦炎

  BUN 与 Cr↑,蛋白尿,血尿;尿沉渣红细胞管型、异形红细胞

  活检→小动脉、毛细血管、静脉的坏死性肉芽肿性炎症

- 分类标准(符合 4 项中 2 项的诊断敏感度 88%,特异度 92%;Arth Rheum,1990,33:1101)

  1. 鼻或口腔炎症:口腔溃疡,脓性或血性鼻腔分泌物
  2. 胸片示结节、固定浸润病灶或空洞
  3. 镜下血尿或尿红细胞管型
  4. 活检示肉芽肿性炎症

- 治疗(NEJM,2003,349:36; Annals,2009,150:670)

  诱导:环磷酰胺 PO(2 mg/kg · d×(3 ~6)个月或 15 mg/kg · d q 2 ~3 周冲击治疗)& 泼尼松(1 ~2 mg/kg · d,6 ~18 个月内逐渐减量)

  RPGN:考虑加用血浆置换(J Am Soc Nephrol,2007,18:2180)

  维持:MTX 或 AZA≥2 年

    轻度疾病可予 MTX/泼尼松诱导

    疾病复发:根据疾病严重程度加强治疗

  ANCA↑而临床无疾病活动证据,不应贸然改变治疗方案(Annals,2007,147:611)

  TMP-SMX 可预防呼吸道感染诱发的上呼吸道疾病复发

显微镜下多血管炎(MPA)

- 坏死性小血管炎→肾小球肾炎、肺毛细血管肺泡炎和真皮白细胞破裂性静脉炎
- 与 HBV 感染无关(与经典 PAN 不同)
- 临床表现:与韦格纳肉芽肿相似,但肾脏受累较呼吸系统受累常见;全身和神经系统症状与韦格纳肉芽肿相似,复发率低
- 诊断方法:70% ANCA(+)(绝大多数为 p-ANCA),活检→小血管、毛细血管和微静脉的坏死性寡免疫复合物性炎症;尿沉渣和胸片与韦格纳肉芽肿相似
- 治疗:与韦格纳肉芽肿相似→环磷酰胺;大剂量糖皮质激素;AZA 用于维持;血浆置换

Churg-Strauss 综合征

- 嗜酸性粒细胞性肉芽肿性炎,累及肺、周围神经、心、肾、皮肤
- 少见,任何年龄均可发病,但常见于 30 ~40 岁;与 HLA-DRB4 相关
- 临床表现

哮喘和过敏性鼻炎(成年人新出现的哮喘应考虑本病)
嗜酸性粒细胞浸润性疾病或嗜酸性粒细胞性肺炎
系统性肉芽肿性小血管血管炎
神经系统病变(包括多发性单神经炎)、肾小球肾炎
心脏受累:冠状动脉炎、心肌炎、慢性心衰、瓣膜关闭不全(Medicine,2009,88:236)
皮肤受累:可触及的紫癜、瘀点、皮下结节

- 诊断:50% ANCA(+)(p-ANCA 或 c-ANCA),嗜酸性粒细胞增多(5~10 k/μL,80%),活检→小动脉或小静脉微小肉芽肿、纤维素样坏死、血栓形成及嗜酸性粒细胞浸润;胸片可示游走性肺浸润
- 分类标准(符合 6 项中的 4 项可确诊,敏感性 85%,特异性 99.7%,Arth Rheum,1990,33:1094)
  1. 哮喘
  2. 嗜酸性粒细胞增多>10%
  3. 单发或多发神经病变
  4. 游走性或一过性肺浸润
  5. 鼻窦炎
  6. 活检示血管外嗜酸性粒细胞浸润
- 治疗:大剂量糖皮质激素(必要时加用环磷酰胺或其他 DMARDs)

免疫复合物相关小血管炎

过敏性紫癜(HSP)

- 以可触及的紫癜、关节痛、腹痛、血尿为特征的系统性血管炎
- 流行病学:男性>女性,儿童>成人,发病时间冬季>夏季
- 上呼吸道感染(尤其是链球菌感染)或用药后发病;IgA 介导
- 临床表现:伸肌表面和臀部可触及的紫癜;非致畸性多关节痛,常累及臀部、膝部、踝部;腹部绞痛 ± 消化道出血或肠套叠;肾炎,表现为镜下血尿和蛋白尿至终末期肾病;很多患者伴有发热
- 诊断方法:血小板计数正常;皮肤活检→白细胞破碎性血管炎伴血管壁 IgA 和 C3 沉积;肾活检→系膜 IgA 沉积
- 分类标准(符合 4 项中 2 项的诊断敏感性 87%,特异性 88%;Arth Rheum,1990,33:1114)
  1. 可触及的紫癜
  2. 发病年龄≤20 岁
  3. 肠绞痛
  4. 活检示小动脉或小静脉壁粒细胞浸润
- 治疗:支持治疗;肾病或病情严重者可用糖皮质激素 ± DMARDs

冷球蛋白血管炎:参见“冷球蛋白血症”

结缔组织病相关性血管炎

- RA、SLE 或干燥综合征相关的血管炎
- 临床表现
  远端动脉炎:指(趾)缺血、网状青斑、可触及的紫癜、皮肤溃疡
  内脏动脉炎:心包炎和肠系膜缺血
  周围神经病

- 诊断方法:皮肤和腓肠神经活检,血管造影,肌电图;SLE 患者补体↓;RA 患者 RF(+)
- 治疗:糖皮质激素、环磷酰胺、MTX(其他 DMARDs)

皮肤白细胞破碎性血管炎

- 免疫复合物沉积于毛细血管、小静脉和小动脉所致的一组异质性临床综合征;包括过敏性血管炎
- 最常见的血管炎
- 病因

  药物:青霉素、阿司匹林、苯丙胺、噻嗪类、化疗药、疫苗

  感染:链球菌性喉炎、细菌性心内膜炎、TB、肝炎、葡萄球菌感染

  肿瘤抗原

  外源蛋白(血清病)
- 临床表现:接触致病因素后突发的可触及的紫癜、皮肤溃疡、一过性关节痛,可伴发热、关节痛及其他器官受累;周围神经病
- 诊断方法:ESR↑,补体水平↓,嗜酸性粒细胞增多;皮肤活检→中性粒细胞浸润性白细胞破碎性血管炎,核碎裂产生的核碎片,直接免疫荧光示 Ig + 补体沉积

  血管周围出血和纤维素样沉积

  与HSP 的不同为皮肤无 IgA 沉积,与冷球蛋白血管炎的不同为无冷球蛋白
- 分类标准(符合 5 项中 3 项的诊断敏感性 71%,特异性 84%;Arth Rheum,1990,33:1108)
  1. 年龄>16 岁
  2. 发病时用药史
  3. 可触及性紫癜
  4. 斑丘疹
  5. 活检示血管周围或血管外白细胞
- 治疗:消除致病因素±糖皮质激素快速减量

白塞病

- 多系统血管炎,可累及小、中、大血管,以周期性口腔和生殖器溃疡为特征,可累及皮肤、眼、CNS 和骨骼肌肉系统
- 与 HLA B51 有关,"丝绸之路"地区(土耳其)和其他亚洲国家最高发
- 分类标准(第 1 项+≥2 项其他标准,敏感性 91%,特异性 96%;Lancet,1990,335:1078)
  1. 反复口腔阿弗他溃疡(1 年内至少发作 3 次)
  2. 反复生殖器溃疡
  3. 眼病变:葡萄膜炎(伴眼前房积脓)、巩膜炎、视网膜血管炎、视神经炎
  4. 皮肤病变:脓疱,丘疹,毛囊炎,结节性红斑
  5. 针刺试验+(无菌针刺入前臂→脓疱)
- 其他临床表现

  关节炎:轻度、慢性、对称性、非破坏性,累及膝和踝

  神经系统:局灶神经功能障碍,脑脊液细胞增多,炎性浸润但无血管炎

  血管受累:浅或深静脉血栓(25%);可见血管狭窄、闭塞、动脉瘤
- 评估:溃疡活检,脑血管造影(很少需要);裂隙灯检查和眼底镜检查

- 治疗(Rheumatology,2007,46:736; Ann Rheum Dis,2009,68:1528)
  皮肤黏膜
    轻度:秋水仙碱、外用糖皮质激素、氨苯砜
    重度:糖皮质激素、AZA、沙利度胺(男性)、MTX、CsA、TNF 拮抗剂
  关节炎:NSAIDs、秋水仙碱、糖皮质激素、AZA、抗 TNF 制剂、IFN-α2a
  眼:糖皮质激素、AZA、英夫利昔单抗、IFN-α2a、CsA、环磷酰胺、苯丁酸氮芥
  血管:大动脉(尤其是肺动脉)大剂量糖皮质激素 + 环磷酰胺,随后 AZA 维持;静脉血栓、控制炎症 ± 抗凝
  CNS
    脑实质病变:糖皮质激素、MTX、AZA、英夫利昔单抗、阿达木单抗、环磷酰胺、苯丁酸氮芥
    静脉窦血栓:糖皮质激素和抗凝
    早期使用 AZA 有助于预防眼病变和溃疡,并改善预后

冷球蛋白血症

定义与分型(Blood Reviews,2007,21:183)

- 蛋白遇冷沉淀,依据组成分型

冷球蛋白血症的分型

类型	Ⅰ型(单克隆)	Ⅱ型(混合型)	Ⅲ型(多克隆)
病例比例	10% ~15%	50% ~60%	25% ~30%
冷球蛋白	单克隆 Ig(常为 IgM 或 IgG)	多克隆 IgM,常有 RF 活性 + 多克隆 IgG	多克隆 Ig
常见病因	MM, Waldenström 巨球蛋白血症	HCV 感染(>80% 患者 HCV RNA 阳性)	自身免疫综合征
原发病表现	血液高黏 ± 血栓	免疫复合物介导的血管炎,多器官受累。Ⅲ型可无症状	

病　因

- 感染(Ⅱ、Ⅲ型):病毒(HCV,HBV,HAV,EBV,CMV,HIV),细菌(心内膜炎、莱姆病、梅毒),真菌(球孢子菌病),寄生虫(疟疾、血吸虫病)
- 血液系统疾病(Ⅰ型):MM,NHL,HL,CLL,CML,TTP,骨髓增生异常
- 自身免疫综合征(主要为Ⅲ型,也可见于Ⅱ型):SLE、干燥综合征、PAN、RA、结节病、IBD
- 原发性(特发性)
- 肾移植受体

病理生理

- 慢性免疫刺激和(或)淋巴细胞增生→免疫复合物(IC)形成
- IC 清除障碍/不足→IC 沉积导致补体激活
- 进展:血小板聚集→小血管血栓,炎症→血管炎

临床表现(系统性症状常见于Ⅱ、Ⅲ型,Ⅱ > Ⅲ)

- 全身症状:乏力、低热
- 皮肤(也可见于Ⅰ型):下肢紫癜、网状青斑、下肢溃疡、雷诺现象、白细胞破碎性血管炎
- 关节:对称性、游走性小中关节痛
- 肾(50%):肾小球肾炎(蛋白尿、血尿、急性肾衰竭、高血压、水肿)
- 血液系统:贫血、血小板减少
- 消化系统:腹痛、肝脾大、肝功异常
- 神经系统:周围神经病和多发性单神经炎

诊断方法

- 冷球蛋白 = 遇冷后从血清或血浆中沉淀的蛋白
  Cryocrit 是冷球蛋白的定量,不一定与疾病活动度平行
- 需与冷纤维蛋白原血症鉴别,后者仅有从血浆中沉淀的蛋白(如纤维蛋白、纤维蛋白原)。该病见于结缔组织病、感染、恶性肿瘤。一般无症状,可能促进血栓形成
- 类风湿因子(+)
- 冷沉淀作用导致自动全血细胞分析中的白细胞或血小板计数假性增高
- C4 水平↓,C3 水平多变,ESR↑
- 送检时须全程将血液进行 37℃保温;过早冷却导致冷球蛋白检测假阴性,RF 减少,以及补体↓↓
- HCV 相关性Ⅱ型冷球蛋白血症:HCV RNA(+),抗 HCV 抗体(-)
- 受累组织的活检(皮肤、肾)

治　疗

- 治疗原发病:
  - 化疗和(或)放疗治疗淋巴增生性疾病
  - 抗病毒和(或)利妥昔单抗治疗 HCV(Arth Rheum,2009,60:2531)
  - DMARDs 治疗风湿病
- 肾功能正常患者予 NSAIDs 控制轻度症状
- 重要脏器受累者予波尼松 + 其他免疫抑制剂(如环磷酰胺)
- 病情严重者应用血浆置换

淀粉样变性

不可溶的纤维蛋白聚集形成 β 折叠片

淀粉样变性分类

类型	前体	病因	器官系统受累
AL(原发) 最常见 2000 例/年	轻链 Ig(单克隆)	多发性骨髓瘤 轻链疾病(λ > κ) MGUS,WM	肾、心脏、消化道、神经、皮肤、肝,肺,骨骼肌肉、血液
AA(继发)	血清淀粉样蛋白(SAA)	炎症:RA,IBD,FMF 慢性感染:骨感染、TB 肿瘤:肾,HD	肾、消化道、肝、神经、皮肤

续表

类型	前体	病因	器官系统受累
遗传性	甲状腺素运载蛋白等	突变蛋白	神经、心脏
老年性	TTR,ANP	正常蛋白发生老化	心脏、主动脉、消化道
$A\beta_2M$	β_2微球蛋白	透析相关的 β_2m（常由肾脏排泄）	骨骼肌肉
器官特异性	β 淀粉样蛋白 肽类激素	局部合成和转化	神经 内分泌

引自 NEJM,1997,337:898; 2003,349:583; 2007,356:2361

淀粉样变性的临床表现

系统	临床表现	淀粉样物质种类
肾	蛋白尿或肾病综合征	AL、AA
心脏	心肌病(限制性与扩张性) QRS 波幅↓,传导异常,房颤 体位性低血压	AL、遗传性、老年性、器官特异性
消化系统	腹泻、吸收不良、蛋白丢失 溃疡、出血、梗阻 巨舌→说话、吞咽困难	所有累及全身的淀粉样物质
神经	周围神经病伴痛觉异常 自主神经→阳痿、胃肠动力障碍、血压↓ 腕管综合征	遗传性、AL、器官特异性、$A\beta_2m$
皮肤	蜡样丘疹,无瘙痒;眶周淤斑 “挤压性紫癜” = 微小创伤导致的皮肤出血	AL
肝与脾	肝大,通常无功能异常 脾大,通常无白细胞减少或贫血	所有累及全身的淀粉样物质
内分泌	淀粉样物质沉积很少导致激素分泌不足	器官特异性
骨骼肌肉	关节痛、关节炎	AL、$A\beta_2M$
肺	呼吸道阻塞	AL、AA
血液	X 因子缺乏	AL

诊断

- 怀疑 AL →查血清免疫电泳(非血清蛋白电泳或尿蛋白电泳)与游离轻链,± 骨髓活检
- 怀疑肾受累→查尿常规(蛋白尿)
- 怀疑心脏受累→心电图(低电压,传导异常)、超声心动图(两心室增厚,具"颗粒状光点";室壁增厚而无电压升高,敏感性 75%,特异性 95%)、MRI
- 血清淀粉样蛋白 P 显像(NEJM,1990,323:508)
- 活检[腹部皮下脂肪垫、直肠或受累组织(如心脏)]→刚果红染色示苹果绿双折光
- 遗传性淀粉样变性查基因

治疗

- AL:美法仑 + 地塞米松,? 若少数器官受累可行自体干细胞移植(NEJM,2007,357:1083)
- AA:治疗原发病;秋水仙碱治疗 FMF(NEJM,2007,356:23),伊罗地塞(eprodisate)有希望用于肾病的治疗(NEJM,2007,356:2349)
- 淀粉样蛋白前体产生于肝脏(如 TTR)的遗传性淀粉样变性患者,肝移植可能抑制沉积增加
- 心脏受累:利尿剂;避免地高辛或钙通道阻滞剂;可能不耐受血管扩张剂
- 晚期疾病可考虑心脏、肾和肝移植

预后

- AL 型淀粉样变性:中位生存期 12 ~ 18 个月;心脏受累者的中位生存期 ~6 个月
- AA 型淀粉样变性:中位生存期 11 年(NEJM,2007,356:2361)

精神状态改变

定义(注:与其不准确地使用术语,不如对状态做直接描述)

- 意识模糊(脑病):无法保持思维连贯性
- 谵妄:意识模糊状态呈波动性,伴交感神经功能亢进
- 嗜睡:意识水平↓,但语言或疼痛刺激可迅速唤醒
- 昏睡:对疼痛刺激反应↓,但存在有目的的活动
- 昏迷:睡眠样无反应的状态,对刺激缺乏有目的的活动

病　因

原发性神经系统疾病(常伴局灶体征)	系统性疾病(尤其是老年人)
卒中 癫痫发作(发作后状态、持续状态、非惊厥性) 感染:脑膜脑炎、脑脓肿 硬膜外/硬膜下血肿 脑震荡 脑积水 复杂性偏头痛 静脉血栓 TGA CNS 血管炎 TTP	心:严重 CHF、HTN 脑病 肺:P_aO_2↓、P_aCO_2↑ GI:肝衰竭、便秘、Wilson 综合征 肾:尿毒症、Na↓、Na↑ 内分泌:glc↓、DKA、HHNS、Ca↑、甲减或甲亢、肾上腺皮质危象 感染:肺炎、UTI、败血症 高热和低热 药物(尤其是阿片类 & 镇静药) 酒精 & 中毒

HHNS:高血糖高渗性非酮症性综合征

初始评估

- 病史(通常来自他人):基础或新发疾病,包括痴呆或精神疾患史;头部外伤史;药物、毒品或酒精使用史
- 全身查体:评估有无扑翼样震颤、外伤迹象、肝病体征、栓塞现象、吸毒迹象、颈强直(可见于脑膜炎或蛛网膜下腔出血,但疑有外伤/颈椎骨折时应避免此项检查)
- 神经系统查体(尽可能在未用镇静剂/肌松药时进行)
  - 观察对刺激的反应、视盘水肿、自发活动
  - 瞳孔大小 & 反射:针尖样→阿片类;居中 & 固定→中脑病变;固定 & 放大→严重缺氧性脑病、脑疝
  - 正常的眼脑反射("玩偶眼"反射,即眼球运动与头运动反向)或眼听反射("冷水试验",即眼球缓慢移向灌水侧耳,然后迅速反向水平眼震)提示无脑干损伤
  - 其他颅神经:静息状态下眼球位置、对视觉威胁的反应、角膜反射、对搔抓鼻部的面部运动反应、咳嗽反射/咽反射(必要时气管插管下操作)
  - ICP↑征象:头痛、呕吐、HTN、HR↓、视盘水肿、单侧瞳孔散大
  - 肢体对痛觉刺激的运动反应,注意有目的的运动 vs. 姿势反射;去脑强直 = 上肢伸展;去皮层强直 = 上肢屈曲;二者均有下肢伸展
  - 深反射、Babinski 征

Glasgow 昏迷评分

睁眼反应	语言反应	肢体运动	分值
		可依指令动作	6
	说话有条理	对疼痛刺激定位反应	5
自然睁眼	言语错乱	对疼痛刺激屈曲反应	4
呼唤会睁眼	只能说出不适当的单字	去皮质强直	3
疼痛刺激睁眼	只能发出声音	去大脑强直	2
无任何反应	无任何反应	无任何反应	1
将上述三项分值相加计算评分			

初始治疗

- 控制气道,监测生命体征,建立静脉通路
- 疑有颈部外伤时先行颈椎固定
- 予葡萄糖前先予维生素 B_1(100mg IV),以防 Wernicke 脑病
- 葡萄糖(50g IV 推注)
- 怀疑阿片中毒时,予纳洛酮 0.01mg/kg;怀疑 BDZ 中毒时,予氟马西尼 0.2mg IV
- 疑有 ICP↑及脑疝时:抬高床头、甘露醇脱水;过度通气;地塞米松;考虑急诊手术减压

诊断性检查

- 头颅 CT;X 线片除外颈椎骨折;CXR 除外肺炎(对于老年人)
- 实验室检查:电解质、BUN、Cr、ABG、LFTs、CBC、PT、PTT、NH_3、毒物筛查、TSH、尿常规
- 腰穿除外脑膜炎
- EEG 除外非惊厥性癫痫发作

缺氧性脑损伤

患病率

- 脑缺氧≥5min 有脑损伤风险
- 美国每年有 1 500 万例心搏骤停;其中 30% 存活,但仅 10% ~20% 恢复后生活可自理

初始评估

- 神经系统查体:重点是昏迷查体→颅神经、对痛觉刺激的反应
- 影像学:心搏骤停 1d 内通常无改变,但若患者处于跌倒状态或被目击有头部撞击,则低温治疗前应行影像学检查

昏迷查体项目列表

颅神经	瞳孔反射,眼外肌运动,角膜反射
运动	自发肢体运动,姿势
感觉	对痛觉刺激的反应
反射	深反射,Babinski 征

诱导低温(NEJM,2002,346:549, 559)

- 适应证:心搏骤停后昏迷 6h 内(而非孤立性呼吸停止后)

仅在室速/室颤中得到充分证实，对于停搏或无脉性电活动也可采用

• 禁忌证：包括脑出血在内的活动性出血；已知的败血症；近期手术或外伤（相对）；循环不稳定；神经系统查体有明确改善（有目的的活动、发声）
• 方法：目标温度 32℃ ~34℃ ×24h（自降温起始时间）
  输注冷盐水；冰袋冷敷头、颈、躯干；冰毯；有条件时可使用降温背心或血管内导管
• 并发症
  心律失常（心动过缓最常见）：严重心律失常或血流动力学不稳定时，停止降温并主动复温（这是唯一适用于主动复温的情况；其他情况下复温速度应≤0.5℃/h）
  凝血紊乱：可予纤溶药、GP Ⅱb/Ⅲa 拮抗剂等，并继续降温；监测 PT、APTT
  感染：降温过程中监测血培养
  高血糖
  降温时警惕低血钾，复温时警惕高血钾；维持血钾在 4 ~5mEq/L

继续评估

• 神经系统查体：每日重点行昏迷查体、颅神经检查、GCS 评分；需保持患者脱离镇静剂足够时间以完成评估（根据使用剂量、治疗时间、个体代谢过程）
• 实验室检查：每日查 CBC、PT/PTT、电解质，1 ~3d 查血清 NSE（神经元特异性烯醇酶）
• 影像学：心搏骤停 24h 后行 CT 平扫，若无异常于第 3 ~5d 行 MRI
• EEG：用于任何有抽搐或肌阵挛的患者（以除外癫痫持续状态）；所有对刺激无反应的患者也应考虑（以除外非惊厥性癫痫）
• 体感诱发电位（SSEP）：双侧皮层反应消失有助于提示不良预后；不应早于停博 48h 内（低温者 72h 内）行此检查

预后（Neuro，2006，67：203； NEJM，2009，361：605）

• 总体预后不良：72h 评估时仅包括无瞳孔、角膜反射且对疼痛刺激无反应者；还包括 48h 评估时 SSEP 消失者
• 其他情况需综合判断，包括神经系统查体、年龄、并发症、辅助检查（血清 NSE、神经影像、EEG、SSPE）
• 无法做出判断时，不妨等待更多时间（尤其对于年轻患者及诱导低温治疗患者）

癫痫发作

定义（NEJM，2003，349：1257）

• 癫痫发作：CNS 神经元异常、阵发性、过度放电；见于 5% ~10% 人群；临床表现从严重到轻微不等
• 癫痫：由某种原因所致的反复癫痫发作；见于 0.5% ~1.0% 人群
• 全面性发作（广泛累及全脑）
  强直 - 阵挛（大发作）：强直期（10 ~20s）为肌肉收缩（导致呼气呻吟、发绀、分泌旺盛、舌咬伤）→阵挛期（30s）为肌肉舒张与收缩交替
  失神（小发作）：一过性意识丧失但能保持姿势性张力

肌阵挛(婴儿痉挛 & 青少年肌阵挛性癫痫):突然、短暂的肌肉收缩

- 部分性/局灶性发作(累及独立的脑区,提示局灶结构性损伤)
  - 简单性:无意识障碍;可为运动性、感觉性、自主神经性
  - 复杂性:伴意识障碍 ± 自动症
  - 部分性伴继发全面性:从局灶到广泛

鉴别诊断

- 晕厥

特点	癫痫发作	晕厥
先兆	行为异常/自动症	出汗、恶心、隧道视觉
惊厥	持续时间不等	通常 <10s
发作后状态	存在	无
其他征象	舌咬伤、失禁	皮肤苍白、湿冷

- 非癫痫性发作(NES,即"精神性"):可见头向一侧偏转,非对称性大幅肢体运动,不伴意识障碍的全身肉跳,以及非合适场合下大喊或说话
- 其他:代谢性疾病(如酒精性黑蒙、低血糖);偏头痛;TIA;发作性睡病;非癫痫性肌阵挛;扑翼样震颤

病　因

- Alcohol:酒精戒断、毒品、药物(β 内酰胺、安非他酮、曲马朵、甲硝唑、哌替啶、CsA、抗抑郁药、氯氮平可降低癫痫发作阈值)
- Brain:脑肿瘤或穿透性创伤
- Cerebrovascular:脑血管病,包括硬膜下血肿、高血压脑病
- Degeneration:CNS 退行性疾病(例如, Alzheimer 征)
- Electrolyte:电解质(低钠血症)和其他代谢性疾病(尿毒症、肝衰、低血糖)

临床表现

- 先兆(数秒至数分钟):包括嗅/味觉异常、行为异常、言语或四肢自动症
- 发作期(数秒至数分钟):头、眼、躯干或四肢的强直和(或)痉挛性运动
- 发作后期(数分钟至数小时):缓慢恢复过程伴意识模糊、定向力障碍、困倦;可伴局灶神经功能障碍(Todd 麻痹)
- 癫痫持续状态:持续性强直 - 痉挛发作≥30min,或反复发作间歇期意识无好转;并发症包括神经元死亡、肌溶解、乳酸酸中毒
- 非惊厥性癫痫持续状态:意识水平改变(从意识模糊到昏迷不等)而不伴运动系统症状;诊断依靠 EEG

临床评估

- 癫痫发作:患者通常不能回忆,需询问目击者
  - 发作前有行为异常(即先兆)
  - 行为异常的类型 & 方式,包括转头 & 目光偏移(凝视方向通常为病灶对侧)
  - 对外界无应答
- HPI:近期疾病/发热、脑外伤、睡眠剥夺、服药依从性
- PMH:既往癫痫发作史或 FHx(+),脑膜炎/脑炎,卒中或脑外伤史
- 药物、酒精、毒品
- 全身查体:包括皮肤检查以明确有无可导致癫痫的神经外胚层疾病(如神经纤维瘤病、结节性硬化)

- 神经系统查体:寻找局灶定位体征→揭示基础结构异常

诊断性检查

- 实验室检查:全套电解质、BUN、Cr、glc、LFTs、毒物筛查、血药浓度
- EEG:频繁发作者可捕捉到重复节律活动(注:全面性发作必有 EEG 异常;部分性发作可无);评估发作期间癫痫样电活动(如棘波或尖波),但也见于2%正常人;睡眠剥夺↑EEG 诊断效率;视频监测有助于非惊厥性癫痫发作的诊断
- MRI 除外结构异常;额叶 & 颞叶冠状位薄扫可↑敏感性
- 腰穿(需先除外占位病变):怀疑脑膜炎(如发热、↑WBC、颈强直)或脑炎者,以及所有 HIV 阳性患者

治疗(Lancet,2006,367:1087 & 2007;369:1000, 1016; NEJM,2008,359:166)

- 治疗基础病,包括 CNS 感染、中毒、戒断等
- AED:用于有基础结构异常的癫痫,或特发性癫痫合并下列情况之一:(i)此次发作为癫痫持续状态,(ii)有神经系统定位体征,(iii)发作后出现 Todd 麻痹,(iv)EEG 异常
- 癫痫发作不频繁者,早期(vs. 延迟)AED 干预可延长复发时间,但对维持长期无癫痫发作状态无改善作用(Lancet,2005,365:2007)
- AED 的选择根据发作类型、副作用、花费和药物相互作用
- 逐渐给药,密切监测
- 无癫痫发作(通常至少 1 年)且 EEG 正常者可考虑停药
- 美国各州法律对于持续多长时间无癫痫发作方可驾驶有相应规定

抗癫痫药物及其副作用

药名	平均每日剂量(mg)	常见副作用	
		全身	神经系统
苯妥英	300~400	牙龈增生	头晕、共济失调、复视、神志不清、嗜睡
卡马西平	600~1800	再生障碍性贫血、WBC↓、皮疹、肝毒性、Na↓	
丙戊酸	750~2000	肝毒性、NH_3↑、体重↑、脱发	震颤、嗜睡
苯巴比妥	60~180	皮疹	嗜睡
乙琥胺	750~1250	皮疹、骨髓抑制	嗜睡、行为异常
加巴喷丁	900~2400	GI 不适、体重↑	眼震、嗜睡
拉莫三嗪	200~400	皮疹(Stevens-Johnson 综合征)	震颤、头痛、失眠
左乙拉西坦	1500~3000	GI 不适	嗜睡、情绪不稳
奥卡西平	1200~2400	Na↓、皮疹	嗜睡
托吡酯	100~400	体重↓、少汗、肾结石、青光眼	思维迟缓、疲乏
唑尼沙胺	200~400	体重↓、少汗、肾结石	思维异常、疲乏

JAMA,2004,291:605, 615

癫痫持续状态(请神经科会诊)

- 半俯卧位以↓误吸风险
- 建立经口气道,长时间发作者行气管插管
- 建立静脉通路,输注生理盐水
- 急查血,包括 glc、Na、Ca,血清 & 尿液毒物筛查,抗惊厥药浓度
- 予葡萄糖前先予维生素 B_1(100mg IV),以防 Wernicke 脑病
- 葡萄糖(50g IV 推注)

癫痫持续状态的治疗(若发作持续则进入下一步)

步骤	抗癫痫药	剂量方案	典型成人剂量
1	劳拉西泮或地西泮	总量 0.1mg/kg,以 2mg/min 速度 总量 0.2mg/kg,以 5mg/min 速度	以2 ~ 4mg IV 连续推注 以5 ~ 10mg IV 连续推注
	劳拉西泮较后者略慢(3 vs. 2 min),但效能不劣于后者(65% 成功率),药效持续时间更长(12 ~24h vs. 15 ~30min)		
2	苯妥英或磷苯妥英	总量 20mg/kg,以 50mg/min 速度 总量 20mg PE/kg,以 150mg/min 速度 持续发作者加 5 ~10mg/kg	20 min 内入 1.0 ~1.5g IV 5 ~10min 内入 1.0 ~1.5g PE IV 持续发作者加 500mg IV
	以下步骤通常需要插管、EEG 监测、转入 ICU		
3	苯巴比妥	总量 20mg/kg,以 50 ~ 75mg/min 速度 持续发作者加 5 ~10mg/kg	30 min 内入 1.0 ~ 1.5g IV 持续发作者加 500mg IV
4	全身麻醉:予咪达唑仑,戊巴比妥或丙泊酚		

PE:苯妥英钠等量单位(JAMA,1983,249:1452; NEJM,1998,338:970 & 339:792)

酒精戒断反应

病理生理

- 酒精是 CNS 抑制剂
- 慢性酒精摄入→对抑制性神经递质 GABA 不敏感
- 急性酒精戒断→CNS 过度激活

临床表现

- 轻度戒断症状(末次饮酒 6 ~48h 后):轻度焦虑、震颤、头痛
- 戒断性癫痫发作:通常于末次饮酒 48h 内发生;若未治疗,1/3 出现震颤性谵妄
- 酒精中毒性幻觉症:末次饮酒 1 ~48h 内出现单纯性幻觉(通常为幻视)
- 震颤性谵妄(DT):定向力障碍、躁动不安、幻觉、HR & BP↑、发热、出汗;末次饮酒 48 ~96h 内发生,持续 5 ~7d
- 仍需考虑其他诊断:CNS 感染、CNS 出血、药物过量、急性肝衰、GIB

酒精戒断状态评定量表(CIWA-Ar)

- 分别为以下10项打分,相加计算总分

CIWA-Ar 量表

分值	焦虑	躁动不安	震颤	头痛	定向力
0	无	无	无	无	良好
1		有些	轻度,仅见于手指	非常轻	不能做连续加法
2				轻度	时间定向力障碍≤2d
3				中度	时间定向力障碍>2d
4	警戒	坐立不安	中度,伴手臂伸展	中重度	对人和地点定向力障碍
5				严重	n/a
6				非常严重	n/a
7	恐慌	踱来踱去或翻来覆去	重度	极其严重	n/a
分值	恶心呕吐	出汗	幻听	幻视	感觉障碍
0	无	无	无	无	无
1		手掌湿润	非常轻	非常轻的光敏感	非常轻的感觉异常
2			轻度	轻度光敏感	轻度感觉异常
3			中度	中度光敏感	中度感觉异常
4	间断伴干呕	汗滴形成	中重度	中重度幻视	中重度幻觉
5			严重	严重	严重
6			非常严重	非常严重	非常严重
7	持续	全身湿透	持续性	持续性	持续性
分值:<8:无或有轻微戒断反应;8~15:轻度;16~20:中度;>20:重度					

[每项具有0~7连续分值(除定向力仅0~4分);部分医疗诊所有对每一分值的详细描述]

治疗(NEJM,2003,348:1786)

- 苯二氮卓类(BDZ)

  药物:地西泮(代谢产物有活性,故为长效;戒断症状反复风险↓),劳拉西泮(半衰期短),氯氮卓,奥沙西泮(代谢产物无活性;肝硬化者适用)

途径:IV 开始,过渡到 PO

剂量:起始剂量通常为地西泮 10~15mg IV q10~15min(或劳拉西泮2~4mg IV q15~20min)直至达合适的镇静,根据 CIWA-Ar 量表调整剂量,q1h 评估至分值 <8×8h,随后 q2h 评估×8h,若稳定则随后 q4h 评估(JAMA,1994,272:519)

- 若 BDZ 按需给药无效,考虑 BDZ 持续静滴,苯巴比妥,或丙泊酚(& 气管插管)
- 不要用氟哌啶醇(可↓癫痫发作阈值)或 β 受体拮抗剂/中枢 α_2 激动剂(可掩盖症状)
- 必要时采取机械束缚,直至达到药物镇静
- 必要时进行液体复苏;先予维生素 B_1 再输葡萄糖,以防 Wernicke 脑病(共济失调、眼肌麻痹、短期记忆丧失);补充 K、Mg、PO_4
- 预防:若无症状或仅有轻微症状(即 CIWA 评分 <8)但有长期大量饮酒史、戒断性癫痫发作史或 DT 史→氯氮卓 25~100mg(根据饮酒严重程度)q6h×24h,随后 25~50mg q6h×2d

卒　中

缺血性(约 70%)

病　因

- 栓塞(约 75%):动脉→动脉、心源性、反常性(NEJM,2007,357:2262)、隐源性
- 血栓(约 25%):腔梗(小动脉,见于 HTN & DM)、大血管
- 其他:夹层、血管炎、血管痉挛、高黏滞、分水岭梗死

临床表现

栓塞:迅速起病,起病时症状最重

血栓:数小时至数天内症状逐渐加重,病程可有断续

动脉	功能缺失
ICA/眼动脉	黑蒙(短暂性单眼失明)
ACA	偏瘫(下肢 > 上肢) 意识障碍、意志缺失、尿失禁、原始反射
MCA	偏瘫(上肢 & 面部 > 下肢);偏身感觉障碍;同向偏盲 失语见于优势半球受损:上支→表达性;下支→感觉性 失用、偏侧忽略见于非优势半球受损 嗜睡、昏睡见于晚期(脑水肿所致)
PCA	丘脑综合征,包括对侧偏身感觉障碍、失语 同向偏盲伴黄斑回避
椎动脉	Wallenberg 综合征 = 同侧面部和对侧肢体麻木、复视、构音障碍、同侧 Horner 综合征
基底动脉	针尖样瞳孔、长束征(四肢瘫痪和感觉缺失)、颅神经异常、小脑功能障碍

续表

动脉	功能缺失
小脑动脉	眩晕、恶心/呕吐、复视、眼震、同侧肢体共济失调
腔梗	单纯偏瘫，单纯偏身感觉障碍，共济失调性轻偏瘫，或构音障碍 + 手笨拙
TIA 是脑缺血导致的突然发生的局灶神经功能障碍，而影像学无梗死征象；症状持续不超过 24h（通常不超过 1h）；是卒中的前兆。鉴别诊断：癫痫发作、偏头痛、晕厥、低血糖、焦虑症	

查　体

- 全身查体：包括心律、杂音、颈动脉 & 锁骨下动脉杂音、外周血管栓塞征象
- 神经系统查体：NIH 卒中量表（NIHSS）

诊断性检查

- 实验室检查：电解质、Cr、glc、CBC、PT、PTT、LFTs、ESR、毒物筛查、血培养（怀疑心内膜炎时）；稳定后还应查血脂、HbA1c、TSH、同型半胱氨酸、Lp(a)、高凝相关检查（当患者 <65 岁或为隐源性卒中时；最好在抗凝治疗开始前采血）
- ECG
- 急诊 CT：由于其快捷便利的特点通常作为初始影像学检查
  - 首先，CT 平扫以除外脑出血（CT 对于脑缺血改变的敏感性在 12h 内 <20%）
  - 接下来，CT 血管造影/灌注成像用于评估脑血管通畅程度和可逆性缺血区域（考虑动脉内/导管介入治疗时）
- MRI 显像质量更佳，但可能无法识别急性出血（但亦有研究提示可能与 CT 相仿；JAMA，2004，292：1823），且对于较小的脑干卒中在最初 3h 内可有假阴性；患者情况不稳定时应延缓此检查，否则可能延误治疗
- 颈动脉多普勒超声、TCD
- Holter 监测评估阵发性房颤
- 微泡造影超声心动除外 PFO 或房间隔动脉瘤（该病使卒中风险↑4 倍；NEJM，2001，345：1740）、心脏血栓、瓣膜赘生物

TIA 的治疗（NEJM，2002，347：1687）

- 临床考虑 TIA 后立即开始评估和治疗（Lancet，2007，370：1432）
- 下列情况考虑肝素 IV→华法林：已知或推断有心源性栓子所致 TIA，或即将对大动脉粥样血栓性疾病行机械性介入治疗（颈动脉内膜剥脱术、支架）
- 抗血小板治疗：ASA，氯吡格雷，或 ASA + 双嘧达莫
- 颈动脉血管重建：有症状且单侧狭窄 >70%（见下文）

TIA 向卒中进展的风险（Lancet，2007，369：283）

- $ABCD^2$：年龄（Age）≥60 岁（+1）；BP≥140/90（+1）；临床表现（Clinical features）：单侧肢体无力（+2），言语障碍而不伴肢体无力（+1）；持续时间（Duration）：≥60min（+2）或 10～59min（+1）；DM（+1）

- 2d 时卒中风险:低(0~3):1.0%;中(4~5):4.1%;高(6~7):8.1%
- 大动脉疾病/腔梗所致 TIA 进展为卒中的风险高于心源性栓子所致 TIA

缺血性卒中的治疗(NEJM,2008,359:1317; Lancet,2010,375:1695)

- 溶栓(IV):0.9 mg/kg(最大 90mg),其中 10% 于 1min 内推注,余 1h 内输入
  发作 4.5h 以内,缺损较大,无出血,无溶栓禁忌证时,考虑溶栓
- 3h 内接受治疗者,功能恢复良好比例达 12%,颅内出血比例约 5.8%,死亡率绝对降低约 4%(NEJM,1995,333:1381)
- 动脉内溶栓治疗(JAMA,1999,282:2003)或导管技术较有前景(血管再通率 66%)但仍在试验阶段
  目前仅用于较大血管(ICA、MCA、基底动脉)闭塞的治疗
- 普通肝素抗凝:尚无证据显示其有益,反而增加转为出血性卒中风险
  未接受溶栓治疗而症状进行性加重者,可考虑注射普通肝素(非团注)
  长期华法林适用于栓塞性卒中者,对非栓塞性卒中无效(NEJM,2001,345:1444)
- 抗血小板治疗
  ASA↓死亡 & 卒中复发风险(Stroke,2000,31:1240),优于单用华法令(Lancet,2006,367:1665)
  双嘧达莫 + ASA 优于单用 ASA(Lancet,2004,364:331)
  氯吡格雷 + ASA 并不优于单用 ASA 且↑出血(NEJM,2005,352:1305)
  双嘧达莫 + ASA 与单用氯吡格雷相比,卒中复发风险相近,而后者出血↓,但研究局限性在于主要选用了小血管型卒中患者(NEJM,2008,359:1238)
- 降血压不应过快,除非血压过高(SBP > 200mmHg)或有 MI 或 CHF 证据
  若考虑溶栓,可用硝酸酯类或拉贝洛尔降至 < 180/110mmHg
- 预防 DVT:依诺肝素比普通肝素更有效(Lancet,2007,369:1347)
- 脑水肿在卒中后 3~4d 最严重→ICP↑,需抬高床头 > 30°;插管 & 过度通气以维持 $PaCO_2$30(有短暂获益)
  "渗透疗法":甘露醇 IV 1mg/kg→0.25g/kg q6h; ± 高张盐水
  外科减压
- 他汀类→↓卒中复发 & 主要不良心血管事件(Lancet,2002,360:7; NEJM,2006,355:549)

颈动脉血管重建

- 颈动脉内膜剥脱术(若固有发病率 & 死亡率≤6%)指征:
  有症状,狭窄≥70%(? 男性 50%~69%,年龄≥75 岁,或新发症状)→卒中↓65%(NEJM,1991,325:445; Lancet,2004,363:915)
  无症状,狭窄≥70% & <75 岁→卒中↓50%(Lancet,2004,363:1491)
- 颈动脉支架是否优于或劣于前者尚存争议(NEJM,2004,351:1493; Lancet,2006,368:1239; NEJM,2006,355:1660 & 2008,358:1572; Lancet,2010,375:985)

卵圆孔未闭(PFO)(NEJM,2005,353:2361)

- 见于 27% 人群;可能与卒中相关,但健康人群每年发生卒中风险

仅0.1%

- 卒中风险增高的特征:缺损≥4mm,静息时右→左分流,房间隔活动度↑
- 当发生PFO&卒中/TIA时:无证据表明华法林优于ASA(Circ,2002,105:2625);高风险或有DVT/PE者考虑抗凝;是否应行卵圆孔封闭尚处于临床试验阶段

出血性(30%)

病因

- 颅内出血(ICH,90%):HTN(脑干/小脑、基底节)、AVM、淀粉样血管病、抗凝/溶栓、静脉血栓、肿瘤
- 蛛网膜下腔出血(SAH,10%;Lancet,2007,369:306):动脉瘤破裂、外伤

临床表现

- 意识水平受损,呕吐±头痛,根据出血位置可出现进行性局灶神经功能障碍,有SAH时伴颈项强直

诊断性检查

- CT或?MRI(JAMA,2004,292:1823)
- 血管造影(CT或传统方法)判断出血来源(动脉瘤、AVM)
- 若CT无出血征象,行腰穿,黄色脑脊液提示SAH

治疗

- 纠正凝血障碍
- 血小板:保持>10万,尚不清楚服用ASA的患者是否有必要输血
- 重组凝血因子VII尚在研究中,可能↓血肿扩大和死亡率,但↑血栓栓塞不良事件(NEJM,2005,352:777)
- 严格BP控制,目标SBP<140mmHg,除非有严重颈动脉狭窄所致低灌注的风险
- ICH:大量出血伴临床加重需外科手术减压
- SAH:尼莫地平↓血管痉挛风险,苯妥英预防癫痫,血管内或外科手术治疗动脉瘤/AVM以防止再出血
- 脑静脉血栓所致出血:反而需IV肝素抗凝

肌无力与神经肌肉接头疾病

特征	上运动神经元病	下运动神经元病	肌病
肌无力分布	区域性	远端,节段性	近端,对称性
萎缩	无	严重	轻度
肌束颤动	无	常见	无
肌张力	↑	↓	正常或↓
腱反射	++++	0/+	+/++
Babinski	阳性	阴性	阴性

外周神经病

病 因

- 单神经病(一根神经受损):卡压、压迫、外伤、DM、莱姆病
- 多发性单神经病(多个分离、非连续的神经轴索损伤):血管炎、结节病、DM、莱姆病、干燥综合征、遗传性压力易感性周围神经病
- 多发性神经病(多个对称的神经受损,通常为长度依赖型)
  - 脱髓鞘性
    - 急性:急性炎性脱髓鞘性多神经病(AIDP) = Guillain-Barré 综合征
    - 亚急性:药物(紫杉醇)、副肿瘤性
    - 慢性:DM、CIDP、甲减、中毒、副蛋白血症、遗传性
  - 轴索性
    - 急性:卟啉病、血管炎、尿毒症
    - 亚急性:药物(顺铂、紫杉醇、长春新碱、INH、ddI)、乙醇、败血症、副肿瘤性
    - 慢性:DM、尿毒症、铅、砷、莱姆病、HIV、异常蛋白血症、B_{12}缺乏

临床表现

- 肌无力、肌束颤动、麻木、感觉异常(烧灼/麻木感)
- ±自主神经功能障碍(体位性低血压、尿/便潴留/失禁、阳痿)
- 深反射减弱或消失(仅小纤维神经病变时可正常)

诊断性检查

- 远端对称性多发性神经病:先查 glc 或 Hb_{A1C}、B_{12}、SPEP + SIEP
- 根据病史和体检情况选查电解质、BUN/Cr、CBC、TSH、LFTs、ANA、ESR、HIV、Cu、Lyme 滴度、基因检测、重金属筛查
- EMG&NCS(前 10 ~ 14d 通常无变化或仅有小纤维神经病)
- 自主神经检查/皮肤活检(多发性神经病),神经活检(多发性单神经病)
- 有神经根/丛病可能时查 MRI

Guillain-Barré 综合征(GBS)

定义和流行病学

- 急性炎性脱髓鞘性多神经病(AIDP)
- 发病率(1 ~ 2)/10 万,最常见的急性/亚急性瘫痪
- 诱因:病毒感染(EBV、CMV、HSV、HIV)、上感(支原体)、胃肠炎(弯曲杆菌)、莱姆病、手术、旧疫苗

临床表现

- 数小时至数日内进展的上行性瘫痪
- 反射减弱而后消失
- 常以感觉迟钝及麻木为首发症状,腰背痛亦常见
- 呼吸衰竭且需辅助通气见于 30% 患者
  自主神经功能障碍及心律失常见于 50% 患者
- Fisher 亚型:动眼神经麻痹、共济失调、腱反射消失:与抗 GQ1b 抗体有关

诊断性检查(最初几日结果可正常)

- 腰穿:蛋白细胞分离 = 蛋白↑而无淋巴细胞增多(<20 个淋巴细胞)
- EMG & NCS:神经传导速度↓及传导阻滞

- FVC & NIF:评估呼吸衰竭风险(不能依靠 PaO_2 或 SaO_2)

治　疗

- 血浆置换(Neuro,1985,35:1096)或 IVIg(NEJM,1992,326:1123)
  二者联用获益并不高于单用其一(Lancet,1997,349:225)
- 进展迅速或呼吸衰竭时,予支持治疗并入 ICU 监测
- 注意自主神经功能障碍:BP 不稳定、心律失常(遥测心电监护)
- 多数恢复至基线水平;轴索亚型(5%)不完全恢复;死亡率 3% ~5%

重症肌无力

定义和流行病学

- 一种自身免疫病,产生的自身抗体在 NMJ 处拮抗乙酰胆碱受体(AChR)
- 患病率:1/7500;各年龄均可患病,高峰为 20 ~30 岁(女性)、60 ~70 岁(男性)

临床表现

- 肌无力伴易疲劳(反复用力加重,休息缓解)
- 早期颅神经受累→眼外肌(眼睑下垂、复视)见于 50%,延髓性麻痹(咀嚼困难、构音障碍、吞咽困难)见于 15%;晚期常进展为全身肌肉无力
- 肢体无力近端 > 远端;深反射正常;轻微/无肌肉萎缩
- 应激可诱发加重,如 URI、手术、怀孕或产后、药物(如氨基糖苷类、普鲁卡因胺、苯妥英);泼尼松可导致急性加重
- 肌无力危象 = 疾病加重→需辅助呼吸
- 胆碱能危象 = 由抗 AChE 药物过度治疗导致的肌无力;可有唾液过多、腹绞痛、腹泻;正常剂量很少引起

诊断性检查

- 床旁:向上凝视 > 30s 出现眼睑下垂,冰袋敷眼后改善
- 新斯的明试验:肌力暂时↑;可有假阳性 & 假阴性;试验前先予阿托品
- EMG:重复神经电刺激波幅↓(vs. 波幅↑见于 Lambert-Eaton 综合征)
- 抗 AchR 抗体:敏感性 80%,眼肌型仅 50%;特异性 > 90%;AchR 抗体阴性者多为肌肉特异性受体酪氨酸激酶(MuSK)抗体阳性
- 胸部 CT 或 MRI 以评估胸腺(65% 增生,10% 胸腺瘤)

治　疗

- 抗 AChE 药物(如溴吡斯的明)
- 有胸腺瘤者切除胸腺;无胸腺瘤者亦多达 85% 术后可改善
- 免疫抑制:泼尼松 ± 硫唑嘌呤、环磷酰胺
- 肌无力危象:治疗诱因
  若怀疑胆碱能危象,考虑停用抗 AChE 药物
  积极用激素进行免疫抑制(但警惕用药初期加重)
  IVIg、血浆置换
  进展迅速或严重时入 ICU(监测 FVC、NIF)

肌肉疾病

病　因

- 遗传性:Duchenne、Becker、肢带型、肌阵挛性、代谢性、线粒体肌病

- 内分泌:甲减、甲亢、Cushing 综合征
- 中毒:他汀类、贝特类、激素(危重病肌病)、齐多夫定、酒精、可卡因、抗疟药、秋水仙素、青霉胺
- 感染:HIV、HTLV-1、旋毛虫、弓形虫
- 炎症(见风湿病章节):多肌炎、皮肌炎、包涵体肌炎

临床表现

- 进行性或发作性肌无力(而非疲劳)
- 常为对称性无力,近端 > 远端(上下楼梯、从坐位起立)
- ±肌肉疼痛(但并不显著或频繁)
- 可发生假性肥大(肌营养不良)或轻度肌萎缩

诊断性检查

- CK、醛缩酶、LDH、电解质、ALT/AST、PTH、TSH、ESR、HIV
- 自身抗体(抗 Jo1、抗合成酶、抗 Mi-2、抗 SRP、ANA、RF)
- EMG/NCS:波幅减低、多相波增多伴早募集、±束颤电位
- 肌活检、分子基因检测(有指征时)

头　痛

原发性头痛综合征

- 紧张型头痛:与颈或头下部肌肉收缩有关;用 NSAIDs 治疗
- 偏头痛:见下文
- 丛集性头痛:周期性、阵发性、短暂、剧烈、位于眼眶周围的头痛,可将患者从睡眠中痛醒
  ±流泪、流涕、结膜充血、单侧 Horner 综合征
  急性期治疗:氧气、曲坦类;长期预防:CCB

继发性头痛的原因

- 血管性:卒中、颅内出血、SAH、硬膜下血肿、AVM、未破裂动脉瘤、动脉高压、静脉血栓
- 感染:脑膜炎、脑炎、脓肿
- 脑肿瘤
- 假性脑瘤(特发性颅内高压)
- CSF 异常:↑(脑积水)或↓(腰穿后)
- 三叉神经痛
- 颅外:鼻窦炎、颞下颌关节综合征、颞动脉炎
- 药物(镇痛药)过量使用

临床评估(JAMA,2006,296:1274)

- 病史:性质、程度、部位、持续时间、发作时间、诱发/缓解因素
- 伴随症状(视觉改变、恶心、呕吐、畏光)
- 神经系统定位症状
- 头颈外伤、全身症状
- 药物、物质滥用
- 全身查体和神经系统查体
- 提示应行神经影像学检查的警报征象
  所经历过最疼的,疼痛在几天内加剧,从睡眠中疼醒
  呕吐,用力或 Valsalva 动作时加重

年龄 >50 岁,发热,神经系统查体异常、先兆、丛集性头痛、单侧

偏头痛

流行病学

- 见于 15% 女性和 6% 男性;通常 30 岁前发病

临床表现(Lancet,2004,363:381; JAMA,2006,296:1274)

- 单侧或双侧、眶后、搏动性头痛;持续 4 ~ 72h
- 常伴恶心、呕吐、畏光
- 诊断标准"POUNDing":搏动性(Pulsatile);持续 4 ~ 72hOurs;单侧(Unilateral);伴恶心(Nausea)& 呕吐;不能从事常规活动(Disabling)
  阳性似然比:满足 3 条标准时为 3.5,满足≥4 条标准时为 24
- 典型(18%):头痛前有视觉先兆(有锯齿状或彩色边缘的盲点)
- 普通型(64%):头痛前无先兆
- 复杂型 = 伴持续数小时的刻板性局灶神经功能障碍
- 诱因:应激、饥饿、食物(奶酪、巧克力)、食品添加剂(味精)、疲劳、酒精、月经、运动

治疗(NEJM,2002,346:257)

- 消除诱因
- 预防:TCA、β 受体拮抗剂、CCB、丙戊酸钠、托吡酯(JAMA,2004,291:965)
- 顿挫疗法(Abortive therapy)
  ASA、对乙酰氨基酚、咖啡因、大剂量 NSAIDs
  甲氧氯普胺 IV,甲哌氯丙嗪 IM 或 IV
  5-HT_1激动剂("曲坦");禁忌证为复杂型偏头痛、心血管病、卒中史
  曲坦 + NSAID 联用比单用其一更有效(JAMA,2007,297:1443)
  麦角胺、双氢麦角碱;心血管病患者慎用

背部与脊髓疾病

腰背痛的鉴别诊断

- 肌肉骨骼:肌肉韧带"劳损"(80% 的人一生中都会经历)、OA、RA、脊柱滑脱、椎体压缩性骨折、炎性脊柱关节炎(强直性脊柱炎、反应性关节炎、银屑病关节炎)
- 脊髓(脊髓病)/神经根(神经根病)
  退行性/外伤性:椎间盘突出、椎关节病变、骨折
  肿瘤性:肺、乳腺、前列腺、多发性骨髓瘤、淋巴瘤
  感染性(见感染科章节):骨髓炎、硬膜外脓肿、带状疱疹、莱姆病、CMV、HIV
- 内脏疾病牵涉痛:(疼痛性质对于病因鉴别很重要)
  GI:PUD、胆石症、胰腺炎、胰腺癌
  GU:肾盂肾炎、肾结石、膀胱或卵巢肿瘤、输卵管炎
  血管:主动脉夹层、主动脉瘤泄漏

初始评估

- 病史:部位、放射、神经系统症状、感染史、肿瘤史
- 全身查体:局部压痛,活动度、感染或肿瘤体征、神经根病体征(表现沿

肢体放射为尖锐/刀割样疼痛)：

Spurling 征(头后仰并转向患侧,下压头部,产生根性疼痛)

直腿抬高(30°~70°时产生根性疼痛)：患侧：敏感性 95%，特异性 40%；健侧：敏感性 25%，特异性 90%

- 神经系统查体：完整的运动(包括括约肌张力)、感觉(包括会阴曲)、反射[包括肛门(S4)和提睾肌(L2)]检查
- 实验室检查(根据考虑的诊断)：CBC、ESR、Ca、PO_4、ALP、CSF
- 神经影像学：对非放射痛者价值较低,假阳性率高(可有偶然发现的椎关节病变)

  根据考虑的诊断：X 线、CT 或 CT 脊髓造影、MRI、骨扫描
- EMG/NCS 可能对于鉴别神经根/丛病 vs. 外周神经病有价值

脊髓压迫

临床表现

- 急性：软瘫和反射消失("脊髓休克")
- 亚急性－慢性：痉挛性截瘫和反射亢进
- 下肢后柱功能障碍(振动觉和本体感觉丧失)
- 损伤平面以下感觉丧失
- 双侧 Babinski 征显著 ± 踝阵挛

评估和治疗

- 对所有外伤患者予脊柱固定(颈托、脊柱板)
- 急诊 MRI(临床判断脊髓损伤平面及以上,平扫及增强)或 CT 脊髓造影
- 急诊神经外科或神经科会诊
- 肿瘤转移所致者行急诊放疗 ± 手术减压
- 根据病因考虑使用大剂量激素

  肿瘤：地塞米松 10~100mg IV ×1 次,此后每 6h 4~24mg

  外伤：尚存争议(可能有轻微获益,但感染风险↑、伤口愈合差)

  ? 甲强龙于 15min 内入 30mg/kg IV,随后 45min 内入 5.4mg/kg·h ×23h

脊髓圆锥综合征与马尾综合征

特征	脊髓圆锥综合征	马尾综合征
部位	UMN + LMN 双侧	LMN 单侧
疼痛	轻度,腰背痛 > 根性痛	严重,根性痛 > 腰背痛
感觉减退	肛周对称性	鞍区/小腿非对称性
运动障碍	轻度对称性肌无力	显著非对称性肌无力
腱反射	踝反射↓,膝反射存在 可有反射↓、Babinski(+)	踝反射↓、膝反射↓ Babinski(－)
二便及性功能障碍	早期即有尿便潴留/失禁,肛门括约肌张力↓,阳痿	症状较少见/出现较晚

神经根压迫

临床表现

- 根性疼痛，活动加重（如，弯腰、腰部用力、咳嗽），平躺缓解
- 坐骨神经痛 = 根性疼痛从臀部放射至小腿外侧，常至膝盖或腓肠区外侧 ± 向足外侧放射的麻木及感觉异常

椎间盘突出：神经根型颈椎病和腰椎病

椎间盘	神经根	疼痛/感觉异常	感觉减退	肌力减退	腱反射减退
C4 ~ C5	C5	颈、肩、上臂上部	肩	三角肌、肱二头肌、冈下肌	肱二头肌
C5 ~ C6	C6	颈、肩、上臂外侧、前臂桡侧、大指 & 示指	上臂外侧、前臂尺侧、大指 & 示	肱二头肌、肱桡肌	肱二头肌、肱桡肌、旋后肌
C6 ~ C7	C7	颈、上臂外侧、无名指 & 示指	前壁桡侧、示指 & 中指	肱三头肌、尺侧腕伸肌	肱三头肌、旋后肌
C7 ~ T1	C8	前壁尺侧、手	环指尺侧、小指	手固有肌群、腕伸肌群、指深屈肌	屈指
L3 ~ L4	L4	股前侧、胫内侧	股和胫部前内侧、足内侧	股四头肌	膝反射
L4 ~ L5	L5	股和腓肠区外侧、足背侧、大趾	腓肠区和大趾外侧	拇长伸肌、± 足背屈、内外翻肌群	无
L5 ~ S1	S1	股后侧、腓肠区后外侧、足外侧	腓肠区后外侧、足外侧和足底、小趾	腓肠肌 ± 足外翻	跟腱反射

（注：腰椎间盘突出通常会压迫从其下方椎体下处发出的神经根）

神经源性跛行 vs. 血管源性跛行

特征	神经源性跛行	血管源性跛行
原因	腰椎管狭窄(伴神经根受压)	外周血管疾病(伴肢体缺血)
疼痛	根性腰背/臀部疼痛 大腿前侧最明显 沿小腿向下放射	小腿绞痛 腓肠区疼痛最多见 沿小腿向上放射
加重因素	步行 & 站立 过伸 & 俯卧	步行 骑车
缓解因素	向前弯腰、坐位	休息(站立或坐下)
其他症状	麻木/感觉异常	肢体苍白、发凉
查体	± 局灶肌力减退,腱反射↓ 腰椎后伸度↓ 可触及脉搏	脉搏减弱/消失 (足背动脉/胫后动脉) 苍白
诊断性检查	腰椎 MRI CT 脊髓造影(若无 MRI) EMG/NCS	动脉多普勒超声 踝肱指数(ABI) <0.90 动脉造影
治疗	物理治疗(屈曲运动锻炼)、NSAIDs、激素注射(ESI)、手术(其他治疗无效时)	改善血管危险因素 康复训练、抗血小板治疗 血管重建

注:二者症状有重叠,也可能同时存在,这时诊断可较为困难。NEJM,2007,356:1241 & 2008,358:818.

神经根压迫的治疗

- 保守:避免弯腰/举重物;NSAIDs
- 脊椎硬膜外激素注射(Epidural steroid injections):对于顽固的根性疼痛,可短期、有限程度地减轻
- 手术指征:脊髓压迫或马尾综合征;运动障碍进行性加重;二便功能障碍;保守治疗无效(NEJM,2007,356:2245)

ACLS

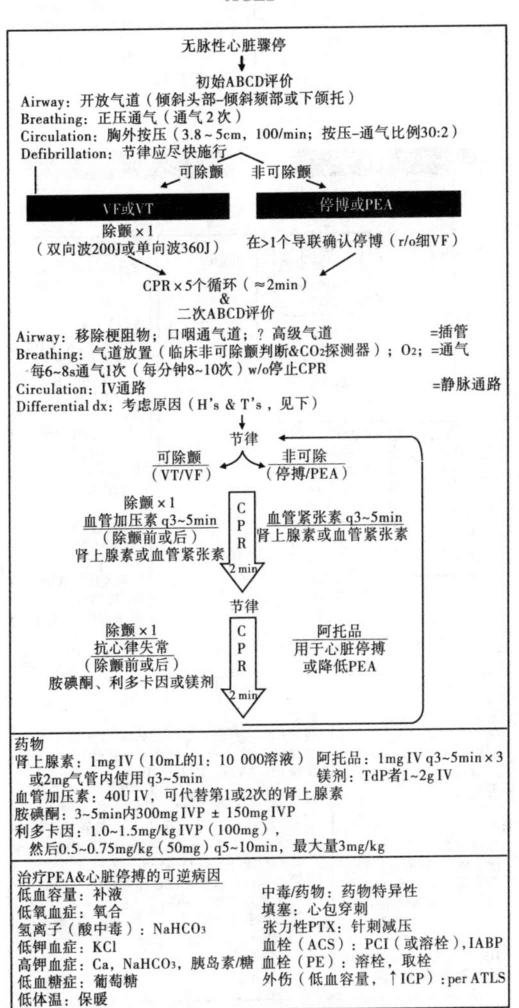

引自ACSL, 2005, Guidelines，Circ, 2005, 112(Suppl I): IV–58

图 10－1　ACLS VF/无脉性 VT，心脏停搏 &PEA 流程图

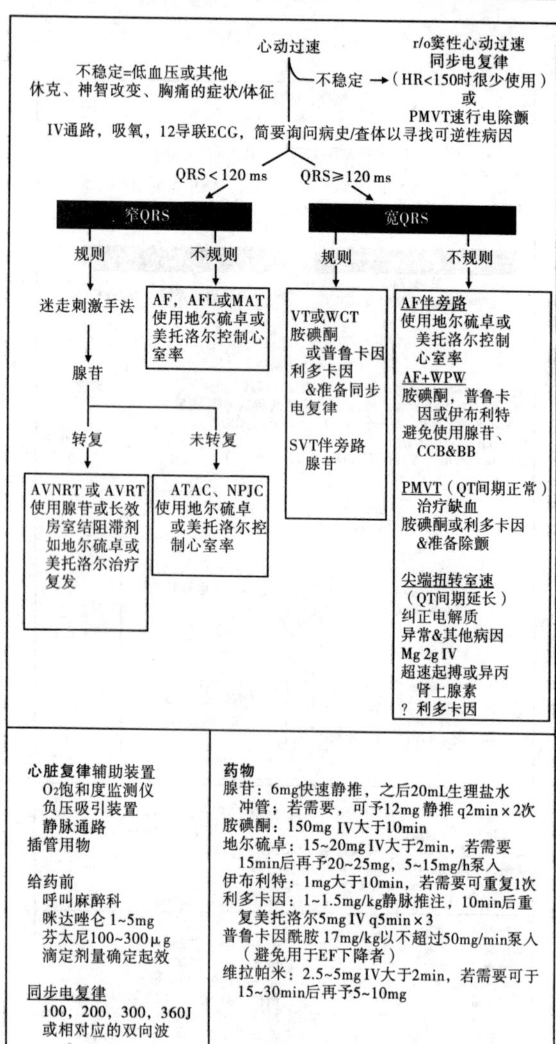

引自 ACLS, 2005, Guidelines, Circ, 2005,112(Suppl I):IV-67

图 10－2　ALCS 心动过速流程

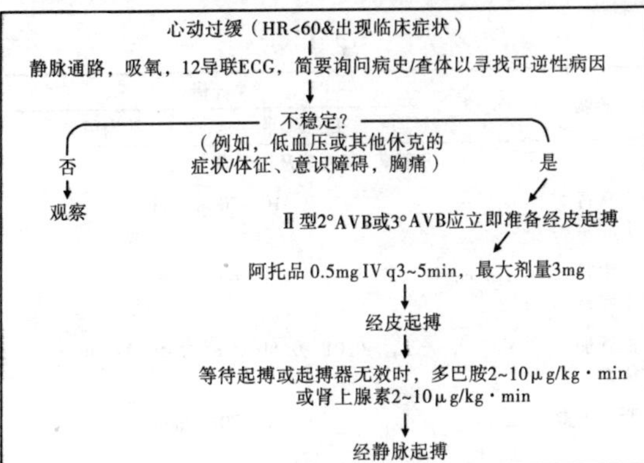

引自ACLS, 2005, Guidelines, Circ, 2005,112(Suppl I):IV-67

图 10－3　ACLS 心动过缓流程

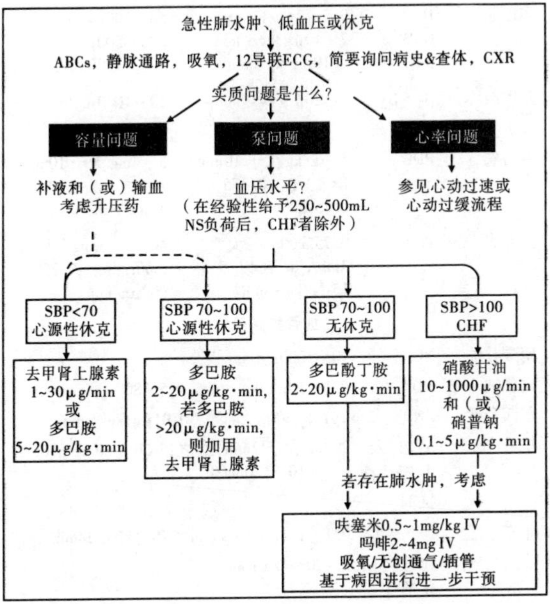

急性肺水肿、低血压或休克

ABCs，静脉通路，吸氧，12导联ECG，简要询问病史&查体，CXR

实质问题是什么？

容量问题
补液和（或）输血
考虑升压药

泵问题
血压水平？
（在经验性给予250~500mL
NS负荷后，CHF者除外）

心率问题
参见心动过速或
心动过缓流程

SBP<70
心源性休克
去甲肾上腺素
1~30μg/min
或
多巴胺
5~20μg/kg·min

SBP 70~100
心源性休克
多巴胺
2~20μg/kg·min,
若多巴胺
>20μg/kg·min,
则加用
去甲肾上腺素

SBP 70~100
无休克
多巴酚丁胺
2~20μg/kg·min

SBP>100
CHF
硝酸甘油
10~1000μg/min
和（或）
硝普钠
0.1~5μg/kg·min

若存在肺水肿，考虑
呋塞米0.5~1mg/kg IV
吗啡2~4mg IV
吸氧/无创通气/插管
基于病因进行进一步干预

引自ACLS 2005 Guidelines

图 10－4　ACLS 肺水肿、低血压或休克流程

ICU 用药

药物	分类	计量	
		每 kg	平均用量
升压药、变力药及变时药			
去氧肾上腺素	α_1	10～300μg/min	
去甲肾上腺素	$\alpha_1 > \beta_1$	1～40μg/min	
血管加压素	V_1	0.01～0.1U/min(常<0.04/min)	
肾上腺素	α_1, α_2, β_1, β_2	2～20μg/min	
异丙肾上腺素	β_1, β_2	0.1～10μg/min	
多巴胺	D β, D α, β, D	0.5～2μg/kg·min 2～10μg/kg·min >10μg/kg·min	50～200μg/min 200～500μg/min 500～1000μg/min
多巴酚丁胺	$\beta_1 > \beta_2$	2～20μg/kg·min	50～1000μg/min
米力农	PDE	50μg/kg 大于 10min，继之以 0.375～0.75μg/min	3～4mg 大于 10min，继之以 20～50μg/min
氨力农	PDE	0.75mg/kg 大于 3min，继之以 5～15μg/kg·min	40～50mg 大于 3min，继之以 250～900μg/min
血管扩张药			
硝酸甘油	NO	10～1000μg/min	
硝普钠	NO	0.1～10μg/kg·min	5～800μg/min
奈西利肽	BNP	2μg/kg 静推，继之以 0.01μg/kg·min	
拉贝洛尔	α_1, β_1 及 β_2 受体拮抗剂	20 mg 大于 2min，继之以 20～80mg q10min 或 10～120mg/h	
非诺多泮	D	0.1～1.6μg/kg·min	10～120μg/min
依前列醇	血管扩张剂	2～20ng/kg·min	
依那普利拉	ACE	0.625～2.5mg 大于 5min，继之以 0.625～5mg q6h	

续表

药物	分类	计量	
		每 kg	平均用量
肼屈嗪	血管扩张剂	5～20mg q20～30min	
		抗心律失常药	
胺碘酮	K 通道等(Ⅲ类)	150mg 大于 10min，继之以 1mg/min×6h，之后 0.5mg/min×18h	
利多卡因	Na 通道(IB 类)	1～1.5mg/kg，然后 1～4mg/min	100mg，然后 1～4mg/min
普鲁卡因胺	Na 通道(IA 类)	17mg/kg 大于 60min，继之以 1～4mg/min	1g 大于 60min，继之以 1～4mg/min
伊布利特	K 通道(Ⅲ类)	1mg 大于 10min，可重复 1 次	
普萘洛尔	β 受体拮抗剂	0.5～1mg q5min，继之以 1～10mg/h	
艾司洛尔	$\beta_1 > \beta_2$ 受体拮抗剂	500μg/kg，继之以 25～300μg/kg·min	20～40mg 在 1min，继之以 2～20mg/min
维拉帕米	CCB	2.5～5mg 在 1～2min，15～30min 后若需要可重复予 5～10mg，5～20mg/h	
地尔硫卓	CCB	0.25mg/kg 大于 2min，若需要可再负荷 1 次 0.35mg/kg，之后 5～15mg/h	20 mg 大于 2min，若需要可再负荷 1 次 30mg，之后 5～15mg/h
腺苷	嘌呤	6mg 快速静推；若无反应：12mg→12～18mg	
		镇静药	
吗啡	阿片	1mg/h 至无上限	
芬太尼	阿片	5～100μg，继之以 50μg/h 至无上限	
硫喷妥钠	巴比妥	3～5mg/kg 大于 2min	200～400mg 大于 2min
依托咪酯	麻醉	0.2～0.5mg/kg	100～300mg
丙泊酚	麻醉	1～3mg/kg，继之以 0.3～5mg/kg·h	50～200mg，继之以 20～400mg/h
地西泮	BDZ	1～5mg q1～2h，然后 q6h prn	
咪达唑仑	BDZ	0.5～2mg q5min prn 或 0.5～4mg 继之以 1～10mg/h	
氯胺酮	麻醉	1～2mg/kg	60～150mg

续表

药物	分类	计量	
		每 kg	平均用量
氟哌啶醇	抗精神病药	2 ~ 5mg q20 ~ 30min	
纳洛酮	阿片拮抗剂	0.4 ~ 2mg q2 ~ 3min 至总量达 10mg	
氟马西尼	BDZ 拮抗剂	0.2mg 大于 30s，若仍昏睡予 0.3mg 大于 30s，可重复予 0.5mg 大于 30s 至总量达 3mg	
肌松药			
琥珀酰胆碱	去极化型肌松药	0.6 ~ 1.1mg/kg	70 ~ 100mg
筒箭毒碱	nACh	10mg 然后 6 ~ 20mg/h	
泮库溴铵	nACh	0.08mg/kg	2 ~ 4mg q30 ~ 90min
维库溴铵	nACh	0.08mg/kg，继之以 0.05 ~ 0.1mg/kg · h	5 ~ 10mg 大于 1 ~ 3min，继之以 2 ~ 8mg/h
顺式阿曲库铵	nACh	5 ~ 10μg/kg · min	
其他药物			
茶碱	PDE	5.5mg/kg 大于 20min，继之以 0.5 ~ 1mg/kg · h	25 0mg 继之以 10 ~ 80mg/kg · h
胰岛素		10U 然后 0.1U/kg · h	
高血糖素		5 ~ 10mg 然后 1 ~ 5mg/h	
奥曲肽	生长抑素类似物	50μg 然后 50μg/h	
苯妥英钠	抗癫痫	20mg/kg 后 50mg/min	1 ~ 1.5g 大于 20 ~ 30min
磷苯妥英钠	抗癫痫	20mg/kg 后 150mg/min	1 ~ 1.5g 大于 10min
苯巴比妥	巴比妥	20mg/kg 后 50 ~ 75mg/min	1 ~ 1.5g 大于 20min
甘露醇	渗透型	1.5 ~ 2g/kg 在 30 ~ 60min 内输注，q6 ~ 12h 重复以维持渗透压 310 ~ 320	

抗生素

表中所示不同抗生素的抗菌谱为
一般原则。应使用您所在机构的药敏数据来指导治疗

青霉素类

分类	特性	抗菌谱
天然（例如青霉素）	一些 GPC、GPR、GNC，大多数厌氧菌（除拟杆菌属外）	A 组链球菌 肠球菌，李斯特菌，巴斯德体 放线菌，梅毒
抗金葡菌（例如萘夫西林）	对产青霉素酶金葡菌有效 对 G⁻菌效果有限	金葡菌（除 MRSA 外） 链球菌
氨基（例如氨苄西林）	穿透 G⁻菌的阴离子通道 对青霉素酶不稳定	大肠杆菌，变形杆菌，流感嗜血杆菌 沙门菌，志贺菌 肠球菌，李斯特菌
扩增（例如哌拉西林）	穿透 G⁻菌的阴离子通道 对青霉素酶更稳定	大多数 GNR 包括肠细菌，假单胞菌，沙雷菌
碳青霉烯（例如亚胺培南）	耐大多数 β 内酰胺酶	大多数 G⁺菌和 G⁻菌细菌，包括厌氧菌，但不包括 MRSA 或 VRE
单环类（例如氨曲南）	对 G⁻菌有效，但对 G⁺菌无效	G⁻菌细菌感染的青霉素或头孢菌素过敏的患者
β 内酰胺酶抑制剂（例如舒巴坦）	抑制血浆 β 内酰胺酶	增加金葡菌、B. fragilli 及某些 GNR（流感嗜血杆菌，卡他莫拉菌，某些克雷白杆菌）；内源性抗不动杆菌属活性（仅舒巴坦）

头孢菌素

耐大多数 β 内酰胺酶。对 MRSA 或肠球菌无活性

分代	抗菌谱	适应证
第一代（例如头孢唑林）	大多数 GPC（包括金葡菌 & 链球菌，非 MRSA）；某些 GNR（包括大肠杆菌，变形杆菌，克雷白菌）	适用于外科手术预防 & 皮肤感染

续表

分代	抗菌谱	适应证
第二代（例如头孢呋辛，头孢替坦）	对GPC活性↓、对GNR活性↑ 2个亚组：呼吸道：流感嗜血杆菌&卡他莫拉菌；GI/GU：对B. fragilis活性↑	肺炎/COPD急性加重，腹腔感染
第三代（例如头孢曲松）	对GNR&某些厌氧菌具广谱活性 头孢他啶对假单胞菌有效	肺炎，脓毒症，脑膜炎
第四代（例如头孢吡肟）	对β内酰胺酶（包括金葡菌及肠细菌）抗性增加	与三代相似，单药治疗非局限性中心粒细胞减少性发热

其他抗生素

抗生素	抗菌谱
万古霉素	G^+菌细菌包括MRSA、产青霉素酶的肺炎球菌和肠球菌（VRE除外）
利奈唑胺 达托霉素 奎奴普丁/达福普丁	GPC包括MRSA及VRE（核对VRE的药敏）
喹诺酮	肠道GNR及非典型病原体。第3代&第4代对G^+菌活性↑
氨基糖苷	GNR。与作用于GPC细胞壁的抗生素（β内酰胺类，万古霉素）具协同作用 低pH环境中（例如脓肿）活性↓。对厌氧菌无效
大环内酯	GPC，某些呼吸道G^-菌，非典型病原体
TMP/SMX	某些肠源性GNR，PCP，奴卡菌属，弓形体，大多数社区获得性MRSA
克林霉素	大多数G^+菌（肠球菌除外）&厌氧菌（包括B. fragilis）
甲硝唑	几乎所有厌氧G^+菌，大多数厌氧G^+菌
多西环素	立克次体，欧立希体，支原体，衣原体，奴卡菌属，Lyme病（伯氏疏螺旋体）
替加环素	许多GPC包括MRSA及VRE；某些GNR包括ESBL，但不覆盖假单胞菌或变形杆菌。批准用于腹腔或皮肤/软组织感染。若分离出病原体应参照药敏结果

公式及快速参考

心脏科

血流动力学参数	正常值
平均动脉压(MAP) $=\frac{SBP+(DBP\times 2)}{3}$	70～100mmHg
心率(HR)	60～100 次/分
右房压(RA)	≤6mmHg
右室压(RV)	收缩压 15～30mmHg 舒张压 1～8mmHg
肺动脉压(PA)	收缩压 15～30mmHg 平均压 9～18mmHg 舒张压 6～12mmHg
肺毛细血管楔压(PCWP)	≤12mmHg
心输出量(CO)	4～8L/min
心指数(CI) $=\frac{CO}{BSA}$	2.6～4.2L/min · m^2
每搏输出量(SV) $=\frac{CO}{HR}$	每搏 60～120mL
每搏输出指数(SVI) $=\frac{CI}{HR}$	每搏 40～50mL/m^2
全身血管阻力(SVR) $=\frac{MAP-mean\ RA}{CO}\times 80$	800～1200 dynes × s/cm^5
肺血管阻力(PVR) $=\frac{mean\ PA-mean\ PCWP}{CO}\times 80$	120～250 dynes × s/cm^5

肺动脉导管的"Rules of 6s"：RA≤6，RV≤30/6，PA≤30/12，WP≤12。1mmHg = 1.36cm 水或血液

Fick 心输出量

氧耗(L/min) = CO(L/min) × 动静脉(AV)氧含量差

CO = 氧耗/AV 氧含量差

氧耗必须测定(可估算为 125mL/min · m^2，但不精确)

AV 氧含量差 = Hb(g/dL) × 10(dL/L) × 1.36(mL O_2/每 g Hb) × (SaO_2 − SvO_2)

　SaO_2 可由任何动脉血气标本测定(常为 93%～98%)

　SvO_2(混合静脉血 O_2)由 RA、RV 或 PA(假定无右向左分流)血气标本测定(正常值～75%)

$$心输出量(L/min)=\frac{氧耗}{Hb(g/dL)\times 13.6\times(SaO_2-SvO_2)}$$

分　流

$Q_p=\frac{氧耗}{肺静脉O_2饱和度-肺动脉O_2饱和度}$（若无右向左分流，PV O_2 饱和度≈SaO_2）

$Q_s=\frac{氧耗}{SaO_2-混合静脉O_2饱和度}$（$MVO_2$ drawn proximal to potential L－R 分流）

$\frac{Q_p}{Q_s}=\frac{SaO_2-MV\ O_2饱和度}{PV\ O_2饱和度-PA\ O_2饱和度}\approx\frac{SaO_2-MV\ O_2饱和度}{SaO_2-PA\ O_2饱和度}$（若仅存在左向右分流，而无右向左分流）

瓣膜公式

简化 Bernoulli 公式：压力梯度（ΔP）$=4\times v^2$（此处 v＝峰流速）

连续方程（流量守恒）：面积$(A)_1\times$流速$(V)_1=A_2\times V_2$（此处 1&2 是不同点）

或AVA（未知）＝ALV 流出道 $\times(\frac{V_{LVOT}}{V_{AoV}})$（全部参数均可通过 Echo 测量）

Gorlin 方程：瓣膜面积 $=\frac{CO/(DEP或SEP)\times HR}{44.3\times常数\times\sqrt{\Delta P}}$［常数＝1（AS），0.85（MS）］

Hakki 方程：瓣膜面积 $\approx\frac{CO}{\sqrt{\Delta P}}$

肝　脏

胸部影像学（CXR&CT）

征象	病理生理	鉴别诊断
实变	含气囊腔及间质中的不透射线物质 明显的气道→支气管气相	急性：水（肺水肿），脓（肺炎），血 慢性：肿瘤（BAC，淋巴瘤），误吸，炎症（BOOP，嗜酸性粒细胞性肺炎），PAP，肉芽肿（TB/真菌，肺泡结节病）
磨玻璃影（CT 较 CXR 出现早）	间质增厚或肺泡部分填充（但血管影可见）	急性：肺水肿，感染（PCP，病毒，恢复期细菌性肺炎） 慢性：ILD 不伴纤维化：急性过敏性肺炎，DIP/RB，PAP 伴纤维化：IPF
间隔线 Kerley A&B 线	间隔中不透射线物质	心源性肺水肿，间质性肺炎（病毒，支原体），淋巴管肿瘤播散
网格影	蕾丝样网格（ILD）	ILD（尤其 IPF，CVD，博来霉素，石棉）
结节影	肿瘤 肉芽肿 脓肿	空洞性：原发性或转移癌，TB（反应性或粟粒性），真菌，韦格纳肉芽肿，RA，感染性栓塞，肺炎 非空洞性：以上任何一种＋结节病，过敏性肺炎，HIV，卡波西肉瘤

续表

征象	病理生理	鉴别诊断
楔形影	周围性栓塞	PE,可卡因,血管侵袭性曲霉菌病,韦格纳肉芽肿
树芽征(CT显示最好)	小气道炎症	支气管肺炎,支气管内膜TB/MAI,病毒性肺炎,误吸,ABPA,CF,哮喘,BOOP
肺门增宽	↑LN或肺动脉	肿瘤(肺,转移,淋巴瘤) 感染(AIDS);肉芽肿(结节病/TB/真菌) 肺高压
上叶	n/a	TB,真菌,结节病,过敏性肺炎,CF,XRT
下叶	n/a	误吸,支气管扩张,IPF,RA,SLE,石棉
周围性	n/a	BOOP,IPF&DIP,嗜酸粒细胞性肺炎,石棉

心衰的 CXR 表现

- 心影增大(收缩性心衰,而非舒张性心衰)
- 肺静脉高压:血管影集中(上叶的血管直径 > 支气管),周围支气管袖套征(支气管末端液体包绕→小环状),Kerley B 线(肺底 1~2cm 的水平线),血管根部增宽,血管的锐利边缘消失,胸腔积液(75%为双侧)
- 肺水肿:由磨玻璃影至实变;经常位于中心重力依赖区域及肺门,肺外带 1/3 较轻(蝠翼状)

无效腔 = 参与通气但无血灌注的肺单位

肺内分流 = 被灌注而无通气的肺单位

肺泡气体方程:$P_AO_2 = [F_IO_2 \times (760-47)] - \frac{P_aCO_2}{R}$(此处 R = 0.8)

$$P_AO_2 = 150 - \frac{P_aCO_2}{0.8}\text{(room air)}$$

A-a **梯度** = $P_AO_2 - PaO_2$[正常 A-a 梯度≈4+(年龄/4)]

分钟通气量(V_E) = 潮气量(V_T)×通气频率(RR)(正常 4~6L/min)

无效腔占潮气量百分比 = $\frac{P_aCO_2 - P_{expired}Co_2}{P_aCO_2}$

$$\mathbf{P_aCO_2} = k \times \frac{CO_2\text{生成量}}{\text{肺泡通气量}} = k \times \frac{V_{CO_2}}{RR \times V_T \times (1-\frac{V_D}{V_T})}$$

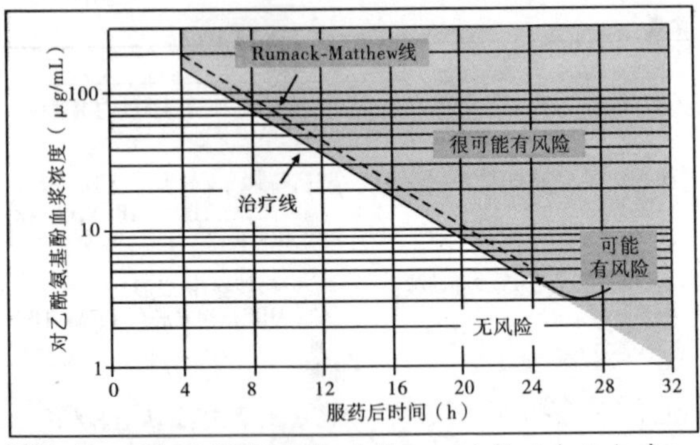

引自Archives, 1981, 141:382 & Guidelines for Management of Acute Acetaminophen Overdose. McNeil, 1999.

图 10－5　对乙酰氨基酚中毒计算图表

肾内科

阴离子间隙(AG) = Na－(Cl + HCO_3)一般为 12 ±2 mEq

Δ-Δ = [ΔAG(即计算的 AG－预计值)/ΔHCO_3(即 14－测定 HCO_3)]

尿阴离子间隙(UAG) = $(U_{Na} + U_K) - U_{Cl}$

计算渗透压 = $(2 \times Na) + (\frac{glc}{18}) + (\frac{BUN}{2.8}) + (\frac{EtOH}{4.6})$

渗透压间隙(OG) = 测定渗透压－计算渗透压(正常 <10)

估测肌酐清除率 = $\frac{[140 - 年龄(y)] \times 体重(kg)}{血清\ Cr\ (mg/dL) \times 72}$(女性 ×0.85)

$$Na排泄分数(FENa,\%) = \left[\frac{\frac{U_{Na}(mEq/L)}{P_{Na}(mEq/L)} \times 100\%}{\frac{U_{Cr}(mg/mL)}{P_{Cr}(mg/dL)} \times 100(mL/dl)}\right] = \frac{\frac{U_{Na}}{P_{Na}}}{\frac{U_{Cr}}{P_{Cr}}}$$

高血糖时纠正血 Na

所有患者中：纠正血 Na = 测定血 Na + $\left[2.4 \times \frac{(测定血糖 - 100)}{100}\right]$

但是，Na 的 Δ 取决于血糖

血糖 100～440 之间，每升高 100mg/dL，Δ 为 1.6mEq

血糖大于 440，每升高 100mg/dL，Δ 为 4mEq

体内总水量(TBW) = 0.6 × IBW(若女性或老年，再 ×0.85)

自由水缺乏量 = TBW × $(\frac{[Na]_{血清} - 140}{140}) \approx (\frac{[Na]_{血清} - 140}{3})$(体重 70 kg)

跨肾小管钾梯度(TTKG) = $\frac{\frac{U_K}{P_K}}{\frac{U_{Osm}}{P_{Osm}}}$

血液科

外周血涂片所见(亦参见照片插页)

特征	异常及诊断
大小	正常细胞 vs. 小细胞 vs. 大细胞→见下
形状	anisocytosis = RBC 大小不等;poikilocytosis = RBC 异形 棘红细胞 = 有不规则突起的 RBC→肝病 bite cell(巨噬细胞清除 Heinz 小体后的 RBC)→G6PD 缺乏 echinocytes = burr cell(平的、规则的突起)→尿毒症,假体 铅笔形细胞→细长、低色素→晚期缺铁性贫血中很常见 缗钱状排列→高球蛋白血症(例如多发性骨髓瘤) 裂细胞,盔形红细胞→MAHA(如 DIC,TTP/HUS),机械瓣 球形红细胞 = HS,AIHA;镰形红细胞→镰状细胞贫血 口形红细胞→中央苍白区像 curved slit→肝病,乙醇 靶形红细胞 = 肝病,血红蛋白病,脾切除术 dacryocytes = 泪滴形红细胞→骨髓纤维化,骨髓痨贫血,巨幼红细胞性贫血,地中海贫血
RBC 所见	嗜碱点彩(核糖体)→异常 Hb,铁粒幼细胞贫血,巨幼细胞贫血 Heinz 小体(变性 Hb)→G6PD 缺乏,地中海贫血 Howell-Jolly 小体(核片段)→脾切除术或功能性无脾脏(例如晚期镰状细胞贫血) 有核 RBCs→溶血,髓外造血
WBC 所见	幼稚细胞白血病,淋巴瘤;Auer 小体→急性髓系白血病 多分叶(>5 叶)PMNs:巨幼细胞贫血(B_{12}或叶酸缺乏) 假性 Pelger-Huët 畸形(双叶核,“夹鼻眼镜”)→MDS 中毒颗粒(粗大,深蓝色)和 Döhle 小体(扩张内质网上的蓝斑)→(脓毒症,严重炎症)
血小板	聚集→假体,重复 plt 计数 数量:外周血 plt 计数,若高倍镜视野(×100)下,每个 plt 对应约 10 000 外周血 plt 计数 大小→MPV(平均血小板容积)在 ITP 中增加

血栓栓塞性疾病的肝素用量

80U/kg 静脉推注

18U/kg · h

PTT	调整
<40	静推 5000U，↑泵速 300U/h
40~49	静推 3000U，↑泵速 200U/h
50~59	↑泵速 150U/h
60~85	不需调整
86~95	↓泵速 100U/h
96~120	暂停 30min，↓泵速 100U/h
>120	暂停 60min，↓泵速 150U/h

引自 Chest,2008，133：141S

ACS 的肝素用量

60U/kg 静脉推注(最大 4000U)

12U/kg · h(最大 1 000U/h)

APTT	调整
<40	静推 3000U，↑泵速 100U/h
40~49	↑泵速 100U/h
50~75	不需调整
76~85	↓泵速 100U/h
86~100	暂停 30min，↓泵速 100U/h
>100	暂停 60min，↓泵速 200U/h

引自 Circ,2007，116：e148 & chest，2008，133：670)

每次改动后，查 PTT q6h(肝素的半衰期为 90min)

一旦 APTT 达治疗窗，查 PTT qd

CBC qd(确认 Hct 及 plt 计数稳定)

华法林负荷表

天数(d)	INR				
	<1.5	1.5~1.9	2~2.5	2.6~3	>3
1~3	5mg(若>80kg 则 7.5mg)		2.5~5mg	0~2.5mg	0mg
4~5	10mg	5~10mg	0~5mg		0~2.5mg
6	剂量基于前 5d 处方				

引自 Annals,1997，126：133；Archives,1999，159：46)或访问网址 www.warfarindosing.org

华法林-肝素重叠治疗

- 指征:抗凝失败可能增加致残率或死亡率(如 DVT/PE,心腔内血栓)
- 原因:(1)Ⅶ因子半衰期(3~6h)短于Ⅱ因子半衰期(60~72h)
  华法林可能在未达到真正抗凝状态前,使 PT 升高
  (2)蛋白 C 半衰期亦较Ⅱ因子短
  在抗凝状态前存在理论上的高凝状态
- 方法:(1)使用肝素达到治疗性 APTT
  (2)开始华法林治疗
  (3)肝素持续应用至 INR 达标≥2d 且华法林应用≥4~5d(大致相当于 2 倍Ⅱ因子半衰期或活性下降至 25%)

其 他

理想体重(IBW)=[50 kg(男)或 45.5 kg(女)]+2.3 kg/inch over 5 feet

体表面积(BSA,m^2)=$\sqrt{\frac{高(cm)\times宽(kg)}{3600}}$

		疾病	
		病例组	对照组
实验	⊕	a (真⊕)	b (假⊕)
	⊖	c (假⊖)	d (真⊖)

患病率 $=\frac{a+b}{a+b+c+d}$

敏感性 $S_e=\frac{a}{a+c}$　　特异性 $S_p=\frac{d}{b+d}$

⊕ 预测值 $=\frac{a}{a+b}$

⊖ 预测值 $=\frac{d}{c+d}$

准确性 $=\frac{a+d}{a+b+c+d}$

⊕ 似然比 $=\frac{Se}{1-Sp}$

⊖似然比 $=\frac{1-Se}{Sp}$

比值比 odds $=\frac{probability}{1-probability}$　　概率 probability $=\frac{odds}{odds+1}$

验后比值比 = 验前比值比 × LR

缩略语

5′ – NT　5′ – nucleotidase 5′ – 核苷酸酶
6 – MP　6 – mercaptopurine　6 – 巯基嘌呤
AAA　abdominal aortic aneurysm　腹主动脉瘤
AAD　antiarrhythmic drug 抗心律失常药物
Ab　antibody 抗体
ABE　acute bacterial endocarditis 急性细菌性心内膜炎
ABG　arterial blood gas 动脉血气
ABPA　allergic bronchopulmonary aspergillosis 变应性支气管肺曲霉病
abx　antibiotics 抗生素
AC　assist control 辅助控制
ACE　angiotensin converting enzyme 血管紧张素转化酶
ACEI　ACE inhibitor 血管紧张素转化酶抑制剂
ACI　anemia of chronic inflammation 慢性炎症性贫血
ACL　anticardiolipin antibody 抗心磷脂抗体
ACLS　advanced cardiac life support 高级心脏生命支持
ACS　acute coronary syndrome 急性冠脉综合征
ACTH　adrenocorticotrophic hormone 促肾上腺皮质激素
ACV　acyclovir 阿昔洛韦
ADA　adenosine deaminase 腺苷脱氨酶
ADH　antidiuretic hormone 抗利尿激素
ADL　activities of daily living 每日生活行为
AF　atrial fibrillation 心房纤颤
AFB　acid-fast bacilli 抗酸杆菌
AFL　atrial flutter 心房扑动
AFP　α-fetoprotein 甲胎蛋白
AFTP　ascites fluid total protein 腹膜腔积液总蛋白
AG　aminoglycoside 氨基糖苷类
　　anion gap 阴离子间隙
Ag　antigen 抗原
AGN　acute glomerulonephritis 急性肾小球肾炎
AI　aortic insufficiency 主动脉瓣关闭不全
AIDS　acquired immunodeficiency syndrome 获得性免疫缺陷综合征
AIH　autoimmune hepatitis 自身免疫性肝炎
AIHA　autoimmune hemolytic anemia 自身免疫性溶血性贫血
AIN　acute interstitial nephritis 急性间质性肾炎
AIP　acute interstitial pneumonia 急性间质性肺炎
AKI　acute kidney injury 急性肾损伤
ALF　acute liver failure 急性肝衰竭
ALL　acute lymphoblastic leukemia 急性淋巴细胞性白血病
ALS　amyotrophic lateral sclerosis 肌萎缩性侧索硬化症
ALT　alanine aminotransferase 丙氨酸氨基转移酶
AMA　anti-mitochondrial antibody 抗线粒体抗体
AMI　anterior myocardial infarction 前壁心肌梗死

AML acute myelogenous leukemia 急性髓系白血病
ANA antinuclear antibody 抗核抗体
ANCA antineutrophilic cytoplasmic antibody 抗嗜中性粒细胞胞质抗体
ANP atrial natriuretic Peptide 心房钠尿肽
AoD aortic dissection 主动脉夹层
AoV aortic valve 主动脉瓣
APC activated protein C 活化蛋白 C
APL acute promyelocytic leukemia 急性早幼粒细胞白血病
APLA antiphospholipid antibody 抗磷脂抗体
APS antiphospholipid antibody syndrome 抗磷脂抗体综合征
ARB angiotensin receptor blocker 血管紧张素受体拮抗剂
ARDS acute respiratory distress syndrome 急性呼吸窘迫综合征
ARV antiretroviral 抗反转录病毒药物
ARVC arrhythmogenic RV cardiomyopathy 致心律失常性右室心肌病
AS aortic stenosis 主动脉瓣狭窄
ASA aspirin 阿司匹林
ASD atrial septal defect 房间隔缺损
AST aspartate aminotransferase 门冬氨酸氨基转移酶
AT atrial tachycardia 房性心动过速
ATII angiotensin Ⅱ血管紧张素Ⅱ
ATIII antithrombin Ⅲ抗凝血酶Ⅲ
ATN acute tubular necrosis 急性肾小管坏死
ATRA all-trans-retinoic acid 全反式维 A 酸
AV atrioventricular 房室
AVA aortic valve area 主动脉瓣区
AVB atrioventricular block 房室传导阻滞
AVNRT AV nodal reentrant tachycardia 房室结内折返性心动过速
AVR aortic valve replacement 主动脉瓣置换
AVRT AV reciprocating tachycardia 房室折返性心动过速
AZA azathioprine 硫唑嘌呤
Aϕ alkaline phosphatase 碱性磷酸酶
b/c because 因为
BAL bronchoalveolar lavage 支气管肺泡灌洗
BBB bundle branch block 束支传导阻滞
BD bile duct 胆管
BDZ benzodiazepines 苯二氮䓬类
BiPAP bilevel positive airway pressure 双水平正压通气
BM bone marrow 骨髓
bowel movement 肠道运动
BMD bone mineral density 骨密度
BMI body mass index 体质指数
BMS bare metal stent 裸金属支架
BNP B-type natriuretic peptide B 型利钠肽
BOOP bronchiolitis obliterans with organizing pneumonia 闭塞性细支气管炎伴机化性肺炎

BP blood pressure 血压
BPH benign prostatic hypertrophy 良性前列腺肥大
BRBPR bright red blood per rectum 肛诊可见鲜血
BS breath sounds 呼吸音
BT bleeding time 出血时间
BUN blood urea nitrogen 血尿素氮
CABG coronary artery bypass grafting 冠状动脉旁路移植术
CAD coronary artery disease 冠状动脉疾病
CALLA common ALL antigen 普通急性淋巴细胞白血病抗原
CAPD chronic ambulatory peritoneal dialysis 慢性非卧床腹膜透析
CBC complete blood count 全血细胞分析
CBD common bile duct 胆总管
CCB calcium channel blocker 钙通道阻滞剂
CCl_4 carbon tetrachloride 四氯化碳
CCP cyclic citrullinated peptide 环瓜氨酸肽
CCS Canadian Cardiovascular Society 加拿大心血管协会
CCY cholecystectomy 胆囊切除术
CD Crohn's disease 克罗恩病
CEA carcinoembryonic antigen carotid endarterectomy 癌胚抗原颈动脉内膜剥脱术
CF cystic fibrosis 囊性纤维化
CFU colony forming units 集落形成单位
CHB complete heart block 完全性心脏阻滞
CHD congenital heart disease 先天性心脏病
CHF congestive heart failure 充血性心衰
CI cardiac index 心指数
CIAKI contrast-induced acute kidney injury 造影剂相关急性肾损伤
CIDP chronic inflammatory demyelinating polyneuropathy 慢性炎症性脱髓鞘性多神经病
CK creatine kinase 肌酸激酶
CKD chronic kidney disease 慢性肾病
CLL chronic lymphocytic leukemia 慢性淋巴细胞白血病
CMC carpalmetacarpal (joint)掌指关节
CML chronic myelogenous leukemia 慢性髓系白血病
CMML chronic myelomonocytic leukemia 慢性粒单核细胞白血病
CMP cardiomyopathy 心肌病
CMV cytomegalovirus 巨细胞病毒
CN cranial nerve 颅神经
CO carbon monoxide 一氧化碳
cardiac output 心输出量
COP cryptogenic organizing pneumonia 隐源性机化性肺炎
COPD chronic obstructive pulmonary disease 慢性阻塞性肺病
COX cyclooxygenase 环氧合酶
CP chest pain 胸痛
CPAP continuous positive airway pressure 持续性气道正压通气

CPP cerebral perfusion pressure 脑灌注压
CPPD calcium pyrophosphate dihydrate 双水焦磷酸钙
Cr creatinine 肌酐
CRC colorectal cancer 结直肠癌
CrCl creatinine clearance 肌酐清除率
CRP C－reactive protein C 反应蛋白
CRT cardiac resynchronization therapy 心脏再同步化治疗
CSF cerebrospinal fluid 脑脊液
CSM carotid sinus massage 颈动脉窦按摩
CT computed tomogram 计算机断层扫描
CTA CT angiogram CT 动脉造影
CTD connective tissue disease 结缔组织病
CV cardiovascular 心血管
CVA cerebrovascular accident 脑血管意外
CVD cerebrovascular disease 脑血管疾病
collagen vascular disease 胶原血管疾病
CVID common variable immunodeficiency 常见变异型免疫缺陷病
CVP central venous pressure 中心静脉压
CVVH continuous veno-venous hemofiltration 持续性静－静脉血液滤过
CW chest wall 胸壁
CXR chest radiograph 胸片
DA dopamine 多巴胺
DAD diffuse alveolar damage 弥漫性肺泡损伤
DAH diffuse alveolar hemorrhage 弥漫性肺泡出血
DAT direct antiglobulin test 直接抗球蛋白试验
DBP diastolic blood pressure 舒张压
DCIS ductal carcinoma in situ 导管原位癌
DCMP dilated cardiomyopathy 扩张型心肌病
DES drug-eluting stent 药物洗脱支架
DFA direct fluorescent antigen detection 直接荧光抗原检测
DI diabetes insipidus 尿崩症
DIC disseminated intravascular coagulation 弥散性血管内凝血
DIP desquamative interstitial pneumonitis 脱屑性间质性肺炎
distal interphalangeal (joint) 远端指/趾间关节
DKA diabetic ketoacidosis 糖尿病性酮症酸中毒
DL_{CO} diffusion capacity of the lung 肺弥散功能
DLE drug induced lupus 药物性红斑狼疮
DM dermatomyositis 皮肌炎
diabetes mellitus 糖尿病
DMARD disease-modifying anti-rheumatic drug 改善病情抗风湿药
DOE dyspnea on exertion 劳力性呼吸困难
DRE digital rectal exam 肛门指检
DSE dobutamine stress echo 多巴酚丁胺负荷心脏彩超
DTRs deep tendon reflexes 深腱反射
DU duodenal ulcer 十二指肠溃疡

DVT deep vein thrombosis 深静脉血栓
EAD extreme axis deviation 重度心电轴偏倚
EAV effective arterial volume 有效动脉血容量
EBV Epstein-Barr virus EB 病毒
ECG electrocardiogram 心电图
Echo echocardiogram 心脏彩超
ECMO extracorporeal membrane oxygenation 体外循环膜氧合器
ED emergency department 急诊科
EDP end-diastolic pressure 舒张末期压
EDV end-diastolic volume 舒张末期容量
EEG electroencephalogram 脑电图
EF ejection fraction 射血分数
EGD esophagogastroduodenoscopy 食道胃十二指肠镜
EGFR epidermal growth factor receptor 表皮生长因子受体
EI entry inhibitor 进入抑制剂
EIA enzyme-linked immunoassay 酶联免疫试验
ELISA enzyme-linked immunosorbent assay 酶联免疫吸附试验
EM electron microscopy 电子显微镜
EMB ethambutol 乙胺丁醇
ENT ears, nose, throat 耳鼻喉
EOM extraocular movement/muscles 眼外肌
EP electrophysiology 电生理
Epo erythropoietin 促红细胞生成素
EPS electrophysiology study 电生理检查
ERCP endoscopic retrograde cholangiopancreatography 经内镜逆行性胰胆管造影术
ERV expiratory reserve volume 补呼气量
ESP end-systolic pressure 收缩末压力
ESR erythrocyte sedimentation rate 红细胞沉降率
ESRD end-stage renal disease 终末期肾病
ESV end-systolic volume 收缩末容量
ET endotracheal tube 气管内插管
essential thrombocythemia 原发性血小板增多症
ETT endotracheal tube 气管内插管
exercise tolerance test 运动负荷试验
EUS endoscopic ultrasound 超声内镜
EVAR endovascular aneurysm repair 血管内动脉瘤修补术
FDP fibrin degradation product 纤维蛋白降解产物
FEV_1 forced expiratory volume in 1 second 1s 内用力呼气容积
FFP fresh frozen plasma 新鲜冰冻血浆
FHx family history 家族史
FI fusion inhibitor 融合抑制剂
FMD fibromuscular dysplasia 纤维肌性发育不良
FMF familial Mediterranean fever 家族性地中海热
FNA fine needle aspiration 细针穿刺

FOB fecal occult blood 便潜血
FOBT fecal occult blood testing 便潜血测试
FQ fluoroquinolone 氟喹诺酮
FRC functional residual capacity 功能残气量
FSGS focal segmental glomerulosclerosis 局灶节段性肾小球硬化
FSH follicle stimulating hormone 卵泡刺激激素
FTI free thyroxine index 游离甲状腺素指数
FUO fever of unknown origin 不明原因发热
FVC forced vital capacity 用力肺活量
G6PD glucose-6-phosphate dehydrogenase 6-磷酸葡萄糖脱氢酶
GB gallbladder 胆囊
GBM glomerular basement membrane 肾小球基底膜
GBS Guillain-Barré syndrome Guillain-Barré 综合征
GCA giant cell arteritis 巨细胞动脉炎
GCS Glasgow coma scaleGlasgow 昏迷评分
G-CSF granulocyte colony stimulating factor 粒细胞集落刺激因子
GE gastroesophageal 胃食管
GERD gastroesophageal reflux disease 胃食管反流病
GFR glomerular filtration rate 肾小球滤过率
GGT γ-glutamyl transpeptidaseγ-谷氨酰转肽酶
GH growth hormone 生长激素
GIB gastrointestinal bleed 消化道出血
GIST gastrointestinal stromal tumor 消化道间质瘤
GN glomerulonephritis 肾小球肾炎
GNR gram-negative rods 革兰阴性杆菌
GnRH gonadotropin-releasing hormone 促性腺激素释放激素
GPC gram-positive cocci 革兰阳性球菌
GPI glycoprotein Ⅱb/Ⅲa inhibitor 糖蛋白Ⅱb/Ⅲa 抑制剂
GRA glucocorticoid-remediable aldosteronism 糖皮质激素可抑制性醛固酮增多症
GU gastric ulcer 胃溃疡
GVHD graft-versus-host disease 移植物抗宿主病
H_2RA H_2-receptor antagonist H_2 受体拮抗剂
HA headache 头痛
HAV hepatitis A virus 甲肝病毒
Hb hemoglobin 血红蛋白
HBIG hepatitis B immunoglobulin 乙肝免疫球蛋白
HBV hepatitis B virus 乙肝病毒
HCC hepatocellular carcinoma 肝细胞癌
HCMP hypertrophic cardiomyopathy 肥厚性心肌病
Hct hematocrit 红细胞压积
HCV hepatitis C virus 丙肝病毒
HCW health care worker 健康工作者
HD hemodialysis 血液透析
HDL high-density lipoprotein 高密度脂蛋白

HDV hepatitis D virus 丁肝病毒

HELLP hemolysis 溶血
abnormal LFTs 肝功异常
low platelets 低血小板计数

HEV hepatitis E virus 戊肝病毒

HF heart failure 心衰

HGPRT hypoxanthine-guanine phosphoribosyl transferase 次黄嘌呤－鸟嘌呤磷酸核糖转移酶

HHS hyperosmolar hyperglycemic state 高渗性高血糖状态

HIT HIT heparin-induced thrombocytopenia 肝素诱导性血小板减少症

HK hypokinesis 运动功能减退

HL Hodgkin lymphoma 霍奇金淋巴瘤

Hpf high power field 高倍镜视野

HP T hyperparathyroidism 甲状旁腺功能亢进

HR heart rate 心率

HRT hormone replacement therapy 激素替代疗法

HS hereditary spherocytosis 遗传性球形红细胞增多症

HSCT hematopoietic stem cell transplantation 造血干细胞移植

HSM hepatosplenomegaly 肝脾大

HSP Henoch-Schönlein purpura，Henoch-Schönlein 紫癜(过敏性紫癜)

HSV herpes simplex virus 单纯疱疹病毒

HTN hypertension 高血压

HUS hemolytic uremic syndrome 溶血性尿毒症综合征

IABP intraaortic balloon pump 主动脉内球囊反搏

IBD inflammatory bowel disease 炎症性肠病

IC inspiratory capacity 吸气量

ICD implantable cardiac defibrillator 植入式心律转复除颤器

ICH intracranial hemorrhage 颅内出血

ICP intracranial pressure 颅内压

ICU intensive care unit 重症监护

IE infective endocarditis 感染性心内膜炎

IGF insulin-like growth factor 胰岛素样生长因子

IGRA interferon-χ release assay γ 干扰素释放试验

II integrase inhibitor 整合酶抑制剂

IIP idiopathic interstitial pneumonia 特发性间质性肺炎

ILD interstitial lung disease 间质性肺病

IM intramuscular injection 肌内注射

IMI inferior myocardial infarction 下壁心肌梗死

INH isoniazid 异烟肼

INR international normalized ratio 国际标准化比值

IPF idiopathic pulmonary fibrosis 特发性肺纤维化

ITP idiopathic thrombocytopenic purpura 特发性血小板减少性紫癜

IVB intravenous bolus 静脉内注射

IVC inferior vena cava 下腔静脉

IVDU intravenous drug use(r) 静脉内毒品使用者

IVF intravenous fluids 静脉注射液体
IVIg intravenous immunoglobulin 静脉注射免疫球蛋白
JVD jugular venous distention 颈静脉扩张
JVP jugular venous pulse 颈静脉搏动
LA left atrium 左心房
long-acting 长效
lupus anticoagulant 狼疮抗凝物
LABA long-acting β_2-agonist 长效 β_2 受体拮抗剂
LAD left anterior descending coronary artery, left axis deviation 左前降支心电轴左偏
LAE left atrial enlargement 左房增大
LAN lymphadenopathy 淋巴结肿大
LAP leukocyte alkaline phosphatase 白细胞碱性磷酸酶
LAP left atrial pressure 左房压
LBBB left bundle branch block 左束支传导阻滞
LCA left coronary artery 左冠状动脉
LCIS lobular carcinoma in situ 小叶原位癌
LCx left circumflex coronary artery 左回旋支
LDH lactate dehydrogenase 乳酸脱氢酶
LDL low-density lipoprotein 低密度脂蛋白
LE lower extremity 下肢
LES lower esophageal sphincter 食管下括约肌
LFTs liver function tests 肝功检测
LGIB lower gastrointestinal bleed 下消化道出血
LH luteinizing hormone 促黄体激素
LLQ left lower quadrant 左下象限
LM left main coronary artery 左主干
LMWH low-molecular-weight heparin 低分子肝素
LN lymph node 淋巴结
LOC loss of consciousness 意识丧失
LP lumbar puncture 腰穿
Lpf low power field 低倍视野
LR lactated Ringer's 乳酸林格液
LQTS long QT syndrome 长 QT 综合征
LUSB left upper sternal border 胸骨上部左缘
LV left ventricle 左心室
LVAD LV assist device 左室辅助装置
LVEDP LV end-diastolic pressure 左室舒张末期压力
LVEDV LV end-diastolic volume 左室舒张末期容积
LVH left ventricular hypertrophy 左室肥大
LVOT left ventricular outflow tract 左室流出道
LVSD LV systolic dimension 左室收缩期内径
MAC mitral annular calcification Mycobacterium avium complex 二尖瓣环钙化鸟 - 胞内分枝杆菌复合体
MAHA microangiopathic hemolytic anemia 微血管病性溶血性贫血

MAO monoamine oxidase 单胺氧化酶
MAP mean arterial pressure 平均动脉压
MAT multifocal atrial tachycardia 多源性房性心动过速
MCD minimal change disease 微小病变肾病
MCP metacarpal phalangeal (joint)掌指关节
MCTD mixed connective tissue disease 混合性结缔组织病
MCV mean corpuscular volume 单个红细胞平均容积
MDI metered dose inhaler 计量吸入器
MDMA 3,4-methylenedioxymethamphetamine (Ecstasy)3,4－亚甲二氧基甲基苯丙胺
MDS myelodysplastic syndrome 骨髓增生异常综合征
MEN multiple endocrine neoplasia 多发性内分泌肿瘤综合征
MG myasthenia gravis 重症肌无力
MGUS monoclonal gammopathy of uncertain significance 意义未明的单克隆丙种球蛋白病
MI myocardial infarction 心肌梗死
MM multiple myeloma 多发性骨髓瘤
MMEFR maximal mid-expiratory flow rate 最大呼气中期流速
MMF mycophenolate mofetil 霉酚酸酯
MN membranous nephropathy 膜性肾病
MNZ metronidazole 甲硝唑
MODS multiple organ dysfunction syndrome 多器官功能不全综合征
MPN myeloproliferative neoplasm 骨髓增生性肿瘤
MPGN membranoproliferative glomerulonephritis 膜增生性肾小球肾炎
MR magnetic resonance 磁共振
mitral regurgitation 二尖瓣反流
MRA magnetic resonance angiography 磁共振动脉造影
MRCP magnetic resonance cholangiopancreatography 磁共振胰胆管造影
MRI magnetic resonance imaging 磁共振成像
MRSA methicillin-resistant S. aureus 耐甲氧西林金黄色葡萄球菌
MS mitral stenosis 二尖瓣狭窄
MTb Mycobacterium tuberculosis 结核分枝杆菌
MTP metatarsal phalangeal (joint)跖趾关节
MTX methotrexate 甲氨蝶呤
MV mitral valve 二尖瓣
MVA mitral valve area 二尖瓣区
MVP mitral valve prolapse 二尖瓣脱垂
MVR mitral valve replacement 二尖瓣置换
NAC N-acetylcysteine N－乙酰半胱氨酸
NAFLD non-alcoholic fatty liver disease 非酒精性脂肪肝
NASH non-alcoholic steatohepatitis 非酒精性脂肪型肝炎
NG nasogastric 鼻胃
NGT nasogastric tube 鼻胃管
NHL Non-Hodgkin lymphoma 非霍奇金淋巴瘤
NIF negative inspiratory force 负压吸气

NJ nasojejunal 鼻空肠
NM neuromuscular 神经肌
NMJ neuromuscular junction 神经肌接头
NNRTI non-nucleoside reverse transcriptase inhibitor 非核苷反转录酶抑制剂
NNT number needed to treat 需要治疗病例数
NO nitric oxide 氧化亚氮
NPJT nonparoxysmal junctional tachycardia 非阵发性交界区心动过速
NPO nothing by mouth 禁食
NPV negative predictive value 阴性预测值
NS normal saline 生理盐水
NSAID nonsteroidal anti-inflammatory drug 非甾体类抗炎药
NSCLC non-small cell lung cancer 非小细胞肺癌
NYHA New York Heart Association 纽约心脏协会
NPPV noninvasive positive pressure ventilation 无创正压通气
NRT Inucleoside reverse transcriptase inhibitor 核苷类反转录酶抑制剂
NSF nephrogenic systemic fibrosis 肾源性系统性纤维化
NTG nitroglycerin 硝酸甘油
NUD nonulcer dyspepsia 无溃疡性消化不良
NVE native valve endocarditis 天然瓣膜心内膜炎
OA osteoarthritis 骨关节炎
OCP oral contraceptive pill 口服避孕药
OG osmolal gap 渗透间隙
OGT orogastric tube 口胃管
OGTT oral glucose tolerance test 口服糖耐量试验
OI opportunistic infection 机会性感染
OM obtuse marginal coronary artery 钝圆支
OSA obstructive sleep apnea 阻塞性睡眠呼吸暂停
OTC over-the-counter 非处方药
PA pulmonary artery 肺动脉
PAC pulmonary artery catheter 肺动脉导管
PAD peripheral arterial disease 周围动脉疾病
PAN polyarteritis nodosa 结节性多动脉炎
PASP pulmonary artery systolic pressure 肺动脉收缩压
PAV percutaneous aortic valvuloplasty 经皮主动脉瓣成形术
PBC primary biliary cirrhosis 原发性胆汁性肝硬化
PCI percutaneous coronary intervention 经皮冠状动脉介入治疗
PCN penicillin 青霉素
PCPP neumocystis jiroveci pneumonia 耶氏肺囊虫肺炎
PCR polymerase chain reaction 聚合酶链式反应
PCT porphyria cutanea tarda 迟发性皮肤叶啉症
PCWP pulmonary capillary wedge pressure 肺毛细血管楔压
PD Parkinson's disease 帕金森病
peritoneal dialysis 腹膜透析
PDA patent ductus arteriosus 动脉导管未闭

posterior descending coronary artery 后降支

PE pulmonary embolism 肺栓塞

PEA pulseless electrical activity 无脉电活动

PEEP positive end-expiratory pressure 呼气末正压

PEF peak expiratory flow 呼气流速峰值

PET positron emission tomography 正电子发射断层扫描

PFO patent foramen ovale 卵圆孔未闭

PFT pulmonary function test 肺功能

PGA polyglandular autoimmune syndrome 多腺体自身免疫综合征

PHT pulmonary hypertension 肺动脉高压

PI protease inhibitor 蛋白酶抑制剂

PIF prolactin inhibitory factor 泌乳素抑制因子

PIP peak inspiratory pressure 吸气压力峰值

proximal interphalangeal (joint)近端指间关节

PKD polycystic kidney disease 多囊肾综合征

PM polymyositis 多发性肌炎

PM Fprimary myelofibrosis 原发性骨髓纤维化

PMI point of maximal impulse 最大搏动点

PML progressive multifocal leukoencephalopathy 进行性多灶性脑白质病

PMN polymorphonuclear leukocyte 多形核白细胞

PMV percutaneous mitral valvuloplasty 经皮二尖瓣成形术

PMVT polymorphic ventricular tachycardia 多形性室速

PNA pneumonia 肺炎

PND paroxysmal nocturnal dyspnea 阵发性夜间呼吸困难

PNH paroxysmal nocturnal hemoglobinuria 阵发性夜间血红蛋白尿

PMR polymyalgia rheumatica 风湿性多肌痛

PO oral intake 口服

POBA plain old balloon angioplasty 冠状动脉球囊扩张术

POTS postural orthostatic tachycardia syndrome 体位性心动过速综合征

PPD purified protein derivative 纯化蛋白衍生物

PPH primary pulmonary hypertension 原发性肺动脉高压

PPI proton pump inhibitors 质子泵抑制剂

PPM permanent pacemaker 永久起搏器

PPV positive predictive value 阳性预测值

PR PR segment on ECG pulmonary regurgitation 肺动脉瓣反流

PRBCs packed red blood cells 浓缩红细胞

PRL prolactin 催乳素

PRWP poor R wave progression R 波递进不良

PS pressure support 压力支持

pulmonic stenosis 肺动脉瓣狭窄

PSA prostate specific antigen 前列腺特异性抗原

PSC primary sclerosing cholangitis 原发性硬化性胆管炎

PSGN post streptococcal glomerulonephritis 链感后肾小球肾炎

PSV pressure support ventilation 压力支持通气

PT prothrombin time 凝血酶原时间

PTA percutaneous transluminal angioplasty 经皮腔内血管成形术
PTH parathyroid hormone 甲状旁腺激素
PTH-rP parathyroid hormone-related peptide 甲状旁腺激素相关肽
PTT partial thromboplastin time 部分凝血酶原时间
PTU propylthiouracil 丙硫氧嘧啶
PTX pneumothorax 气胸
PUD peptic ulcer disease 消化性溃疡病
PUVA psoralen + ultraviolet A 补骨脂素+紫外线 A
PV polycythemia vera 真性红细胞增多症
portal vein 门静脉
PVD peripheral vascular disease 周围血管疾病
PVE prosthetic valve endocarditis 人工瓣膜心内膜炎
PVR pulmonary vascular resistance 肺血管阻力
PZA pyrazinamide 吡嗪酰胺
Qac before every meal 每餐前
qhs every bedtime 睡前
RA refractory anemia 顽固性贫血
rheumatoid arthritis 类风湿性关节
right atrium 右心房
RAD right axis deviation 心电轴右偏
RAE right atrial enlargement 右方增大
RAI radioactive iodine 放射性同位素碘
RAIU radioactive iodine uptake 放射性碘摄取
RAS renal artery stenosis 肾动脉狭窄
RBBB right bundle branch block 右束支传导阻滞
RBC red blood cell 红细胞
RBF renal blood flow 肾动脉血流
RCA right coronary artery 右冠状动脉
RCMP restrictive cardiomyopathy 限制性心肌病
RCT randomized controlled trial 随机对照试验
RDW red cell distribution width 红细胞分布宽度
RE reticuloendothelial 网状内皮
RF rheumatoid factor 类风湿因子
risk factor 危险因素
RHD rheumatic heart disease 风湿性心脏病
RI reticulocyte index 网织红细胞指数
RIBA recombinant immunoblot assay 重组免疫印迹测试
RMSF Rocky Mountain spotted fever 落基山斑疹热
ROS review of systems 系统回顾
RPGN rapidly progressive glomerulonephritis 急进性肾小球肾炎
RR respiratory rate 呼吸频率
RRT renal replacement therapy 肾替代疗法
RT radiation therapy 放射治疗
RTA renal tubular acidosis 肾小管酸中毒
RUQ right upper quadrant 右上象限

RUSB right upper sternal border 胸骨上部右缘
RV residual volume 残气量
right ventricle 右心室
RVAD RV assist device 右室辅助装置
RVH right ventricular hypertrophy 右室肥厚
RVOT RV outflow tract 右室流出道
RVSP RV systolic pressure 右室收缩压
SA sinoatrial 窦房
SAAG serum-ascites albumin gradient 血清腹水白蛋白梯度
SAH subarachnoid hemorrhage 蛛网膜下腔出血
SAS sulfasalazine 柳氮磺胺吡啶
SBE subacute bacterial endocarditis 亚急性细菌性心内膜炎
SBP spontaneous bacterial peritonitis 自发性细菌性腹膜炎
systolic blood pressure 收缩压
SBT spontaneous breathing trial 自主呼吸试验
SC subcutaneous 皮下
SCD sudden cardiac death 心源性猝死
SCID severe combined immunodeficiency 重症复合型免疫缺陷
SCLC small cell lung cancer 小细胞肺癌
SERM selective estrogen receptor modulator 选择性雌激素受体调节剂
SIADH syndrome of inappropriate antidiuretic hormone 抗利尿激素分泌不适当综合征
SIEP serum immunoelectrophoresis 血清免疫电泳
SIMV synchronized intermittent mandatory ventilation 同步间歇指令通气
SLE systemic lupus erythematosus 系统性红斑狼疮
SMA superior mesenteric artery 肠系膜上动脉
SMV superior mesenteric vein 肠系膜上静脉
SOS sinusoidal obstructive syndrome 肝窦阻塞综合征
SPEP serum protein electrophoresis 血清蛋白电泳
SR sinus rhythm 窦性心律
SSCY Salmonella，Shigella，Campylobacter，Yersinia 沙门菌、志贺菌、弯曲菌、耶尔森菌
SSRI selective serotonin reuptake inhibitor 选择性 5－羟色胺再摄取抑制剂
SSS sick sinus syndrome 病窦综合征
ST sinus tachycardia 窦性心动过速
STD sexually transmitted disease 性传播疾病
ST-segment depression ST 段压低
STE ST-segment elevation ST 段抬高
SV stroke volume 每搏输出量
SVC superior vena cava 上腔静脉
SVR systemic vascular resistance 系统性血管阻力
SVT supraventricular tachycardia 室上性心动过速
T1D type 1 diabetes mellitus 1 型糖尿病
T2D type 2 diabetes mellitus 2 型糖尿病

T_3RU T_3 resin uptake T_3 树脂摄取
TAA thoracic aortic aneurysm 胸主动脉瘤
TB tuberculosis 结核
TBG thyroid binding globulin 甲状腺结合球蛋白
TCA tricyclic antidepressant 三环类抗抑郁药
TCD transcranial Doppler 经颅多普勒超声
TCN tetracycline 四环素
TdP torsades de pointes 尖端扭转型室速
TdT terminal deoxynucleotidyl transferase 末端脱氧核糖核酸转移酶
TEE transesophageal echo 经食道心脏彩超
TFTs thyroid function tests 甲状腺功能测试
TG triglycerides 甘油三酯
TGA transposition of the great arteries 大动脉转位
TIA transient ischemic attack 一过性脑缺血
TIBC total iron binding capacity 总铁结合力
TINU tubulointerstitial nephritis and uveitis 肾小管间质性肾炎与葡萄膜炎
TIPS transjugular intrahepatic portosystemic shunt 经颈静脉肝内门体分流术
TLC total lung capacity 肺总量
Tn troponin 肌钙蛋白
TP total protein 总蛋白
TPN total parenteral nutrition 总肠外营养
Tpo thrombopoietin 促血小板生成素
TPO thyroid peroxidase 甲状腺过氧化酶
TR tricuspid regurgitation 三尖瓣反流
TRALI transfusion-related acute lung injury 输血相关急性肺损伤
TRH thyrotropin releasing hormone 促甲状腺激素释放激素
TRS TIMI risk score TIMI 风险评分
TRUS transrectal ultrasound 经直肠超声
TS tricuspid stenosis 三尖瓣狭窄
TSH thyroid stimulating hormone 促甲状腺激素
TSI thyroid-stimulating immunoglobulin 甲状腺刺激免疫球蛋白
TSS toxic shock syndrome 中毒性休克综合征
transsphenoidal surgery 经蝶窦入路手术
TTE transthoracic echo 经胸壁心脏彩超
TTKG transtubular potassium gradient 跨肾小管钾离子梯度
TTP thrombotic thrombocy-topenic purpura 血栓性血小板减少性紫癜
TTR transthyretin 甲状腺素视黄质运载蛋白
TV tricuspid valve 三尖瓣
Tw T wave T 波
TWF T-wave flattening T 波低平
TWI T-wave inversion T 波倒置
TZD thiazolidinediones 噻唑烷二酮
UA unstable angina 不稳定心绞痛

uric acid 尿酸
UAG urine anion gap 尿阴离子间隙
UC ulcerative colitis 溃疡性结肠炎
UCx urine culture 尿培养
UES upper esophageal sphincter 食道上括约肌
UFH unfractionated heparin 普通肝素
UGIB upper gastrointestinal bleed 上消化道出血
UIP usual interstitial pneumonitis 寻常型间质性肺炎
ULN upper limit of normal 正常值上限
UOP urine output 尿量
UPEP urine protein electrophoresis 尿蛋白电泳
UR urgent revascularization 急诊血流重建
URI upper respiratory tract infection 上呼吸道感染
UTI urinary tract infection 尿路感染
V/Q ventilation-perfusion 通气/灌注
VAD ventricular assist device 心室辅助装置
VAP ventilator-associated pneumonia 呼吸机相关肺炎
VATS video-assisted thoracoscopic surgery 视频辅助胸腔镜手术
VBI vertebrobasilar insufficiency 椎基底动脉供血不足
VC vital capacity 肺活量
VD vessel disease 血管病
VDRL venereal disease research laboratory (test for syphilis)性病研究实验室(梅毒检验)
VEGF vascular endothelial growth factor 血管内皮生长因子
VF ventricular fibrillation 室颤
VLDL very-low-density lipoproteins 极低密度脂蛋白
VOD veno-occlusive disease 静脉阻塞性疾病
VSD ventricular septal defect 室间隔缺损
V_T tidal volume 潮气量
VT ventricular tachycardia 室性心动过速
VTE venous thromboembolus 静脉血栓栓塞
vWD von Willebrand's disease von Willebrand 病
vWF von Willebrand's factor von Willebrand 因子
VZV varicella zoster virus 水痘带状疱疹病毒
WBC white blood cell (count)白细胞
WCT wide-complex tachycardia 宽 QRS 波群心动过速
WHO World Health Organization 世界卫生组织
WM Waldenström's macroglobulinemia 华氏巨球蛋白血症
WMA wall motion abnormality 室壁运动异常
WPW Wolff-Parkinson-White syndrome Wolff-Parkinson-White 综合征
XRT radiation therapy 放射治疗

放射影像学

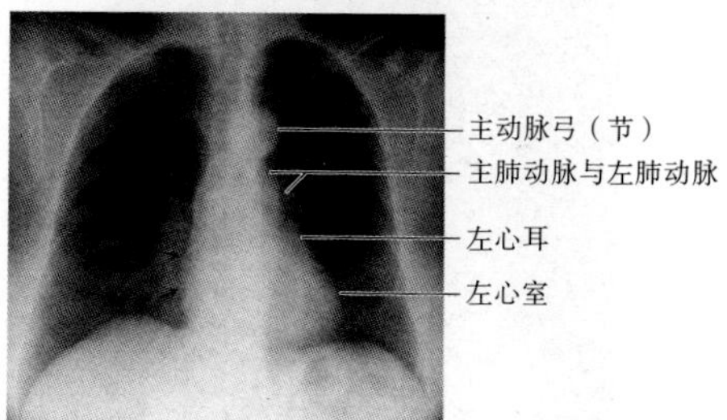

1. 正常后前位胸部 X 线片。凸起的心脏右界由右心房构成(直箭头),弯曲箭头指示着上腔静脉的位置。心脏与大血管左界有 4 个突起,从头侧到足侧分别为主动脉弓、主肺动脉与左肺动脉、左心耳与左心室(Radiology 101, 3rd ed. 2009.)

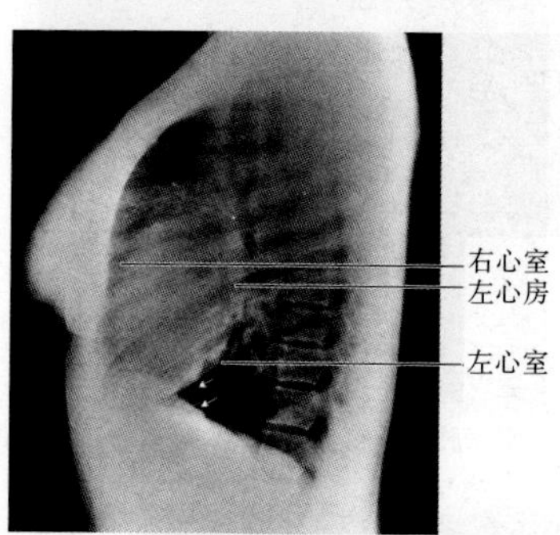

2. 正常侧位胸部 X 线片(Radiology 101, 3rd ed. 2009.)

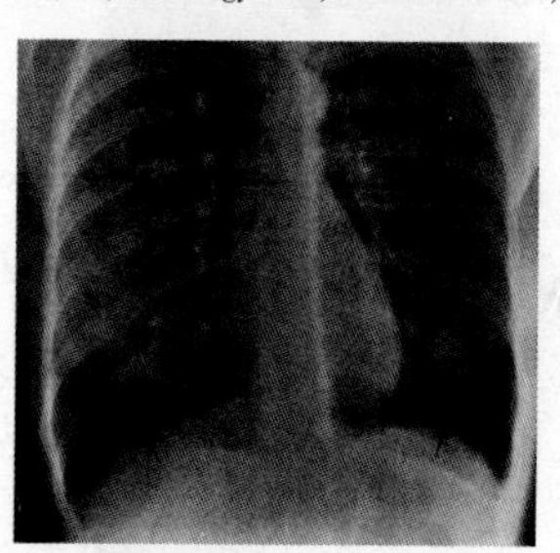

3. 慢性阻塞性肺疾病(COPD):可见透光度增加的、过度充气的肺部与平坦的膈肌(Radiology 101, 3rd ed. 2009.)

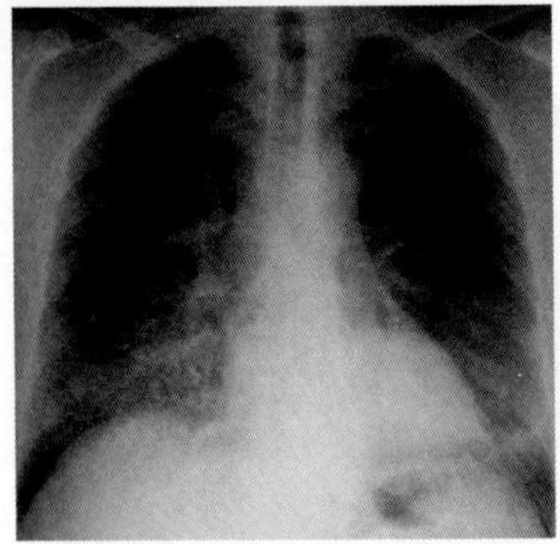

4. 间质性肺水肿：可见克氏 A、B、C 线与肺纹理向肺门集中（Fund. Diag. Radiology，3rd ed. 2006.）

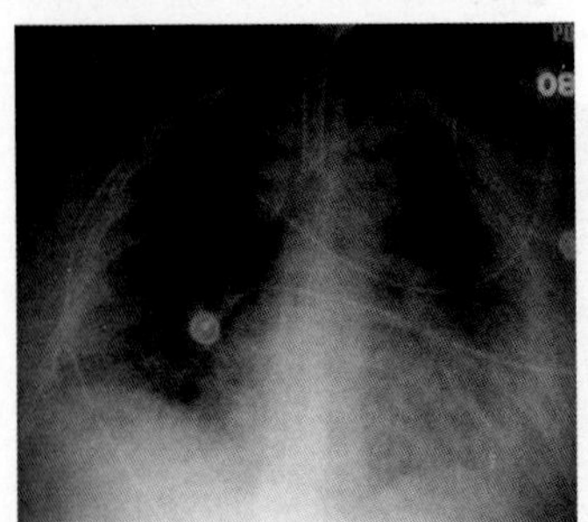

5. 肺泡性肺水肿（Fund. Diag. Radiology，3rd ed. 2006.）

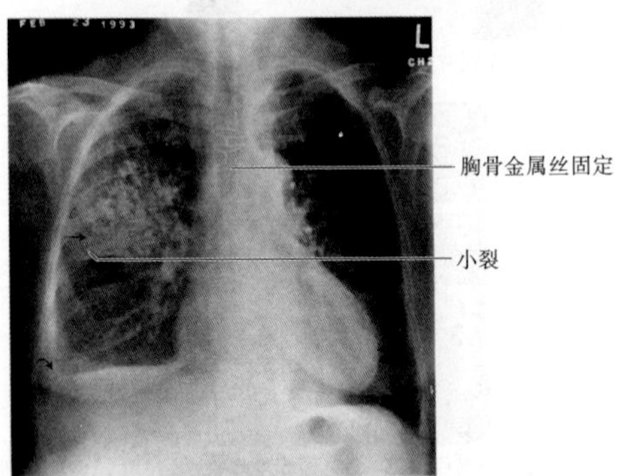

6. 右上肺肺炎（Radiology 101，3rd ed. 2009.）

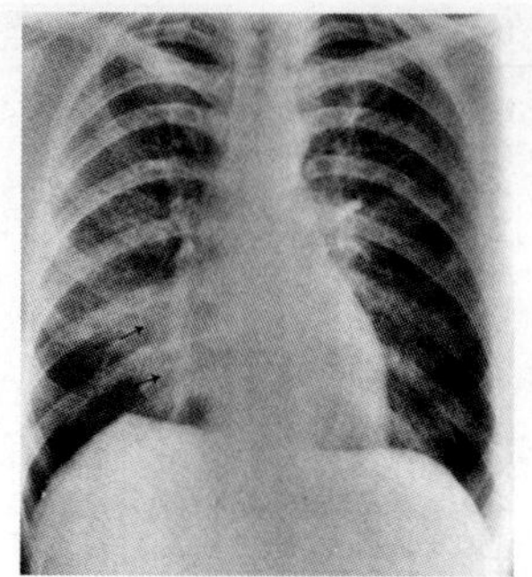

7. 右中叶肺炎(Radiology 101, 3rd ed. 2009.)

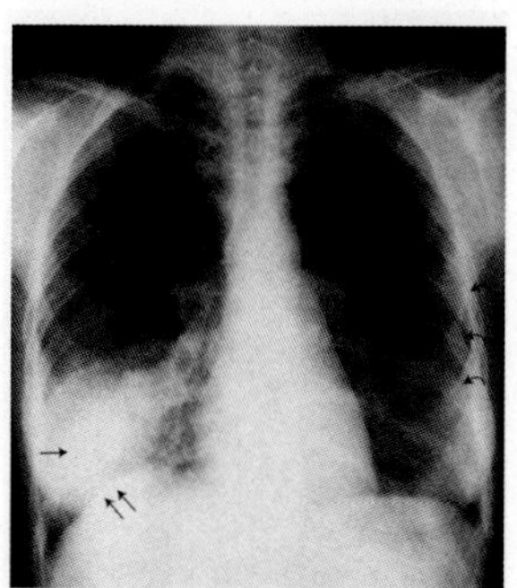

8. 右下叶肺炎(后前位)(Radiology 101, 3rd ed. 2009.)

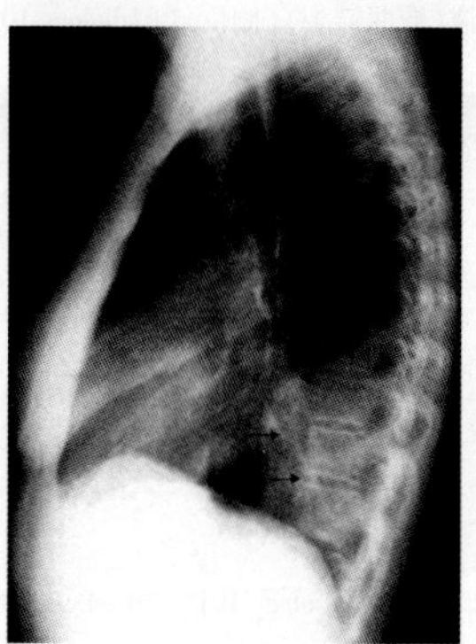

9. 右下叶肺炎(侧位)(Radiology 101, 3rd ed. 2009.)

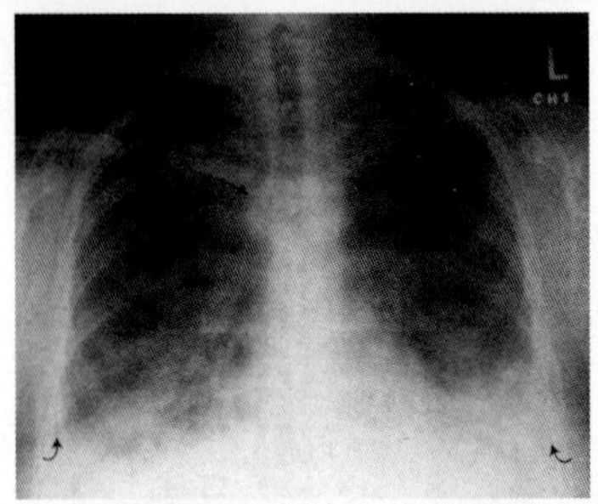

10. 双侧胸膜腔积液（弯曲箭头）与扩张的奇静脉（直箭头）（后前位）（Radiology 101，3rd ed. 2009.）

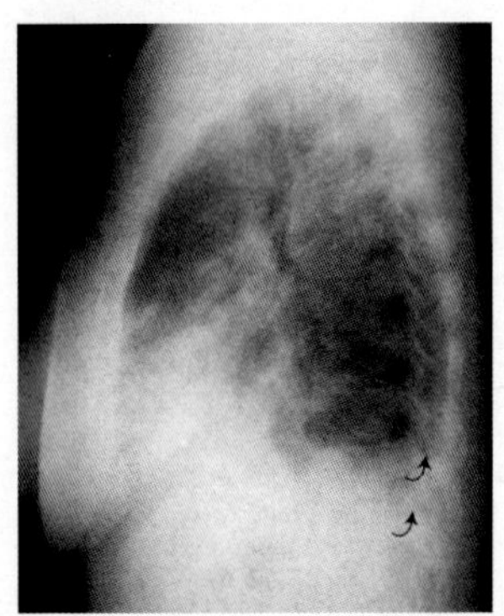

11. 双侧胸膜腔积液（弯曲箭头）（侧位）（Radiology 101，3rd ed. 2009.）

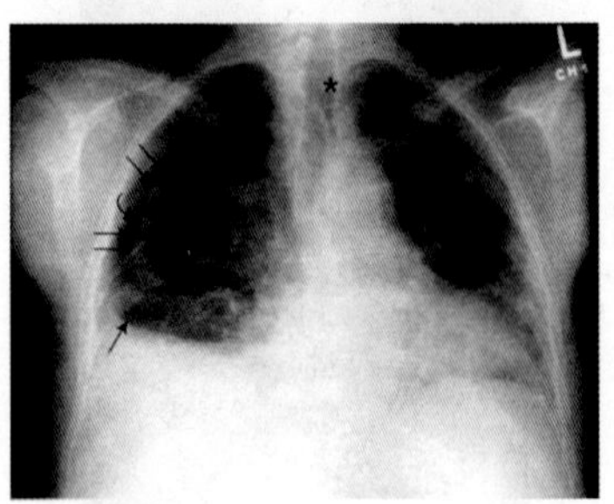

12. 气胸（Radiology 101，3rd ed. 2009.）

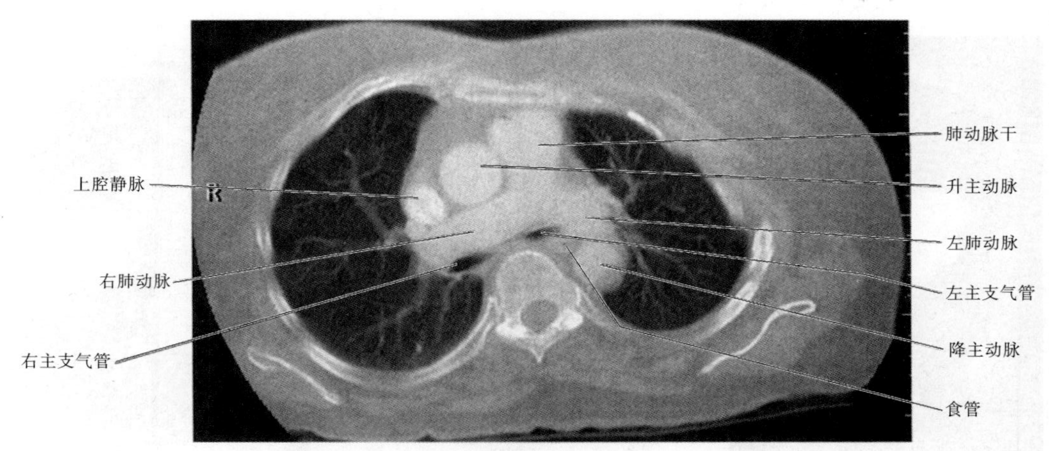

13.正常胸部CT在肺动脉水平（肺窗）（Radiology 101, 3rd ed, 2009.）

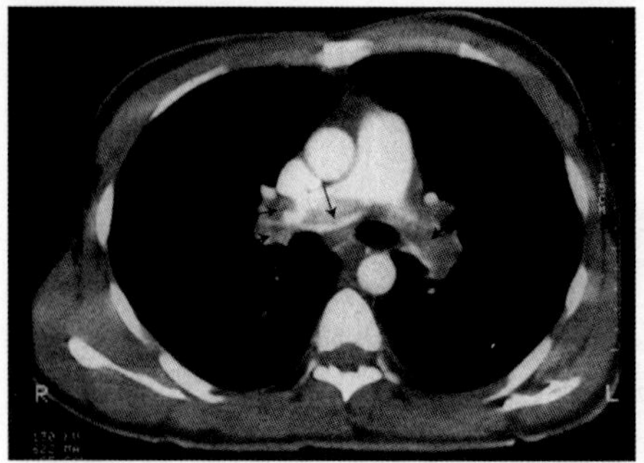

14. 双侧肺栓塞(纵隔窗)(Radiology 101, 3rd ed. 2009.)

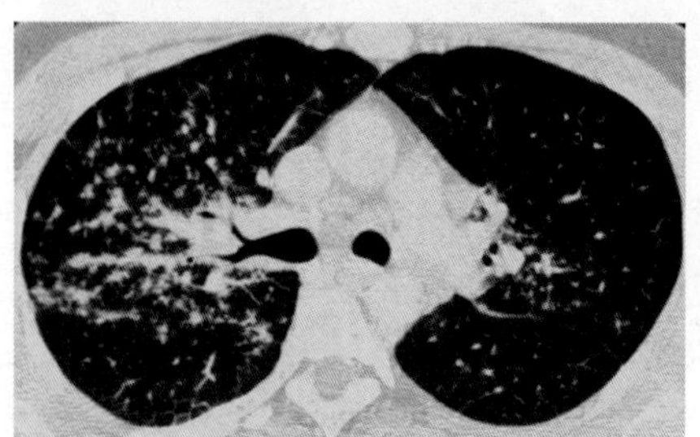

15. 结节病:可见淋巴管周结节(Fund. Diag. Radiology 3rd ed. 2006.)

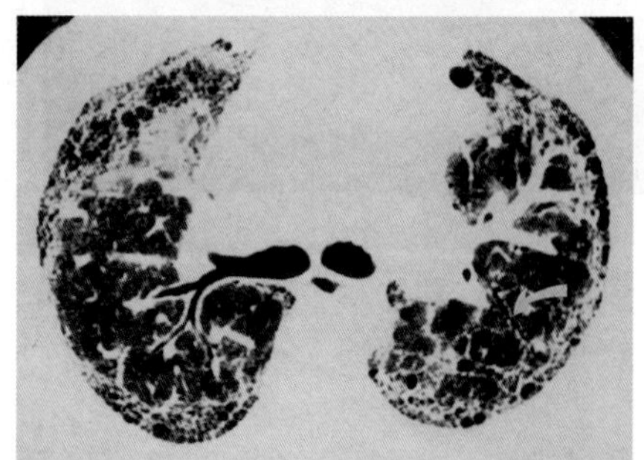

16. 特发性肺纤维化(Fund. Diag. Radiology 3rd ed. 2006.)

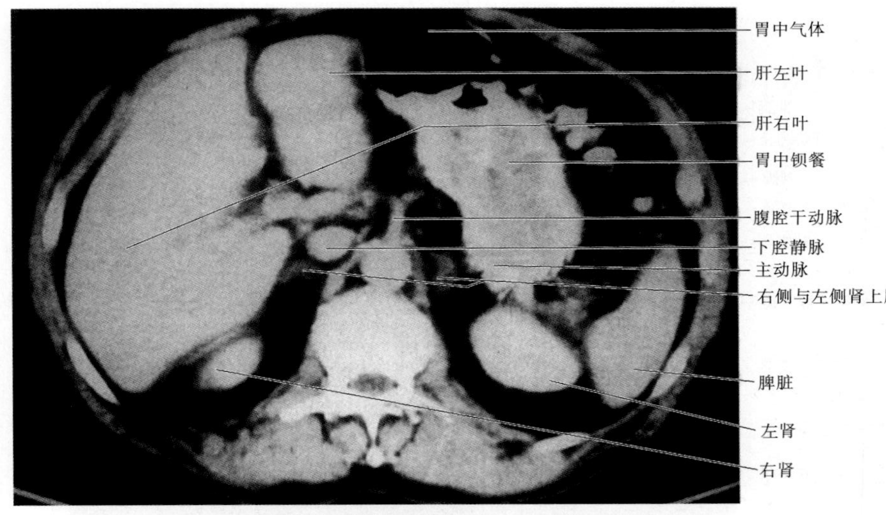

17.正常腹部CT在肝脾水平（Radiology 101, 3rd ed, 2009.)

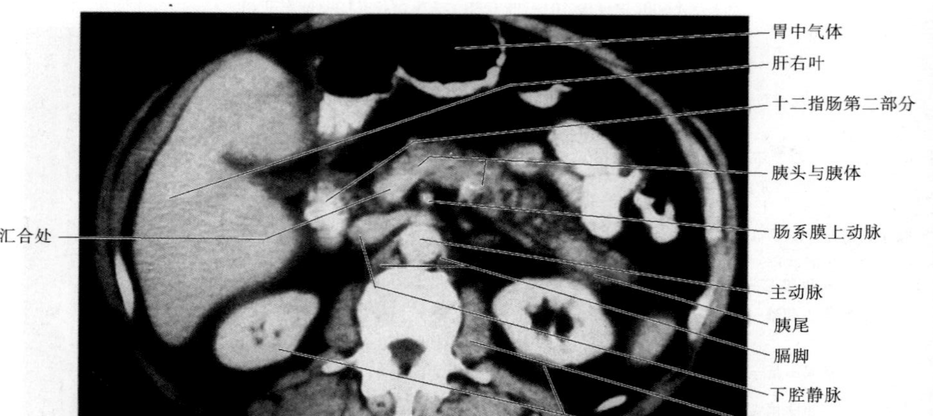

18.正常腹部CT在胰腺水平（Radiology 101, 3rd ed, 2009.）

超声心动图

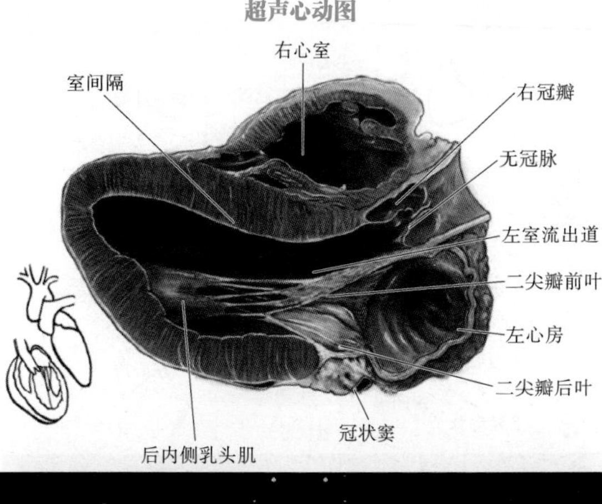

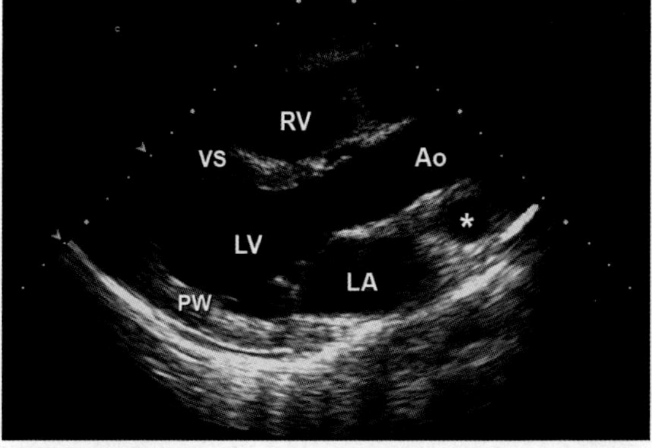

1. 胸骨旁长轴观可以看到右心室、室间隔(VS)、后壁(PW)、主动脉瓣叶、左心室、二尖瓣、左心房与胸部升主动脉(Ao)。＊肺动脉(上图：引自 Mayo Clinic Proceedings. Tajik AJ, Seward JB, Hagler DJ, et al. Two-dimensional real-time ultrasonic imaging of theheart and great vessels: Technique, image orientation, structure identification, and validation. Mayo ClinicProceedings, 1978,53:271 - 303。下图：引自 Oh JK, Seward JB, Tajik AJ. The Echo Manual, 3rd ed. Philadelphia: Lippincott Williams & Wilkins, 2006. By permission of Mayo Foundation for Medical Education andResearch. All rights reserved.)

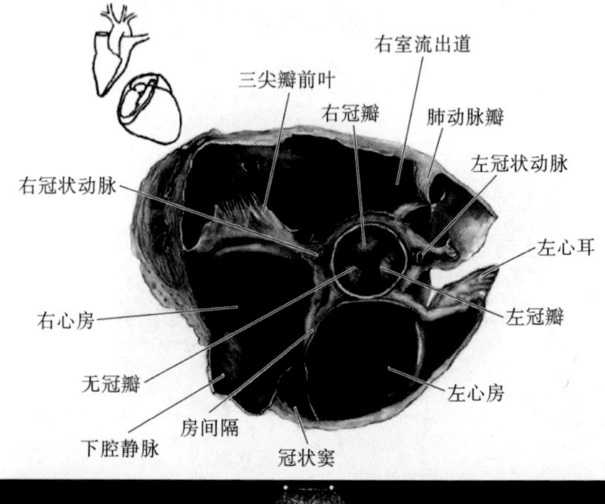

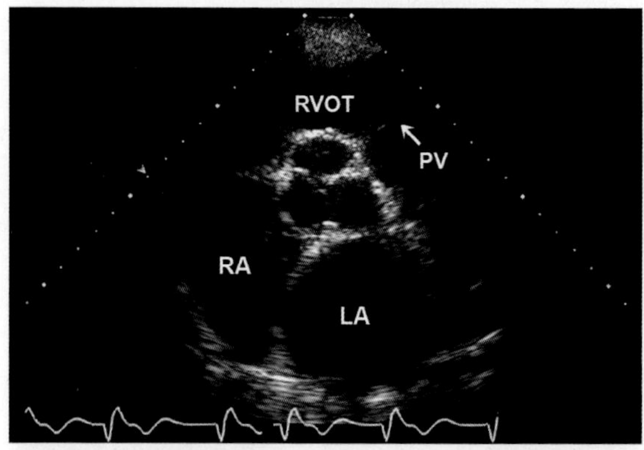

2. 主动脉水平的胸骨旁短轴冠可以看到左心房(LA)、肺动脉瓣(PV)、右心房(RA)、右室流出道(RVOT)(上图:引自 Mayo Clinic Proceedings. Tajik AJ, Seward JB, Hagler DJ, et al. Two-dimensional real-time ultrasonic imaging of theheart and great vessels:Technique, image orientation, structure identification, and validation. Mayo ClinicProceedings, 1978,53:271 -303。下图:引自 Oh JK, Seward JB, Tajik AJ. The Echo Manual, 3rd ed. Philadelphia: Lippincott Williams & Wilkins, 2006. By permission of Mayo Foundation for Medical Education andResearch. All rights reserved.)

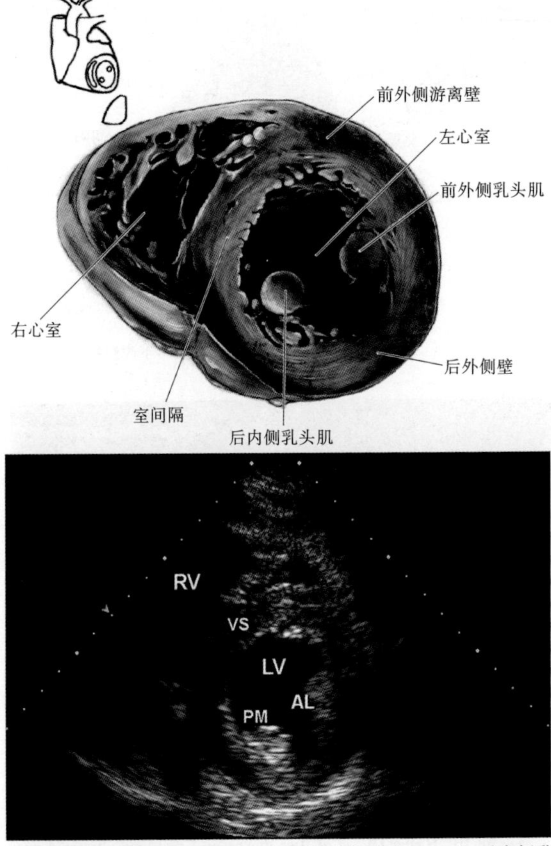

3. 乳头肌水平的胸骨旁短轴观可以看到前外侧乳头肌(AL)、后内侧乳头肌(PM)、右心室(RV)、室间隔(VS)、左心室(LV)(上图:引自 Mayo Clinic Proceedings. Tajik AJ, Seward JB, Hagler DJ, et al. Two-dimensional real-time ultrasonic imaging of theheart and great vessels: Technique, image orientation, structure identification, and validation. Mayo ClinicProceedings, 1978,53:271 – 303。下图:引自 Oh JK, Seward JB, Tajik AJ. The Echo Manual, 3rd ed. Philadelphia: Lippincott Williams & Wilkins, 2006. By permission of Mayo Foundation for Medical Education andResearch. All rights reserved.)

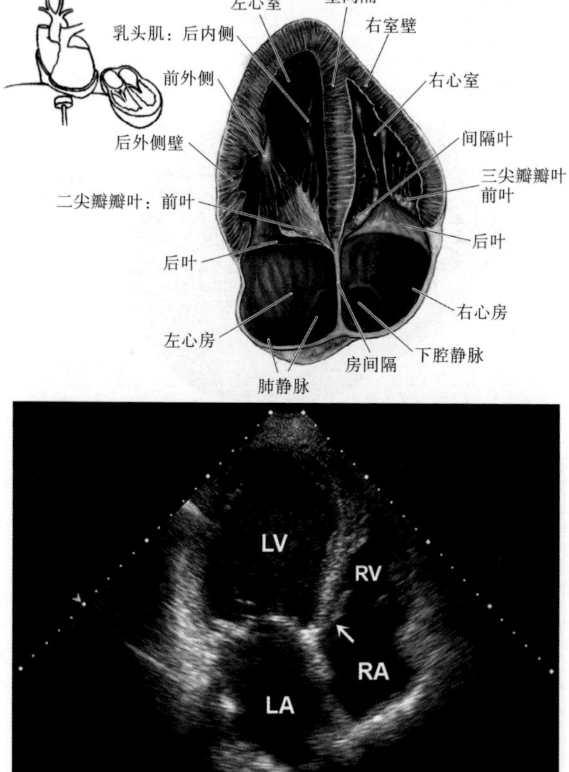

4. 心尖部四腔心观可见到(有时左右相反)左心房(LA)、左心室(LV)、右心房(RA)、右心室(RV)(上图：引自 Mayo Clinic Proceedings. Tajik AJ, Seward JB, Hagler DJ, et al. Two-dimensional real-time ultrasonic imaging of theheart and great vessels: Technique, image orientation, structure identification, and validation. Mayo ClinicProceedings, 1978, 53: 271 – 303。下图：引自 Oh JK, Seward JB, Tajik AJ. The Echo Manual, 3rd ed. Philadelphia: Lippincott Williams & Wilkins, 2006. By permission of Mayo Foundation for Medical Education andResearch. All rights reserved.)

冠状动脉造影

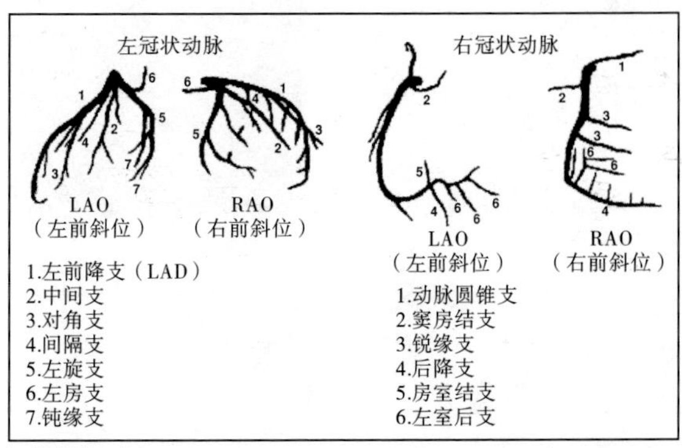

冠状动脉（引自 Grossman WG. Cardiac Catheterization and Angiography, 4th ed. Philadelphia: Lea & Febiger, 1991.）

外周血涂片

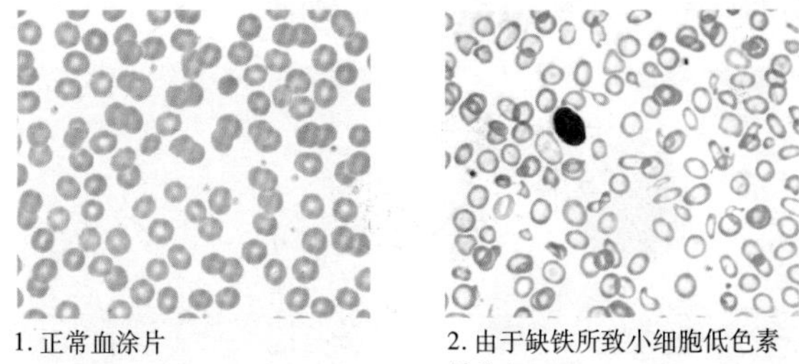

1. 正常血涂片

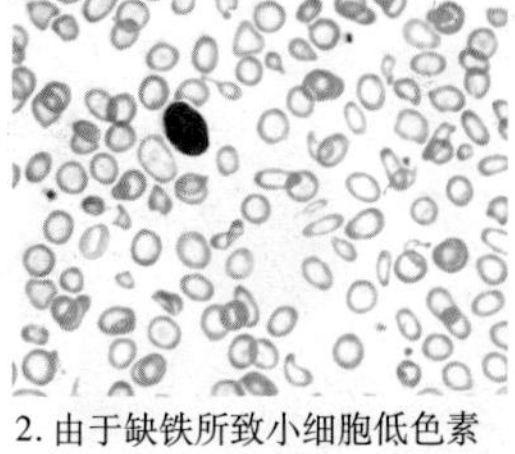

2. 由于缺铁所致小细胞低色素性贫血

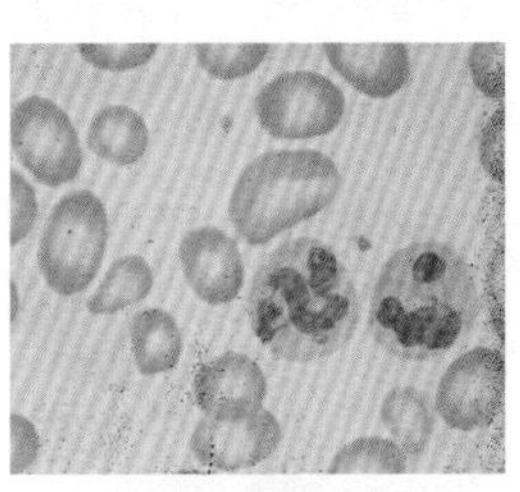

3. 由于恶性贫血所致大细胞性贫血，注意巨型卵圆形细胞以及多分叶嗜中性粒细胞

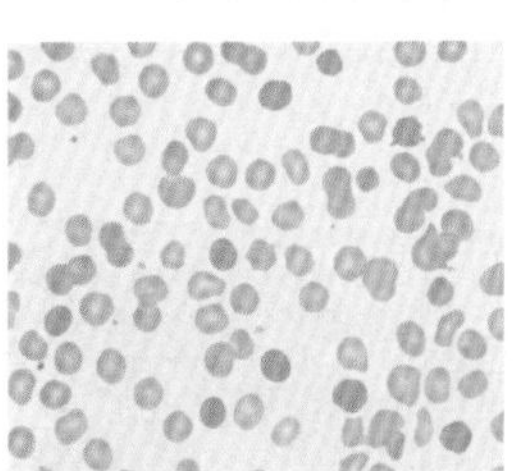

4. 自身免疫性溶血性贫血

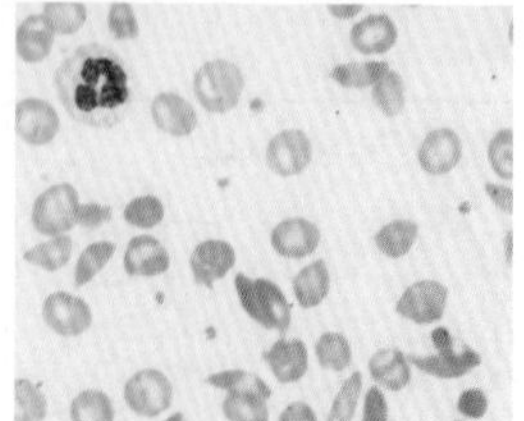
5. 镰形细胞贫血

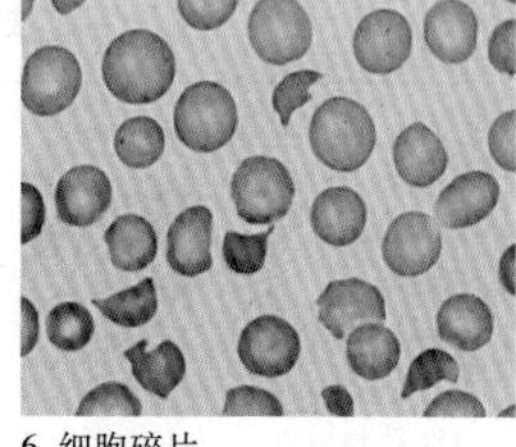
6. 细胞碎片

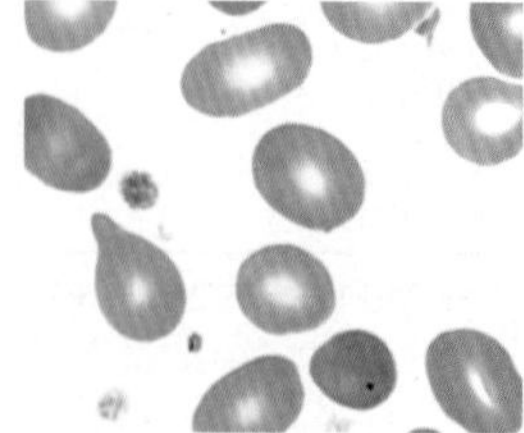
7. 泪滴红细胞

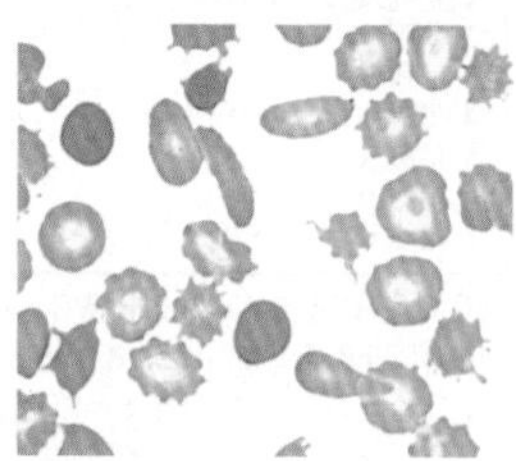
8. 棘细胞

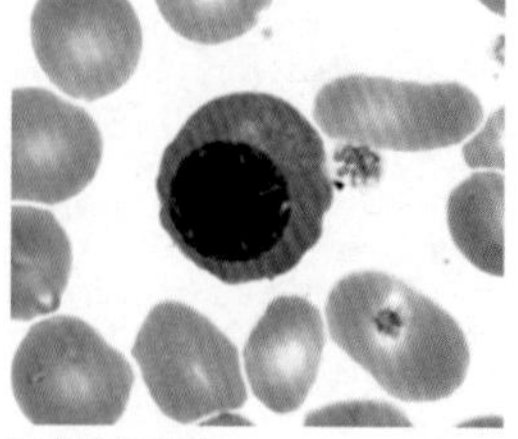
9. 有核红细胞

10. 红细胞缗钱

白血病

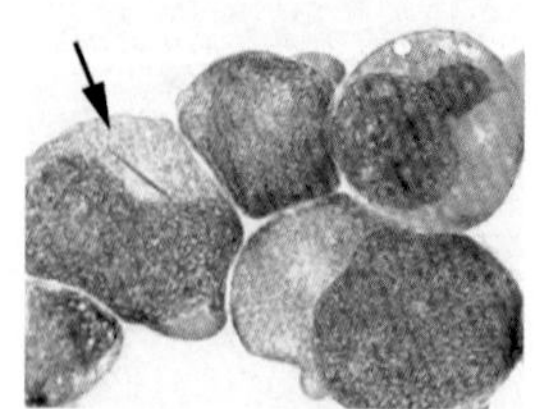
1. Auer 小体的急性髓系白血病

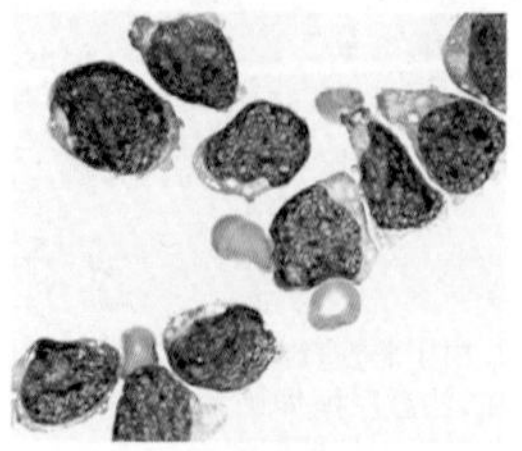
2. 急性淋巴系白血病

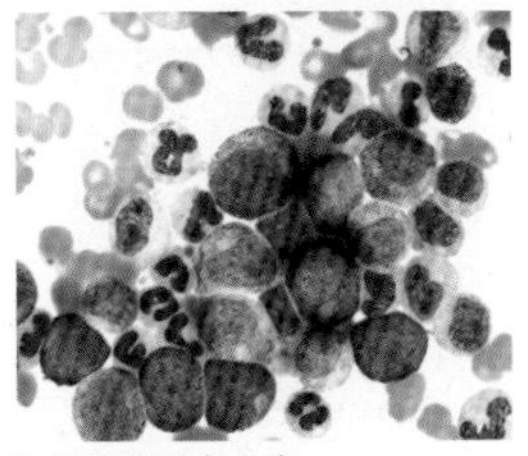

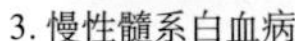

3. 慢性髓系白血病

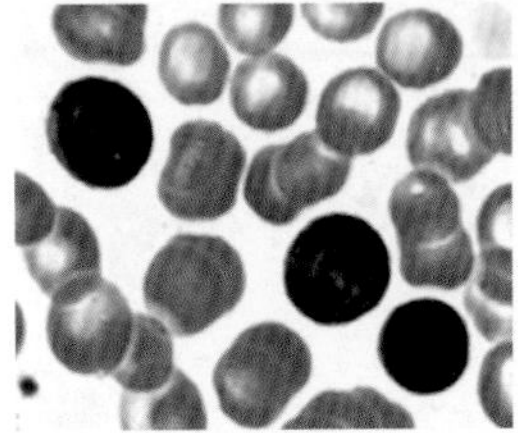

4. 慢性淋巴系白血病

除图 4 外均引自 Wintrobe's Clin. Hematol. 12th ed. 2009。图 4 来自 Devita, Hellman, and Rosenberg's Cancer: Princip. & Prac. OfOncol. 8th ed. 2008.

尿液分析

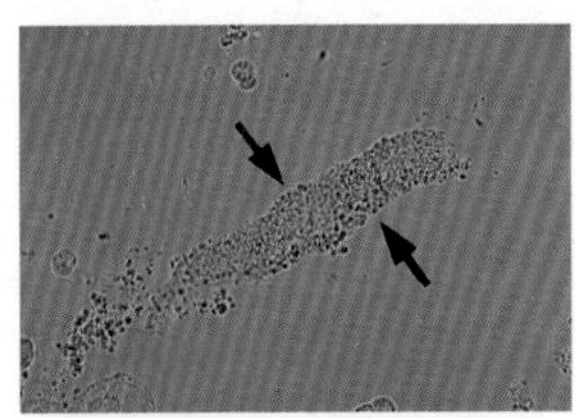

1. 颗粒管型

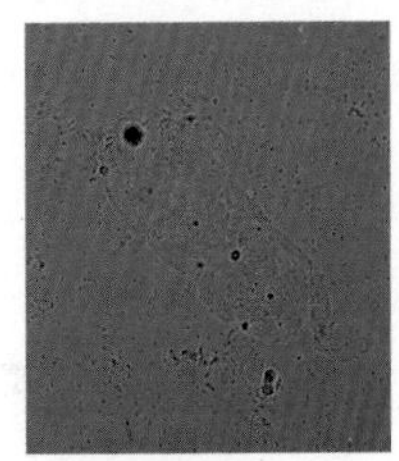

2. 透明管型

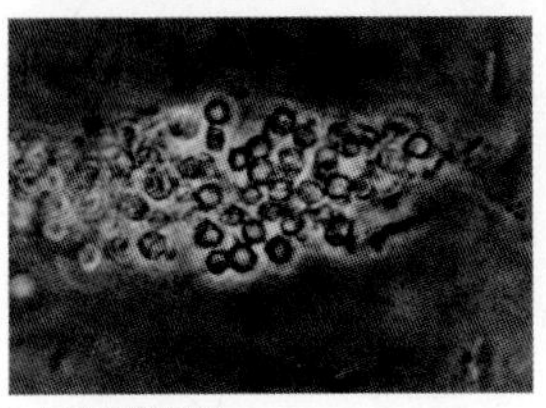

3. 红细胞管型

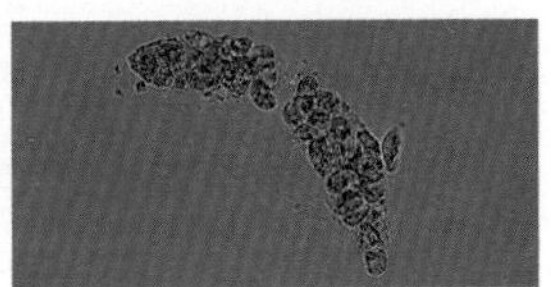

4. 白细胞管型